Neue Allgemeinmedizin

Herausgegeben von
Robert N. Braun und Frank H. Mader

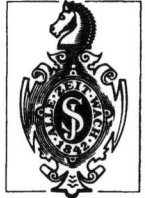

Robert N. Braun

Mein Fall

Allgemeinmedizin für Fortgeschrittene

244 Problemfälle aus der Praxis
mit Kommentar

Mit 8 Tabellen

Springer-Verlag
Berlin Heidelberg New York
London Paris Tokyo
Hong Kong Barcelona
Budapest

Univ.-Prof. OMR Dr. med. Robert N. Braun
Lützowgasse 6/3/21
A-1140 Wien

Reihenherausgeber:
Prof. Dr. Robert N. Braun
Lützowgasse 6/3/21
A-1140 Wien

Dr. med. Frank H. Mader
Talstraße 3, D-93152 Nittendorf

Die Deutsche Bibliothek – CIP-Einheitsaufnahme
Braun, Robert N.: *Mein Fall:* Allgemeinmedizin für Fortgeschrittene; 244 Problemfälle aus der täglischen Praxis mit Kommentar; mit Tabellen / Robert N. Braun. – Berlin; Heidelberg; New York; London; Paris; Tokyo; Hong Kong; Barcelona; Budapest: Springer, 1994
(Neue Allgemeinmedizin)
ISBN 978-3-540-58120-8   ISBN 978-3-642-51142-4 (eBook)
DOI 10.1007/978-3-642-51142-4

Werk ist urheberrechtlich geschützt. Die dadurch begründeten Rechte, insbesondere die der Übersetzung, des Nachdrucks, des Vortrags, der Entnahme von Abbildungen und Tabellen, der Funksendung, der Mikroverfilmung oder der Vervielfältigung auf anderen Wegen und der Speicherung in Datenverarbeitungsanlagen, bleiben, auch bei nur auszugsweiser Verwertung, vorbehalten. Eine Vervielfältigung dieses Werkes oder von Teilen dieses Werkes ist auch im Einzelfall nur in den Grenzen der gesetzlichen Bestimmungen des Urheberrechtsgesetzes der Bundesrepublik Deutschland vom 9. September 1965 in der jeweils geltenden Fassung zulässig. Sie ist grundsätzlich vergütungspflichtig. Zuwiderhandlungen unterliegen den Strafbestimmungen des Urheberrechtsgesetzes.

© Springer-Verlag Berlin Heidelberg 1994

Die Wiedergabe von Gebrauchsnamen, Handelsnamen, Warenbezeichnungen usw. in diesem Werk berechtigt auch ohne besondere Kennzeichnung nicht zu der Annahme, daß solche Namen im Sinn der Warenzeichen- und Markenschutzgesetzgebung als frei zu betrachten wären und daher von jedermann benutzt werden dürften.

Produkthaftung: Für Angaben über Dosierungsanweisungen und Applikationsformen kann vom Verlag keine Gewähr übernommen werden. Derartige Angaben müssen vom jeweiligen Anwender im Einzelfall anhand anderer Literaturstellen auf ihre Richtigkeit überprüft werden.

Einbandgestaltung: Design Concept, Emil Smejkal, Heidelberg
Satz: RTS, Wiesenbach
SPIN: 10471986   19/3130-5 4 3 2 1 0 – Gedruckt auf säurefreiem Papier

Gewidmet

den vielen Kollegen, die den Mut besessen hatten,
zu diesem Buch beizutragen,
insbesondere aber Herrn Dr. med. Frank H. Mader,
dessen Weitblick, schöpferische Begabung
und Durchschlagskraft entscheidend dazu beitragen,
die Allgemeinmedizin in den Rang
eines anerkannten Faches zu erheben.

Vorwort

Die eigenständige Erforschung der Allgemeinpraxis begann im Jahre 1945. Seither ist es möglich geworden, den angehenden Allgemeinärzten eine spezielle praktische Weiterbildung auf theoretischer Grundlage zu bieten. Freilich müssen dafür auch geeignete Lehrer zur Verfügung stehen.

Nach Emanuel Kant gibt es nichts Praktischeres als eine gute Theorie. Theoretisch allein läßt sich jedoch kein medizinisches Fach erlernen. Neben der theoretischen Ausbildung muß es also auch eine qualifizierte Weiterbildung geben.

Ich selbst konnte während meiner Jahre in der Praxis 140 Ärztinnen und Ärzte für den Beruf einschulen. Innerhalb von 2–4 Wochen wurden dabei den angehenden Allgemeinärzten die wichtigsten Grundsätze einer wissenschaftlich basierten Berufsausübung vermittelt. Das ist zwar bitter wenig, verglichen aber mit dem, wie ich seinerzeit in die Praxis gekommen war, bedeutet es gleichwohl einen Fortschritt.

Als Lehrer versuchte ich zu zeigen, wie es sich an der „vordersten ärztlichen Linie" auf wissenschaftlicher Basis arbeiten läßt. In diesem Zusammenhang warnte ich die Kollegen davor zu glauben, sie würden bei Befolgung meiner Richtlinien ein sorgloses Berufsleben führen. Ich bereitete sie darauf vor, daß sie im Laufe ihrer Praxis unausweichlich mehrmals im Jahr Dinge erleben würden, die sie zur Verzweiflung bringen. Das muß jeder durchstehen.

Eine solche Weiterbildung hat die Absolventen einerseits enttängstigt, sie aber doch andererseits die großen Lücken in der Berufsvorbereitung spüren lassen.

Konsequenterweise wird der Erfahrungsaustausch mit den ehemaligen Absolventen und neu dazugestoßenen Ärzten zweimal jährlich fortgesetzt. Dabei kommen besonders die quälenden Vorkommnisse zur Sprache.

An einem der ersten Treffen in Österreich nahm Dr. Frank H. Mader als Gast teil. Beeindruckt von der Leidenschaftlichkeit und dem Niveau der Diskussion beschloß er, in der von ihm redaktionell geleiteten Zeitschrift Der Allgemeinarzt eine Rubrik „Mein Fall – Allgemeinmedizin für Fortgeschrittene" einzurichten. Dies war im Jahre 1981. Die Leser wurden (zur eigenen Erleichterung und zur Belehrung aller) um einschlägige „Beichten" gebeten. Das Echo war überraschend und gewaltig. Bis heute erfreut sich die Rubrik großer Beliebtheit bei den Lesern. Über 500 Fälle und Kommentare wurden bisher veröffentlicht, fast nochmals soviele Zuschriften liegen der Redaktion vor. Inzwischen ist diese Rubrik weltweit das älteste Leserkommunikationsforum innerhalb einer medizinischen Fachzeitschrift. Übersetzungen in mehreren Ländern in Europa und in Übersee wurden publiziert. Die sog. Regenbogenpresse verfolgt seit Jahren aufmerksam diese Kolumne und zitiert immer wieder daraus.

Das breite Spektrum der Themen legte schließlich den Gedanken nahe, die einzelnen Fälle redaktionell zu überarbeiten, zu ordnen und didaktisch aufzubereiten, um sie schließlich allen Kollegen in Buchform zugänglich zu machen. Besonders für Jungärzte ist diese jederzeit griffbereite Sammlung gedacht – als Vorbereitung auf die eigenen schwierigsten Praxisfälle.

Der Leser sollte sich dessen bewußt sein, daß alles, was hier „passierte", auch jedem anderen Arzt hätte zustoßen können. Neben der Erleichterung der Berufsausübung für den Jungarzt ist der Hauptzweck der vorliegenden Monographie vor allem die bestmögliche Betreuung unserer Patienten.

Jeder „Fall" wurde am Ende des Kommentars mit einem *„Stichwort"* versehen: Dabei illustrieren das erste Stichwort bzw. die ersten Stichwörter vor dem Schrägstich die Beratungsursache (BU), also den Anlaß für die Konsultationen des Allgemeinarztes; nach dem Schrägstich sind stichwortartig jene Bezeichnungen aufgeführt, welche sich im Laufe der Entwicklung des Falles (meist im spezialistischen Bereich bzw. im Rahmen der Autopsie) ergeben hatten.

Besonderes Augenmerk wurde auf das *Sachwortregister* mit möglichst vielen und praxisnahen Schlagwörtern gelegt, damit der Leser jederzeit einen schnellen und einfachen Einstieg in bestimmte Fragestellungen hat. Wo immer möglich erfolgten Hinweise auf die *Programmierte Diagnostik,* die von mir 1976 als spezifisches Werkzeug in der Allgemeinmedizin eingeführt wurde. Eine Zusammenstellung der *82 Diagnostischen Programme,* die heute in der 3. Auflage vorliegen, befindet sich im Anhang.

Im Buch geht es um Ereignisse etwa in der Größenordnung von jedem 1000. Praxisfall. Mit der normalen Fälleverteilung hat diese Auslese also nichts zu tun. Im wesentlichen wurden Ereignisse erörtert, die den Arzt bedrückten. Vereinzelt wurden aber auch, wenn es dazu interessante Zuschriften gab, Grenzprobleme oder aktuelle Pressemeldungen abgehandelt.

Viele Vorkommnisse sind unvermeidlich und schicksalhaft. Was den Rest angeht, so möchte ich den Erfinder der Glühlampe, Thomas Alva Edison, zitieren, der einem Pechvogel tröstend sagte: „Das

Wunderbare an den Fehlern ist, daß man sie kein zweites Mal zu machen braucht."

Für die Verwirklichung der Idee habe ich dem Mitherausgeber der Reihe „Neue Allgemeinmedizin", Herrn Dr. Mader, sehr zu danken. Ein besonders herzliches Dankeschön gilt Frau Elke Dworschak für die zügige elektronische Texterfassung und Herrn Manuel Ickrath, Geschäftsführender Verleger der Zeitschrift *Der Allgemeinarzt*, für die großzügige Einräumung der Nachdruckrechte.

Vor allem der Firma Azupharma sowie dem Fachverband Deutscher Allgemeinärzte (FDA) e.V. ist es durch deren großzügige Unterstützung zu verdanken, daß die Realisierung eines so aufwendigen Buchprojekts in Angriff genommen werden konnte. Damit wurde ein solider Diskussionsbeitrag geschaffen für die zahlreichen, in Gründung befindlichen Qualitätsgruppen in Deutschland, die ab 1995 mit Unterstützung der genannten Sponsoren aufgebaut werden.

Wien, im Sommer 1994 *Robert N. Braun*

Inhalt

1	Diagnostik	
1.1	Verführerische Symptomatik	3
	Stichwort: Akute Gastritis / Appendizitis Pseudokrupp / Larynxfremdkörper	
Fall 1	Mängel der Lehrbücher	4
	Stichwort: Appetitlosigkeit, Bauchschmerzen, Erbrechen / Bild einer akuten Appendizitis	
Fall 2	Ich habe tausende von Appendiziten diagnostiziert und operiert	5
	Stichwort: Bild einer Appendizitis	
Fall 3	Typische psychogene Reaktion	7
	Stichwort: Lampenfieber / Hyperthyreose	
Fall 4	Pilzvergiftung?	9
	Stichwort: Pilzvergiftung / Herzinfarkt	
Fall 5	Im Licht der Nachttischlampe	10
	Stichwort: Herzinfarkt / Zoster	
Fall 6	Alles sprach für Schlaganfall	11
	Stichwort: Schlaganfall / Epilepsie	
1.2	Lob des Abwartenden Offenlassens	13
Fall 7	Ich hatte auf eine Diagnose verzichtet	13
	Stichwort: Uncharakteristisches Fieber / Morbus Besnier-Boeck-Schaumann	
Fall 8	Was das wohl war?	14
	Stichwort: Völlig uncharakteristische Symptomatik / Multiple Sklerose / Zerebraler Prozeß	
1.3	Verläßlichkeit von Patientenangaben und -messungen	15
Fall 9	Alle haben blutige Stühle	16
	Stichwort: Stuhldrang mit blutigen Stühlen / Starke Regel	

XII Inhalt

Fall 10 Tumor kommt gesund zur Welt 17
Stichwort: Dysurie / Druckdolenter Oberbauchtumor / Schwangerschaft

Fall 11 Warum hatte sie mir das verschwiegen? 19
Stichwort: Fieber und Erbrechen / Glaubwürdigkeit von Patientenangaben

Fall 12 Messung mit einem fehlerhaften Gerät 20
Stichwort: Uncharakteristisches Fieber bei Säugling / Vermeintlich harte Daten

Fall 13 Unverständlich 20
Stichwort: Leistenbruch / Lymphadenitis / Abszeß auf der Fußsohle

1.4 **Einschätzungen** 22

Fall 14 Hatte ich das Knie nicht beachtet? 22
Stichwort: Ausstrahlende Gesäßschmerzen / Kniegelenksempyem, Knieverletzung / Oberschenkelhalsbruch

Fall 15 Weder wurde an die Pneumonie gedacht, noch an Zoster 23
Stichwort: Belastungsdyspnoe / Zentrale Pneumonie / Thoraxschmerzen / Herpes zoster

Fall 16 Glücklicherweise kein Malignom 24
Stichwort: Magenschmerzen / Malignom-Verdacht / Benigne Magenstenose

Fall 17 Die große Milz ist beiden entgangen 26
Stichwort: Oberbauchbeschwerden / Epigastrische Hernie / Leukämie

Fall 18 Keine Falsifizierung 27
Stichwort: Magenkrämpfe / Akute Appendizitis

1.5 **Im Grunde keine Überraschungen** 28

Fall 19 Nicht Bandscheibenschaden, sondern Pyosalpinx 28
Stichwort: Lumbago / Fraglicher Bandscheibenvorfall / Pyosalpinx durch Intrauterinpessar

Fall 20 Viel sprach für eine Fehlgeburt 29
Stichwort: Abortus / Juvenile Dauerblutung

Fall 21 Akutes abdominelles Bild 30
Stichwort: Blinddarmreizung / Pneumonie

Fall 22 Eine kalte Dusche 31
Stichwort: Bild einer Appendizitis / Angina tonsillaris

Inhalt   XIII

	Ein Leserbrief dazu	32
	Fieber im Kindealter / Brenneman-Syndrom	
Fall 23	Die verflixten Diagnosen....................	33
	Stichwort: Appendizitisverdacht / Zökumkarzinom	
Fall 24	Es war nur die Schwangerschaft	35
	Stichwort: Harnwegsinfekt bei Schwangerschaft / Zervixinsuffizienz	
Fall 25	Die „Grippe, die aus dem Urwald kam.........	36
	Stichwort: „Fieberhaft Grippe" / Malaria	
Fall 26	Appendektomie.............................	37
	Stichwort: Appendizitis / Pneumonie	
Fall 27	Auf des Messers Schneide	38
	Stichwort: Schmerzen im Schultergelenk / Herzinfarkt / Milzblutung	

1.6	**Harmloser Beginn**	39
Fall 28	Sie wollte nur was gegen Regelschmerzen	40
	Stichwort: Dysmenorrhö / Perforierte Appendizitis / Peritonitis	
Fall 29	Magen verdorben bei Grillparty?..............	41
	Stichwort: Gastroenteritis / Hinterwandinfarkt	
Fall 30	Möglicherweise nur Schulangst	42
	Stichwort: Psychogene Bauchbeschwerden / Akute Appendizitis	
Fall 31	Epidemie von Brechdurchfallerkrankungen	43
	Stichwort: Brechdurchfall / Dünndarmnekrose durch Kernperforation	
Fall 32	Übliche Beschwerden	44
	Stichwort: Herzschmerzen bei Schizophrenem / Exitus durch akutes Herzversagen	
Fall 33	Magendrücken	45
	Stichwort: Magendrücken / Kolonkarzinom	
Fall 34:	Funktionelle Beschwerden...................	46
	Stichwort: Schmerzen im rechten Arm / Frischer Vorderwandinfarkt	
Fall 35	Blähungsgefühl...........................	47
	Stichwort: Blähungsgefühl im Magen / Appendicitis ante perforationem	
Fall 36	Störendes Ekzem	48
	Stichwort: Rezidivierendes Ekzem an der Mamille / Morbus Paget	

Fall 37 Dyspnoe 49
Stichwort: Belastungsdyspnoe nach Kur im Moorbad / Transmuraler Hinterwandinfarkt

1.7 Eventuell gefährlich 51

Fall 38 Es war kein leichter Entschluß 51
Stichwort: Möglichkeit einer Knollenblätterpilzvergiftung

Fall 39 Wahrscheinlich harmlos 53
Stichwort: Tägliche Herzschmerzen / Plötzlicher Herztod / Angst um den Praxisruf / Herzneurotiker / Vorderwandinfarkt

1.8 Unabwendbarer Verlauf 54
Stichwort: Bild einer Meningitis / Perforierte Appendix

Fall 40 Hyper-(oder Hypo-)glykämie? 55
Stichwort: Müdigkeit, Abgeschlagenheit, Gewichtsverlust, Durst, Tachykardie / Diabetisches Koma

Fall 41 Zunächst „Neuralgie" 56
Stichwort: Interkostalneuralgie / Plötzlicher Herztod

Fall 42 Vermuteter Zusammenbruch 57
Stichwort: „Alles tut weh", Herzschwäche, Uncharakteristisches Fieber, Rückenschmerzen / Toxische Pneumonie

Fall 43 Nur nicht ins Krankenhaus! 58
Stichwort: Unklarer Tod bei hemiplegischem Alkoholiker mit Uncharakteristischem Fieber

Fall 44 Kann man nicht besser machen 59
Stichwort: Uncharakteristisches Fieber / Akute Leukämie

Fall 45 Ein „normales" Erlebnis 60
Stichwort: Afebrile Allgemeinreaktion (AFAR) / Metastasierendes Melanom

Fall 46 Statt der Kompensation kam der Tod 61
Stichwort: Bild von Gallenblasenbeschwerden / Unklarer Exitus letalis

Fall 47 Schmerzen präkordial 62
Stichwort: Alkoholiker mit Schmerz im linken Arm / Fraglicher Herzinfarkt

Fall 48 Ein Freund stirbt beim Schneeschaufeln 63
Stichwort: Tod beim Schneeschaufeln

Fall 49 Fünf nach zwölf 64
Stichwort: „Magenschmerzen", Epigastralgie / Ovarialkarzinom

Inhalt XV

Fall 50	Absolute Machtlosigkeit	65
	Stichwort: Retrosternaler Druck / Mediastinaltumor	
Fall 51	Foudroyante Myokarditis..................	66
	Stichwort: Uncharakteristisches Fieber / Virusmyokarditis	

1.9 Fallen bei neuen Symptomen 67

Fall 52	Wirklich dasselbe?	67
	Stichwort: Alkoholiker / Schädelbasisfraktur Bild einer Nierensteinkolik / Appendizitis	
Fall 53	Sah zunächst aus wie die bekannte Schizophrenie	68
	Stichwort: Aufstoßen und aschgraues Gesichtskolorit bei Schizophrener / Akute Pankreatitis	

1.10 Dämonische und wirkliche Medizin 69

Stichwort: „Ausschlag" / Brustkrebs

Fall 54	Schlag auf Schlag	70
	Stichwort: Gichtanfall / Harnleiterkolik / Lungenembolie	
Fall 55	Unbeachtete Obstipation	71
	Stichwort: Stuhlbeschwerden / Peritonealkarzinomatose	

1.11 Diagnostisches Mosaik 72

Fall 56	Überraschende Ätiologie	73
	Stichwort: Pruritus bei Alkoholiker / Masturbation	
Fall 57	Früchte der Hochschullehre.................	74
	Stichwort: Schuppender Ausschlag an Handflächen und Fußsohlen / Lues II	
Fall 58	Zahnwehartiges Kopfweh	75
	Stichwort: Zahnwehartige Kopfschmerzen / Meningeom	

1.12 Zuordnung von Symptomen 76

Fall 59	Primärer Zoster – oder nicht?..............	76
	Stichwort: Taubheitsgefühl und Schwerhörigkeit / Herpes zoster	
Fall 60	Rätselhafte Perforationen...................	78
	Stichwort: Sturz / Trommelfellperforation	
Fall 61	Monatelange Parästhesien	78
	Stichwort: Parästhesien / Leistenbruch	
Fall 62	Glück durch Intuition	79
	Stichwort: Blutdruckabfall / Hinterwandinfarkt	

Fall 63	Kollapszustände	81
	Stichwort: Rezidivierende Kollapse / Adams-Stokes-Anfall	
Fall 64	Hintertüren offenhalten	82
	Stichwort: Unterbauchschmerzen bei Dauerkatheterträger / Akute Cholezystitis Oberbauchschmerzen / Cholezystitis	
Fall 65	Spiralfraktur	83
	Stichwort: Sprunggelenkbeschwerden beim Kind / Spiralbruch des Unterschenkels	
Fall 66	Status post?	84
	Stichwort: Herzneurotiker / Koronarspasmen	
1.13	**Warum nicht schon früher?**	85
	Stichwort: Gesunden-, Vorsorge- und Früherkennungsuntersuchungen	
Fall 67	Problem Früherkennung	85
	Stichwort: Gewichtsverlust, Polydipsie / Diabetes mellitus	
Fall 68	Verlorene Monate?	86
	Stichwort: Schwindel, Doppelbilder und Schwäche / Hirntumor (Glisblastrom)	
Fall 69	Mittel gegen Blähungen	87
	Stichwort: Blähungen / Sigmakarzinom	
Fall 70	Verlorene Tage	88
	Stichwort: Venenentzündung / Fibulafraktur	
1.14	**Auf das Abdomen weisende Symptomatik**	89
	Stichwort: Bauchbeschwerden, Gesichtsausdruck / Atypische Herzinfarkte und Pneumonien	
Fall 71	Sah aus wie ein Nierenstein	90
	Stichwort: Abdominelle Krämpfe / Strangulationsileus	
Fall 72	Diätfehler	91
	Stichwort: Unterbauchschmerzen, Übelkeit und Erbrechen / Sactosalpinx	
Fall 73	„Wahnsinnige Bauchschmerzen"	92
	Stichwort: Heftigste Schmerzen im rechten und linken Bauch / Appendizitis bei retrozökal gelegenem Wurmfortsatz	
Fall 74	Défense im linken Unterbauch	93
	Stichwort: Akute Unterbauchschmerzen links / Fraglicher Muskelriß mit Hämatom	
	Diskussion zum „Bauchmuskelhämatom" (Fall 74)	93
	Stichwort: Spontanes Bauchdeckenhämatom	

Fall 75	Kollaps in der Praxis....................	94
	Stichwort: Appetitlosigkeit, Oberbauchschmerzen rechts / Echinokokkose	
Fall 76	Kein beunruhigender Anfang...............	96
	Stichwort: Uncharakteristische Bauchbeschwerden, Resistenz im linken Unterbauch, Colon irritabile / Morbus Hodgkin	
	Diskussion zum Fall 76 „Wirklich kein beunruhigender Anfang?".......	97
	Nochmals zum Fall 76 „Klinischer Blick oder Praxisforschung?".......	98
Fall 77	Entscheidend war der schwerkranke Aspekt.....	99
	Stichwort: Sturz im Treppenhaus bei Alkoholisierung, Kreislaufschwäche / Darmruptur	
Fall 78	Auflösung zur rechten Zeit.................	100
	Stichwort: Unterbauchbeschwerden, Défense / Akute Harnverhaltung	
Fall 79	Eine mandarinengroße Orange...............	101
	Stichwort: Leibkrämpfe, Erbrechen / Orangenileus	
Fall 80	Glück gehabt!...........................	102
	Stichwort: Bauchschmerzen / Pneumonie	
1.15	**Raritäten und neue Probleme**..............	103
Fall 81	Dankenswerte Information.................	104
	Stichwort: Ziehende Unterbauchbeschwerden bei jungen Frauen / Intrauterinpessar (IUP)	
Fall 82	Die Bücher lassen im Stich.................	106
	Stichwort: Foetor ex ore / Fremdkörper in der Nase	
Fall 83	Er „verspeist" seine Wange.................	107
	Stichwort: „Offener Mund" / Morsicatio buccarum	
Fall 84	Bemerkenswerte Orchitis...................	107
	Stichwort: Orchitis, Parotitis / Mumps	
Fall 85	Das war knapp..........................	108
	Stichwort: Einseitige Kopfschmerzen, später Bewußtlosigkeit / Perforiertes Stirnhöhlenempyem	
Fall 86	Unerwartetes Sektionsergebnis...............	109
	Stichwort: Bewußtlosigkeit, Hemiparese / Encephalomalacia rubra, dekompensiertes Cor bovinum, Magenkarzinom	
Fall 87	Septumabszeß...........................	110
	Stichwort: Hohes Fieber und Schnupfen / Abszeß der Nasenscheidewand	

Fall 88	Meningeom	111
	Stichwort: Rezidivierende Hemiplegie rechts / Meningeom	
Fall 89	Der Zufall hatte Erbarmen	112
	Stichwort: Rezidivierendes hohes Fieber und generalisierte Lymphknotenschwellungen / Milchallergie	

1.16 Prioritäten 113

Fall 90	Das Blutbild fehlte	114
	Stichwort: Gewichtsverlust, Tumor im linken Bauch / Chronische myeloische Leukämie	
Fall 91	Typisches Magenkarzinom	115
	Stichwort: Starke Abmagerung, hohe BKS, Erythrozyturie / Chronische myeloische Leukämie	

1.17 Transport in die Praxis 116

Fall 92	Das fiebernde Kind war vom Rücksitz im Auto gekippt	117
	Stichwort: 4jähriges Kind mit Fieber und Krämpfen / Fieberkrämpfe?	
	Diskussion zu Fall 92 Fieberkrampf ist Notfall ..	118
	Chloralhydrat®-Rektiolen genügen meist	119
	Die Eltern kommen oft direkt in die Klinik	119

1.18 Diagnostische Weichenstellungen 121

Fall 93	Vorstoß in falscher Richtung	122
	Stichwort: Hautjucken, dunkler Urin, Ikterus / Pankreaskopfkarzinom	
Fall 94	Es ist wieder dasselbe	123
	Stichwort: Gallensteinkolik / Frischer stummer Herzinfarkt	
Fall 95	Ohne Hilfe der Technik vielleicht falsch gelaufen	124
	Stichwort: Schwächeanfall bei hyperthyreoter Diabetikerin / Akuter Hinterwandinfarkt	

1.19 Nicht aufgedeckt 126

Fall 96	Keine Nachlässigkeit	126
	Stichwort: Atemnot / Exulzeriertes Mammakarzinom mit Lungenmetastasen	
Fall 97	Die Beurteilung durch die Angehörigen	127
	Stichwort: Plötzlicher körperlicher Verfall / Hyperosmolares Coma diabeticum	

Fall 98	Der Hundebiß sah harmlos aus................	130
	Stichwort: Hundebiß / Bißfraktur	
	Leserbrief zum Fall 98 „Hundebiß"...........	130
	Stichwort: Ungeklärte Verletzungen bei Kindern / Kindesmißhandlung?	
1.20	**An der Praxisschwelle**.....................	**131**
Fall 99	Die unwirkliche Wirklichkeit................	132
	Stichwort: Défense im rechten Unterbauch, erhöhte Temperaturen, Brechreiz / Appendizitis	
1.21	**Das leidige „Diagnose"-Stellen**.............	**133**
Fall 100	Auch der Urologe täuschte sich.............	133
	Stichwort: Schmerzen unter dem Rippenbogen rechts, Leukozytose / Pyosalpinx bei Intrauterinpessar (IUP)	
1.22	**Benennungsprobleme**.......................	**135**
Fall 101	Der Bandwurm war's.....................	135
	Stichwort: Bild einer Appendizitis / Retrozökal gelegene Appendizitis bei Befall mit Rinderbandwurm	
Fall 102	Bei Hüftschmerzen auskultiere ich das Becken ..	136
	Stichwort: Belastungsabhängige Hüftschmerzen / Nierenarterienabgangsstenose	
1.23	**Unerwartete Krankheitszeichen**..............	**137**
Fall 103	Möglichst immer ausziehen lassen!...........	137
	Stichwort: Mittelohrentzündung bei Säugling? / Inkarzerierte Hernie / „Grippe" mit Erbrechen, Husten bei 84jährigem / Inkarzerierte Hernie	
1.24	**Spezialistenwechsel**........................	**138**
Fall 104	Die Sache gefiel mir nicht	138
	Stichwort: Tritt gegen das Schienbein / Periostitis und Osteomyelitis	

2 Therapie

2.1	**Der Einzelfall**	**141**
Fall 105	Wunder wirken...........................	141
	Stichwort: Libidoverlust / Vitamin E als Plazebo	

Fall 106 Noch ein Wunder 142
Stichwort: Rezidivierende Magenulzera

Fall 107 Aller guten Dinge sind drei 144
Stichwort: Dysmenorrhö und Harndrang

2.2 **Therapieresistenz** 144

Fall 108 Hartnäckiges Fieber 145
Stichwort: Eitrige Tonsillen, Fieber und Schmerzen im Sprunggelenk bei Kind / Rheumatische Polyarthritis und Karditis

2.3 **Einnahme von Medikamenten** 146

Fall 109 Einnahme macht Kopfzerbrechen oder der Arzt als Patient 146
Stichwort: Korrekte Medikamenteneinnahme

2.4 **Arzneimittelallergie** 147

Fall 110 Unbeachteter Schockpaß .... :............... 148
Stichwort: Anaphylaktischer Schock auf Synacthen® Depot

Fall 111 Tödliche Hyposensibilisierung 149
Stichwort: Schock bei letzter Injektion einer Hyposensibilisierungsreihe

2.5 **Wechsel des Arzneimittels**.................. 150

Fall 112 Die Mutter lehnt ab........................ 151
Stichwort: Beipackzettelproblematik

2.6 **Schmerzensgeld**............................ 151

Fall 113 Es war kein Krebs 152
Stichwort: Malpractice, ärztlicher Kunstfehler

2.7 **Beginn der Therapie** 153

Fall 114 Gefährlicher Weggang 154
Stichwort: Präkordialschmerz / Herzinfarkt

2.8 **Suchtkrankheiten**........................... 155

Fall 115 Häusliche Tragödie 156
Stichwort: Alkoholismus

2.9 Das Experimentieren ... 157

Fall 116 Geglückter Versuch ... 157
Stichwort: Zervikalsyndrom / Depression

2.10 Zwischenfälle bei Injektionen ... 158

Fall 117 Kollaps beim Zahnarzt ... 158
Stichwort: Akute Kreislaufinsuffizienz nach Lokalanästhesie

Fall 118 Herzstillstand ... 159
Stichwort: Akuter Herz-Kreislaufstillstand nach intramuskulärer Injektion / Nicolau-Syndrom

Ein Leserbrief zu diesem Fall ... 160

Fall 119 Intramuskulär in die Flanke ... 161
Stichwort: Intramuskuläre Injektion non lege artis

2.11 Täuschungen ... 162

Fall 120 Akupunktur als Wundermittel ... 162
Stichwort: Epikondylitis / Hysterie, Induktion

2.12 Iatrogene Komplikationen ... 163

Fall 121 ... 163
Stichwort: Omarthropathie / Iatrogene intraartikuläre Spritzensepsis

2.13 Cave Spritzen! ... 164

Fall 122 Analgetikum, Spasmolytikum und Antibiotikum intravenös ... 164
Stichwort: Uncharakteristisches Fieber, Übelkeit, Meteorismus, Subikterus / Gallenblasenperforation

Fall 123 Ging noch einmal gut ... 165
Stichwort: Unklares Erbrechen / Hernia femoralis incarcerata

3 Menschliches: Der Arzt

3.1 Sein Gedächtnis ... 167

Fall 124 Niemals auskultiert? ... 168
Stichwort: Nicht beachtetes Systolikum / Kombiniertes Aortenvitium

3.2	Seine Gesamtkenntnis des Patienten........	169
3.3	Seine Vergeßlichkeit.....................	170
Fall 125	Spontaner Test........................... Stichwort: Patientennamen vergessen	170
Fall 126	Alles sofort notieren!................... Stichwort: Der vergessene Hausbesuch	171
3.4	Seine Grenzen...........................	172
Fall 127	Selbstvorwürfe........................... Stichwort: Oberschenkelamputation beidseits bei Nikotinsüchtigkeit	173
Fall 128	Habe mich nicht gerade mit Lorbeeren bekränzt. Stichwort: Herzrhythmusstörungen bei Diabetiker / Gaumenmalignom	174
3.5	Sein Pflichtbewußtsein...................	175
Fall 129	Ein bedrückender Einblick................ Stichwort: Diskussion der Notwendigkeit von dringenden Hausbesuchen	177
Fall 130	Überwindung und Lohn..................... Stichwort: Fieber und Erbrechen beim Kind / Meningitis	178
Fall 131	Gute Nacht............................... Stichwort: Kein nächtlicher Hausbesuch bei Tachyarrhythmie	179
3.6	Seine seelischen Belastungen.............	180
Fall 132	Schmerzlicher Verlust.................... Stichwort: Schulterschmerzen und Müdigkeit bei insulinpflichtigem Diabetiker / Chronische lymphatische Leukämie	180
Fall 133	Kette der Tragik......................... Stichwort: Stark blutender Finger / Myeloische Leukämie Akute Leibschmerzen / Intraabdomineller Abszeß nach Tubenligatur	181
Fall 134	Afebrile Allgemeinreaktion............... Stichwort: Schnupfen und Belastungsdyspnoe / Unklarer Tod bei Koronarsklerose	182

3.7 Seine Kollegialität 184

Fall 135 Ärger mit dem diensthabenden Kliniker 185
Stichwort: Unkollegiales Zusammenarbeiten
von Kliniker und Praktiker

Zum Fall Nr. 135 „Inkompetent und unkollegial" 185

Dazu schreibt Chefarzt Dr. H. G. aus W.-T
„Ich werde daraus Konsequenzen für meine
Abteilung ziehen". 187

Nachwort von Dr. med. F.-E. G. aus St.
„Happy-End beim nächsten Ärztestammtisch" ... 187

Fall 136 Prophylaxe gegen Abqualifizierung 188
Stichwort: Beinödeme, Belastungsdyspnoe /
Uterus myomatosus / Knie- und Hüftgelenkschmerzen /
Arthritis psoriatica / Totale Hüftendoprothese (TEP)

Fall 137 Hartnäckige Nächstenliebe zum Kollegen 189
Stichwort: Tips für kollegiale Zusammenarbeit

Fall 138 Hämisches Grinsen 190
Stichwort: Akutes Abdomen, z.B. Bauchtumor /
Schwangerschaft bei Zweitpara

Fall 139 Herztherapie vom Neurologen verändert 192
Stichwort: Mangelnde kollegiale Zusammenarbeit

3.8 Seine Leichtgläubigkeit 193

Fall 140 Unglückliche Umstände.................... 193
Stichwort: Abortus imminens / Metrorrhagie nach Amenorrhö

3.9 Seine Skrupel 194

Fall 141 Den Patienten nochmals ins Sprechzimmer
zurückgerufen........................... 194
Stichwort: Schwindel, Tachykardie / Blutendes Duodenalulkus

3.10 Seine Gründlichkeit 195

Fall 142 „... und das kurz vor Weihnachten!" 195
Stichwort: Schmerzen beim Husten / Spontanpneumothorax

3.11 Seine Informationen...................... 196

Fall 143 Die Depression der Reiterin 196
Stichwort: Die richtigen Worte bei der Patientenaufklärung

3.12	Seine Sorgfaltspflicht...................	197
Fall 144	Akuter Bauch: Die Spritze sitzt locker.........	197
	Stichwort: A. Mittelbauchschmerzen bei bekannter Cholelithiasis / Peritonitis durch perforierte Appendix B. Uncharakteristische Bauchschmerzen, Erbrechen / Perforierte Appendix C. Heftigste Leibschmerzen / Gastroenteritis / Zerebrovaskuläre Insuffizienz / Pankreatitis	

4 Menschliches: Der Patient

4.1	Seine Zumutungen......................	201
Fall 145	Eine nette Familie......................	202
	Stichwort: Der anspruchsvolle Patient	
Fall 146	Den Krankenschein bei einem anderen Arzt.....	202
	Stichwort: Ärztehopping / Neurotiker	
Fall 147	Baum im Weg.........................	203
	Stichwort: Gemütsmensch	
Fall 148	Vitaminspritze für Mensch und Katze..........	204
	Stichwort: Der merkwürdige Patient	
4.2	Seine besonderen Wünsche.................	204
Fall 149	Wollte unbedingt ins Krankenhaus............	205
	Stichwort: Nervöse Erschöpfung, Wunsch nach stationärer Diagnostik / Hypernephrom	
4.3	Seine Gefügigkeit.......................	206
Fall 150	Uncharakteristisches Fieber.................	207
	Stichwort: Rezidivierendes Fieber / Mykoplasmenpneumonie	
4.4	Seine Geheimnisse......................	207
Fall 151	Kein Seitensprung......................	208
	Stichwort: Gonorrhö	
Fall 152	Nur eine Brandsalbe haben wollen............	209
	Stichwort: Verbrennung beim Kleinkind	
Fall 153	Nur drei- bis viermal monatlich..............	210
	Stichwort: Kinderwunsch / Koitusfrequenz	

Fall 154	Keine Ahnung	211
	Stichwort: Neue Patientin, Verordnungswunsch „Pille" / Gravidität	
4.5	**Seine Schreckgespenste**	**211**
Fall 155	Falsch gemessen	213
	Stichwort: Angst vor Untertemperatur	
4.6	**Seine Sperrungen**	**213**
	Stichwort: „Appetitlosigkeit" / Übergewicht Nikotinabusus / Alkoholabusus / Kopfjucken bei Läusebefall	
Fall 156	Sieg der Läuse	215
	Stichwort: Aufklärung bei Läusebefall	
Fall 157	Das muß ein Karzinom sein!	216
	Stichwort: Karzinomverdacht / Diagnostikverweigerung	
4.7	**Seine Vorwürfe**	**217**
Fall 158	Eine Impfung soll angeblich schuld sein	218
	Stichwort: Unklare Beschwerden bei Kleinkind, Gangstörungen / Kugelberg-Welander-Muskeltrophie	
Fall 159	Hintenherum erfahren	219
	Stichwort: Bewußtlosigkeit, Verdacht auf zerebralen Insult / Lungenödem bei Herzinfarkt Zusammenarbeit von Hausarzt und Kliniker	
Fall 160	Ein Blödsinn	220
	Stichwort: Unterstellung des Patienten	
Fall 161	Zum Facharzt gewechselt: Karzinom entdeckt ...	220
	Stichwort: Sinusitis maxillaris / Tonsillenkarzinom	
Fall 162	Die weitere Behandlung der Eltern abgelehnt	222
	Stichwort: Fragliche Intoxikation	
Fall 163	Schuld in die Schuhe schieben	223
	Stichwort: Sturz in der Trunkenheit / Exitus letalis durch intrakranielle Blutung	
4.8	**Ihr Starrsinn**	**224**
Fall 164	Das dicke, aber „schwache" Kind	224
	Stichwort: Mundschmerzen / Überfütterung bei adipösem Kind	
Fall 165	Greisin verweigert Karzinomoperation	225
	Stichwort: Mammakarzinom	

Fall 166 Alles nur Mögliche gut durchgestanden 226
Stichwort: Bild einer Apoplexie / Hirntumor
Gewichtabnahme / Magenkarzinom

Fall 167 Er wollte vom Urologen nichts wissen 227
Stichwort: Ischialgiforme Beschwerden, Hämaturie /
Prostatakarzinom

Fall 168 Aus der guten alten Zeit – ein Schmunzelfall.... 228
Stichwort: Zahnextraktion

4.9 Ihre Simulationen.......................... 229

Fall 169 Tiefroter Ausschlag, höchstes Fieber 229
Stichwort: Rote Flecken und 40 Grad Fieber / Ein „Spaß"

4.10 Ihr Ermessen............................. 231

Fall 170 Haselnußgroße Drüse...................... 231
Stichwort: Submandibulärer Lymphknoten / Morbus Hodgkin

Fall 171 Völlige Noncompliance.................... 232

Ein Leserbrief zu diesem Fall zeigt eine andere
Facette des Problems auf „Sofort Kortison?".... 233

Fall 172 Im Unterzucker nach Hause gefahren 243
Stichwort: Häufige Hypoglykämien bei insulinpflichtigem
Diabetes mellitus

Fall 173 Glück gehabt 235
Stichwort: Bild einer Appendizitis

Fall 174 Krankenhausflüchter....................... 236
Stichwort: Hartnäckiger Husten, Bronchialkarzinom /
Morbus Hodgkin

Fall 175 Der Realität einen Namen geben oder
Das kardiozerebrale Syndrom................ 237
Stichwort: Hypertonie bei jungem Mann

Dazu erreichte die Redaktion ein Leserbrief
von Dr. med. P. W. aus B. 238

4.11 Ihre Sachkenntnis 240

Fall 176 Der Arzt als Patient....................... 240
Stichwort: Herzinfarkt

4.12 Ihre Sprache 242

Fall 177 Wandernder Daumen 243
Stichwort: Schnellender Finger, trigger finger

4.13 Ihre Risikofreudigkeit 243

Fall 178 Angeblich Frage nicht verstanden 243
Stichwort: Reaktion auf Injektion eines nichtsteroidalen Antirheumatikums (NSAR)

4.14 Ihre Ablehnungen 244

Fall 179 Hätte ich die stationäre Einweisung erzwingen sollen? 244
Stichwort: Unklare Schmerzen in Wirbelsäule und linker Schulter / Exitus letalis

Fall 180 Das Medikament gar nicht genommen 245
Stichwort: Hustendes Kind

Fall 181 Kerzengerade in den Tod 246
Stichwort: Dekompensierte Hyperthyreose mit Exitus letalis

4.15 Ihre Reaktionen 247

Fall 182 Ein todbringender Satz 247
Stichwort: Lungenödem mit Exitus letalis

4.16 Ihre Gleichgültigkeit 248

Fall 183 Die gleichgültige Mutter 248
Stichwort: Eisenmangelanämie bei Hypermenorrhö

4.17 Ihre Aggressionen 249

Fall 184 Nehmen Sie ausschließlich einen Allgemeinarzt als Gutachter! 249
Stichwort: Zerrung am Ellenbogen / Subluxation der Schulter

Fall 185 Fahrlässige Tötung: Ich bin angeklagt, die Spezialisten nicht 251
Stichwort: Nächtliches Herzrasen und unerträgliche Kopfschmerzen, Affektionen der Atemwege / Exitus letalis bei Subarachnoidalblutung nach rupturiertem Gefäßaneurysma

4.18 Ihr Lebenswille 252

Fall 186 Ein makabrer Fall 252
Stichwort: Skeptisch gegen die ärztliche Medikation

XXVIII Inhalt

5 Der spezialistische Bereich

5.1 Spezialistische Routinen 255

Fall 187 Glück muß man haben 256
Stichwort: Stationäre Diabeteseinstellung / Rektumkarzinom

Fall 188 Auf Herz und Nieren untersucht 257
Stichwort: Polydipsie, Mattigkeit, Polyurie /
Hydronephrose bei Prostatahyperplasie

**5.2 Diagnostische Pannen
oder die Probleme der Spezialisten** 258

Fall 189 Vorschnelle Diagnose 259
Stichwort: Winziges Penisulkus und beidseitige
vergrößerte, derbe Leistenlymphknoten / Analfissur / Lues

Fall 190 Nachlässig geworden 260
Stichwort: Vaginale Blutungen im Klimakterium /
Korpuskarzinom / Postoperative abdominelle Metastasierung
und Aszites

Fall 191 So lange an ein Malignom denken,
bis nicht das Gegenteil bewiesen ist 261
Stichwort: Unerklärbare Anämie / Kolitis / Kolonkarzinom

Fall 192 Keine berufstheoretische Basis 262
Stichwort: Psychogene Gangstörung beim Kleinkind /
Akute lymphatische Leukämie

Fall 193 Unverständlich oder verständlich 263
Stichwort: Unklare Oberbauchschmerzen /
Inoperables Magenkarzinom

Fall 194 Auf die Psychiatrie oder operieren? 264
Stichwort: Miserere (Koterbrechen) / Nervöses Erbrechen /
Morbus Crohn

Fall 195 Notdienst: Arzt ist nicht gleich Arzt 265
Stichwort: Heiserer, röchelnder Säugling / Epiglottitis

Fall 196 Ich komme nicht damit zurecht 266
Stichwort: Parästhesien der Hände, Gehstörung /
Quadriplegie durch Tumor der Halswirbelsäule / Gleitwirbel

5.3 Schwierigkeiten 267

Fall 197 Läuse und Flöhe 268
Stichwort: Pneumonie rechts basal, Défense rechter
Unterbauch bei Säugling / Pneumonie und Appendizitis

Inhalt   XXIX

Fall 198 Sieht so aus wie ..., aber was ist es wirklich? ... 269
Stichwort: Schwellungen und Prästhesien der Gelenke /
Morbus Boeck

Fall 199 Der Hausarzt hat sich in den Fall hineingekniet.. 269
Stichwort: Einseitige Bein- und Armschmerzen,
Muskelzuckungen, Übelkeit bei Kind /
Familiäre paroxysmale Choreoathetose / Meningeom

Fall 200 Die Diagnostischen Programme hätten bereits
den Hinweis geben können 271
Stichwort: Rezidivierende Bronchitiden, Umbilikalkoliken,
helle Stühle bei 5jähriger / Mukoviszidose

Fall 201 Langsam, aber normal 272
Stichwort: Dysurie / Abgelaufene Prostatitis /
Unterbauchtumor / Mesenterialdermoid

Fall 202 Fallstrick: die modische Toilettenschüsselfarbe ... 273
Stichwort: Leistungsinsuffizienz und Anämie /
Laparotomie wegen (artefizieller) Duodenalblutungen /
Blutende Hämorrhoiden

Fall 203 Beinahe ertrunken 275
Stichwort: Bewußtlosigkeit beim Schwimmen,
druckschmerzhafte Schilddrüse / Operation wegen
Isthmusknoten mit Trachealeinengung / Schilddrüsenkarzinom

5.4   **Peinlichkeiten** 276

Fall 204 „Alles ist möglich" in der Allgemeinmedizin 278
Stichwort: Bewußtlosigkeit mit Krämpfen /
Bild eines Apoplexes / Altersepileptischer Anfall

Fall 205 Täuschendes Übergewicht 279
Stichwort: Kniegelenkschmerzen mit Erguß
und Wirbelsäulenbeschwerden / Paraplastisches Syndrom
bei Bronchialkarzinom

Fall 206 Außer einigen Flecken, weiter nichts gefunden .. 280
Stichwort: Schluckstörungen / Enzephalomalazie /
Metastasierendes Karzinom

Fall 207 Ein unabwendbar gefährlicher Verlauf 281
Stichwort: Plötzliche Ohnmacht / Lungenembolie

5.5   **Patientenführung** 282

Fall 208 Höchstens 2 Gläser erlaubt 283
Stichwort: Rückfälliger Alkoholiker

Fall 209 Als die Patientin erwachte, hatte sie einen
Anus praeter 283
Stichwort: Fehlende Patientenaufklärung

Fall 210 Eine tödliche Beruhigung 284
Stichwort: Kollegiale Zusammenarbeit

Fall 211 Am Hausarzt vorbei durch die Uniklinik einbestellt 285
Stichwort: Zusammenarbeit von Kliniker und Hausarzt

5.6 **Diagnose kontra Diagnose** 287

Fall 212 Was war es wirklich? 287
Stichwort: Uncharakteristisches Fieber, Hypertonie / Fraglicher Herzinfarkt

5.7 **Verfrühte Krankenhausentlassung** 289

Fall 213 Der Spinner dreht durch 289
Stichwort: Psychose

5.8 **Allgemeinärzte als Krankenhausärzte** 290

Fall 214 2 Ärzte hatten Influenza vermutet 291
Stichwort: Fieber, Kopfschmerz, Erbrechen / Influenza / Bakterielle Meningitis

5.9 **Verzwickte Situationen** 294

Fall 215 Hohe Senkung und kein Fieber 295
Stichwort: Ischialgie, Hyperglykämie, Tachykardie, hohe Blutsenkung / Paranephritischer Abszeß

Fall 216 Ein sehr bunter Fall 296
Stichwort: Vegetative Dysregulation, uncharakteristische Gehbeschwerden, Halbseitenlähmung / Hirnembolie / Subdurales Hämatom

Fall 217 Odyssee der „Diagnosen" 297
Stichwort: Schwindel, Erbrechen / Akutes Abdomen / Colon irritabile, Neurose / Oberbauchneurose / Strangulationsileus / Typhus abdominalis

Fall 218 Erst der Thoraxfilm brachte es an den Tag...... 298
Stichwort: Hyperglykämie, Hypoglykämie / Akromegalie / Bild einer Apoplexie / Mediastinaltumor (vermutlich Thymom)

5.10 **Behandlungsprobleme** 299

Fall 219 Behandeln oder nicht behandeln – Das ist die Frage 300
Stichwort: Soor bei Säugling / Kollegialität und Patienteninteresse

Inhalt XXXI

Fall 220   Phimose festgestellt: Allerhöchste Zeit 301
            Stichwort: Präputialverklebung (Conglutinatio) / Kollegialität

Fall 221   Mit Schenkelhalsfraktur
            in den 2. Stock gegangen 303
            Stichwort: Gehstörung bei Greisin, „Hexenschuß" /
            Schenkelhalsfraktur

5.11   **Fragwürdiges** 304

Fall 222   Danebenpunktiert 304
            Stichwort: Epistaxis / Vermutetes Prostatakarzinom

Fall 223   Zunächst sah es aus wie eine Hochdruckkrise . . . 305
            Stichwort: Heftige Kopfschmerzen /
            Bild einer Hochdruckkrise / Meningoenzephalitis /
            Zostermeningoenzephalitis

Fall 224   Merkwürdig 307
            Stichwort: Blut in der Säuglingswindel nach Applikation
            eines Suppositoriums / Kolitis

Fall 225   Fast wie ein Wunder 309
            Stichwort: Oberbauchbeschwerden /
            Fragliches Magenkarzinom

5.12   **Wissenschaftliche Gebote** 309

Fall 226   Charakterstärke 310
            Stichwort: Progressive Muskeldystrophie Typ Duchenne /
            Genetische Beratung

5.13   **Abwertung der Allgemeinärzte** 311

Fall 227   Kliniker: „Warum kommen Sie erst jetzt?" 311
            Stichwort: Kollegialität von Kliniker und Allgemeinarzt

Fall 228   Kein gutes Haar an mir gelassen 312
            Stichwort: Glomerulonephritis, Niereninsuffizienz /
            Kollegialer Umgang von Kliniker und Praktiker

5.14   **Verluste** 313

Fall 229   Tragische Verkettung 313
            Stichwort: Magenentzündung / Ileus / Lungenembolie /
            Volvulus

            Zu diesem Fall erreichte uns folgender Leserbrief
            von Dr. med. L. W. aus W. 314

XXXII Inhalt

Fall 230 Schmerzlich 316
Stichwort: Rezidivierende Blutdruckerhöhungen /
Vermutung eines Phäochromozytoms / Intraoperativer
Blutdruckabfall mit Exitus letalis

5.15 Irrwege................................. 317
Fall 231 Anfälle oder Stürze? 317
Stichwort: Plötzliche Stürze bei Polyarthrotikerin /
Epilepsie / Gelenkmaus in Hüftgelenk

5.16 Harte Verfälschungen 318
Fall 232 Wenn zwei dasselbe tun 318
Stichwort: Schmerzen im rechten Gesäß /
Abriß des Querfortsatzes des 3. Lendenwirbelkörpers

6 Varia

6.1 Rangordnung 319
Fall 233 Ich setzte mich gegen den Chefarzt durch 320
Stichwort: Bild einer Appendizitis / Appendizitis

Fall 234 Der Spezialist kam, sah und diagnostizierte 321
Stichwort: Somnolenz, Apathie / Subdurales Hämatom

6.2 Interkollegiale Probleme 322
Fall 235 Der andere Kollege macht keinen Stich 322
Stichwort: Übergroße Praxis

Fall 236 Gekaperte Patientin 323
Stichwort: Dicker Hals bei Schilddrüsenpräparat /
Morbus Hodgkin / Interkollegiale Zusammenarbeit

Fall 237 Meine Therapie abgesetzt 324
Stichwort: Hypertonie / Interkollegiale Zusammenarbeit

6.3 Unzulängliche Erziehung 325
Fall 238 Erst der 5. Notarzt wies stationär ein 325
Stichwort: Hohes Fieber, Übelkeit / Bronchitis /
Gastritis / Grippaler Infekt / Malaria

6.4	**Angeklagt: Die Angewandte Medizin**	327
Fall 239	Fahrlässige Tötung?	327
	Stichwort: Infektiöse Darmerkrankung / Ileus mit Exitus letalis	
6.5	**Abtreibung**	328
Fall 240	Mata certa – Pater incertus	328
	Stichwort: Interruptionswunsch der Familie	
6.6	**Lebensende**	329
Fall 241	Immer die volle Wahrheit sagen?	329
	Stichwort: Ileus / Sigmakarzinom / Karzinomrezidiv	
Fall 242	Das Sektionsergebnis hat mich überrascht	330
	Stichwort: Heftigste Leibschmerzen und Exitus letalis / Rupturiertes Aortenaneurysma	
Fall 243	Seine Uhr war abgelaufen	331
	Stichwort: Exitus letalis bei Alkoholiker im Prädelir / Lungenödem	
6.7	**Suizid**	332
Fall 244	Auf verlorenem Posten	332
	Stichwort: Psychische Veränderungen, Kopfschmerz / Stirnhirnatrophie / Suizid	

7   Anhang

7.1   Diagnostische Programme in der Allgemeinmedizin – Überblick und Beispiele .. 333

Sachwortverzeichnis 349

Medikamenten- und Stoffgruppenverzeichnis 361

Einleitung

Wie bereits im Vorwort ausgeführt, geht es in diesem Buch um eine winzige Minorität von freilich bedeutungsvollen Vorkommnissen. Die Frage ist stets, wie der Arzt damit zurechtkommt.

Einzelne solcher Fälle gelangen an Lehrkliniken, wo sie gelegentlich dafür sorgen, daß die Studenten keine hohe Meinung von der Allgemeinmedizin haben. Die Kliniker könnten bei der Präsentation solcher Patienten durchaus Experten beiziehen, um den künftigen Ärzten die Sicht des Praktikers zu erläutern. Daran denkt aber heute niemand.

Wer jedenfalls den Allgemeinärzten Mängel bei der Führung von komplizierten Einzelfällen vorwirft, der dürfte allerdings auch nicht versäumen, auf die andere Waagschale zu legen, welch gute Arbeit die Hausärzte bei der überwältigenden Mehrzahl aller Beratungen leisten. Außerdem wäre zu beweisen, daß es überhaupt Fehler waren.

Im Rahmen dieses Buches werden auch Fälle geschildert, in denen Spezialisten betroffen sind. Das ist kein Wunder. Im Beruf geht es ihnen ja nicht anders als uns. Im ganzen gesehen war ich bemüht, die Aktionen wie die Pannen gleichermaßen verständnisvoll darzulegen. In dieser Hinsicht brauchte ich an meinen früheren Kommentaren in der Zeitschrift „Der Allgemeinarzt" nur wenig zu ändern.

Die wiedergegebenen Fälle sind vielfach komplex. Ich hatte oft die Möglichkeit, denselben Fall verschiedenen Kapiteln zuzuordnen. Insofern gehen die einzelnen Abschnitte ineinander über.

Im großen und ganzen handelt dieses Buch von den Grenzen der Möglichkeiten in der Angewandten Medizin. Aufgrund der neuen berufstheoretischen Forschung können wir Allgemeinärzte unsere Grenzen ein wenig hinausschieben. Mehr war nicht zu erhoffen.

So ist es an der Zeit sich einzugestehen, daß es für uns Ärzte unabänderlicherweise immer ein minimales Restrisiko gibt, bei bestem Bemühen nicht optimal zu handeln, ja sogar einen Menschen ausnahmsweise und ohne Schuld des Arztes infolge einer Verkettung unglückseliger Umstände an einem Abwendbar gefährlichen Krankheitsverlauf (AGV) zu verlieren, der sonst zu retten gewesen wäre.

Ein solches Risiko existiert überall in der Heilkunde. Damit müssen wir Allgemeinärzte, die Spezialisten, aber auch die Staatsanwälte leben.

Allerdings müssen wir Ärzte, solange wir praktizieren, uns anstrengen und dafür kämpfen, unser Berufsrisiko so niedrig zu halten, als irgend möglich ist.

1 Diagnostik

1.1 Verführerische Symptomatik

Als „verführerisch" bezeichne ich jene Symptomatik, die mit den im Unterricht vorgetragenen und in den Lehrbüchern angegebenen *„Vollbildern"* weitgehend übereinstimmt. Die Diagnostik ist hier scheinbar einfach. Die Krankheit läßt sich manchmal bereits auf den ersten Blick vermuten. Oft genug liegt das betreffende Leiden auch tatsächlich vor.

Trotzdem gibt es gerade hier die bedrückendsten Erfahrungen, wenn man der Versuchung unterliegt, sich sofort auf die offensichtlich vorliegende Krankheit zu fixieren, ohne sorgfältig überprüft zu haben, ob der Schein nicht trügt. Schon manche Menschen haben den verführerischen Eindruck, daß eine typisch ausgeprägte Krankheit vorliegen würde, mit ihrem Leben bezahlen müssen.

Unter den folgenden Fällen dieses Kapitels gibt es aber auch ein Beispiel für das Gegenteil: Ein wenig beeindruckender Fall wurde nicht sofort operiert und endete tödlich, obwohl der einweisende Arzt den Verdacht auf eine Appendizitis ausgesprochen hatte.

In meinem ersten Lehrbuch der Allgemeinmedizin von 1970 schilderte ich einen Kranken, der die klassische Symptomatik einer akuten Gastritis bot. Ein Allgemeinarzt, ein Internist und ein Chirurg bestätigten die vermeintliche „Diagnose", obgleich alle wissen mußten, daß eine Wurmfortsatzentzündung ganz genauso in Erscheinung treten kann – von anderen Erkrankungen abgesehen. Auch bei diesem Patienten kam schließlich jede Hilfe zu spät.

In meiner Praxis erlebte ich den Fall eines Kleinkindes, der ganz so aussah, als handelte es sich um einen foudroyanten Virusinfekt mit Zeichen einer beginnenden Meningoenzephalitis. Im Krankenhaus wurde mein Verdacht zur „Diagnose" erhoben. Hätte es jedoch auf der Intensivstation nicht einen aufmerksamen Oberarzt gegeben, wäre das Kind verloren gewesen: Die Schale einer Dörrpflaume hatte nämlich im Kehlkopf einen Ventilverschluß erzeugt, wodurch das Bild eines Pseudokrupps hinlänglich erklärt war. Im übrigen war ein Larynxfremdkörper von den Eltern kategorisch verneint worden.

Von den klassischen Krankheitsbildern wird noch bei vielen anderen Fällen die Rede sein.

Stichwörter
Akute Gastritis / Appendizitis
Pseudokrupp / Larynxfremdkörper

FALL 1	**Mängel der Lehrbücher**
	Dr. med. G.K. in A.

„Die Eltern eines fiebernden 11jährigen Jungen forderten mich dringend zu einem Hausbesuch auf. Bei meinem Eintreffen wurden noch auf gezielte Fragen Schweiße, Appetitlosigkeit, Bauchschmerzen und Erbrechen angegeben. Ich fand eine uncharakteristische Situation (=Uncharakteristisches Fieber) und ließ den Erkrankungsfall abwartend offen. Am dritten Tag erfolgte eine offensichtliche Zuspitzung der Lage und es präsentierte sich das typische Bild einer akuten Appendizitis. Ich schreibe den Brief deswegen, weil es ja in den Lehrbüchern heißt, wenn man einen Patienten bei einer beginnenden Appendizitis mit zunächst uncharakteristischen Leibschmerzen nur einige Zeit ruhig liegen läßt, so würde sich binnen 6 Stunden unverwechselbar die typische Symptomatik ausbilden. Bei mir vergingen darüber 3 Tage. Das ist immerhin das 6fache. Warum informieren die Lehrbücher nicht besser?"

Kommentar

Die typischen (klassischen) Fälle der Lehrbücher sind – wie schon Richard Emmerich Koch anno 1917 schrieb – nur als besonders gut erklärbare, verstehbare und diagnostizierbare Typen zu verstehen.

Diese Typen dienen erfahrungsgemäß als Orientierungsstellen im ärztlichen Denken. Sie erscheinen in den Lehrbüchern jedoch vielfach als Krankheit an sich. Der Mangel der spezialistischen Medizin ist, daß sie diese starren Typen nicht als solche präsentiert und die jungen angehenden Kollegen ungenügend auf die unzähligen „Abweichungen" vorbereitet.

Die Allgemeinmedizin ist durch die berufstheoretische Forschung der spezialistischen Medizin hier schon ein ganzes Stück voraus. Daher vermag sich der wissenschaftlich auf der Höhe stehende Allgemeinarzt in der Praxis so zu verhalten, daß er gleichsam mit „allen" Eventualitäten rechnet. Der Patient gerät dann nicht in Gefahr, wenn sich eine Symptomatik nicht „vorschriftsmäßig" in Stunden, sondern erst in vielen Tagen entwickelt.

Stichwörter
Appetitlosigkeit, Bauchschmerzen, Erbrechen / Bild einer akuten Appendizitis

FALL 2	**Ich habe tausende von Appendizitiden diagnostiziert und operiert**

Zum Fall 1 „Mängel der Lehrbücher" schrieb uns Kollege W. L. aus W., Chirurg und Allgemeinarzt, folgenden Leserbrief:

„Ich war im zweiten Jahr als junger Assistenzarzt auf einer großen chirurgischen Abteilung, als um die Mittagszeit zwei junge Patienten mit Appendizitisverdacht eingeliefert wurden. Der diensthabende Arzt ließ ausrichten, Chef- und Oberarzt hätten beide Kranke schon gesehen. Sie sollten 2 Tage zur Beobachtung aufgenommen werden. Ich selbst untersuchte und fand keine pathologische Symptomatik vor. Meinem Stationsarzt hinterließ ich diesbezüglich Nachricht, da ich am Nachmittag frei hatte. Am nächsten Morgen begrüßte mich der Stationsarzt und sagte: ‚Einen haben wir gestern noch operiert.' Meine Antwort war, daß doch beide keine Appendizitis hätten. Vorstellen könnte ich es mir höchstens beim Patienten A. ‚Nein, es war der B. Sein Wurmfortsatz war bereits perforiert.' Der Betroffene B, 17jährig, starb nach wenigen Tagen an der damals nicht beherrschbaren Peritonitis. Dieses Beispiel ließe sich in beliebigen Variationen zigmal wiederholen.

Ich selbst habe in meinem Leben mehrere tausend Appendizitiden diagnostiziert und auch operiert. Nach vielen Jahren erst konnte ich die Meinung eines älteren damaligen Assistenten verstehen, der sagte, warum er den Anfänger appendektomieren läßt: ‚Er muß erleben, daß diese Operation die größten Überraschungen und Schwierigkeiten in sich birgt.'

Um an den einen Fall des Kollegen G.K. anzuknüpfen: Kein Lehrbuch wird uns die Erlernung der Diagnostik einer Appendizitis vermitteln können. Hier hilft nur die lange Erfahrung – gepaart mit Nackenschlägen – und im Zweifelsfall der alte Satz: ‚Lieber 10 unnütze Einweisungen als 1 Einweisung zu spät.' Keiner wird dies als Eingeständnis der Schwäche auslegen. Kaum irgendwo in der Medizin wird der Satz mehr bestätigt als hier: ‚Grau, lieber Freund, ist alle Theorie ...'."

Kommentar

Ihre Zuschrift, Herr Kollege L., ist geradezu eine Fundgrube für einen Kommentar. Zunächst sage ich Ihnen Dank für den Mut, sich so offen zu äußern.

Den Anfang möchte ich bei Ihren Zahlen machen: Ich selbst registrierte in 40 Praxisjahren von 1944 bis 1985 zunächst 3 %, in den 60er Jahren bis 8 % und zuletzt wieder 3 % verifizierte Appendizitiden. Dabei akzeptierte ich so manche höchst fragwürdige chirurgische „Diagnose".

Nehmen wir einen Durchschnitt von 5 % (in Wirklichkeit lag er tiefer), so ergibt das bei rund 140.000 eigenen Fällen (Prävalenz bei alljährlicher Zählung) insgesamt höchstens 700 Appendizitiden. Das bezieht sich auf eine mittlere Klientel von rund 1.500 Menschen. Es ist mir also nicht klar, wieso Sie auf „tausende diagnostizierte Appendizitiden" kommen.

6   Diagnostik

Was die Blinddarmentzündung selbst angeht, so hilft uns jede traditionelle Lehre mit der genauen Anamnese, dem Durchuntersuchen und der ätiologischen Diagnosestellung nicht weiter. Zunächst läßt sich nur sagen:

1. Eine Appendizitis kann ganz so in Erscheinung treten wie ein klassischer Lehrbuchfall.
2. Sie kann ebenso völlig atypisch auftreten, u.a. eine andere typische Krankheit vortäuschen. Ein bekanntes Beispiel dafür ist die Vortäuschung einer Pneumonie.
3. Bei allen klassischen in Erscheinung tretenden „Appendizitiden" erweist sich bei der Operation – das wissen wir seit Clairmont (bzw. seit 100 Jahren) genau –, daß bei mindestens jedem dritten Fall gar keine Wurmfortsatzentzündung vorliegt.

Wenn man also weiß, daß bei jedem dritten „klassischen" Appendizitisbild gar keine Wurmfortsatzentzündung dahinter steckt (und das hat nun wirklich jeder Allgemeinarzt zur Genüge erfahren), so ist schleierhaft, warum man nach wie vor eine Appendizitis diagnostizieren will. Das geht doch gar nicht, wenn man von vornherein weiß, daß das „klassische Bild" so oft kein entsprechendes Substrat hat.

Demgemäß stelle ich beim typischen Bild auch keine „Diagnose", weise auch nicht mit „Verdacht auf Appendizitis" ein, sondern unter der *Symptomatik* (z.B. „Schmerzen im Unterbauch rechts", „Défense", „Erbrechen", „rektal empfindlich", „ansteigendes Fieber" usw.) und ersuche um eine „stationäre Erweiterung und Vertiefung der Diagnostik".

Auf diese Weise gibt es keine „Fehl-Diagnose". Klarerweise versteht das mancher Krankenhausarzt falsch und verabsäumt nicht, wenn etwas anderes dahinter war, mir unter die Nase zu reiben: „Der Patient kam mit der Diagnose ‚Appendizitis' auf die Abteilung." Nun, das berührt mich nicht.

Damit wollte ich sagen, daß wir nicht von Appendizitis ausgehen können, sondern je nach Symptomatik von einer Vielfalt zu berücksichtigender „Abwendbar gefährlicher Verläufe (AGV)", unter denen freilich die Appendizitis allgemeinmedizinisch eine herausragende Bedeutung aufweist.

In diesem Sinne sage ich beispielsweise, daß *jedes* Erbrechen so lange als Ausdruck eines Abwendbar gefährlichen Verlaufes anzusehen ist, als das Gegenteil nicht bewiesen wurde.

Immer wieder weise ich darauf hin, Hausbesuche bei Angaben über eine abdominelle Symptomatik möglichst rasch zu erledigen. Auch schärfe ich den jungen Kollegen ein – sofern nicht stationär eingewiesen wird – sich kurzfristig über den weiteren Verlauf berichten zu lassen.

So fordere ich den Patienten oder seinen Angehörigen auf, mir etwa alle 2–3 Stunden die axillorektale Temperaturdifferenz durchzusagen. Nicht, daß mir diese wichtig wäre, aber ich habe dadurch enge Verbindung mit der Patientengruppe und kann daher leicht einen weiteren persönlichen Kontakt ausmachen, wenn die Entwicklung das zu erfordern scheint. Es geht hauptsächlich um die ersten 24 Stunden. Aber der Fall des Kollegen K. hat ja gezeigt, daß man damit noch lange nicht außer Obligo ist.

Da ich nun an die Appendizitis usw. denke, sie aber nicht diagnostizieren kann, ohne das Abdomen eröffnet zu haben, sind Einweisungen beim geringsten Verdacht auch nicht „unnütz", sondern ganz im Gegenteil, unerläßlich. Ich sage mir immer: *„Lieber 99 Patienten zu großzügig, als einen einzigen zu wenig abgeben".*

Da ich das schon lange unterrichte und theoretisch wohl begründe, ist dies also, im Gegensatz zu Ihrer Meinung, durchaus auch lehrbar. Diese Theorie ist also gar nicht grau.

Ich halte es mit Emmanuel Kant, der sagte, es gäbe nichts Praktischeres als eine gute Theorie. Freilich konnten Sie und ich eine solche Theorie seinerzeit noch nicht lernen. Unter Anwendung der skizzierten Richtlinien der Erfahrung habe ich keinen Appendizitisfall verloren. Sicher wurden durch mich auch ein Vielfaches an möglichen Fällen an das Krankenhaus eingewiesen und gewiß sind viele davon „prophylaktisch" appendektomiert worden. Aber auch unter diesen gab es keinen Todesfall.

Im ganzen gesehen läßt sich also aufgrund der Praxisforschung bei abdominellen Symptomen durchaus sehr effektiv und ohne Unbehagen arbeiten.

Im übrigen gibt eine ganze Reihe meiner Diagnostischen Programme (u.a. Nr. 37, 38, 39, 40) dem unerfahrenen Allgemeinarzt Hinweise darauf, an die Appendizitis etc. auch dann zu denken, wenn scheinbar nichts dafür spricht.

Stichwort
Bild einer Appendizitis

Diagnostische Programme

Nr. 37 „Kolik-Standard"
Nr. 38 „Oberbauch-Standard"
Nr. 39 „Unterbauch-Standard"
Nr. 40 „Bauchschmerz-Standard"

FALL 3	**Typische psychogene Reaktion**
	Frau Dr. med. C.H. aus M.

„Zu meinen Patientinnen zählt eine 22jährige Musikstudentin. Zunächst kam sie wegen Blutdruckerhöhung, die durch eine Krankenschwester festgestellt worden war, in meine Sprechstunde. Bei mir betrug der RR 160/90 mmHg. Die Patientin klagte ferner über Nervosität und Herzklopfen. Das hätte sie besonders gern bei eigenen Konzerten. Dann wäre sie außerdem noch durchfällig. Meine allge-

meinärztliche Befragung und physikalische Untersuchung ergaben keine Abnormitäten. Die Laboruntersuchungen und die EKG-Kurve zeigten ebenso wenig Auffälliges. In der Annahme, es mit ‚Lampenfieber' zu tun zu haben, verordnete ich einen milden Tranquilizer, dazu Betablocker wegen des grenzwertigen Hochdrucks. Da diese Therapie an ihren Beschwerden nichts änderte, überwies ich sie an einen Internisten. Dessen Untersuchung deckten eine Hyperthyreose auf, die medikamentös behandelt wurde. Jetzt geht es der Studentin wieder sehr gut. Es ärgert mich sehr, daß ich überhaupt nicht an die Schilddrüse gedacht hatte."

Kommentar

In meiner Praxis war in den letzten beiden Jahrzehnten die Hyperthyreose ein sehr seltenes Ereignis. Es dürfte bei Ihnen nicht anders gewesen sein. Sonst wäre Ihnen diese Möglichkeit nicht außer Sicht geraten.

Im übrigen sprach ja alles für eine rein psychogene Reaktion bei der Studentin.

Andererseits wissen wir, daß wir uns auf den Anschein und unsere Intuition allein nicht verlassen dürfen. Auch wenn ein Fall ganz so aussieht wie eine bestimmte Krankheit, sollten wir uns niemals damit zufrieden geben und sollten stets bemüht sein, unseren Eindruck anzugreifen, um ja nicht das atypische Bild einer anderen Krankheit zu übersehen.

Im gegebenen Falle hätte es genügt, den allgemeinmedizinischen Standard bei „Nervosität" (Handlungsanweisung Nr. 61) zu benützen. Anhand dieses Programmes wären Sie gewissermaßen in das Denken an ein Hyperthyreose hineingefallen, die Ihnen als Möglichkeit nicht in den Sinn gekommen war. Dann hätten Sie – vorsichtig – zur „Exklusion einer Thyreotoxikose" an den Internisten überweisen können, wonach die Feststellung der Hyperthyreose keine Überraschung gewesen wäre.

Stichwörter
Lampenfieber / Hyperthyreose

Diagnostisches Programm

Nr. 61 „Nervositäts-Standard"

FALL 4	**Pilzvergiftung?**
	Dr. med. B.K. aus A.

„Bestellung eines Hausbesuches während der laufenden Sprechstunde. Ich soll sofort zu einer 29jährigen Frau kommen. Sie hätte seit wenigen Stunden Brechdurchfall. Möglicherweise sei eine Pilzmahlzeit am Vorabend schuld. 7 andere Familienmitglieder hätten aber dasselbe Essen gehabt und seien gesund geblieben. Da mir die Sache nicht weiter bedrohlich schien, versprach ich, nach der Sprechstunde ins Haus zu kommen. Schon vorher erfolgt jedoch ein neuer Anruf. Daraufhin wurde die Frau zu mir gebracht. Sie war blaß, RR 135/90 mmHg, offenbar guter Allgemeinzustand. Auch sonst fand ich bei meiner Diagnostik nichts Besonderes. Aufgrund beidseitiger akuter Schulterschmerzen schrieb ich sicherheitshalber ein EKG: Es bot Zeichen eines massiven, akuten Koronarinfarktes. Sofortige Einweisung auf die Intensivstation. Die Patientin überlebte. Nachher erfuhr ich, daß sie eine schwere Raucherin war und auch regelmäßig Ovulationshemmer eingenommen hatte."

Kommentar

Man kann nur immer wieder betonen, daß der Arzt sich nicht darauf verlassen darf, wie ein Fall präsentiert wird, was nach der Laienmeinung vorliegen dürfte und wie das Bild selbst in Erscheinung tritt.

Natürlich legt der Doktor auf seine diagnostische Waagschale, was er hört, was die Kranken mutmaßen und welchen ersten und späteren Eindruck er hat. All das muß aber sorgfältig auf seinen Wahrheitsgehalt überprüft werden. Was der Patient, was die Angehörigen beobachtet haben, kann nebensächlich sein. Was sie über die Art der Gesundheitsstörungen meinen, mag in die Irre führen.

Ebenso kann, selbst wenn manches für eine Pilzvergiftung spricht, dennoch ein Herzinfarkt vorliegen.

In diesem Sinne haben Sie sich, lieber Herr Kollege, nicht dazu verführen lassen, den Fall sofort (womöglich mit einer „Diagnose") abzuschließen, sondern sind richtigerweise (zur Exklusion eines möglichen Abwendbar gefährlichen Krankheitsverlaufes/AGV) den Schulterschmerzen nachgegangen.

Alles in allem genommen, ist der Fall ein Exempel für die Schwierigkeiten in unserem Beruf, aber auch das Beispiel für eine vorzügliche intuitive diagnostische Führung.

Stichwörter
Pilzvergiftung / Herzinfarkt

FALL 5 Im Licht der Nachttischlampe
Dr. med. T. P. aus E.

"Nachtbesuch bei einem Patienten wegen Herzschmerzen. Bisher keine koronare Herzkrankheiten bekannt. Keine koronaren Risikofaktoren. Ich untersuche bei schlechtem Licht in der Küche der Altbauwohnung. Lungen- und Herzauskultation sowie die Blutdruckmessung ergeben nichts Besonderes. Im noch schlechter beleuchteten Schlafzimmer leite ich notfallmäßig mit meinem kleinen EKG-Monitor die Herzstromkurve ab. Kein Hinweis auf eine Ischämie. Ich denke an einen vom Bewegungsapparat kommenden Schmerzzustand und will intramuskulär ein Antirheumatikum spritzen. Der Patient wird aufgefordert, sich auf die rechte Seite zu drehen. Das Licht der Nachttischlampe fällt nun auf die seitliche Thoraxpartie: In der hinteren Axillarlinie sehe ich typische Zostereffloreszenzen. Peinlich, wäre der Mann unter der Diagnose ‚Myokardinfarkt' eingewiesen worden. Natürlich wäre man im Krankenhaus bald auf das Richtige gekommen."

Kommentar

Zunächst möchte ich Ihnen dafür danken, daß Sie sich dazu aufgeschwungen hatten, diesen Fall zu schildern.

Für außenstehende Ärzte mögen Sie zwar katastrophal gehandelt haben. Wer aber die Umstände kennt, unter denen die Allgemeinmedizin unabänderlicherweise ausgeübt werden muß, der weiß, daß ihm das ebenso gut hätte passieren können.

So geht auf mein Konto die Einweisung eines meiner Patienten unter dem Vermerk (wenn ich mich nicht irre): „Ausschluß eines entzündlichen Lungenprozesses". Am nächsten Tag war jedoch ein prächtiger Zoster zu sehen.

Besonders zu fürchten sind jene Patienten, die nur eine Salbe wegen „Rheuma" haben wollen. Läßt man die Schulter oder den Thorax nicht freimachen, so wird in manchen Fällen ein Zoster auf diese Weise „behandelt".

Aus ähnlichen Erfahrungen heraus habe ich bei der Programmierten Diagnostik beim Uncharakteristischen Herzschmerz den Ausschluß eines Herpes zoster in der Vorschaltdiagnostik an den Anfang der gezielten Untersuchung gestellt. Mit dem Herzschmerzprogramm (Nr. 26) kann man daher einen Zoster kaum übersehen.

Unter den von Ihnen geschilderten vertrackten Umständen bin ich mir selbst nicht sicher, ob ich die hintere Axillarlinie inspiziert hätte. Allerdings würde ich mir höchst wahrscheinlich den Rücken angesehen haben, wo sich der Zoster ja relativ häufig abspielt.

Wie dem auch sei, die Injektion – mit der ich in unklaren Fällen sehr zurückhaltend bin – hat Ihnen Peinlichkeiten erspart. Es ist traurig genug, daß der Allgemeinarzt bei solchen Einweisungen weniger auf das Verständnis einer gut informierten Jungärzteschaft als darauf gefaßt sein muß, daß man ihn aufgrund einer „Fehldiagnose" abqualifiziert.

Deshalb werde ich auch nicht müde, den Ärzten zu empfehlen, bei unklarer Lage lediglich *unter der Symptomatik einzuweisen*. Wäre in diesem Fall eine Einweisung unter „heftiger Schmerz in der Herzgegend rechts" erfolgt, so ist klar, daß der Arzt an einen Infarkt gedacht hatte. Er hätte sich damit nicht festgelegt, so daß es keine „Fehldiagnose" hätte geben können.

Stichwörter
Herzinfarkt / Zoster

Diagnostisches Programm

Nr. 26 „Herzschmerz-Standard"

FALL 6	Alles sprach für Schlaganfall
	Kollege G. R. aus R.

„Während meiner Besuchstour an einem Freitagvormittag im Frühjahr dieses Jahres wurde ich ganz dringend zu einer 63jährigen Patientin gerufen. Sie liege bewußtlos am Küchenboden. Es handle sich um einen Schlaganfall. Mein erster Gedanke galt dem schwer herzkranken Ehemann. Wie wird er das durchstehen, wenn es sich um eine Apoplexie bei seiner Frau handelt? Die Patientin war mir zwar erst seit 12 Monaten bekannt, aber von ihrem Hochdruck und anderen Risikoparametern wußte ich bereits. Die angesagte Diagnose schien sich voll zu bestätigen: Bewußtlosigkeit, Hypotonie, Tachykardie, Blickwendung nach links, Myosis, kalter Schweiß: das Bild der zerebralen Massenblutung. Der hinzugezogene Notarzt, gottlob ein erfahrener Anästhesist, führte eine Intubation durch.

Als könnte es nicht mit rechten Dingen zugehen, erscheint Frau S. mit dem Krankenhausentlassungsbericht in meiner Praxis: ‚Status epilepticus bei zerebralem Krampfleiden'! Jetzt erzählt die Frau, sie hätte schon vorher Anfälle erlebt, aber aus Rücksicht auf den Mann deshalb keinen Arzt beansprucht. – Darf es vorkommen, daß eine Anamnese so lückenhaft ist?"

Kommentar

An Ihrem Erlebnis kann man die für die Allgemeinmedizin maßgebliche Problematik gut erläutern.

Da ist zunächst die „angesagte Diagnose": Unser Aufstieg als Fach neben den anderen Fächern steht und fällt mit einer klaren Nomenklatur.

Geben Laien bei der *Bestellung zu einem Hausbesuch* eine Krankheit als Beratungsursache an, so kann das stimmen – oder auch nicht. Hier von einer

„Diagnose" zu sprechen, ist unzulässig. Es fehlen ja auf Seiten der Laien die Voraussetzungen dafür, „eine Krankheit richtig zu erkennen und zu benennen". In diesem Sinne und nicht anders müssen wir den Begriff „Diagnose" verwenden bzw. vermeiden.

Daß die Symptome mit der von der Familie vermuteten Krankheit übereinstimmten, ist gut und schön. Aber da *„die Krankheiten nun einmal keine Lehrbücher lesen"*, dürfen wir niemals versäumen zu falsifizieren („Es sieht ganz so aus wie ..., aber was ist es wirklich?").

Wir dürfen uns also niemals mit dem Augenschein oder mit der größten Wahrscheinlichkeit zufriedengeben, sondern müssen gezielt hinterfragen. Es geht nicht darum, einer längst überholten Lehre entsprechend eine ganz umfassende Anamnese zu erheben.

Die umfassendste Anamnese bietet keine Gewähr dafür, daß aus einer Patientenfamilie tatsächlich herausgeholt wird, was für den Einzelfall entscheidend ist. Außerdem ist eine solche komplexe Anamnese in der Angewandten Allgemeinmedizin nicht machbar.

Im übrigen gibt es für Fälle von Bewußtlosigkeit bereits ein ausgefeiltes Programm für die Allgemeinmedizin, nämlich die Handlungsanweisung Nr. 72. Hätten Sie diese zur Hand gehabt, so wären Sie in die Epilepsie „hineingefallen" oder zumindest wären Sie in der Beurteilung des Falles zurückhaltend gewesen. Die Überraschung nachher wäre entfallen.

Ein großes Fragezeichen möchte ich hinter die Krankenhausbeurteilung „Status epilepticus" stellen. Nach Ihrer Schilderung gab es ja keine weiteren Krämpfe, wie sie zum Bild eines epileptischen Status dazugehören würden. Viel eher handelte es sich um einen Zustand nach einem gewöhnlichen epileptischen Anfall.

Und nun will ich mich vom hohen Roß der Berufstheorie herunterschwingen und Ihnen sagen, daß ich selbst einen ähnlichen Fall – der freilich noch etwas komplizierter gelagert gewesen war – ebenso wie Sie als „Bild eines zerebralen ...." eingewiesen hatte.

Und weil es ganz unmöglich ist, unseren Beruf ohne solche scheinbaren Versager auszuüben, deshalb hat ja die Serie „Mein Fall" solchen Anklang gefunden.

Stichwörter
Schlaganfall / Epilepsie

Diagnostisches Programm

Nr. 72 „Ohnmachts-Standard"

1.2 Lob des Abwartenden Offenlassens

Anstelle der traditionellen Trias (Komplettanamnese, Durchuntersuchung, Erstellen einer Diagnose) kommt es in der Praxis gezwungenermaßen zu einem anderen Vorgehen.

Sowohl die Fragen als auch die Untersuchungen werden im Laufe der langjährigen Praxistätigkeit auf wenige, effektive Elemente reduziert. Trotz der dadurch in 9 von 10 Fällen gegebenen diagnostischen Unsicherheit erstellen die Ärzte immer wieder reichlich Diagnosen, d.h. sie behaupten, daß sie eine bestimmte Krankheit erkannt hätten.

Erfahrungsgemäß nennen nun verschiedene Ärzte in den unklaren Situationen unterschiedliche Namen von erkannten Krankheiten. Aufgrund der berufstheoretischen Forschung empfiehlt es sich, ein ungerechtfertigtes Diagnosestellen prinzipiell zu unterlassen. Für die Beratungsergebnisse sollten Bezeichnungen gewählt werden, welche die wirkliche Lage ausdrücken.

Geschieht dies, so spiegeln die Begriffe wider, daß der Fall abwartend offen geblieben ist. Indem man dadurch sich selbst und die Patienten nicht in ungerechtfertigter Sicherheit wiegt, wird damit ein Schritt zu einer Berufsausübung auf höherem Niveau und zu einer besseren Versorgung der Patienten getan.

Hier bieten die *Kasugraphie*[1] eine aktuelle Hilfestellung und der *ICD-Schlüssel*[2] die geforderten Ziffern.

FALL 7 — **Ich hatte auf eine Diagnose verzichtet**
Dr. med. K. A. aus W.-Y

„Ich wurde zu einer 20jährigen bestellt, die seit 24 Stunden fieberte. Mir fiel bei der gezielten Befragung außer Schnupfen weiter nichts auf. Die Harnuntersuchung mit dem Streifentest ergab keine Besonderheiten. Es wurde ein Antipyretikum verordnet. Da ich die junge Dame als Hypochonder kenne, wunderte es mich nicht, von ihr tags darauf erneut angerufen zu werden. Beim Gespräch ergab sich nichts Neues. Ich bat sie um Geduld, die Besserung werde nicht lange auf sich warten lassen. Drei Tage später holte sie mich neuerdings ins Haus. Außer einem gelblichen Nasensekret war alles beim alten. Nun verschrieb ich ein Sulfonamidpräparat. 1 Woche danach erhielt ich wiederum Nachricht von ihr und kam ins Haus. An der ganzen Situation hatte sich nichts geändert. Das Sulfonamidpräparat war

---

[1] Landolt-Theus P, Danninger H, Braun RN (1994) Kasugraphie. Benennung der regelmäßig häufigen Fälle in der Allgemeinpraxis. 2. Aflg. Kirchheim, Mainz
[2] Mader FH, Bawidamann G (1995) Alphabetischer ICD-Schlüssel für den Hausarzt. Die häufigsten Benennungen in der Allgemeinmedizin in Fachsprache und Praktikerjargon für Praxisalltag und Praxisstatistik. 2. Aflg. Kirchheim, Mainz

14 Diagnostik

von ihr nicht eingenommen worden. Nun überwies ich sie sofort ins Krankenhaus. Die dortige Diagnostik ergab einen Morbus Besnier-Boeck-Schaumann."

Kommentar

Wenn es überhaupt noch eines Arguments bedürfte, um Uncharakteristisches Fieber (UF) als solches – und nicht als Grippe, Influenza, Erkältung usw. – zu „diagnostizieren", so wurde es durch Ihren Fall geliefert.

Das Abwartende Offenlassen in der Allgemeinmedizin ist eben, angesichts der Zahl der großen diagnostischen Möglichkeiten, eine unbedingte Notwendigkeit, wenn die Heilkunde an der ersten Linie seriös sein will.

Zufällig handelte es sich beim vorher in der Schriftleitung eingelangten Fall ebenfalls um einen M. Boeck und ich schrieb dazu, mir wäre innerhalb von bald 40 Praxisjahren kein einziger Fall selbst untergekommen. Nach den Lehrbüchern tritt ungefähr jeder vierte Fall stürmisch mit Fieber auf. Gelenkbeschwerden seien fast immer vorhanden. Nun, bei Ihnen gab es bloß Uncharakteristisches Fieber.

Hat man die Theorie der Angewandten Allgemeinmedizin verstanden, so läßt sich all das gut unter einen Hut bringen. Kennt man die Theorie nicht und werden sogenannte „Diagnosen" gestellt, dann freilich steht man allzu leicht zuletzt selbst am Pranger als einer, der zu wenig weiß. Oder der „Fehler" wird dem Allgemeinarzt gütigst nachgesehen, weil er eben nicht so viel wissen kann wie die spezialisierten Kollegen.

Stichwörter
Uncharakteristisches Fieber / Morbus Besnier-Boeck-Schaumann

FALL 8 **Was das wohl war?**
Dr. med. F. Ö. in H.

„Ein 35jähriger hatte vor 1 Jahr einen Motorradunfall gehabt. In der Folge hinkte er einige Zeit am linken Bein, hatte den rechten Arm angewinkelt und Parästhesien am Unterarm. Diesmal kommt er mit genau derselben Symptomatik in die Sprechstunde. Er hätte das alles plötzlich morgens beim Aufstehen bemerkt. Ich wollte ihn stationär untersuchen lassen. Das lehnte der Patient aber ab. Er rief mich auch nicht – wie besprochen – nach 24 Stunden an. Nach 1 Woche brachte er mir den Krankenschein und erzählte, alles sei vorüber und er könnte wieder arbeiten. An eine Aggravation oder Simulation habe ich bei ihm niemals gedacht."

Kommentar

Sie beschreiben, lieber Kollege, eine typisch allgemeinmedizinische Situation: Beschwerden, die zu keinem klassischen Krankheitsbild passen, bei einem Patienten, der seinen Willen gegen Ihren Rat durchsetzen will.

Im ganzen gesehen ist Ihrer Meinung nach eine *Simulation* unwahrscheinlich, aber damit ist diese Sache noch nicht ganz aus der Welt geschafft.

Davon abgesehen, denke ich bei derlei flüchtigen Geschehen bei jüngeren Patienten stets auch an eine Multiple Sklerose. Wie so oft, so bleibt mir nichts anderes übrig, als den Fall abwartend offen zu lassen und zu sehen, ob und wie es mit dieser Symptomatik weitergeht.

Natürlich müssen Sie auch die Möglichkeit eines Abwendbar gefährlichen Verlaufes (AGV) im Auge behalten (z.B. einen Prozeß im zerebralen Bereich). Aber das hatten Sie ohnedies getan.

Stichwörter
Völlig uncharakteristische Symptomatik / Multiple Sklerose / Zerebraler Prozeß

1.3 Verläßlichkeit von Patientenangaben und -messungen

Bei der Frage, wieweit Patientenangaben und -messungen zuverlässig sind, sollte zunächst zwischen den bewußt und den unbewußt irreführenden Angaben unterschieden werden.

Den unbewußt irreführenden liegt oft zugrunde, daß die Kranken oder ihre Angehörigen die Ärzte oder den Arzt einfach nicht verstehen. Oder sie verstehen sie falsch und antworten dementsprechend.

Als Konsequenz für die Praxis ergibt sich daher, die Patienten während des Befragens anzuschauen. Ein ausdruckslos gesprochenes „Ja" besitzt eine andere Bedeutung als eine verständnisvolle Antwort. Laien und Mediziner haben nun einmal nicht genau dieselbe Sprache. Die Praktiker müssen also stets damit rechnen, nicht richtig verstanden worden zu sein.

Unter den bewußt falschen Auskünften spielen die Angaben bei Geschlechtskrankheiten und bei Schwangerschaften eine beachtliche Rolle. Die Lage innerhalb der Patientenfamilie ist oft derart diffizil, daß man dem Ratsuchenden unrichtige Informationen kaum verübeln kann.

Umgesetzt in die Wirklichkeit unseres Berufes heißt das, daß man auch bei nur entfernt verdächtiger Symptomatik und ungeachtet der Angaben auf Venerea zu achten hat. Sinngemäß gilt dasselbe für uncharakteristische Bauchsymptome bei Frauen im gebärfähigen Alter im Hinblick auf eine Gravidität.

Es hat wenig Sinn, auf Patienten und Patientinnen böse zu sein, die uns nicht die Wahrheit gesagt hatten. Sie stecken oft genug in einem Dilemma. Wir sollten uns vielmehr um Verständnis für sie bemühen.

16 Diagnostik

Im übrigen lassen sich noch zahlreiche andere Ursachen für falsche Informationen aufzählen. Die Fälle 9, 10 und 11 geben Beispiele dafür.

> **FALL 9**   **Alle haben blutige Stühle**
> Frau Dr. med. G. E. aus N.

„Gestern früh rief mich mitten während der Sprechstunde eine 32jährige Patientin an und sagte, sie hätte plötzlich Stuhldrang mit blutigen Stühlen. Dasselbe hätten die Kinder schon vor 1 Woche gehabt, freilich mit ganz dünnflüssigen Stühlen. Nun sei offenbar sie selbst an der Reihe. Die Erkrankte wünschte keinen sofortigen Hausbesuch, sondern bloß eine erste telefonische Hilfe. Ich verordnete absolute Nahrungskarenz, an Flüssigkeit nur Tee ohne Zucker, strengste Bettruhe und einen nächsten Anruf nach 2 Stunden. Termingemäß informierte mich die Patientin wieder: Es habe zwischenzeitlich nur einen Stuhl gegeben. Wir einigten uns darauf, daß sie sich nach einer weiteren Stunde – wenn möglich – in die Sprechstunde bringen lassen sollte. Als sie dann zu mir kam, war ihr erstes Wort: „Das war ein Fehlalarm. Ich habe bloß gleichzeitig starke Regeln bekommen und bin ganz durcheinander." Die weitere Befragung und Untersuchung ergab nichts Besonderes. Derzeit sieht es aus wie eine unwesentliche Enddarmreizung, die sich bald wieder legen wird. Ob mein Fall für Sie interessant genug ist?"

Kommentar

Gewiß ist Ihr Fall interessant, und zwar deshalb, weil der Stuhldrang und der „massive Blutabgang" so gut zu den blutigen Diarrhöen der Kinder paßten.

Sie haben ein Beispiel dafür geliefert, wie aufmerksam wir bei unserer Diagnostik sein müssen. Denken Sie nur daran, was geschehen wäre, hätten Sie die Patientin ungesehen ins Krankenhaus geschickt.

Zur telefonischen Beratung sollte eben auch bei scheinbar klarer Symptomatik baldmöglichst die persönliche Beratung dazu kommen. Es kann ja auch umgekehrt eine scheinbar harmlose Symptomatik über einen (abwendbar) gefährlichen Verlauf (AGV) hinwegtäuschen. Ein instruktives Erlebnis!

Stichwörter
Stuhldrang mit blutigen Stühlen / Starke Regel

FALL 10	**Tumor kommt gesund zur Welt**
	Dr. med. R. B. aus W.

„Eine 20jährige Patientin hatte ich vorher zweimal wegen Bagatellen gesehen. Schließlich beriet ich sie telefonisch wegen dysurischer Beschwerden, Husten und Schnupfen. Symptomatische Fernbehandlung. Die Patientin sollte sich vorstellen, auch einen Urin mitbringen. Das tat sie aber nicht. 1 Monat später wurde ich wegen der dysurischen Beschwerden ins Haus bestellt. Schwangerschaft wird bestritten, doch war andererseits die Regel ausgeblieben. Urinbefund wie bei einem leichten Harnwegsinfekt. Weiter symptomatische Behandlung. 4 Monate danach rief mich die Mutter an: Die Tochter wäre „komisch", hätte eine Oberbauchschwellung. Eine Schwangerschaft wäre ausgeschlossen. Sie hätte erst vor 2–3 Wochen eine Regel gehabt. Ich wollte die Frau sehen, aber sie blieb aus. Noch im selben Monat nächtlicher Anruf wegen fürchterlicher Oberbauchkoliken. Ich versuchte die Sache (mittels im Haus vorhandener Analgetika) per Telefon zu regeln, aber machte mich dann doch bei miserablem Wetter auf den Weg, da sich keine schmerzstillenden Mittel in der Wohnung finden ließen. Ich fand im Oberbauch einen druckdolenten Tumor, hatte den Eindruck eines Gallenblasenempyems. Analgetika i.m. Sofortige Einweisung. Als ich endlich nach fast 1 Stunde daheim wieder angelangt war, teilte mir ein Anrufer aus dem Krankenhaus mit, daß der Tumor inzwischen gesund auf die Welt gekommen wäre und daß es Kind und Mutter prächtig gehe. Ich fühle mich von der Patientenfamilie in unguter Weise hineingelegt. Davon abgesehen sprach der Untersuchungsbefund für alles eher als für eine Gravidität. Die hämischen Äußerungen der Krankenhauskollegen ließen mich angesichts dessen, daß es Mutter und Kind gut ging, kalt. Nur – was wäre passiert, wenn zu Hause in einer Schublade ein Analgetikum gelegen wäre???"

Kommentar

Es geht hier um zwei Dinge: erstens darum, daß die Krankheiten (einschließlich der Schwangerschaftskomplikationen) nicht die Lehrbücher lesen, und zweitens um die Vaginaluntersuchung.

    Vorausschicken möchte ich: Was unter „Mein Fall" geschildert wird, sind ausschließlich Dinge, die jedem von uns „passieren" können. Da wirken die unglücklichsten Umstände so zusammen, daß fast jeder Arzt dadurch auf eine falsche Spur gesetzt wird. Andererseits lehren gerade die „Beichten" in dieser Rubrik, wie uns die Folgen dieses Zusammenwirkens quälen.

    Und da ist es nicht mit *Belehrungen mit erhobenem Zeigefinger* getan, man muß sich in die jeweilige Situation voll hineindenken und versuchen herauszubekommen, wie man es anstellen könnte, um es das nächste Mal selbst besser zu machen.

Nun zu den Krankheiten. Ich fragte meine Weiterbildungsärzte stets, wenn ein typischer Fall vorliegt, was sie davon hielten. Sie tippten dann natürlich auf die „dazugehörige" Erkrankung. Das akzeptierte ich mit der Bemerkung: „Ja, es sieht ganz so aus wie ein Fall von ... ", fügte aber dann hinzu: „aber was ist es wirklich?" Das muß man sich immer fragen.

Was die *Vaginalexplorationen (die sog. gynäkologischen Untersuchungen)* angeht, so gibt es einen Bruchteil von Jungärzten, die nicht vom Krankenhausdenken Abschied nehmen können und diese Methode – wie auf der Inneren Medizin – dem Gynäkologen überlassen wollen. Einzelne praktizieren das dann auch später. Es gibt verschiedene Gründe für ein solches Verhalten.

Diese Übung rächt sich aber dann, wenn man in der Nacht oder sonst bei einem dringenden Fall unbedingt untersuchen muß, die Untersuchung aber unterlassen zu müssen glaubt, weil man sich dafür nicht für kompetent hält.

In diesem Sinne rate ich jedem Weiterbildungsarzt dringend dazu, viel vaginal zu untersuchen – jeder hat in der eigenen Praxis genügend Gelegenheit dazu –, um sich die nötige Übung anzueignen.

Es ist nun schwer zu sagen, wie man sich selbst unter den geschilderten Umständen verhalten hätte. So mache ich niemals Fernbehandlungen. Aber natürlich gibt es bei mir, wie bei jedem anderen Arzt auch, Ausnahmen.

Ich untersuche stets bei allen auf das Genitale weisenden Symptomen – und das lag ja hier vor – vaginal und/oder rektal. Selbstredend mit Ausnahmen. Wenn ich freilich an eine Gravidität denke, dann rechne ich damit, daß mir in Einzelfällen die Unwahrheit gesagt wird. Aber hätte ich im gegebenen Falle den Angehörigen und der Frau nicht doch vielleicht geglaubt?

Zusammenfassend kann man also sagen, daß diese rezidivierenden Beschwerden im abdominellen Bereich, die nicht wie Komplikationen einer Gravidität ausgesehen hatten, bei denen der Arzt trotzdem immer wieder danach gefragt hatte, wobei die Schwangerschaft stets verneint worden war, sich schließlich als Begleiterscheinungen einer normalen Schwangerschaft erwiesen hatten.

Die hämischen Bemerkungen der Krankenhausärzte waren überflüssig. Aber wer zeigt nicht gern auf den Splitter im Auge des Bruders und will den Balken im eigenen Auge nicht wahrhaben?

Stichwörter
Dysurie / Druckdolenter Oberbauchtumor / Schwangerschaft

FALL 11	**Warum hatte sie mir das verschwiegen?**
	Dr. med. A. F. aus W.

„*Abends wurde ich zu einer jungen Frau wegen Fieber und Erbrechen gerufen. Ich machte mich auf den Weg und untersuchte, da ich den Eindruck eines ‚Uncharakteristischen Fiebers' hatte, mittels eines Programmes von Braun. Es kam dabei – wie gewöhnlich – glücklicherweise nichts Besonderes heraus. Erbrechen hatte es nur nachts gegeben, am Tage, da ich die Patientin sah, hatte es völlig aufgehört. Sie hatte auch die Regel bekommen, die früher auch schon mal von Erbrechen begleitet war. Diesmal war es aber ‚anders', meinte sie. Da sie bereits appendektomiert war und nur im Oberbauch leichte Schmerzen angegeben hatte, ohne daß ich einen alarmierenden Tastbefund hätte erheben können, ließ ich den Fall (unter Diät) ‚abwartend offen'. Die Mutter führte mich hinaus und sagte dann spontan, es käme wahrscheinlich davon, daß ihre Tochter tags zuvor zuviel Sahne gegessen hätte. Außerdem hätte sie am selben Tag mit dem Tee ein Aspirin®️ eingenommen, das aber sofort wieder erbrochen worden wäre. Mir gegenüber hatte die Tochter weder die Medikamenteneinnahme noch den ‚Diätfehler' angegeben, obwohl ich mittels des Programmes direkt und indirekt danach gefragt hatte.*"

Kommentar

Vielen Dank für die sehr interessante Schilderung. Was Sie mitteilen, war Ihnen gewiß schon von früheren Beratungen her nicht neu.

Daß Patientenangaben samt und sonders mit Vorsicht aufzunehmen sind, davor schützt allerdings auch kein Programm. Deshalb gibt es ja in den Handlungsanweisungen (z. B. Nr. 1 „Fieber-Standard" S. 341) zahlreiche redundante Fragen.

Wir müssen trotzdem immer damit rechnen, Überraschungen zu erleben, auch angelogen zu werden, selbst wenn sich dies nur selten ereignet. Immerhin kommen wir – im ganzen gesehen – mit den Programmen diagnostisch doch viel weiter als ohne sie. Stets aber müssen wir ein offenes Ohr für die Spontanangaben der „Patientengruppe" haben.

Diagnostisches Programm

Nr. 1 „Fieber-Standard"

Stichwörter
Fieber und Erbrechen / Glaubwürdigkeit von Patientenangaben

FALL 12: Messung mit einem fehlerhaften Gerät
Dr. med. G. H. in A.-M.

„Bestellung zu einem 5 Wochen alten Säugling. Er hustete seit einigen Tagen bei einer Continua von 39°. Ich untersuchte programmiert, fand nichts Auffälliges, klassifizierte ‚Uncharakteristisches Fieber' und veranlaßte sicherheitshalber eine Lungen-Röntgenuntersuchung. Sie ergab nichts Abnormes. Nach 48 Stunden endlich fiel mir der Kontrast zwischen der Continua und dem Aussehen des (scheinbar gesundeten) Kleinkindes auf, und ich begann mich für das Fieberthermometer zu interessieren. Da stellte sich dann heraus, daß die Säule bei 39° fixiert und nicht herabzuschlagen war. Tableau!"

Kommentar

Ein Fall so richtig aus der Praxis. In unserer chronischen „Zeitnot" sind wir auch noch derlei Tücken ausgesetzt.

Hat man große Erfahrung, dann denkt man in solchen Fällen wohl auch an diese Faktoren. Es gibt aber keinen Schutz dagegen, in Fallen zu geraten.

Um sich nicht allzusehr zu blamieren, ist es wichtig, das Diagnosestellen zu vermeiden, wenn es keine Sicherheit über die vorliegende Erkrankung gibt.

Das Hinterhältige bei Ihrem Fall war, daß sich Ihr Verhalten wesentlich auf die „harten Daten" der Temperaturmessung gestützt hatte. Man muß also auch hier an „harte Verfälschungen"[3] denken – wenn einem der Fall Veranlassung dazu gibt.

Stichwörter
Uncharakteristisches Fieber bei Säugling / Vermeintlich harte Daten

FALL 13: Unverständlich
Dr. med. K. A. in W.

„Ein 18jähriger Schüler beschwerte sich, daß er beim Turnen ziehende Schmerzen in der rechten Leiste hätte. Ich fand unter dem Leistenband einen nicht reponiblen kleinapfelgroßen ‚Tumor'. Ich dachte zunächst an einen Leistenbruch. Da der Patient aber keinerlei Zeichen einer Inkarzeration bot, schien mir doch ein Infekt

---

[3] Braun RN (1986) Lehrbuch der Allgemeinmedizin. Theorie, Fachsprache und Praxis. Kirchheim, Mainz

im Sinne einer Lymphdrüsenentzündung wahrscheinlicher, und ich verordnete Penizillin oral. Beim Verlassen der Sprechstunde fiel mir bei dem jungen Mann eine eigenartige Gangstörung auf. Ich rief ihn zurück und ließ beide Beine völlig entkleiden. Dabei entdeckte ich einen beachtlichen Fußsohlenabszeß auf der Seite, die auch für die inguinale Schwellung verantwortlich war. Damit war nun alles klar. Rätselhaft ist, warum der Patient, immerhin ein Student, von der Affektion an der Fußsohle kein Wort gesagt hatte. Er hatte sogar ausdrücklich von Leistenschmerzen beim Turnen gesprochen, wo man doch meinen möchte, daß ihm bei den Leibesübungen die Fußsohle mehr Beschwerden gemacht haben müßte."

Kommentar

Ihr Fall ist sehr wichtig. Zunächst einmal lehrt er, daß Angaben, die logischerweise gemacht werden müßten, in Wirklichkeit doch nicht gemacht werden. Denn der Fußabszeß kann nicht völlig symptomlos gewesen sein. Darauf darf sich also kein Arzt verlassen.

Andererseits lehrt das Erlebnis, wie beiläufig unsere Intuition funktioniert.

Natürlich wußten Sie, lieber Kollege, daß bei möglichen Drüsenschwellungen eine örtliche Eiterung vorliegen könnte. Einerseits wegen der vorherigen Fixierung auf eine Hernie und andererseits wegen fehlender sonstiger Angaben glaubten Sie jedoch, es mit einer Lymphadenitis ohne Herd an der Haut zu tun zu haben.

Weder mit dem Diagnostischen Programm Nr. 21 „für über 1 Woche bestehende, schmerzende Lymphdrüsenschwellung(en), bei denen sonstige Krankheitszeichen fehlen", noch mit dem Programm Nr. 77 „für die allgemeinmedizinische Diagnostik beim Anschein von uncharakteristischen, isolierten, einzelnen oder multiplen, kaum dolenten oder indolenten, vergrößerten Lymphknoten" hätte Ihnen freilich der Herd entgehen können, weil in beiden Handlungsanweisungen für die Allgemeinmedizin die regionale Untersuchung auf Herde zwingend vorgeschrieben ist. Da kann man also nichts vergessen.

Ein Grund mehr für uns, bei Problemfällen programmiert zu arbeiten.

Stichwörter
Leistenbruch / Lymphadenitis / Abszeß auf der Fußsohle

Diagnostische Programme

Nr. 21 „Lymphadenitis-Standard"
Nr. 77 „Lymphknoten-Standard"

1.4 Einschätzungen

An der ersten Linie muß der Arzt die diagnostische Situation für gewöhnlich aufgrund von Wahrscheinlichkeiten beurteilen.
Natürlich erwartet der Erfahrene, daß es sich jeweils um das häufigste banale Ereignis handeln wird, das die bestimmte Symptomatik bieten kann. Trotzdem liegt sein diagnostisches Schwergewicht anfangs auf dem Ausschluß der mehr oder weniger seltenen Abwendbar gefährlichen Verläufe (AGV). In Verdachtsfällen werden dann meistens die Spezialisten hinzugezogen.
Beim Verbleib im häuslichen Milieu trägt der Hausarzt vorwiegend allein die Verantwortung. Um zu handeln, muß er sich relativ früh für eine bestimmte Richtung und gegen die anderen Richtungen entscheiden. Natürlich geschieht das bei weiterer voller diagnostischer Aufmerksamkeit.
Auf diese Weise mag er sich *für* ein Uncharakteristisches Fieber (UF) und *gegen* eine Lungenentzündung entscheiden (auch wenn er die letztere nicht überzeugend ausschließen konnte). Damit nimmt der Erfahrene unabänderlicherweise in Kauf, daß in Einzelfällen später eine Pneumonie aufgedeckt werden wird.
Je seltener, je atypischer die Krankheit auftritt, um so seltener wird es primär zur „richtigen" Einschätzung der Lage kommen.
Da der Arzt sich aber entscheiden muß und er gar nicht darum herumkommt, Unwahrscheinlichkeiten zunächst außer Betracht zu lassen, darf man auch nicht von *„unrichtig"* oder *„richtig"* reden. Die Wertungen „richtig" und „unrichtig" sind unerhebliche Feststellungen im nachhinein.
Man urteilt also besser nicht in dieser Weise, sondern sollte vielmehr von *überlegten Einschätzungen* (und deren voraussehbaren Folgen) reden.

FALL 14	**Hatte ich das Knie nicht beachtet?**
	Dr. med. R. N. B. aus B.

„Vor 10 Jahren hatte der damals 48jährige Patient eine überaus schmerzhafte Weichteilaffektion der rechten Glutealregion mit Ausstrahlungen in das ganze Bein hinab. Krankenhausbehandlung war abgelehnt worden. Schließlich klang die Gesundheitsstörung (unter antirheumatischer Therapie) daheim nach insgesamt fast 6 Monaten ab. Einige Zeit danach ließ sich der Bauer eine Röntgenaufnahme der Wirbelsäule machen. Der Radiologe sagte angeblich zu ihm, die Wirbelsäule sei so schlecht, daß er sofort in die Rente gehen müßte. Vor einem Vierteljahr erkrankte er neuerlich mit derselben Symptomatik, blieb wieder daheim, war aber schon nach etwa 5 Wochen mobil. Er kümmerte sich dann um die ihm ‚zustehende' Rente. Eine neuerliche Röntgenuntersuchung ergab aber einen altersgemäßen ‚normalen' Skelettbefund. Vor 1 Monat Rückfall. Diesmal war er schon nach 5 Tagen, da es keinerlei Besserung gab, zur Krankenhausbehandlung bereit. Nach meinem

Urlaub sagte mir die Ehefrau (ohne Vorwürfe), ihr Mann hätte am Knie operiert werden müssen und hätte mir ohnedies gesagt, daß das Knie schmerzte, wollte es mir auch zeigen, aber ich hätte abgewunken. Der Krankenhausbefund lautete auf ein Kniegelenksempyem."

Kommentar

Das habe ich nun selbst erlebt, und es ist nicht der einzige Fall, den ich hier beigesteuert habe. Ich bin natürlich keine Ausnahme. Auch mir passieren trotz aller Mühe, immer wieder Dinge, wofür eben diese Rubrik „Mein Fall" geschaffen wurde.

Ereignisse, die unvermeidlicherweise ungut ablaufen und aus denen, wenn sie schon vorgekommen sind, der Leser (neben dem, der es erlebt hatte) lernen sollte.

Daß ich den Hinweis des Patienten, diesmal wäre es das Knie, mißachtet habe, kann ich nicht glauben, wo ich doch prinzipiell auf alle Angaben der Erkrankten und der Angehörigen eingehe. Es wird wahrscheinlich so gewesen sein, daß der Patient die Beschwerden als bis ins Knie ausstrahlend beschrieben hatte. Hätte er erwähnt, daß das Knie geschwollen wäre, so hätte ich gewiß nicht versäumt, lokal zu untersuchen.

So möchte ich meinen, daß die Patientenfamilie, nachdem die Lage klar und die Operation vorüber war, die Vorgeschichte etwas verzerrt wiedergab. Alles andere wäre mir unbegreiflich.

Andererseits ist mir der Fall eines Chirurgen erinnerlich, der – wegen der Beschwerden – eine Knieverletzung diagnostizierte. Erst nach fast 1 Woche stationärer Beobachtung wurde ein hüftgelenknaher Oberschenkelhalsbruch als Ursache der (projizierten) heftigsten Schmerzen im Knie festgestellt. Das gibt es also auch.

Stichwörter
Austrahlende Gesäßschmerzen / Kniegelenksempyem
Knieverletzung / Oberschenkelhalsbruch

FALL 15 — Weder wurde an die Pneumonie gedacht, noch an Zoster
Frau Dr. med. W. F. aus D.

„Ich versorge einen 71jährigen Mann schon seit langer Zeit. Vor etwa einem Jahrzehnt gab es bei ihm eine schwere Myokarditis. Seitdem ist er in der Rente und kardial sehr eingeengt. Er kann nur mehr kurze Strecken gehen, ohne völlig außer Atem zu geraten. Vor etwa 1 Jahr mußte er sich wieder einmal wegen Dyspnoe niederlegen. Da keine Besserung eintrat, überwies ich ihn zur stationären Behandlung. Sonst war mir nichts aufgefallen. Körpertemperatur etc. ‚normal'.

24 Diagnostik

Im Krankenhaus wurde eine zentrale Pneumonie entdeckt und behandelt. Vor wenigen Tagen wurde ich zu ihm bestellt: Er bekäme wieder schwer Luft. Außerdem hätte er rechts dorsal basal Schmerzen am Thorax. Ich fand auch diesmal nichts Nennenswertes und behandelte zunächst antiphlogistisch. Tags darauf hatten sich die Beschwerden verschlechtert, und er verlangte von selbst, was er noch tags zuvor abgelehnt hatte, nämlich eine Einweisung ins Krankenhaus. Dort wurde am nächsten Tage ein frischer Herpes zoster festgestellt. Die ganze Sache ist mir peinlich. Wie kann man sich vor solchen Überraschungen schützen?"

Kommentar

Alles, was Sie hier tun können, daß Sie keine Diagnosen von Krankheiten stellen, solange die Lage unklar ist, wie in Ihrem Fall.

Überweisen Sie etwa unter „zunehmende Schmerzen im Thoraxbereich rechts", so ist damit ein Zoster eingeschlossen. Solange er noch nicht sichtbar ist, kann man ihn natürlich auch nicht klassifizieren. Daß sich hier der Kollege im Krankenhaus vielleicht überlegen fühlt, weil er schon sieht, was Sie nicht sehen konnten, ist bei der heutigen Lage ärztlichen Denkens leider unvermeidlich.

An sich gehören solche unerwarteten diagnostischen Entwicklungen „in allen Preislagen" zu unserer Funktion dazu. Sie brauchen sie nicht tragisch zu nehmen. Und eines Tages wird die medizinische Erziehung so weit sein, daß auch der Kollege im Krankenhaus für die Arbeit der Allgemeinärzte Verständnis haben wird.

Stichwort
Belastungsdyspnoe / Zentrale Pneumonie / Thoraxschmerzen / Herpes zoster

FALL 16 **Glücklicherweise kein Malignom**
Frau Dr. med. B. G. in W.

„Vor einigen Monaten wurde ich zu einer 84jährigen, seit längerer Zeit bettlägerigen Frau bestellt. Sie hat keinen Arzt, der laufend nach ihr sieht. Die Ursache für die Hausbesuchsanforderung waren starke Schmerzen im Epigastrium (,Magenschmerzen'). Nach einer gezielten Untersuchung hatte ich den Eindruck, daß ein Malignom, evtl. ein maligne entartetes Ulcus pepticum, vorliegen könnte und untersuchte tags darauf die Blutsenkung. Mit 110/120 war sie aufregend genug, um die sofortige Einweisung unter Malignomverdacht zu rechtfertigen. Die klinische Durchuntersuchung ergab ein blutendes, scheinbar nicht karzinomatöses Ulkus in Pylorusnähe. Die Patientin wurde operiert und entlassen. Einige Monate danach wurde ich wieder bestellt. Jetzt litt die Frau an unstillbarem Erbrechen

und hatte mehr als 20 kg Gewicht verloren. Natürlich wies ich sie unverzüglich wieder ein und dachte mir, es hätte nun doch ein Krebs, vielleicht an anderer Stelle im Oberbauch, vorgelegen, der sie nun rasch in einen desolaten Zustand hatte kommen lassen. Glücklicherweise ergab die neuerliche Laparotomie lediglich den Befund einer Stenose an der Operationsstelle. Keine Rede von einer anderen Ursache für die Symptome. Seither geht es ihr recht gut, d.h. ihrem Alter angemessen."

Kommentar

Eine für das Denken in der Allgemeinmedizin typische Begebenheit. Was ist bei einer 84jährigen mit extrem hoher Senkung und Lokalbeschwerden im Epigastrium naheliegender, als an Magenkrebs oder ähnliches zu denken? Die Einweisung war dringendst indiziert.

Was ist naheliegender, als beim späteren Auftreten unstillbaren Erbrechens und der extremen Abmagerung an die Auswirkungen eines zunächst übersehenen Malignoms zu denken?

In beiden Fällen war die stationäre Aufnahme ebenso klar wie die operative lokale Einschau. Wir müssen eben stets an das Schlechteste unter allen Möglichkeiten, besonders an das potentiell Lebensgefährdende denken.

Wie die Dinge liegen, ist das ebenso bei einem 40jährigen wie bei einem 3jährigen oder einer 84jährigen nötig. Das taten Sie ja auch.

Ich selbst nenne bei völlig unklarer Lage keinen Krankheitsnamen, sondern weise nur „*zur Exklusion eines Abwendbar gefährlichen Krankheitsverlaufs*" ein.

Wann immer eine Krankheit namentlich genannt wird, wird Ihnen das bei anderem Ausfall der Diagnostik als „Fehldiagnose" angelastet, auch wenn Sie eine Festlegung bewußt vermieden hatten. Bis die Krankenhausärzte unsere neue wissenschaftlich basierende Position (wie sie auch in der Namensgebung dieser Buchreihe zum Ausdruck kommt) begriffen haben werden, wird noch einige Zeit vergehen.

Jedenfalls haben Sie, liebe Kollegin, optimal gehandelt. Gewiß waren Sie über Ihre naheliegende falsche Vermutung nicht enttäuscht, sondern erfreut darüber, daß es bei der alten Frau mit dem Leben weitergehen kann.

Stichwörter
Magenschmerzen / Malignomverdacht / Benigne Magenstenose

26 Diagnostik

FALL 17	Die große Milz ist beiden entgangen
	Dr. med. W. F. in S.

„Vor 6 Monaten kam ein schlanker, 60jähriger Mann zu mir. Er klagte über essensabhängigen Druck im Oberbauch. Er raucht. Facies alcoholica. Derbe Leber. Eine eigene gezielte Untersuchung deckte nichts Weiteres auf. Normale Blutsenkung. Der Röntgenologe fand keine Besonderheiten am Magen und Duodenum, wies aber auf eine epigastrische Hernie hin, die mir entgangen war. Ich gab zunächst ein Enzympräparat als Verdauungshilfe. Die Magenbeschwerden verloren sich. In den folgenden Monaten behandelte ich bei ihm eine Ischialgie antirheumatisch, in meiner Vertretung überwies ihn ein Nachbarkollege unlängst wegen Appetitlosigkeit, Schluckbeschwerden und Gewichtsverlust zur Gastroskopie bzw. Routineuntersuchung ins Krankenhaus. Dort wurden eine Leukämie, aber auch eine sehr große Milz festgestellt. Ich frage mich, ab wann ich hier versäumt habe, die Leukämie aufzudecken."

Kommentar

Bei der Leukämie handelt es sich um eine Rarität in der Praxis. Typisch dafür ist ein uncharakteristischer, eher harmlos erscheinender Beginn.

Davon abgesehen sind die Blutbefunde (rotes und weißes Blutbild) in der Allgemeinmedizin so selten ergiebig – und werden auch so schlecht honoriert – daß eine deutliche Tendenz besteht, darauf möglichst zu verzichten.

Vielleicht hätten Sie die Leukämie früher aufgedeckt, wenn Sie sofort ein komplettes Blutbild gemacht hätten. Das würde man dann aber tausende Male machen müssen und würde dadurch mit Sicherheit mit den Krankenkassen in Konflikt geraten.

Man sollte sich aber eine Indikationsliste für Blutbilder überlegen, wie sie schon für die EKG- und Vaginaluntersuchung in der Allgemeinmedizin erarbeitet wurden.[4]

Daß Ihnen die Milzvergrößerung ebenso entgangen ist wie Ihrem Praxisvertreter, spricht dafür, daß der Milzexploration nicht (mehr) viel Augenmerk geschenkt wird. Höchstwahrscheinlich spielt hier die Seltenheit abnormer Befunde eine Rolle.

Stichwörter
Oberbauchbeschwerden / Epigastrische Hernie / Leukämie

---

[4] vgl. Braun RN: Indikationsschemata zu Untersuchungen. In: Braun RN (1986) Lehrbuch der Allgemeinmedizin. Theorie, Fachsprache und Praxis. S. 118–120. Kirchheim, Mainz

FALL 18	**Keine Falsifizierung**
	Dr. med. F. G. in S.

„*Mitten in einer vollen Sprechstunde wurde ich zu einem 18jährigen jungen Mann gerufen. Er hätte heftige Magenkrämpfe, wird mir mitgeteilt. Ich ‚fliege' hin. Er liegt im Bett, hält die Hände auf das Epigastrium, und es ist offensichtlich, daß dort Krampfschmerzen vorliegen. Eine Palpation der Gegend ergibt eine leichte Défense, und so spritze ich ein Analgetikum i.v. Unter der Injektion werden die Beschwerden etwas besser. Ich empfehle mich und trage auf, mich zu verständigen, wenn sich die Beschwerden nicht geben, bzw. wenn etwas Besonderes eintritt. Das Besondere kommt noch in derselben Nacht. Um 2 Uhr früh werde ich wieder gerufen. Die verordneten Analgetika hätten nichts genützt. Nun bietet sich mir das typische Bild einer akuten Appendizitis und ich überweise sofort auf die nächstgelegene chirurgische Krankenhausabteilung. Ich hätte nicht gedacht, daß mir so etwas ‚passieren' könnte und es tut mir gut, dieses Ereignis anderen Ärzten als Warnung zur Kenntnis zu bringen.*"

Kommentar

Wesentlich an Ihrem Erlebnis war, daß Sie total vergessen hatten zu falsifizieren. Sie hatten eine so vollkommene Übereinstimmung der Symptome mit einem Magenkrampfzustand erlebt, daß Ihnen gar nicht in den Sinn kam zu fragen, welche abwendbar gefährliche Erkrankung genauso in Erscheinung treten könnte. Wären Sie nicht so in Eile gewesen oder hätten evtl. das Diagnostische Programm Nr. 37 für „Bauchkrämpfe" benützt, so wäre die Sache mit Sicherheit anders gelaufen.

Was die Injektion angeht, so mag der Patient sie erwartet und geschätzt haben. Ich selbst hüte mich davor, in unklarer Lage mit potenten Mitteln einzugreifen, da ich eine Verschleierung der eigentlichen Erkrankung befürchte.

Stichwörter
Magenkrämpfe / Akute Appendizitis

Diagnostisches Programm

Nr. 37 „Kolik-Standard"

1.5 Im Grunde keine Überraschungen

Das Denken in der Gegenwartsmedizin ist voller Widersprüche.

Einerseits weiß man, daß mindestens in jedem vierten Fall von klassischer Appendizitis gar keine Wurmfortsatzentzündung vorliegt. Man weiß, daß mehr als 40 verschiedene Krankheiten ganz so in Erscheinung treten können wie eine „typische" Appendizitis.

Trotzdem verlangt man vom niedergelassenen Arzt, daß er bei entsprechender Symptomatik die Diagnose Appendizitis stellt.

Bestätigt der Operateur, daß eine Wurmfortsatzentzündung vorhanden ist, so hat der Praktiker „recht gehabt". Anderenfalls kreidet man ihm eine „Fehldiagnose" an. Kein Verständnis haben die Krankenhausärzte dafür, wenn der Arzt eine Diagnosestellung verweigert und unter der aktuellen Symptomatik einweist.

Eigentlich müßte eine *stationäre Einweisung,* wenn die klassische Appendizitissymptomatik vorliegt, etwa so begründet werden:

„Akute Erkrankung mit Fieber, Erbrechen und Schmerzen im rechten Unterbauch".

Dem liegt in 70 % der Fälle eine akute Appendizitis zugrunde. Zu 25 % wird weder in diesem Bereich, noch sonstwo ein nennenswerter pathologischer Befund zu entdecken sein. In weiteren 5 % können verschiedene Krankheiten (Pneumonien, Tonsillitiden, Hepatitiden, Infekte der ableitenden Harnwege, Herzinfarkte, Adnexitiden, Malignome usw.) vorliegen.

Da nun jeder erfahrene Operateur das alles genau weiß, muß man sich fragen, warum die Chirurgen nicht schon längst gefordert haben, bei Einweisungen nicht zu tun, als könnte man Krankheiten erkennen, wo es doch unmöglich ist. Ob sich etwas am Wurmfortsatz abspielt, läßt sich nämlich erst bei der Inspektion – oder gar bei der feingeweblichen Untersuchung unter dem Mikroskop – beurteilen. Insofern stellt hier die Laparotomie keine Therapie, sondern zunächst ein Glied in der Diagnostik dar.

Wir Praktiker dürfen uns jedenfalls nicht dazu verführen lassen, mehr zu behaupten, als vertretbar ist.

FALL 19 **Nicht Bandscheibenschaden, sondern Pyosalpinx**
Dr. med. R. N. aus B.

„Im Sonntagsdienst sah ich eine 20jährige. Sie war von ihrem Hausarzt 2 Monate lang wegen Lumbago antirheumatisch behandelt worden. Mich konsultierte sie wegen Parästhesien am gegenseitigen Bein. Nach meiner Diagnostik wies ich sie zur Exklusion eines Bandscheibenschadens ins Krankenhaus ein. Der Entlassungsbefund lautete: Adnexitis beiderseits, Pyosalpinx durch Intrauterinpessar."

Kommentar

Mit den *Vertretungsfällen* ist das immer so eine Sache. Man verläßt sich weitgehend auf den behandelnden Arzt. Initiativ werden Vertreter meist nur, wenn sie meinen, daß im vorliegenden Fall keine Zeit mehr versäumt werden sollte.

So dachte im vorliegenden Fall der Vertreter – offenbar wegen der beiderseitigen Symptome – an ein akutes Geschehen im Bereich der Wirbelsäule und wollte einen Bandscheibenschaden ausgeschlossen wissen.

Nun geht aus der Schilderung nicht hervor, ob die Symptome, derentwegen Sie konsultiert worden waren, nach der Sanierung im Unterleib verschwunden waren. Nehmen wir an, die Patientin hatte nachher keinerlei Beschwerden mehr. Dann wären also sowohl die lumbalen „rheumatoiden" Beschwerden wie die Parästhesien durch die Entzündungen im Bereich der Adnexe hervorgerufen worden.

Die Frage erhebt sich, ob der Hausarzt *rektal* und *vaginal* untersucht hatte. Nach einer 2monatigen Behandlungsdauer konnten Sie das wohl voraussetzen, obwohl es möglicherweise nicht geschehen ist. Im allgemeinärztlichen Programm Nr. 8 für „Lumbalschmerzen" wurde der Rektal- und Vaginalbefund eingeplant.

Aber in Ihrer Situation mußten Sie gewiß nicht die gesamte Diagnostik abspulen, zumal Sie sich ja zur Einweisung entschlossen hatten.

Am besten wäre es gewesen, nicht den (möglichen) Bandscheibenschaden herauszustreichen, sondern unter dem Symptomenkomplex „Lumbago und Parästhesien" zur „Durchuntersuchung" ins Krankenhaus einzuweisen.

Aber der Kommentator hat nachher gut reden.

Stichwörter
Lumbago / Fraglicher Bandscheibenvorfall / Pyosalpinx durch Intrauterinpessar

Diagnostisches Programm
Nr. 8 „Lumbago-Standard"

FALL 20 — **Viel sprach für eine Fehlgeburt**
Frau Dr. med. G. M. aus H.

„Vor 1 Monat kam eine 14jährige wegen einer seit 1 Woche bestehenden genitalen Dauerblutung zu mir. Es handelte sich bei ihr um die dritte Regel überhaupt. Ich wußte, daß sie vor 8 Wochen von daheim durchgebrannt und einige Tage vermißt gewesen war. Sie gab an, noch nie Geschlechtsverkehr gehabt zu haben. Ich nahm ihr das zunächst ab. Bei der Vaginaluntersuchung war aber die Einführung zweier Finger so problemlos möglich, daß ich ihr die Unberührtheit nicht mehr glaubte.

Da ich Plazentateile zu tasten meinte (keine Spiegeluntersuchung), wies ich sofort unter der Diagnose ‚Abortus' ein. Der Krankenhausbefund lautete auf ‚Virgo intacta bei dysfunktioneller juveniler Dauerblutung'. Ich bin über meine Fehldiagnose einigermaßen erschüttert. Hätte sie sich vermeiden lassen?"

Kommentar

Zunächst möchte ich bezüglich der „Unberührtheit" des Mädchens eher Ihnen glauben als dem Krankenhausbefund. Da kann sich ein (junger?) Arzt geirrt haben.
Sie schreiben nicht, ob kürettiert wurde. Anscheinend wurde dies unterlassen. In diesem Falle würde ich die Akten noch nicht schließen. Das Mädchen könnte schließlich den Abortus schon anfangs der Blutungswoche gehabt haben.
Jedenfalls aber hätten Sie sich die „Fehldiagnose" ersparen können, denn hundertprozentig klar war die diagnostische Lage anfangs gewiß nicht.
Sie hätten etwa ein „Bild eines Abortus" klassifizieren können. Damit geben Sie wohl zu erkennen, daß Sie vor allem an eine Fehlgeburt denken, aber gleichzeitig zeigen Sie sich bewußt, daß Sie andere Ursachen für die Genitalblutung nicht aus den Augen gelassen hatten.
Am einfachsten wäre gewesen, Sie hätten unter der tatsächlichen Symptomatik überwiesen und ihre Gedanken in Form eines Ersuchens um Ausschluß gestellt. Die Überweisung hätte dann so formuliert werden können:
„Seit 1 Woche (3. Regel überhaupt) starke Genitalblutung. Erbitte u.a. Exklusion einer Fehlgeburt".

Stichwörter
Abortus / Juvenile Dauerblutung

FALL 21 Akutes abdominelles Bild
Dr. med. C. M. aus L.

„Ich wurde dringend zu einem 8jährigen Mädchen wegen Blinddarmentzündung bestellt. Sie hatte schon mehrmals Blinddarm-‚Reizungen' gehabt. Diesmal wäre es besonders arg. Das Mädchen sah nicht gut aus. Übelkeit. Ausgesprochene Défense an der typischen Stelle. Axillorektale Temperaturdifferenz im Normbereich (38°–38,5°). Mit Rücksicht auf das schwere, abdominelle Bild überwies ich sofort stationär. Es wurden keinerlei andere Symptome, insbesondere auch kein Husten oder sonstige Zeichen einer Verkühlung angegeben. Im Krankenhaus kam es zur Feststellung einer Pneumonie rechts basal. Keine Appendektomie."

Kommentar

Wir werden durch die Ausbildung zu sehr auf die klassischen Erscheinungsformen der Krankheiten und auf ein Diagnosestellen geprägt, daß wir immer wieder darauf hereinfallen und bei „typischer Symptomatik" Diagnosen stellen, statt gerade dann zu „falsifizieren", d.h. zu versuchen, unsere eigene Annahme anzugreifen und zu beweisen, ob wir nicht doch unrecht haben.

Dabei sprechen ja unsere eigenen Erfahrungen so sehr gegen die Gültigkeit manchen medizinischen Dogmas. Wir können diese Erfahrungen aber noch nicht konsequent genug in Aktivitäten umsetzen.

Damit bleibt uns nur die Vorsicht bei Einweisungen, d.h. der Rückzug hinter umfassende Klassifizierungen, die auf jeden Fall auch andere Möglichkeiten andeuten.

Im gegebenen Fall wäre etwa angebracht:

„Einweisung zur Beobachtung bzw. Diagnostik. Schmerzen im rechten Unterbauch. Fieber seit ... Angeblich bereits mehrere derartige Attacken erlebt."

Wichtig wäre natürlich, wenn man an eine Appendizitis denkt, niemals die Lungenuntersuchung zu vergessen und negative Untersuchungsergebnisse auf dem Überweisungsformular ausdrücklich zu vermerken.

Stichwörter
Blinddarmreizung / Pneumonie

FALL 22 **Eine kalte Dusche**
Frau Dr. med. J.-L. aus H.

„Ein 5jähriges, hochfieberndes Kind wird in meine Praxis gebracht. Es hatte erbrochen und klagt über Leibschmerzen. Deutliche Abwehrspannung im rechten Unterbauch. Hochziehen der Beine in Rückenlage erleichtert den Schmerz. Einweisung zur Appendektomie. 3 Tage später kommen Mutter und Kind in die Sprechstunde. Das Kind war nun fieber- und beschwerdefrei. Im Krankenhaus war eine Angina tonsillaris festgestellt und antibiotisch behandelt worden. Der Reizzustand der Appendix war daher lediglich Begleiterscheinung gewesen. Man lernt eben auch nach langjähriger Praxiserfahrung dazu."

Kommentar

Zunächst möchte ich Ihnen, verehrte Kollegin, sehr hoch anrechnen, daß Sie diesen Fall überhaupt mitteilen. Es sind doch Vorkommnisse, mit denen man sich traditionsgemäß alleine abquält.

Sie geben uns Gelegenheit, an Ihrem Erlebnis Anteil zu nehmen, um daraus zu lernen. Aber Ihre Offenheit nützt ja nicht nur uns, sondern vor allem unseren Patienten, vorausgesetzt natürlich, daß es bei Ihrem Fall überhaupt etwas zu lernen gibt.

Wie war nun die Lage? Ein Kind hat typische Appendizitissymptome. Ereignete sich dergleichen in meiner Praxis, so fragte ich meine Weiterbildungsassistenten nach ihrer Meinung. Darauf sollten Sie antworten, „Es sieht so aus wie eine Appendizitis", dann kommt mein „aber ..." und die Jungärzte setzten fort „... aber, was ist es wirklich?"

Zunächst einmal kann das typische Appendizitisbild ja von mehreren Dutzenden anderer lokaler Erkrankungen produziert werden. Davon abgesehen aber auch von Pneumonien (vgl. Fall 21).

Im übrigen sind die Kleinkinder keineswegs verläßlich mit den Schmerzlokalisationen. Eine Abwehrspannung freilich spricht für sich. Im ganzen gesehen wäre die Lehre daraus zu ziehen, wenigstens bei kleinen Patienten beim Eindruck einer fieberhaften Unterbauchaffektion so vorzugehen wie bei einem Uncharakteristischen Fieber („grippaler Infekt").

Empfehlenswert ist das Diagnostische Programm Nr. 1 „Fieber-Standard" „für uncharakteristische Fieberfälle und deren fieberfreie Varianten (Afebrile Allgemeinreaktion)". Auf gar keinen Fall sollte eine Diagnose genannt werden.

Auch beim Vollbild liegt ja in wenigstens 25 % der Fälle keine Appendizitis vor. Also warum unnötig „Fehldiagnosen" stellen?

Ähnlich weise ich nie zur Appendektomie, sondern zur Diagnostik ein, natürlich unter Beschreibung der Symptomatik. Handelt man so, dann erspart man es sich, korrigiert zu werden.

Stichwörter
Bild einer Appendizitis / Angina tonsillaris

Diagnostisches Programm

Nr. 1 „Fieber-Standard"

Ein Leserbrief dazu

Kollege R. H. aus M.

„Der Kommentar, bei fieberhaften Unterbauchaffektionen so vorzugehen wie beim ‚Uncharakteristischen Fieber' hat gewiß seine Berechtigung. Fälle, wie der von der Kollegin J.-L. aus H. mitgeteilte, werden als Brenneman-Syndrom bezeichnet (Leiber-Olbrich, Die Klinischen Syndrome, Bd. 1, S. 121). Brenneman verstand darunter einen abdominalen Symptomenkomplex zusammen mit akuten Entzündungen, die im Bereich der oberen Luftwege auftreten. Dabei verbindet sich das ‚Bild einer Appendizitis' mit einem Infekt des Nasen-Rachenraumes, z.B. mit einer

Angina tonsillaris oder retronasalis, auch mit einer Sinusitis maxillaris. Vorkommen fast ausschließlich im Kindesalter. Dem appendizitischen Bild kann eine Appendizitis zugrunde liegen, aber auch eine mesenteriale Lymphadenitis bzw. eine retroperitoneale Entzündung der Lymphknoten."

Kommentar

Aus dem Leserbrief des Kollegen R.H. habe ich viel gelernt. Ich hatte von einem Brenneman-Syndrom noch niemals gehört, wenn ich auch vereinzelt solche Fälle erlebte.

Mir scheint, daß wir diese Bezeichnung in der Allgemeinmedizin brauchen können. Allein deswegen, weil wir dadurch beim Bild einer Appendizitis nicht nur an eine Pneumonie, sondern auch an Entzündungen an den oberen Luftwegen denken müssen. Freilich wird damit die Gewichtigkeit des abdominellen Befundes nicht geringer, doch wird die Wahrscheinlichkeit geringer, eine Tonsillitis bzw. das Vorliegen des Brenneman-Syndroms zu übersehen.

Stichwörter
Unterbauchaffektion und Uncharakteristisches Fieber im Kindesalter / Brenneman-Syndrom

---

FALL 23

Die verflixten Diagnosen

Dr. med. L. T. aus J..

„Im Sonntagsdienst Ruf zu einer 62jährigen Patientin. Sie leidet seit 3 Tagen an zunehmenden Dauerschmerzen im rechten Unterbauch. Sonst leere Anamnese. Befund: Druckschmerz mit deutlicher Abwehrspannung im Bereich des McBurneyschen Punktes. Dort fragliche Resistenz. Kontralateraler Loslaßschmerz, Schmerzen beim Ausstreichen des Dickdarms nach dem Zökum hin (Rovsing-Zeichen). Rektal unauffällig. Temperaturen: axillar 37°, rektal 38°. Unter dem Verdacht einer akuten Appendizitis Einweisung zur Operation. Am folgenden Tag Nachfrage im Krankenhaus: Meine Einweisungsdiagnose war vom Diensthabenden bestätigt und die Patientin noch nachts operiert worden. Dabei Überraschung auf allen Seiten: ‚Jungfräuliche' Appendix, jedoch faustgroßes Zökumkarzinom. Daher Hemikolektomie."

Kommentar

Es ist verdienstvoll, daß Kollege T. seinen Fall so freimütig geschildert hat. Man kann dieses zentrale Problem in der Allgemeinmedizin gar nicht oft genug auf das Tapet bringen.

Davon abgesehen möchte man meinen, daß sowohl der Arzt „draußen" wie der Krankenhausarzt einen faustgroßen Tumor eindeutig palpieren können. Der Praktiker schildert ihn ehrlich als „fragliche Resistenz". Im Krankenhaus kann das Palpationsergebnis nicht viel anders gelautet haben. Es ist nun keinesfalls allgemeine Unfähigkeit, sondern schlicht und einfach Realität in der Medizin.

Was die bestätigte *„Einweisungsdiagnose"* angeht, so sei daran erinnert, daß sich unter allen typischen Appendizitisbildern bei der Operation mindestens in jedem vierten Fall der Wurmfortsatz als „jungfräulich" erweist. Dazu kommen diejenigen anderen Dutzende Erkrankungen, die unter denselben Zeichen in Erscheinung treten können.

Da die Lage ohne Inspektion der Region nicht klärbar ist, besteht für den Allgemeinmediziner keine Veranlassung, durch eine konkrete „Verdachtsdiagnose" dem Chirurgen ins offene Messer zu rennen. Man weiß eben zunächst nur, daß, je atypischer die Symptomatik ausgeprägt ist, um so fraglicher wird, ob hier überhaupt eine Appendizitis vorliegt. Andererseits gibt es – wie gesagt – die relativ hohe Rate von „jungfräulichen" Wurmfortsätzen trotz klassischer Symptomatik.

Daher müssen wir aufhören, uns bei solchen Überweisungen festzulegen, und sei es auch nur in Form einer *„Verdachtsdiagnose"*.

Wir kennen die vielen von der Symptomatik her austauschbaren Krankheiten und könnten eine Wahrscheinlichkeitsliste mitliefern, in der die Häufigkeit der diversen Möglichkeiten angegeben ist. Die kennt aber der Chirurg ohnedies. Warum bei solchen Kenntnissen auf beiden Seiten vor der klärenden Operation nun der eine „Verdachtsdiagnose" auf eine bestimmte Krankheit „stellt" und der andere sie bestätigt, obschon beide wissen, daß verschiedenste andere Leiden vorliegen können, ist eine der vielen Ungereimtheiten, die auf das Fehlen einer Theorie der Angewandten Heilkunde zurückzuführen sind.

Den Kollegen sei also geraten, sich durch eine sog. typische Appendizitissymptomatik nicht verführen zu lassen, und bei der Einweisung (natürlich auf eine chirurgische Abteilung) nur die Symptom-Gruppe (also in diesem Falle: „Schmerzen am McBurneyschen Punkt, Défense, 37°/38°" etc.) anzugeben. Dann kann es wenigstens auf Seiten der Allgemeinmedizin keine Überraschung geben.

Es sei denn, der erstaunte Einweisende liest später im Arztbrief: „... Patient X wurde mit der Diagnose Appendizitis eingewiesen, während in Wirklichkeit ...". Aber auch das kommt zu oft vor, um uns noch zu überraschen.

Stichwörter
Appendizitisverdacht / Zökumkarzinom

FALL 24	**Es war nur die Schwangerschaft**
	Frau Dr. med. H. Ch. aus M.

„In der Nacht wurde ich dringend zu einer 26jährigen Patientin bestellt, die zum 2. Mal schwanger ist. Sie steht in der 20. Woche der Gravidität. Die Beratungsursache sind abdominelle Koliken schwer lokalisierbarer Art. Die Patientin kann vor Schmerzen kaum gehen. Ihre Beschwerden scheinen sich in der rechten Nierengegend zu konzentrieren. Dort besteht auch ein entsprechender Druckschmerz, so daß ich die Vermutungsdiagnose ‚Akute Pyelitis' stellte. Ein frischer Harn war bei meinem Besuch nicht zu gewinnen. Ich veranlaßte – mit Rücksicht auf die Schwangerschaft – die sofortige Krankenhauseinweisung (die Appendix war übrigens schon früher reseziert worden). Bei stationärer Beobachtung wurde an den Harnwegen kein abnormer Befund festgestellt, und die Schmerzen wurden auf eine Zervixinsuffizienz bezogen. Durch eine Zerklage nach Shirodkar konnte eine Beschwerdefreiheit erreicht bzw. Schwangerschaft erhalten werden. Übrigens hatte ich die Patientin befragt, ob nicht Wehen vorliegen könnten. Sie meinte aber, die wären ‚anders'. Meine Palpation des graviden Uterus hatte keine Kontraktionen ergeben."

Kommentar

Der Kernpunkt ist hier Ihre „Vermutungsdiagnose" Pyelitis. Abgesehen davon, daß das Anhängsel „Diagnose" an „Vermutung" die Lage nicht klarer macht, bestand überhaupt kein Grund, zu einer Krankheit hinzuraten.

Gewiß waren einerseits ein Harnwegsinfekt und andererseits (trotz allem) eine drohende Frühgeburt die sich aufdrängenden, weil häufigsten Möglichkeiten. Aber es gibt genügend andere Gesundheitsstörungen, die dieselbe unklare Symptomatik produzieren können.

Bleiben wir also im Bereich der (Symptom-)Klassifizierungen. In diesem Sinne hätte ich die Einweisung unter „Unklares abdominelles Bild, Beschwerdezentrum in der rechten Nierengegend bei Gravidität im 5. Monat" vorgenommen.

Das wollen zwar die heutigen Krankenhausärzte nicht gerne hören, „morgen" wird das aber (hoffentlich) von uns Allgemeinärzten erwartet und richtig verstanden werden.

Stichwörter
Harnwegsinfekt bei Schwangerschaft / Zervixinsuffizienz

Diagnostik

FALL 25 — **Die „Grippe", die aus dem Urwald kam**
Frau Dr.med. E.S. aus E.

„Eine 30jährige Krankengymnastin kam im Spätherbst zu mir, um sich wegen einer fieberhaften Grippe ein Medikament verschreiben zu lassen. Klagen über Kopf- und Gliederschmerzen. Temperaturen zwischen 38° und 39°. Nach einer Woche Verschlechterung des Zustandsbildes: Die Frau kann nicht mehr aufstehen, Leibschmerzen mit Zentrum im linken Oberbauch. Brechreiz, Fieber bis 41°, Subikterus. Therapieresistenz gegen alle meine Mittel. Erst zu diesem Zeitpunkt erfuhr ich von einer Safarireise quer durch Afrika (ohne Impfschutz, ohne sonstige Vorbeugung). Sofortige stationäre Einweisung. Diagnose: Malaria tertiana."

Kommentar

Bei Ihrer Schilderung fällt auf, daß nur zwei diagnostische Bezeichnungen verwendet werden: Am Schluß Malaria tertiana und zu Beginn fieberhafte Grippe.

Nun kann aber eine Patientin, die Malaria hat, sich nicht wegen fieberhafter Grippe Medikamente holen. Hatten Sie vielleicht diese Vermutung der Patientin selbst akzeptiert?

Dann haben Sie gewiß gelernt, daß man besser auf Festlegungen verzichtet, zumal, wenn es keine virologischen Bestätigungen gibt. Sie hätten also die Patientin mit der vermeintlich „fieberhaften Grippe" untersuchen und auch versorgen können, als läge ein „Uncharakteristisches Fieber (UF)" vor.

Unter der Klassifizierung „UF" ist es legitim, etwa 1 Woche abwartend offen zu behandeln, wenn sich nichts Besonderes ergibt. Das haben Sie auch getan.

Die Überweisung nach 1 Woche war in Ordnung, die Aufklärung dann absehbar.

Wie schrieb doch Wieland? *Das Handeln der Ärzte ist besser als die Begriffswelt, in der sie sich ausdrückt.*

Vielleicht hätte sich dieser Fall noch ein wenig optimaler, d.h. frühzeitiger, führen lassen, wenn Sie das Diagnostische Programm Nr. 1 „für uncharakteristische Fieberfälle und deren fieberfreie Varianten" verwendet hätten. Hier ist nämlich bei der Patientenbefragung auch der Hinweis auf mögliche „Tropenreisen" enthalten. Wesentlich verhängnisvoller endet übrigens das Schicksal des Patienten im Fall Nr. 239, bei dem 4 (!) Notärzte den Abwendbar gefährlichen Verlauf einer Malaria bei sehr hohem Fieber nicht bedacht hatten.

Stichwörter
„Fieberhafte Grippe" / Malaria

Diagnostisches Programm

Nr. 1 „Fieber-Standard"

FALL 26	**Appendektomie**
	Frau Dr. med. S. N. aus T.

Frau Dr. med. S. N. aus T. berichtet von einem Fall, der in ähnlicher Weise auch Herrn Dr. med. C. F. aus B. (vgl. Fall 197) begegnet ist.

„Jüngst wies ich einen 6jährigen Knaben mit einer ganz typischen Appendizitis nachts in das Krankenhaus ein. Das Kind wurde rasch appendektomiert. Nachher stellte sich heraus, daß eine Pneumonie vorgelegen hatte. Dieses Erlebnis hatte mich ziemlich mitgenommen."

Kommentar

Offensichtlich haben Sie, liebe Kollegin, im Krankenhaus einen guten Ruf, so daß im Vertrauen auf Ihre Erfahrung nur oberflächlich untersucht und sogleich appendektomiert wurde.

Jedenfalls kann keine Röntgenaufnahme vorgenommen worden sein, was nachts vielleicht nicht in jeder Krankenanstalt möglich ist. Und so kam es, wie es kommen mußte.

Auf diese Weise haben schon viele Pneumoniekranke ihren Wurmfortsatz am Altar der Chirurgie opfern müssen. Es wird Sache der Krankenhausärzte sein, eine Diagnostik zu entwickeln, die unnötige Eingriffe dieser Art möglichst verhindert. Natürlich dürfen auch wir es als Allgemeinärzte nicht versäumen, ein entsprechendes diagnostisches Untersuchungsprogramm zu absolvieren, ehe wir zur „vertieften Diagnostik" (nicht „zur Appendektomie") auf eine chirurgische Abteilung einweisen.

Stichwörter
Appendizitis / Pneumonie

Diagnostisches Programm

Nr. 40 „Bauchschmerz-Standard"

FALL 27 — Auf des Messers Schneide
Frau Dr. med. D. B. aus W.

"Im Sonntagsdienst Ruf zu einem 27jährigen wegen Schmerzen im linken Schultergelenk. Deswegen war er nachts schlaflos gewesen und zu erschöpft, um in die Sprechstunde zu kommen. Der Patient war mager, vorgealtert, wirkte auf mich krank. Dauerstreß durch die Arbeit. Täglich 40–50 Zigaretten. Vor 3 Wochen hatte er einen Schwächeanfall mit Schwitzen erlitten und stand seither in ärztlicher Behandlung unter der Diagnose ‚Neuralgie'. Ich fand das Schultergelenk frei, in der Armmuskulatur weder Druck- noch Spontanschmerzen. Blutdruck 90/70 mmHg, leise Herztöne, Puls schwach. Meine Diagnose lautete: ‚Verdacht auf Herzinfarkt'. Die sofortige Einweisung kam nicht zustande, da der Patient – als Selbständiger – noch einiges zu ordnen hatte. Tags darauf ließ er sich aber stationär aufnehmen. Im Krankenhaus fand man zunächst nichts Besonderes, bis der Mann mit Schweißausbrüchen präagonisch wurde. Man dachte an eine innere Blutung und laparotomierte. Siehe da: Eine verwachsene Milz wies mehrere Einrisse auf. Den letzten hatte es wohl bei einer Bewegung im Krankenhausbett gegeben, wahrscheinlich war der erste Einriß bei einem Autounfall vor 20 Jahren erfolgt, damals aber nicht erkannt worden. Ich hatte zwar nicht die richtige Diagnose gestellt, aber den Eindruck einer Lebensbedrohung gehabt. Zuhause (auf dem Lande) wäre der Patient wohl verblutet."

Kommentar

In Ihrer Haut, liebe Kollegin, möchte ich nicht gesteckt haben. Da war also der vor 3 Wochen mit Armschmerzen erkrankte und behandelte Selbständige, bei dem sich örtlich nichts finden ließ, der sogar gesund wirkte. Andererseits hatten Sie irgendwie den Eindruck eines Herzinfarktes.

Gewiß gibt es auch Infarkte, die das Allgemeinbefinden kaum beeinträchtigen und nicht näher definierbare Armschmerzen verursachen (oder nicht einmal die), aber irgendetwas muß doch auf einen – atypischen – Infarkt hinweisen. Setzen wir also den Fall, es war Ihre Intuition, die Sie dahin brachte, an einen Infarkt bei diesem starken, gestreßten Raucher zu denken.

Auch Kriterien für die sichere Zuordnung zum Infarktbegriff sehe ich hier nicht. Und die braucht man nun einmal nach den Erkenntnissen der berufstheoretischen Forschung, um von einer „Diagnose" sprechen zu können.

Im übrigen schränken Sie Ihre „Diagnose" ja ohnedies zu einem Verdacht ein. Das darf man freilich nicht. *Entweder man hat etwas richtig erkannt, oder man vermutet etwas.* Verdacht und Diagnose schließen sich gegenseitig aus.

In Ihrem Fall hätte ich selbst (hoffentlich) unter dem gegebenen Symptomenkomplex mit der Bitte um „Ergänzung und Vertiefung der Diagnostik" eingewiesen.

Davon abgesehen vermisse ich, was der behandelnde Arzt die vergangenen 3 Wochen diagnostisch getan hatte. Waren die einschlägigen Laborwerte erhoben, war ein EKG gemacht worden? Sie selbst hatten ja am Krankenbett keine Herzstromkurven geschrieben. Bis hierher hätte ich – aufgrund Ihrer Beschreibung – wahrscheinlich einen gänzlich unklar gelagerten Fall angenommen und eine „Tabula diagnostica" (Handlungsanweisung Nr. 67 „für die allgemeinmedizinische Diagnostik bei einer Vielzahl uncharakteristischer allgemeiner und lokaler Beschwerden und Krankheitszeichen") ausgefüllt. Aber mit diesem spezifischen Instrument wäre ich im gegebenen Fall auch nicht weitergekommen – aller Voraussicht nach wenigstens.

Natürlich hätten Sie beim Einweisen Ihr Denken an einen Infarkt nicht zu verschweigen brauchen. Zuzugeben wäre aber auch gewesen, daß Sie nicht falsifiziert („Es sieht so aus wie ..., aber was ist es wirklich?") hatten (kein EKG, kein Labor). Das Weitere lag außerhalb Ihrer Verantwortung.

Die Krankenhausärzte sind jedenfalls zu beglückwünschen, daß sie die Diagnostik im richtigen Bereich operativ fortgesetzt hatten. Dadurch wurde das Leben des Patienten gerettet.

Die theoretischen Grundlagen zu meinen Ausführungen finden Sie in meinem „Lehrbuch der Allgemeinmedizin. Theorie, Fachsprache und Praxis", Verlag Kirchheim, Mainz 1986.

Es wäre übrigens interessant zu wissen, wie es mit den Arm- und Schulterschmerzen weitergegangen ist. Bei der Milzruptur werden ja in den Lehrbüchern auch Bauch- und Schulterschmerzen beschrieben, jedoch nicht Schulterschmerzen allein.

Stichwörter
Schmerzen im Schultergelenk / Herzinfarkt / Milzblutung

Diagnostisches Programm

Nr. 67 „Tabula diagnostica" bei völlig uncharakteristischer Symptomatik

1.6 Harmloser Beginn

Die im klinischen Unterricht demonstrierten Fälle betreffen überwiegend schwere, vielfach kompliziert gelagerte Gesundheitsstörungen. Nicht selten muß der gesamte Apparat des Krankenhauses aufgeboten werden, um die Fälle abzuklären. Durch eine Fülle solcher Vorkommnisse programmiert, stellt sich der Jungarzt die Realität in der übrigen Angewandten Heilkunde falsch vor.

Schon am Durchschnittskrankenhaus spielt das Rare bei weitem nicht dieselbe Rolle wie im Hochschulunterricht. Erst recht wird der niedergelassene Arzt durch das Fällematerial in der Praxis überrascht, vor allem durch die Dominanz des Banalen. Da zudem die meisten dramatischen Störungen nicht zu übersehen sind, läßt seine Aufmerksamkeit im Laufe der Jahre nach, und er vertraut allzu sehr seinem „Gespür".

So ergibt sich für die Praxis als Aufgabe (bei aller Dominaz des Harmlosen und bei den meist nicht zu übersehenden Abwendbar gefährlichen Verläufen), auf die seltenen bedrohlichen Fälle nicht zu vergessen, die zunächst wie Bagatellen in Erscheinung treten.

Um nichts zu übersehen, gibt es kein anderes Mittel, als *jeden Praxisfall ernst zu nehmen.* Gefährlich ist dabei vor allem das routinemäßige Stellen von „Diagnosen", wenn eine Krankheit gar nicht sicher erkannt wurde. Dadurch muß es über kurz oder lang zu gefährlichen Entscheidungen, ja zu „tödlichen Diagnosen" kommen.

FALL 28 | **Sie wollte nur was gegen Regelschmerzen**
Dr. med. G. Ö. aus U.

„Eine 45jährige Patientin kam zu mir, um ein Mittel gegen ihre schmerzhaften Regelblutungen zu erhalten. Ich verabreiche ihr zunächst eine Diazepamspritze. Tags darauf wurde ich ins Haus gerufen: die Schmerzen hätten sich verstärkt. Erst zuhause sagte sie mir, sie wäre in den letzten 4 Wochen immer wieder wegen Leibschmerzen zu Bett gegangen. Obschon ich bei meiner Untersuchung nichts Besonderes finden konnte, hatte ich doch den Eindruck, daß eine umfassende Diagnostik nötig wäre und überwies die Patientin ins Krankenhaus. Dort wurde noch am gleichen Tag laparotomiert. Es ergab sich der Befund einer Peritonitis aufgrund einer etwa vor 1 Monat erfolgten Perforation des Wurmfortsatzes. 2 Tage später starb die Frau."

Kommentar

Daß die Patientinnen bloß ein Mittel gegen ihre Schmerzen bei der Regelblutung haben wollen – ohne daß sie eine Untersuchung wünschen – kommt in der durchschnittlichen Allgemeinpraxis nicht selten vor. Nicht ungewöhnlich ist auch, daß unter solchen Umständen – besonders bei bekannten Patientinnen – bloß ein Rezept ausgestellt wird.

Auf der anderen Seite existiert aufgrund der berufstheoretischen Arbeiten von H. Brandt die klare Forderung, bei jeder auf das weibliche Genitale weisenden Symptomatik unbedingt eine Vaginaluntersuchung[5] vorzunehmen.

---

[5] Brandt H: Indikationen für die Durchführung der inneren Genitaluntersuchung bei der Frau in der Allgemeinpraxis. In: Mader FH, Weißgerber H (1994) Allgemeinmedizin und Praxis. Anleitung in Diagnostik und Therapie. Mit Fragen zur Facharztprüfung. S. 201. 2. Aflg. Springer, Berlin Heidelberg New York Tokyo Hong Kong Barcelona Budapest

Natürlich weiß ich nicht, ob ich selbst an einem sehr anstrengenden Berufstag bei einer solchen Erstberatung nicht anders vorgegangen wäre als Sie. Hätte ich sofort eine Vaginaluntersuchung vorgenommen, so ist damit noch nicht gesagt, daß ich zu einer richtigen Weichenstellung gekommen wäre. Ich weiß klarerweise auch nicht, ob ich tags darauf ebenso rasch überwiesen hätte wie Sie.

Im Krankenhaus mußte dann der Zustand Ihrer Patientin alarmierend gewesen sein, sonst hätte man nicht so schnell operiert.

Der Exitus letalis, der nach 3 Tagen erfolgte, nachdem die Frau zu Ihnen in die Sprechstunde gekommen war, erscheint mir rätselhaft. Die Perforation lag doch schon 4 Wochen zurück, und ebenso lange hatte es doch wohl schon die Peritonitis gegeben? Ob das Ableben nicht im Zusammenhang mit dem Eingriff gestanden hatte?

Ganz abgesehen davon drängt sich die Frage auf, ob die Praxisforschung nicht ein Diagnostisches Programm für das Vorgehen bei Dysmenorrhö – analog den bereits erarbeiteten 82 anderen Handlungsanweisungen – ins Auge fassen und entwickeln sollte. Es geht dabei weniger um die Hoffnung auf eine völlig umfassende Diagnostik als darum, solche Fälle *mit gutem Gewissen auf hohem Niveau* führen zu können.

Stichwörter
Dysmenorrhö / Perforierte Appendizitis / Peritonitis

Diagnostisches Programm

Nr. 40 „Bauchschmerz-Standard"

FALL 29 **Magen verdorben bei Grillparty?**
Dr. med. E. W. B. aus G.

„Ich werde sonntags im Bereitschaftsdienst zu einem 35jährigen, vorher unbekannten Patienten gerufen. Er klagt seit Stunden über Schmerzen und Druckgefühle im Oberbauch. Leichte Übelkeit und mehrfaches Erbrechen, dünnflüssige Stühle ohne Blutbeimengungen. Am Samstag Abend habe es ein Grillfest gegeben. Bei meinem Eintreffen liegt der Patient auf der Couch und schaut sich ein Fußballspiel im Fernsehen an. Primäre Diagnose: ‚Gastroenteritis'. Entsprechende Medikamente. Nach 2 Stunden Zweitbesuch wegen Verschlechterung der Oberbauchbeschwerden. Sofortige Krankenhauseinweisung wegen ‚Verdachts auf Hinterwandinfarkt'. Nach weiteren 2 Stunden Rückruf der Schwester: schwerer transmuraler Hinterwandinfarkt."

Kommentar

Ein instruktiver Bericht. Besonders die Jungärzte können nicht oft genug erfahren, daß es so etwas gibt. Der Patient ist anscheinend gar nicht schwer krank und sieht fern. Durch Gegrilltes hatte er sich offensichtlich den Magen verdorben, bricht und hat Durchfälle. Diagnose? Natürlich Gastroenteritis!

Nun setzt aber die Dramatik voll ein, und 2 Stunden später wird aus der Gastroenteritisdiagnose ein Herzinfarktverdacht. Fazit: *Es bleibt uns gar keine Wahl, als uns dem Zwang zur primären Diagnosestellung zunehmend zu entziehen, wenn eine Krankheitserkennung nicht völlig eindeutig möglich ist.*

Man weiß ja, daß nicht nur ein Infarkt, sondern auch andere Krankheiten – nicht zuletzt eine Appendizitis – ganz so anfangen können wie eine harmlose Gastroenteritis.

Und nach den Bildern, die so aussehen wie eine Gastroenteritis, in der überwältigenden Majorität tatsächlich von Magen-Darmkatarrhen herrühren, müssen wir in der Praxis stets „gegen" das Häufigste, meist Harmlose und „für" die seltenen Abwendbar gefährlichen Verläufe (AGV) denken und handeln. Das Erbrechen sollte grundsätzlich als Alarmsymptom betrachtet werden. Und bei allen Bauchsymptomen ist der Fall bei engstem Kontakt abwartend offen zu lassen.

Man sollte hier anfangs ohne Diagnosestellung nur die Symptome „klassifizieren" und bei bloßer Nahrungskarenz den Verlauf beobachten. Davon abgesehen wurde der Patient m.E. einwandfrei verarztet.

Stichwörter
Gastroenteritis / Hinterwandinfarkt

FALL 30 Möglicherweise nur Schulangst
Dr. med. A. G. aus A.

„Dringende Bestellung zu einer ‚Neurotikerfamilie'. Ich habe mit allen Familienmitgliedern laufend zu tun. Diesmal geht es um den 9jährigen Sohn. Dessen Bruder hatte ich kürzlich wegen einer ähnlichen Symptomatik ins Krankenhaus eingewiesen. Man habe dort bloß beobachtet und nichts Besonderes finden können. Der Befund beim jetzt Erkrankten war mager genug: kein Fieber, kaum nennenswerte Défense über den McBurneyschen Punkt. Anamnese und sonstiger Befund fielen ergebnislos aus. Ich dachte eigentlich viel eher an eine Simulation oder Aggravation, evtl. an Schulangst als an eine Organerkrankung. Wegen der Défense und eines einmaligen Erbrechens wies ich den Jungen trotzdem zur Beobachtung ein. Nach einigem Hin und Her entschloß man sich im Krankenhaus zur Lapa-

rotomie, die zur allgemeinen Überraschung eine akute phlegmonöse Appendizitis ante perforationem ergab."

Kommentar

Solche Fälle zeigen so richtig das Dilemma der Krankheitenlehre und was man in der Praxis alles noch dazulernen muß.

Hier sprach alles gegen einen Abwendbar gefährlichen Verlauf (AGV), und es wäre verständlich gewesen, hätten Sie den Patienten noch einige Zeit daheim beobachtet.[6]

Der Fall zeigt aber auch, daß speziell bei abdominellen Symptomen – wenn nicht überwiesen wird – engster Kontakt mit dem Patienten aufrechterhalten werden muß.

Es dürfte keinen Allgemeinarzt geben, der nicht derartige Appendizitisfälle erlebt hat. Ich persönlich nehme bei unklarem Erbrechen so lange einen beginnenden AGV als gegeben an, so lange nicht das Gegenteil bewiesen ist. Jeder Jungarzt sollte diesen Satz beherzigen.

Stichwörter
Psychogene Bauchbeschwerden / Akute Appendizitis

FALL 31 **Epidemie von Brechdruchfallerkrankungen**
Dr. med. P. R. aus S.

„In einer Epidemie von Brechdurchfallerkrankungen wurde ich zu einer 60jährigen Frau gerufen, die uncharakteristische Beschwerden mit Schmerzen im abdominellen Bereich aufwies. Ich ließ den keineswegs bedrohlich aussehenden Fall an diesem und dem nächsten Tag abwartend offen. Am folgenden Tag kam der Notdienstarzt und wies die Patientin unter der Annahme einer ‚Peritonitis' ein. Eine rasche Laparotomie ergab die gedeckte Perforation einer Dünndarmnekrose durch einen Marillenkern."

---

[6] zum Thema „Schulschwierigkeiten" siehe ausführlich im Buch Goering U (1993) Beratungsproblem Kinder und Jugendliche. Reihe Neue Allgemeinmedizin, Springer, Berlin Heidelberg New York London Paris Tokyo Hong Kong Barcelona Budapest

Kommentar

Zunächst beleuchtet Ihr Erlebnis sehr gut, daß man auch bei einem gehäuften Vorkommen von Brechdruchfallerkrankungen in seiner diagnostischen Sorgfalt nicht nachlassen darf.

Bekannt ist, daß während solcher Häufungen dreimal mehr perforierte Appendizitiden gesehen werden als zu normalen Zeiten. Da liegt es eben nahe, alles in einen Topf zu werfen. Sie haben dagegen offenbar genügend engen Kontakt mit der Frau gehabt und vor allem stellten Sie keine (falsche) Diagnose.

Was den Mariellenkern angeht, so möchte man meinen, daß er normalerweise den Magen-Darm-Trakt glatt passiert. Eine Rücksprache mit einem sehr erfahrenen Chirurgen brachte im Grunde dasselbe Ergebnis: Was durch den Pylorus durchtritt, scheitert auch an der Valvula Bauhini nicht. Überhaupt könne er sich eine Dünndarmnekrose nur in der Nähe der letzteren Klappe vorstellen – und dann nur bei einer typhösen Erkrankung. Die kam aber hier nicht in Frage.

Stichwörter
Brechdruchfall / Dünndarmnekrose durch Kernperforation

FALL 32 **Übliche Beschwerden**
Dr. med. T.-H. aus Y.

„Zwar bin ich Arzt für Allgemeinmedizin, aber arbeite noch bis zu meiner Niederlassung in einem Psychiatrischen Krankenhaus. Im Tagesdienst betreut ein einziger Arzt an die 700 Menschen. Diese Arbeit ist – wegen der vielen stationären Pflegefälle – zu bewältigen, aber es kommen doch immer wieder akute Ereignisse vor, die ihre Tücken haben. Im Fall, von dem ich berichten will, geht es um einen 64jährigen. Er war schon 20 Jahre bei uns hospitalisiert und stand jetzt (,ausgebrannte Schizophrenie') vor der Entlassung. Er klagte – eben während meines Tagesdienstes – über leichte ‚Herzschmerzen'. Es hatte bei ihm schon 2 Myokardinfarkte gegeben, und das EKG bot derzeit nichts Besonderes. Ein Pfleger, der ihn kannte, meinte, seine Beschwerden hielten sich im üblichen Rahmen. Er führte sie aber auf die abgelaufenen Infarkte zurück. Ich ließ mich dadurch beeinflussen und nahm die Klagen nicht weiter tragisch. Soweit ich weiß, blieb der Mann unbehandelt, wurde auch diagnostisch nicht weiterbetreut und verstarb nach 24 Stunden plötzlich an akutem Herzversagen. Ich mache mir Vorwürfe, daß ich die Beschwerden nicht ernst genug genommen und mich durch den Pfleger habe beeinflussen lassen."

Kommentar

Meines Erachtens haben Sie keinen Grund für Selbstvorwürfe. Sie haben doch die Beschwerden ernst genommen. Anderenfalls hätten Sie kein EKG geschrieben. Das Erheben von Laborwerten wäre, in Anbetracht des guten Zustandes des Patienten, kaum vor seinem Exitus erfolgt.

Schließlich ist noch die Frage, ob die sofortige Aufnahme in eine Intensivstation am Ausgang etwas geändert hätte. Dabei ist immer noch vorausgesetzt, daß ein Myokardinfarkt vorgelegen hatte. In Wirklichkeit handelt es sich bei solchen Fällen aber in etwa der Hälfte der Ablebensursache um ganz andere Ereignisse, etwa um Pulmonalembolien.

Es scheint, daß der Verstorbene nicht obduziert wurde. Also ist die Möglichkeit einer anderen Ablebensursache offen. Im Ganzen betrachtet geht es darum: Einerseits gibt es schwerste auf einen Myokardinfarkt hinweisende Symptome, bei denen kein Herzinfarkt vorliegt und andererseits kennen wir ja die „stummen", d.h. symptomlosen Infarkte. Wie verhält man sich nun im Einzelfall richtig?

Natürlich ist jedes „Bild eines Infarktes" ernst zu nehmen. Man kann aber nicht jeden Erkrankungsfall, bei dem evtl. ein Infarkt vorliegen könnte, auf eine Intensivstation verlegen. In Ihrem Falle möchte ich einen schicksalhaften Ablauf annehmen, d.h. es mußte so kommen, wie es kam.

Stichwörter
Herzschmerzen bei Schizophrenem / Exitus durch akutes Herzversagen

---

FALL 33 **Magendrücken**
Dr. med. L. Ö. in H.

„Ich betreue einen 70jährigen Mann wegen Bronchialasthmas. In der letzten Zeit war er wiederholt mit Magendrücken vorstellig geworden. Sonst gab es bei ihm keinerlei, geschweige denn alarmierende allgemeine oder örtliche Symptome. Als er nach einigen Wochen wieder mit Magendrücken zu mir gekommen war, entdeckte ich im Bereich des McBurney-Punkt eine Druckschmerzhaftigkeit. Ich überwies sofort auf die Chirurgie des nächstgelegenen Krankenhauses. Dort ergab sich im Rahmen der Durchuntersuchung der Verdacht auf ein Kolonkarzinom. Die Operation bestätigte diese Vermutung."

Kommentar

Wenn auch derlei Vorkommnisse glücklicherweise zu den Raritäten in der Allgemeinpraxis zählen, so müssen wir doch stets darauf gefaßt sein, daß wir einmal

46 Diagnostik

mit einem solchen Fall konfrontiert werden. Nur so können wir Abwendbar gefährliche Verläufe (AGV) – soweit als möglich – rechtzeitig erfassen.

In Ihrem Fall kam es darauf an, die scheinbaren Oberbauchbeschwerden trotz des offensichtlich bagatellen Charakters ernst zu nehmen und vor allem, trotz der angegebenen Lokalisation, nicht auf die Palpation des Unterbauches zu verzichten.

Am besten bedient sich der Allgemeinarzt bei allen Fällen von persistierenden Oberbauchbeschwerden der Handlungsanweisung Nr. 38 für die Allgemeinmedizin („Oberbauch-Standard").

Damit wird automatisch das Denken auf viele Symptome und Erkrankungen gelenkt, die dem Arzt nicht einfallen. Selbstverständlich ist in dieser diagnostischen Handlungsanweisung die Appendizitis ebenso berücksichtigt wie das Kolonkarzinom u.v.a. Erkrankungen. Dadurch ergibt sich für den Arzt und damit für den Patienten eine maximale Sicherheit, nicht in die falsche diagnostische Spur zu geraten.

Stichwörter
Magendrücken / Kolonkarzinom

Diagnostisches Programm

Nr. 38 „Oberbauch-Standard"

FALL 34	**Funktionelle Beschwerden**
	Dr. med. W. S. aus P.

„Ich wurde nachts zu einer 50jährigen Frau wegen Schmerzen im rechten Arm bestellt. Ich dachte an eine Herzkrankheit, konnte aber keinen Anhalt dafür finden. Der Puls war rhythmisch, der Blutdruck im Normbereich. Ich dachte an eine vegetative Störung und gab ein Spasmoanalgetikum. Sicherheitshalber füllte ich die Formulare für eine Krankenhauseinweisung aus und sagte, die Frau sollte eingewiesen werden, wenn sich die Schmerzen in einer halben Stunde nicht bessern bzw. verschlechtern sollten. Die Familie machte davon auch nach etwa 1 Stunde Gebrauch. Bei der stationären Durchuntersuchung zeigte sich im EKG der Befund eines frischen Vorderwandinfarkts."

Kommentar

Das ist Allgemeinmedizin!
Obwohl der Fall „überhaupt nicht" nach einem gefährlichen Verlauf aussieht, läßt

sich der Hausarzt dadurch nicht irreführen und trifft Vorsichtsmaßnahmen. Dadurch kommt es zu einer raschen Aufdeckung des myokardialen Geschehens.

Hätten Sie, lieber Kollege, selbst ein (negatives) EKG am Krankenbett geschrieben, so hätten Sie sich gewiß ebenso verhalten. Leider wird dieses so wichtige, richtige allgemeinmedizinische Vorgehen viel zu wenig unterrichtet.

Hätten Sie sich übrigens in diesem Fall, der Lehre folgend, klar festgelegt, wer weiß, wie es mit Ihrer Patientin weitergegangen wäre.

Stichwörter
Schmerzen im rechten Arm / Frischer Vorderwandinfarkt

FALL 35 **Blähungsgefühl**
Dr. med. B. G. in W.

„Es geht um einen 69jährigen sehr agilen Patienten. Er war noch niemals vorher krank gewesen. Er kommt zu mir, weil er seit 3 Tagen ein Völlegefühl im Epigastrium hat. Selbst nennt er ein Blähungsgefühl im Magen. Der letzte Stuhlgang vor 24 Stunden war normal. Kein Fieber. Erbrechen und andere auf das Abdomen weisende Zeichen fehlen. Der Harnabgang war so erfolgt wie sonst. Ich nahm mir glücklicherweise die Zeit, den Patienten in horizontaler Lage entspannt zu untersuchen. Dabei war im rechten Unterbauch eine Défense nicht zu übersehen. Wegen des alarmierenden Untersuchungsbefundes überwies ich trotz des Fehlens aller sonst für eine Appendizitis typischen Befunde auf eine chirurgische Abteilung. Die sofortige, dort vorgenommene Laparotomie ergab den Befund einer Appendicitis ante perforationem. Guter Ausgang."

Kommentar

Das ist ein Schulbeispiel dafür, wie man richtig vorgehen muß, aber auch dafür, daß man die sogenannten klassischen Typen nur als besonders gut erklärbare, verstehbare und diagnostizierbare Verläufe nehmen darf, nicht aber als Inbegriff der Krankheit selbst.

Gewiß tritt die Appendizitis meistens so auf, wie es im Lehrbuch steht. Diese Fälle werden auch kaum fehlinterpretiert.

Aber oft erleben wir auch andere Verläufe. Darunter sind diejenigen besonders heimtückisch, die unter der Maske einer harmlosen Affektion auftreten: Vor allem fürchte ich die fast symptomlosen und jene Fälle, die mit einer „typischen" Oberbauchsymptomatik einhergehen.

48 Diagnostik

Der Allgemeinarzt tut gut daran, bei abdominellen Beschwerden, insbesondere bei Erbrechen (aber in Ihrem Fall gab es nicht einmal das), so lange einen Abwendbar gefährlichen Verlauf anzunehmen, solange nicht das Gegenteil feststeht.

Stichwörter
Blähungsgefühl im Magen / Appendicitis ante perforationem

Diagnostische Programme

Nr. 38 „Oberbauch-Standard"
Nr. 40 „Bauchschmerz-Standard"
Nr. 42 „Blähungs-Standard"

FALL 36 — **Störendes Ekzem**
Dr. med. E. S. in E.

„Eine 52jährige Patientin, die angeblich noch nie ernstlich krank gewesen ist, kommt wegen einer ‚Bagatelle' in meine Sprechstunde. Seit Wochen störe sie ein wiederkehrendes Ekzem der rechten Mamille und des Warzenhofes. Sie habe schon 8 verschiedene Salben und Cremes ausprobiert. Nichts hätte geholfen. Beim Betrachten der Region fiel mir ein etwas geröteter Warzenhof auf. Er schien nicht akut verändert. Am Rande zeigten sich zarte weißliche Schuppen. Die Mamille war hochrot, offenbar entzündet. Keine Absonderung, aber rundum Kratzeffekte. Ein Gynäkologe, den ich konsultierte, dachte an eine Mykose. Die antimykotische Therapie verschlechterte jedoch den Zustand. Nun überwies ich an einen erfahrenden Dermatologen. Er nahm an zwei Stellen tiefe Probeexzisionen vor. Ergebnis: Morbus Paget mit Befall der Milchgänge. Sofortige Absetzung der rechten Mamma mit Ausräumung der Achselhöhle (ohne tastbare Lymphknoten). Meiner Patientin geht es nach dem Eingriff gut."

Kommentar

Mit dem Morbus Paget sind wir im Bereich eines Abwendbar gefährlichen Verlaufs (AGV), weit jenseits der regelmäßigen Häufigkeit.
  Wegen der Seltenheit des Vorkommens fehlt daher die Kennerschaft, d.h. die Erfahrung reicht normalerweise nicht aus, um sofort an die Erkrankung zu denken.
  Die meisten Allgemeinärzte sehen diese Fälle nur – wenn überhaupt – wenige Male im Leben. Jeder Praktiker müßte diese Erkrankung trotzdem in seine Routinen einbauen, d.h. beispielsweise bei Kopfschmerzen regelmäßig ans Glaukom, bei

Hämaturie an ein Hypernephrom, bei Hochdruck an ein Phäochromozytom denken usw.

Es schadet dabei nicht, wenn er oder seine Consiliarii kurzfristig in Richtung der größten Wahrscheinlichkeit gehen. Die Gefahr dabei ist nur, daß man sich durch eine unzulässige „Diagnose" den Weg zur späteren richtigen Aufklärung verbaut. Da kann sehr viel kostbare Zeit verlorengehen.

Im vorliegenden Fall konnte die nötige Operation glücklicherweise ohne nennenswerte Verzögerung durchgeführt werden.

Stichwörter
Rezidivierendes Ekzem an der Mamille / Morbus Paget

FALL 37 **Dyspnoe**
Dr. med. G. A. aus H.

„68jährige Patientin mit milder, gut eingestellter Hypertonie, Varikosis, sonst gesund, harmonische Persönlichkeit, berichtet über Belastungsdyspnoe seit Mooranwendung im Schwarzwald. Keine Schmerzen. Keine Genußgifte und sonstige Risikofaktoren. Anhand des Diagnostischen Programms Nr. 30 für die Allgemeinmedizin (Dyspnoe-Standard) sind innere (Anämie etc.) und kardiopulmonale (Thoraxröntgen, EKG im Normbereich) Ursachen dafür im Laufe 1 Woche nicht erkennbar. Vorschlag: Erweiterte Diagnostik ambulant auf der hiesigen Kardiologie. Termin nach 8 Tagen wird fixiert. Abends ruft der besorgte Sohn an, ob wir noch eine Woche Zeit hätten. Ich bejahe. Dringender Hausbesuch am folgenden Morgen: Die Frau ist im Schockzustand, kann nicht aufstehen. Notfallmäßiger Transport in die Kardiologie unter dieser Diagnose. Kein Schmerz! Erstes EKG dort: rechtsseitige Belastungszeichen. Dann entwickelt sich ein progredientes Low Cardiac output Syndrome mit Exitus. Dem Bericht der Kollegen zufolge war eine Lungenembolie durch Blutgasanalyse ausgeschlossen worden; ein während der Reanimation abgeleitetes EKG zeigte einen ausgedehnten transmuralen Hinterwandinfarkt. Mit der Antwort auf die Frage des Sohnes werde ich rational fertig, seelisch nicht. Mein Telefonat mit ihm nach Eingang des Krankenhausberichtes sollte seiner Information dienen; dabei hat er in seiner Gefaßtheit mich mehr aufrichten können als ich ihn."

Kommentar

Diesen Bericht jenen ins Stammbuch, die in den Ärzten nichts anderes sehen wollen als eiskalte Geldverdiener! Ich bin im übrigen der Ansicht, daß ein solches erschütterndes Mitfühlen mit unseren Patienten die Regel ist und nicht die Ausnahme.

Dabei hatten Sie sich so viel Mühe mit der Ihnen Anvertrauten gegeben. Sie ließen sich sogar von einem Diagnostischen Programm („Dyspnoe-Standard") leiten und praktizierten daher modernste Allgemeinmedizin auf hohem Niveau.

Zu einer sofortigen Einweisung bestand zunächst keine Veranlassung. Trotzdem wollten Sie auf Nummer Sicher gehen und machten einen Termin mit dem Kardiologen aus.

Wir wissen, daß die einzigen signifikanten Krankheiten, die auf einen bevorstehenden Infarkt hinweisen, die Creszendoangina (zunehmende Intensität der Präkordialbeklemmungen) wie die heftigen Schmerzen im Thorax an sich sind. Beides lag hier nicht vor.

Also konnte keine Rede von einem Infarktvorstadium sein; ganz zu schweigen von einem Infarkt selbst. Der trat ganz offensichtlich erst knapp vor dem Notruf an Sie auf, war auch auf der Kardiologie zunächst nicht faßbar.

Daß der Infarkt so schnell zum Exitus führte, war ganz gewiß für die Familie und den Hausarzt schrecklich, zumal der Sohn gemeint hat, ob man 1 Woche warten könnte, und sie damals seine Bedenken zerstreut hatten. Glücklicherweise fügte sich der Angehörige bewundernswert in das Ende der Mutter.

Der einzige kleine Schönheitsfehler bei Ihrem Fall ist die Einweisung „unter dieser Diagnose" (Schwerer Schock, Gehunfähigkeit). Wahrscheinlich ist das nur eine Flüchtigkeit, und Sie wollten ohnedies statt „Diagnose" (Sie hatten ja keine Krankheit sicher erkannt) „Klassifizierung" schreiben.

Im übrigen ist evident, weil Sie die Frau auf die Kardiologie einwiesen, daß Sie mit Ihrer Beurteilung in der richtigen Richtung lagen. Die jungen Kollegen mögen aus diesem Fall lernen, daß auch Spitzenleistungen in der Versorgung unserer Patienten keine Gewähr dafür bieten, daß wir nicht durch unglückliche Verläufe tief getroffen werden.

Stichwörter
Belastungsdyspnoe nach Kur im Moorbad / Transmuraler Hinterwandinfarkt

---

Diagnostisches Programm

Nr. 30 „Dyspnoe-Standard"

1.7 Eventuell gefährlich

Das Problem „*eventuell gefährlich*" greift weit hinein in *die Vorsorgemedizin*.
Wir impfen, um potentiell bedrohliche Krankheiten gar nicht ausbrechen zu lassen. Wir verabreichen Schutzmittel, wenn wir beim Ungeimpften eine Tetanuserkrankung, eine Zeckenstichenzephalitis u.a.m. befürchten.
Natürlich würden nicht alle Geschützten ohne den Schutz krank werden, aber einzelne würden schwer leiden, ja zugrundegehen. Da wir nicht wissen, wen es trifft, schützen wir möglichst jeden Gefährdeten.
Auch nicht alle an akuter Wurmfortsatzentzündung Erkrankten würden bei reinem Zuwarten sterben. Aber wir wissen nicht, wer verloren wäre. So haben wir keine andere Wahl, als alle Menschen zu laparotomieren, bei denen sich eine Appendizitis nicht mit Sicherheit ausschließen läßt. Erfahrene Schlangenfänger tragen stets ein Schutzserum bei sich. Sie sind sich dessen bewußt, daß nur die sofortige Serumapplikation vor einem tödlichen Biß schützen kann. Was ein Kollege erlebt hat, der sich plötzlich bewußt wurde, er könnte statt eines harmlosen grünen Täublings einen grünen Knollenblätterpilz zu sich genommen haben, schildert der nachfolgende Fall 38.

FALL 38 — **Es war kein leichter Entschluß**
Dr. med. N. R. aus E.

„Als begeisterter Pilzsucher eilte ich, kaum am Urlaubsort angekommen, in die Wälder. Mit einer bunten Mischung zurück, ließ ich mir die Schwämme gleich zubereiten und aß sie. Nachts wachte ich in Panik unter der Vorstellung auf, ich hätte statt eines ganz jungen Täublings einen Knollenblätterpilz erwischt. Die Möglichkeit war nicht auszuschließen, daß ich nicht so sorgfältig beim Brocken umgegangen war als sonst. Kurz entschlossen ließ ich mir im nächsten Krankenhaus um 3 Uhr morgens den Magen auspumpen und ein Laxans einflößen. Eine stationäre Beobachtung lehnte ich ab. Um 8 Uhr früh wurden einige Blutuntersuchungen vorgenommen. Alle Parameter fielen normal aus. Am nächsten Tag und am übernächsten sank der Quickwert aber erschreckend ab, und so mußte ich mich wohl aufnehmen lassen. Sofort ging das große Entgiftungsprogramm los mit Dauertropf etc. Körperlich hatte ich mich bisher – abgesehen von den normalen Folgen des forcierten Auspumpens und der drastischen Abführung – bestens gefühlt. Nach einer Nacht ohne viel Schlaf war der Quickwert deutlich besser. Die Leberwerte hatten stets im Normbereich gelegen. Da die Infusionen ohnedies wegen örtlicher Venenentzündungen abgesetzt werden mußten und ich mich nach wie vor gesund fühlte, verließ ich nach etwa 30 Stunden das Krankenhaus (noch vor dem Einsetzen der üblichen Durchuntersuchung) gegen Revers. Die folgenden 2 Tage verliefen ungestört, so daß der Alarm endgültig abgeblasen werden konnte.

Ich weiß nicht, ob mein Fall für Sie etwas abgibt, für mich und meine Familie war es aber eine sehr turbulente Angelegenheit."

Kommentar

Ihr Fall, verehrter Herr Kollege, gibt eine ganze Menge ab. Zunächst scheint es so zu sein, daß Pilzkenner durch Giftpilze mehr gefährdet sind als solche Sammler, die sich nur an ein oder zwei wohl bekannte Arten halten. Ähnlich fallen Schlangenbissen hauptsächlich Biologen zum Opfer. Andere Menschen suchen ja nie so engen Kontakt mit den Tieren.

Vor kurzer Zeit erfuhr ich, daß eine ausgesprochene Pilzexpertin jüngst an einer Knollenblätterpilzvergiftung zugrunde gegangen sei. Zu spaßen ist mit den Pilzen also gewiß nicht.

Zutreffendenfalls geht es um einen Abwendbar gefährlichen Verlauf (AGV), der heimtückisch harmlos einsetzen kann und nach einer mehrtägigen Latenzzeit rasch unabwendbar gefährlich wird.

Sie taten recht dran, sich in der geschilderten Weise behandeln bzw. beobachten zu lassen. Im Prinzip liegen die Dinge ja ganz ähnlich wie bei akuten, auf das Abdomen hinweisenden Symptomen. So muß beim Erbrechen immer ein gefährlicher Verlauf als möglich ins Kalkül gezogen werden, und zwar solange, als nicht das Gegenteil feststeht.

Es ist also wichtig, daß Sie eine gewisse Lächerlichkeit in Kauf genommen haben – der Pilzexperte mit seiner fraglichen Pilzvergiftung ist ja nicht gerade eine Heldenfigur – und die Konsequenzen angesichts eines drohenden gefährlichen Verlaufes gezogen haben.

Davon abgesehen verstehe ich Sie recht gut, daß Sie sich der üblichen Durchuntersuchung im Krankenhaus schnell entzogen hatten. Ihre Situation ist vergleichbar mit der bei einem Knochenbruchverdacht, nach dessen Entkräftung nicht unbedingt eine körperliche Durchuntersuchung angeschlossen werden muß, da es ja bloß um ein einziges Problem – nämlich Fraktur oder nicht – geht.

Im ganzen gesehen haben Sie gezeigt, wie sich ein Kollege in der gegebenen Situation verhalten sollte. Das Beispiel der jungen Expertin lehrte, wie rasch der Knollenblätterpilz ein menschliches Leben auslöschen kann. Hier muß also die falsche Scham zugunsten vernünftiger Aktivitäten zurücktreten. Ist das nicht lehrreich genug?

Stichwort
Möglichkeit einer Knollenblätterpilzvergiftung

FALL 39	**Wahrscheinlich harmlos**
	Kollege K. R. aus M.

„Während der Sprechstunde werde ich zu einer Frau bestellt, die ich in der letzten Zeit ‚täglich' wegen (harmloser?) Herzschmerzen gesehen hatte. Ich möge bald kommen. Der Besuch wird ‚sofort nach der Sprechstunde' versprochen. Sollte sich vorher etwas Besonderes ereignen, so würde ich gleich losfahren, füge ich hinzu. Die Familie rief umgehend einen anderen Arzt ins Haus. Der wies wegen Infarktverdachts stationär ein. Sie starb bald darauf (an Myokardinfarkt). Ich fürchte um meinen guten Ruf. So etwas spricht sich ja rasch herum, und der Ablebensfall wird wohl mir angelastet werden."

Kommentar

Wir haben einerseits stets die „Abwendbar gefährlichen Verläufe (AGV)" (in diesem Fall den Koronarinfarkt) vor Augen. Andererseits bietet die Gesellschaft durch uns nur Konsultationen von wenigen Minuten Dauer an. Mehr ist nicht finanzierbar. Mit unserer Zeit und den sonstigen Möglichkeiten müssen wir also haushalten.

Es ist nun eine Erfahrungstatsache, daß der *„eilige Hausbesuch"* einige Stunden Zeit hat. Mittlerweile können wir z.B. Sprechstunden beenden. *Höchst dramatische Fälle* werden dagegen so bestellt, daß wir gar nicht auf die Idee kommen, einen mehrstündigen Aufschub vorzuschlagen.

Und dann gibt es die Fälle dazwischen. An die hatten Sie offensichtlich gedacht, sonst hätten Sie nicht Ihre Bereitschaft signalisiert, bei „Besonderheiten" sofort loszufahren. Mehr war wirklich nicht von Ihnen zu verlangen! Noch dazu hatten Sie die Patientin ohnedies vorher „täglich" gesehen.

In einem vergleichbaren Fall war ein „Herzneurotiker" mit denselben Beschwerden (wie schon oft vorher) zu mir gekommen. Ich schrieb wie gewöhnlich ein EKG. Zu meiner größten Überraschung ergab sich diesmal das Bild eines frischen Vorderwandinfarkts.

Etwas anderes ist der Patientenentschluß, sofort einen anderen Arzt zu rufen. Glücklicherweise ist so etwas die Ausnahme von der Regel und ausgesprochen unfair. Aber auch damit müssen wir leben.

An Ihrer Stelle würde ich mein Vorgehen bei analogen Bestellungen während der Sprechstunde nicht ändern. Was die Furcht um Ihren Ruf angeht, so können Sie unbesorgt sein. Niemand erwartet von Ihnen Unfehlbarkeit. Niemand nimmt Ihnen übel, wenn Sie nicht bei jeder Bestellung alles liegen und stehen lassen und sich auf den Weg machen. Schließlich und endlich weiß jeder Laie, wie wenig von dem, was dringlich aussah, in der Tat bedrohlich war.

Aber viele Menschen versuchen nun einmal, den Arzt im Erkrankungsfall so rasch wie möglich ins Haus zu bekommen. Das gelingt selbstredend bei offensichtlich gefährlichen Situationen. Davon abgesehen müssen die Ungeduldigen lernen, auf ihre Mitmenschen Rücksicht zu nehmen. Dabei kommen wir nicht um das Risiko herum zu erleben, was Ihnen untergekommen war.

Keine Ahnung haben wir, in welcher Weise Ihr „Vertreter" informiert wurde und warum er rasch einwies. Stand es so schlecht um die Frau? Oder überwies er prompt, weil er schnell wieder in die eigene Sprechstunde zurückfahren wollte? Fragen über Fragen...

So ist es eben in der Praxis: Vom ersten bis zum allerletzten Tag wird unsere gesamte Gefühlsskala (von himmelhoch jauchzend bis zu Tode betrübt) strapaziert. Das eine existiert nicht ohne das andere. Immerhin überwiegen die angenehmen Erlebnisse mit unseren treuen Patienten weitaus. Darin sollten unsere Gedanken ruhen!

Für das Quälende gibt es zum Dampfablassen die Serie „Mein Fall".

Stichwörter
Tägliche Herzschmerzen / Plötzlicher Herztod / Angst um den Praxisruf
Herzneurotiker / Vorderwandinfarkt

1.8 Unabwendbarer Verlauf

An der Hochschule erfährt der Medizinstudent viel von den Krankheiten, von ihrer Diagnostik, Therapie und Heilung. Insgesamt gelangt er zu einem optimistischen Bild von der Medizin: Es kann nicht viel passieren, wenn rechtzeitig eine Diagnose gestellt wird.

Darüber, wie die Patienten sterben, wird während der Ausbildung kaum gesprochen. Die Pathologische Anatomie ist da gleichsam eine Welt für sich.

Das Verhältnis zwischen den überlebten und den nicht überlebten ernsthaften Gesundheitsstörungen liegt in der Allgemeinmedizin etwa bei 250:1.

Die Masse der Todesfälle in der Praxis tritt voraussehbar ein. Unter den Ausnahmen davon gibt es das plötzliche, rätselhafte Ableben bei vorher Gesunden, Behinderten oder bloß leicht Gestörten. Hierzu zählen ferner die Todesfälle bei an sich schweren Erkrankungen, bei denen aber doch nicht mit einem lebensbedrohlichen Verlauf zu rechnen war.

Zu den *voraussehbaren* zählen ferner diejenigen *Todesfälle*, bei denen die Patienten allzu lange mit einer Konsultation eines Mediziners zuwarteten.

Auch der Arzt selbst kann, beispielsweise bei einer unglücklichen Verkettung widriger Umstände, schuld daran sein, wenn unabwendbare Krankheitsverläufe zustande kommen.

Ich hatte nicht damit gerechnet, eine einschlägige Schilderung für „Mein Fall" zugesandt zu erhalten. Dergleichen behalten die Betroffenen wohl lieber bei sich. Mir ist z.B. ein Kollege in Erinnerung, der ein schwer krankes Mädchen wegen einer „Meningitis" daheim behandelt hatte und nichts von einer Einweisung wissen wollte. Schließlich kam das „meningitische" Kind in hoffnungslosem Zustand doch noch in eine Klinik, wo bald der Tod eintrat. Es hatte sich um die Folgen eines verkannten Blinddarmdurchbruchs gehandelt.

Stichwörter
Bild einer Meningitis / Perforierte Appendix

FALL 40 Hyper-(oder Hypo-)glykämie?
Dr. med. J.B. aus W.

„Ich werde nachmittags zu einer 49jährigen Patientin gerufen, die über Müdigkeit und Abgeschlagenheit klagt. Vor 4 Wochen Infekt, seither 5 kg Gewichtsverlust. Durst. Ich finde eine Tachykardie von 120, eine Stomatitis. Streifentest: Blutzucker 250 mg%. Sie wird am übernächsten Tag (Montag) zu einer genaueren Laboruntersuchung bestellt. In derselben Nacht wurde sie jedoch vom Notarzt, angeblich wegen Hypoglykämie, ins Krankenhaus eingeliefert (etwas verwirrt). 3 Stunden später verstirbt sie im diabetischen Koma (Blutzucker 1360 mg%. Extrem niedriger Blutkaliumwert [1,5 mval/ml]). Exitus durch Herzflimmern. Hätte ich die bewußtseinsklare Patientin beim ersten Besuch schon einweisen müssen?"

Kommentar

Mir ist ein ähnlicher Fall erinnerlich, bei dem es zu einem Prozeß gekommen war. *Fachgutachter* (vgl. hierzu auch ausführlich S. 249–252 „Nehmen Sie ausdrücklich einen Allgemeinarzt als Gutachter") war bezeichnenderweise ein Diabetesexperte. Natürlich kam der Allgemeinarzt dabei schlecht weg.

Mir war schon damals klar, daß es verfehlt ist, Praxissituationen durch Superspezialisten begutachten zu lassen. Das müssen Kollegen aus der Praxis tun. Seinerzeit freilich war das noch Zukunftsmusik. Unter der Voraussetzung, daß der Teststreifen gut funktionsfähig war, hätte ich günstigenfalls ebenso gehandelt wie Sie, d.h. den Blutzucker mittels Schnellmethode untersucht und die Patientin am nächsten Tag zur genaueren Diagnostik in die Sprechstunde bestellt.

In einem neuen Lehrbuch der Inneren Medizin steht zu lesen, daß die Höhe des Blutzuckers beim diabetischen Koma nicht mit der Schwere der Ketoazidose korreliert, es gibt also Hyperglykämien mit Werten bis zu 1000 mg% ohne Ketoazidose und schwere Ketoazidosen mit Werten um 300 mg%. 300 mg% sind aber nicht 240 mg%.

Ferner steht dort, ein Koma könne sich zwar – vor allem bei Kindern – binnen weniger Stunden entwickeln, es entstehe jedoch meistens im Verlauf einiger Tage.

Bei der Differentialdiagnostik wird besonders auf die langsame Entwicklung des Komas hingewiesen und betont, daß die Letalität auch heute noch zwischen 10 und 30 % liege.

Summa summarum gab es in Ihrem Falle eine extrem atypische Symptomatik. Ich selbst hätte wahrscheinlich beim Erstbesuch ebensowenig sofort überwiesen wie Sie bzw. irgendein anderer erfahrener Allgemeinarzt (oder Internist).

Stichwörter
Müdigkeit, Abgeschlagenheit, Gewichtsverlust, Durst, Tachykardie / Diabetisches Koma

---

FALL 41 **Zunächst „Neuralgie"**

Dr. med. M.D. aus M.

„Im Silvesternotarztdienst kam ein 33jähriger Patient zu mir. Nach dem Verrücken eines schweren Schrankes seien vor 1 Woche ziehende Schmerzen in der linken Thoraxhälfte aufgetreten. Er hatte sich vor einem halben Jahr einer Bandscheibenoperation unterzogen. Sonst keine ernsthaften Krankheiten (schlank, Nichtraucher). Ich fand einen punktuellen Druckschmerz in der vorderen Axillarlinie (,Neuralgie'). Thorax, RR, EKG unauffällig. Besserung durch Impletol®. Eine spätere Durchuntersuchung war vorgesehen. Am zweiten Abend gleiche Untersuchung wegen wieder eintretender Beschwerden. Derselbe Lokalbefund. Mit der Auflage, mich bei stärkerem Schmerz zu verständigen, fahre ich beruhigt heim. Selbe Nacht um 3 Uhr früh Notruf: Der Patient habe im Schlaf geröchelt und sei nicht mehr ansprechbar. Sofortiger Hausbesuch (5 Minuten später): Exitus bereits eingetreten. Obduktion wurde verweigert. Lag da ein Infarkt vor, ein Sekundenherztod auf myokarditischer Basis? Wie kann man sich vor solchen Erlebnissen schützen? Ich glaube, meine Pflicht getan zu haben. Im Rahmen der Operationsvorbereitung war der Patient ein halbes Jahr vorher in einer Universitätsklinik durchuntersucht worden. Alles unauffällig – und nun der plötzliche Tod. Ich weiß immer noch nicht, was ich hätte anders machen können, und werde wohl noch lange brauchen, bis ich mich von meinem ‚Fall' erholt habe."

Kommentar

Das war ein Volltreffer ins Ziel, das sich die Schriftleitung gesetzt hatte: Von quälenden eigenen Erlebnissen zu berichten, zur eigenen Beruhigung und zu unserer Belehrung. Ich selbst hätte bestenfalls ebenso gehandelt wie Sie, lieber Herr Kollege. Da stimmt alles: Die optimale primäre Zuwendung, die Verantwortungsteilung, die Nachuntersuchung, der Sofortbesuch in der Nacht. Weit und breit kein Verdacht auf einen Abwendbar gefährlichen Verlauf (AGV).

Alle wesentlichen Kriterien einer programmierten Erstuntersuchung mit dem Standard Nr. 6 „für länger als 1 Woche bestehende oder therapieresistente, uncharakteristische Interkostalschmerzen (Interkostago)" wurden erfüllt. Das Weitere war schicksalhaft.

Solche Fälle gibt es nun einmal bei jedem Arzt, glücklicherweise selten mit fatalem Ausgang. Damit müssen wir leben und auch die nächste Generation darauf vorbereiten, daß sie damit wird leben müssen. Natürlich geht einem ein solcher Fall an die Nieren.

Über die Todesursache möchte ich nicht spekulieren. Es gibt zu viele Möglichkeiten.

Stichwörter
Interkostalneuralgie / Plötzlicher Tod

Diagnostisches Programm

Nr. 6: „Interkostago-Standard"

FALL 42 **Vermuteter Zusammenbruch**
Dr. med. B.G. aus W.

„Ich wurde zu einer 58jährigen Frau gerufen. Ihr täte ‚alles' weh, sie könne sich kaum rühren. Sie hat eine Herzschwäche, wogegen sie Glykoside und ein Diuretikum erhält; weiterhin leidet sie an einer Hyperurikämie. Heute kann ich nur einen uncharakteristischen Fieberzustand feststellen und verordne ein Symptometikum. Am nächsten Tage finde ich die Patientin gebessert. Ein Telefonanruf am dritten Tag ergibt weitere Fortschritte. Am vierten Tag meldet sie sich nicht, ruft aber abends den Notdienst wegen Rückenschmerzen. Dagegen erhält sie eine Injektion. Eine Krankenhauseinweisung lehnt der Vertreter ab. Mich holt man 3 Tage später. Ich komme zu einer akut kardial dekompensierten, sterbenden Frau. Sofortige Einweisung. 5 Stunden später ist sie tot. Diagnose: Toxische Pneumonie. Glauben Sie, der Exitus hätte sich verhindern lassen?"

Kommentar

Jedem Menschenleben sind Grenzen gesetzt. Ich habe den Eindruck, daß die Patientin am Ende ihres Lebens gewesen war.

Über den uncharakteristischen Infekt kam sie aus eigener Kraft eben noch hinweg. Was von den Rückenschmerzen zu halten ist, sei dahingestellt.

Ich möchte aber doch meinen, daß dem Notdienst ein schwerkranker Zustand nicht entgangen wäre. Also mußte sie damals leidlich beisammen gewesen sein.

1 oder 2 Tage später scheint dann die komplizierende Pneumonie aufgetreten zu sein, welcher der Organismus nicht mehr gewachsen war.

Sie haben Ihre Patientin bestens versorgt. Daß sich ihr Schicksal trotzdem und unvermutet erfüllt hat, gehört zu den Dingen, mit denen ein niedergelassener Allgemeinarzt leben muß.

Stichwörter
„Alles tut weh", Herzschwäche, Uncharakteristisches Fieber, Rückenschmerzen / Toxische Pneumonie

FALL 43 Nur nicht ins Krankenhaus!
Dr. med. Ph. W. in H.

„Im Sonntagsdienst wurde ich aus einem nahegelegenen Behindertendorf angerufen und um Rat wegen einer Erkrankung gefragt. Es ging um einen aggressiven, sprachgestörten Hempilegiker (45 Jahre alt, Alkoholiker). Soweit am Fernsprecher eruierbar, handelte es sich um einen Fall von Uncharakteristischem Fieber. Der Patient lehnte aber zunächst jede Medikamenteneinnahme ab. Ich wollte es mit meiner telefonischen Auskunft bewenden lassen, fuhr aber im Laufe des Tages dann doch zu dem Erkrankten hin. Ich fand, was zu erwarten gewesen war, nämlich eine Temperaturerhöhung (nebst starker Schweiße) und uncharakteristische katarrhalische Erscheinungen. Der Patient war aber offensichtlich schwer krank. Ich verordnete ein Antibiotikum und versprach, am nächsten Tag wiederzukommen. Tags darauf war er dyspnoisch, der Blutdruck auf 70/50 abgefallen. Nach wie vor wurde eine Verlegung auf einer interne Krankenhausabteilung abgelehnt. Starke Unruhe. Ich verabreichte Strophantin i.v. Wie ich später vom weiterbehandelnden zuständigen Hausarzt erfuhr, ist der Patient nach 1 oder 2 Tagen verstorben."

Kommentar

Wir alle kennen die Patienten, die vom Krankenhaus nichts wissen wollen. Insbesondere sind es Alkoholiker, die fürchten, den „Stoff" nicht, wie gewohnt, erhalten zu können.

Und es gibt wenige Patienten, die auch bei schweren eigenen Erkrankungen nicht ein gestörtes Verhältnis zur (Lebens-) Gefahr haben.

Sie taten mehr als Ihre Pflicht. So suchten Sie den Kranken auf, obschon man Sie nicht darum gebeten hatte. Sie nahmen den Fall ernst, behandelten auch massiv. Daß sein Schicksal bereits besiegelt war, erfuhren Sie erst im nachhinein. Hoffentlich werden Ihnen ungerechte Vorwürfe erspart bleiben.

Stichwort
Unklarer Tod bei hemiplegischem Alkoholiker mit Uncharakteristischem Fieber

FALL 44 — Kann man nicht besser machen
Dr. med. F. G. in S.

„Eine 32jährige Frau kam nach 3tägigem Uncharakteristischen Fieber und Husten zu mir in die Sprechstunde. Physikalisch und anamnestisch fiel mir nichts weiter auf. Leukozyten 11000, Blutsenkung 24/40. Ich verordnete ein Antibiotikum. Tags darauf wurde ich zu ihr ins Haus bestellt. Das Fieber war auf 39,5 °C angestiegen. Ich injizierte ein Antipyretikum. Am folgenden Tag kam sie wieder in die Sprechstunde. Das Fieber war auf 37,5 °C gesunken. Nun klagte sie über präkordiale Schmerzen. Das EKG war unauffällig. Die Blutsenkungswerte waren unverändert. Die Leukozytenwerte hatten sich auf 40000 erhöht. Ich überwies sie sofort ins Krankenhaus, von wo nach insgesamt 2 Tagen die Überstellung an eine Spezialklinik erfolgt. Da lagen dann die Leukozytenwerte bereits bei 64000. 10 Tage nach der Erstbehandlung bei mir erlag sie der akuten Leukämie."

Kommentar

Der diagnostische Angelpunkt ist hier die wiederholte Leukozytenzählung. Ich hätte sie bei Uncharakteristischem Fieber nicht gemacht.

Erstaunlich ist die Mobilität der schwerkranken Frau, die anscheinend nur einen Tag strenge Bettruhe eingehalten hatte und vorher wie nachher zum Arzt ging.

Jedenfalls haben Sie die erhöhten Leukozytenwerte früh erfaßt und raschestmöglich die spezielle Therapie eingeleitet. Angesichts der Seltenheit eines solchen Ereignisses werde ich dennoch meine eigene Routine nicht ändern, d.h. ich werde beim Durchschnittsfall von Uncharakteristischem Fieber nicht beginnen, routinemäßig die Leukozyten zu zählen, sondern diese Untersuchung speziellen Indikationen vorbehalten, wie sich das bei mir in 40 Praxisjahren bewährt hat.

Stichwörter
Uncharakteristisches Fieber / Akute Leukämie

FALL 45
Ein „normales" Erlebnis
Frau Dr. med. E. S. in E.

„Eine 49jährige Bäuerin kam vor einem Jahr wegen Abgeschlagenheit und Schweiße zu mir. An beiden Unterschenkeln fanden sich ausgeprägte Krampfadern, die verödet wurden. Gleichzeitig schlug ich meiner Patientin eine Krebsvorsorgeuntersuchung vor. Dazu hatte sie aber in den nächsten Monaten keine Zeit, wie sie sagte. 8 Wochen danach sah ich sie wegen starkem Pruritus genitalis wieder. Bei der Lokaluntersuchung fand ich links zwischen der großen und kleinen Labie ein kleinlinsengroßes, derbes, bläulich-schwarzes Knötchen. Davon hatte die Frau angeblich noch nichts bemerkt. In beiden Leistenbeugen tastete ich 2–3 derbe erbsengroße Drüsen. Sofortige Einweisung in eine Universitätsklinik. Am kommenden Morgen um 5 Uhr weckte mich ein Postbote mit einem Telegramm der Klinik (mein Telefon war außer Betrieb); man habe die Patientin mit dem metastasierenden Melanom zur großen Operation gleich aufgenommen."

Kommentar

Wenn ich Sie, Frau Kollegin, recht verstehe, so war „Ihr Fall", daß die Patientin 2 Monate früher in günstigerem Zustand zur Operation hätte kommen können.

Ich persönlich glaube das nicht und meine, daß 8 Wochen vorher die Metastasen schon bestanden hatten. Wäre die Patientin viel früher gekommen, so ist die Frage, ob sie wegen eines kleinen „Nävus" zum Eingriff zu bringen gewesen wäre.

Was schließlich die Aufforderung zur Vorsorgeuntersuchung angeht, so kennen wir ja unsere „Pappenheimer": Solche Dinge verschieben unsere Klienten allzu gerne.

Insgesamt betrachtet, haben Sie etwas „Normales" erlebt. Kein Arzt hätte besser handeln können. Übrigens finde ich es rührend, wie sehr Ihr Klinikchef darauf bedacht war, Sie raschest zu informieren. Freilich hätte er Sie deshalb auch ruhig schlafen lassen können.

Stichwörter
Afebrile Allgemeinreaktion (AFAR) / Metastasierendes Melanom

FALL 46	**Statt der Kompensation kam der Tod**
	Dr. med. G. R. in K.

„*Es geht um einen 62jährigen Mann. Er neigte eher zur Dissimulation, als daß er viel geklagt hätte. Im Krieg hatte er ein Bein verloren. Vor einem Jahr war eine Gesundenuntersuchung völlig unauffällig gewesen. An anderen Leiden waren mir eine Lebervergrößerung seit einer vor Jahrzehnten abgelaufenen Hepatitis und gelegentliche Beschwerden durch ein Nierensteinleiden bekannt. Seine Blutsenkung und sein Blutdruck waren stets normal gewesen. Nun kam er wegen Oberbauchbeschwerden zu mir. Ich hatte den Eindruck, es könnte ein Gallenblasenleiden sein und behandelte dementsprechend. Nach 10 Tagen klagte er über Herzbeschwerden und zeigte auch Zeichen einer kardialen Dekompensation. Ich gab Digitalis und entwässerte. Das EKG, wie seit einem Jahr, im Normbereich. Das Befinden besserte sich. 3 Tage später erfolgte plötzlich der Exitus letalis.*"

Kommentar

Wenn Sie, was ich annehme, nicht zu radikal entwässert und nicht extrem hoch digitalisiert haben, können Sie an diesem Verlauf nicht beteiligt gewesen sein. Damit fragt sich, was den plötzlichen Tod verursacht haben könnte und ob er zu verhindern gewesen wäre. Als Ursache kommen neben einem akuten Herzversagen vor allem ein Infarkt und eine massive Pulmonalembolie in Frage.

Damit sind aber die Möglichkeiten noch lange nicht erschöpft. Man muß nur an ein rupturiertes Aneurysma denken. Da all diese Ereignisse nicht beeinflußbar sind, ist ein schicksalhafter, tödlicher Verlauf anzunehmen.

Besonders tragisch ist natürlich, daß das Ableben in einer Phase erfolgte, da Sie hoffen durften, sein Herz wieder kompensieren zu können. Aber so ist unser Beruf nun einmal.

Stichwörter
Bild von Gallenblasenbeschwerden / Unklarer Exitus letalis

FALL 47

Schmerzen präkordial

Dr. med. G. G. aus M.

„Im Sonntagsdienst wurde ich zu einem 50jährigen Frührentner gerufen. Offensichtlich war er Alkoholiker und nahm auch reichlich Psychopharmaka. 2 Tage vorher war er schwer berauscht gewesen, zudem hatte er sich Psychopharmaka in größerer Menge zugeführt. Der aktuelle Anlaß waren Schmerzen im linken Arm und (pseudo?) pektanginöse Beschwerden. Meine sonstige Befragung und sämtliche Untersuchungen am Krankenbett fielen unverdächtig aus. So verschrieb ich Analgetika und schärfte ihm ein, am nächsten Tag seinen Hausarzt zu konsultieren. Am dritten Tag danach rief mich der Hausarzt an, er wäre eben verständigt worden, daß der Patient verstorben sei. Er wollte wissen, was ich gefunden hätte, da er den Mann nicht mehr gesehen hatte, seitdem ich gerufen worden war. Ich schilderte ihm meinen Hausbesuch und nehme an, daß der Frührentner als Todesursache einen Herzinfarkt zugeteilt bekommen hat. Zu fürchten ist, daß die Angehörigen sich fragen, warum ich denn nicht sofort ins Krankenhaus eingewiesen hatte."

Kommentar

Es ist ohne weiteres vorstellbar, daß Sie bei der Familie nicht gut wegkommen. Aber derlei Dinge sind unvermeidbar. Es hat wenig Sinn, sich damit herumzuquälen, da sich ja nichts mehr ändern läßt.

Gewiß braucht der Allgemeinarzt nicht bei leichten Präkordialschmerzen sofort ins Krankenhaus einzuweisen.

Ihre Anweisung, am nächsten Tag den Arzt zu holen, hat Ihnen die weitere Verantwortung abgenommen. Es ist aber sehr schwer, den Patienten klar zu machen, daß damit sie selbst die Verantwortung tragen. Im übrigen ist – wenn überhaupt Infarkt als Todesursache angegeben worden war – das eine Vermutung. Ebensogut konnte eine massive Pulmonalembolie oder etwas anderes das Leben ausgelöscht haben.

Zum Thema des völlig überraschenden, plötzlichen Ablebens ist mir ein Erlebnis unauslöschlich in Erinnerung, das ich als blutjunger Klinikarzt hatte: Es war Besuchszeit. Ich sehe mich vor der Krankenzimmertür stehen und den Angehörigen erklären, daß es dem Vater mit dem dekompensierten Vitium (wir hatten auf dieser Station nur Vitien aufgenommen) schon viel besser gehe. In diesem Augenblick kam eine Schwester bleich aus dem Saal gestürzt und rief mich dringendst hinein. Ich kam gerade zum letzten Atemzug des „viel besser gewordenen" Patienten zurecht.

Daher äußern sich auch erfahrene Ärzte in bezug auf die Prognostik stets zurückhaltend.

Stichwörter
Alkoholiker mit Schmerz im linken Arm / Fraglicher Herzinfarkt

FALL 48	**Ein Freund stirbt beim Schneeschaufeln**
	Dr. med. F. R. in K.

„Vor kurzer Zeit habe ich einen guten Freund auf tragische Weise verloren. Er war, nach einer klinischen Untersuchung wegen eines Herzgeräusches, vom Militärdienst freigestellt worden. Das liegt 10 Jahre zurück. Jetzt fiel er beim Schneeschaufeln plötzlich tot um. Nie war er krank gewesen, war sportlich trainiert und hatte nur ganz wenig geraucht. Die Obduktion ergab einen massiven Vorderwandinfarkt. Als weiteres Ergebnis fand sich eine hämorrhagische Tracheobronchitis. Ich frage mich, ob zwischen dem Infarkt und der Tracheobronchitis ein Zusammenhang besteht, d.h. ob der Freund nicht zu retten gewesen wäre, hätte er auf seine ‚Verkühlung' geachtet."

Kommentar

Wir müssen zur Kenntnis nehmen, daß es ein schicksalhaftes unabwendbares Ableben gibt. Ich darf nur an die alljährlichen Badeunfälle erinnern, wo meistens jüngere Menschen im Wasser absacken und in der Regel nur mehr tot geborgen werden können. Da war die Lebensuhr abgelaufen.

In diesem Sinne halte ich es für müßig, darüber nachzudenken, ob mehr Schonung den Freund vielleicht hätte retten können. Sind wir nicht alle mehrmals im Jahr „verkühlt"? Machen wir Ärzte nicht mitsamt den Erkältungen, mit Husten (oft genug fiebernd) unsere Hausbesuche und Sprechstundenberatungen – wie auch die Laien berufstätig bleiben?

Das ganze Leben ist eben ein einziger Ausleseprozeß, bei dem der eine früher, der andere später, und einige wenige ganz spät hinweggerafft werden. Man kann nicht unter einem Glassturz leben.

Es hätte ebenso Sie treffen können wie Ihren Freund. Das wird für Sie kein Trost sein, aber vielleicht ist es ein gewisser Anreiz, das Geschenk Ihres eigenen Lebens um so mehr zu schätzen.

Übrigens hatte die Münchener Medizinische Wochenschrift (MMW) eine Arbeit referiert, derzufolge der „Tod beim Schneeschaufeln" zusammen mit dem „Tod in der Sauna" die meisten Ablebensfälle bei unklaren Todesereignissen anführt.

Stichwort
Tod beim Schneeschaufeln

FALL 49 — Fünf nach zwölf
Dr. med. R. W. aus O.

„Eine 40jährige Patientin, ehemalige MTA, kam Anfang Juni mit Magenschmerzen zu mir. Weil eine 14tägige konservative Therapie keine Besserung bringt, überweise ich sie zum Internisten: Magenröntgen und Ultraschall ergeben keine Besonderheiten. Weiter konservative Therapie, weiter wechselnde Beschwerden. Während meines Augusturlaubs geht die Frau von sich aus zu einem anderen Internisten. Die dortige Gastroskopie und eine erneute Ultraschalldiagnostik zeigen ebensowenig pathologische Befunde wie früher. Ende August: Ultraschalluntersuchung beim Gynäkologen – Tumorverdacht. Die Operation ergibt ein Ovarialkarzinom (Stadium IV, Metastasen im ganzen Bauchraum und in der Leber). Eine aktive Chemotherapie erreicht nichts. Die Patientin stirbt im November desselben Jahres."

Kommentar

Vom Standpunkt der Häufigkeit braucht man ein Ovarialkarzinom nur noch höchst selten in diagnostische Erwägung zu ziehen. Es stellt eben eine Rarität dar.

Andererseits ist stets daran zu denken, wenn sich nur der geringste Hinweis auf eine konsumierende Allgemeinerkrankung ergibt: Es handelt sich eben um einen potentiell Abwendbar gefährlichen Verlauf (AGV). Im übrigen wissen wir, wie selten die von Ovarialmalignomen Befallenen rechtzeitig zur Operation gelangen. Im vorliegenden Fall dürfte die Metastasierung bereits im Juni – d.h. bei der Erstberatung – vorhanden und damit das Schicksal der jungen Frau besiegelt gewesen sein.

Auffällig an der allgemeinärztlichen und spezialistischen ersten Führung des Problems ist die Fixierung auf den Magen. Aber auch ich hätte möglicherweise nach einer örtlichen Routineuntersuchung zunächst einen Therapieversuch im Hinblick auf ein Magenleiden gemacht.

Keineswegs hätte ich mich a priori auf eine Magenerkrankung festgelegt. In solcher Lage klassifiziere ich daher vorerst das Symptom „Epigastralgie" (wenn keine weiteren Krankheitszeichen vorhanden sind). Spätestens 2 Wochen nach dem Beratungsbeginn hätte ich – bei unbeeinflußbaren Beschwerden – programmiert untersucht mittels Handlungsanweisung Nr. 38 „für die allgemeinmedizinische Diagnostik bei uncharakteristischen Ober- und Mittelbauchbeschwerden". Darin sind u.a. die Vaginal- und die Rektalexplorationen vorgeschrieben, auch die apparativen Untersuchungen.

Das Makabre in diesem Fall war jedoch, daß die ärztlichen Bemühungen ja erst „fünf nach zwölf" einsetzten, als das Ableben der Patientin nicht mehr abwendbar gewesen war. Irreführend waren der Allgemeinzustand wie das Alter der Frau.

Welcher erfahrene Arzt denkt schon bei einer 40jährigen mit unverdächtigen „Magenschmerzen" sogleich an ein Ovarialkarzinom?

Stichwörter
„Magenschmerzen", Epigastralgie / Ovarialkarzinom

Diagnostisches Programm

Nr. 38 „Oberbauch-Standard"

Absolute Machtlosigkeit

Dr. med. H. W. aus M.

„Ich hatte neulich ein beklemmendes Praxiserlebnis. Es geht um einen gesundheitsbewußten 27jährigen Mann, Nichtraucher, Sportler. Er kommt wegen eines Druckgefühls hinter der Herzgegend. Meine Untersuchung ergibt keinerlei Anhalt für eine organische Erkrankung. EKG und Belastungs-EKG zeigen Kurven im Normalbereich. 2 Wochen später stellt er sich wieder ein. Alles sei schlimmer geworden. Mir fallen nun am Thorax Venektasien auf, als handelte es sich um eine Abflußbehinderung. Die Röntgenaufnahme ergibt mediastinale Verschattungen mit einer Umscheidung des ganzen Herzens, aber ganz anderer Art wie beim ‚Panzerherz'. Spezialuntersuchungen weisen ein rasch wachsendes Malignom im mediastinalen Bereich nach, dem der sympathische Patient sehr rasch erliegt. Das Schreckliche für mich war die absolute Machtlosigkeit als Arzt."

Kommentar

Dazu kann man nur sagen, daß solche Vorkommnisse, d.h. ein Unabwendbar gefährlicher Verlauf bei einem jungen Patienten, den man mag, glücklicherweise große Rarität sind. Sonst wäre das Arztsein schier zum Verzweifeln.

Immerhin hat es Zeiten gegeben, da der Tod (als die Pest, die Pocken etc. grassierten) viel reichere Ernten aus allen Altersgruppen einbrachte – die Ärzte eingeschlossen.

Davon abgesehen haben Sie den Fall optimal geführt. Daß der Patient von Anfang an verloren war, konnten Sie nicht ahnen. So leiteten Sie die Verbreiterung und Vertiefung der Diagnostik im spezialistischen Bereich nach kurzer Beobachtungszeit ein.

Wie schön wäre es gewesen, hätte sich daraus eine harmlose Gesundheitsstörung ergeben! Es hat nicht sollen sein.

Stichwörter
Retrosternaler Druck / Mediastinaltumor

FALL 51 — Foudroyante Myokarditis
Kollege N. S. aus W.

„Eine 38jährige Patientin hatte vor kaum 2 Monaten in Kenia Urlaub gemacht. Alle nötigen Impfungen waren durchgeführt worden. Nun gibt es bei ihr einen Hausbesuch im Notdienst. Sie fiebert uncharakteristisch, hat Husten und Schmerzen im Brustbereich. Unter der Annahme eines ‚unspezifischen viralen Infektes' (es waren außerdem feinblasige Rasselgeräusche zu hören gewesen, RR 120/80, Puls 120) wird zunächst nur antipyretisch behandelt. Ab dem 3. Tag erfolgt die Umstellung auf ein Antibiotikum, da sich kein Ansatz zu einer Besserung abzeichnet. Noch vor dem in 24 Stunden geplanten nächsten Hausbesuch erfolgt zwischendurch die Krankenhauseinweisung. Dort verstirbt die Frau an einer foudroyanten viralen Myokarditis. Von der Erstuntersuchung bis zum Tod waren lediglich 7 Tage vergangen."

Kommentar

Die Führung Ihres Falles entspricht dem, was von einem modernen Allgemeinarzt erwartet werden kann:

Sie waren dem Hausbesuch nachgekommen, hatten offenbar die nötigen Fragen gestellt und in üblicher Weise untersucht. Der Fall war richtigerweise diagnostisch offen geblieben, Sie hatten sich auch in den folgenden Tagen intensiv um Ihre Patientin gekümmert. Es war auch gut, daß Sie nicht sogleich antibiotisch behandelt hatten, sondern erst nach einer Zeit des Abwartenden Offenlassens unter Antipyretika.

Wie die Dinge freilich lagen, war auch davon nichts zu erhoffen gewesen. Derartige Entwicklungen sind beim „Uncharakteristischen Fieber" glücklicherweise enorm selten. Vermeiden lassen sie sich aber nicht.

Immerhin mag dieser Fall als Warnung davor dienen, mit der Prognostik bei solchen Fällen allzu optimistisch zu sein. Ich sagte routinemäßig zu meinen Patienten: „Höchstwahrscheinlich ist in wenigen Tagen alles wieder vorbei; aber der Teufel schläft nicht."

Stichwörter
Uncharakteristisches Fieber / Virusmyokarditis

1.9 Fallen bei neuen Symptomen

Daß der Hausarzt nach einigen Jahren seine Klientel kennt, bringt ihm Vorteile. Aber – wie immer im Leben – stehen dem Vorteil auch Nachteile gegenüber. Vorteile sind u.a., daß Arzt und Patient schon mehrere Male Gesundheitsstörungen miteinander bewältigt haben, daß der Arzt über bestimmte chronische Leiden, ein wenig auch über die Psyche der Leute und über ihr Umfeld Bescheid weiß bzw. über Notizen davon verfügt. Diese Patientenkenntnis wird gerne auch „erlebte Anamnese" genannt.

Davon abgesehen wurde eine Vertrauensbasis geschaffen. Anderenfalls wäre der Patient dem Doktor ja schon untreu geworden. So gibt der Kranke dem Hausarzt immer wieder sein Leben in die Hände. Der Arzt ist sich seiner Verantwortung bewußt und versucht, dem Vertrauenden gerecht zu werden.

Nachteilig kann sich die Kenntnis über die gesundheitliche Situation der Patienten auswirken, wenn neue Symptome zu einer bekannten Krankheit gut passen und ihr daher zugeordnet werden, während tatsächlich etwas ganz anderes vorliegt.

Versäumt es der Arzt, seine primäre diagnostische Entscheidung zu korrigieren, so kann ein Patient dadurch sogar in Lebensgefahr geraten. Das ist kennzeichnend für die Praxis der niedergelassenen Ärzte.

Im Krankenhaus dagegen wendet man a priori bei jeder Aufnahme gesamte Routine an. Dabei spielt keine Rolle, ob der Eingewiesene schon öfter gesehen wurde – oder noch niemals zuvor. Durch eine solche Routine ist es fast unmöglich, einen Diabetes, eine Anämie, eine Leukämie etc. zu übersehen. Natürlich muß der große Aufwand finanziert werden.

Der Hausarzt dagegen – „draußen" in einer ganz anderen Lage – sieht zu, wie er die Beratungsprobleme in kurzer Zeit mit wenig Aufwand bewältigt.

Natürlich „preßt" kein erfahrener Arzt neue Symptome in eine alte Krankheit hinein (dazu hat er bald zuviel Ungutes erlebt). Gelegentlich aber bietet sich das Zuordnen zu bestehenden Zuständen so sehr an, daß es naheliegt, einen „alten Fall" anzunehmen. Das ist legitim. Der Behandelnde muß nur kritisch distanziert, abwartend offen und stets bereit bleiben, seine Zuordnung in Zweifel zu ziehen bzw. zu ändern. Auf diese Weise tut er sein Möglichstes.

FALL 52 **Wirklich dasselbe?**
Dr. med. G. K. aus A.

„Es handelt sich um einen 48 Jahre alten Alkoholiker. Er war zweimal innerhalb von 4 Monaten im Rausch die Treppe herabgestürzt. Beide Male wurde ich erst nach 48 Stunden zu ihm gerufen. Beim ersten Mal konnte ich keine Amnesie erfragen, kein Erbrechen. Ohren und Reflexe waren unauffällig. Es fand sich ein

einseitiges periorbitales Hämatom. Ich überwies sogleich ins Unfallkrankenhaus, von wo er schon am nächsten Tag – offensichtlich, weil alle Befunde normal ausgefallen waren – entlassen wurde. 4 Monate später ereignete sich der zweite Sturz, und meine Befunde waren identisch. Diesmal ließ ich ihn daheim. Wegen einer gleichzeitig bestehenden Mesotitis wurde er antibiotisch behandelt. Nach einer Woche überwies ihn der zugezogene HNO-Arzt zum Schädelröntgen, wobei diesmal eine frische Schädelbasisfraktur festgestellt werden konnte. Ich habe mir vorzuwerfen, daß ich beim zweiten Sturz nicht ebenso verfuhr wie beim ersten."

Kommentar

Es war verlockend anzunehmen, es wäre auch beim zweiten Vorkommnis „dasselbe" wie beim ersten Mal gewesen.

In der Krankenhausmedizin existiert dieses Problem (theoretisch) gar nicht, da jeder Patient jedes Mal einer einschlägigen Routine unterworfen wird. Aber gewiß kommt auch dort gelegentlich ähnliches vor, wie Sie es erlebt haben.

Zu ziehen wäre daraus die Lehre, daß man sich beim „alten Fall" in der Allgemeinmedizin im Prinzip stets so verhalten sollte, als wäre der Fall neu.

In meinem Lehrbuch beschrieb ich einen Fall, bei dem ich bloß Spasmolytika verabreichen sollte, weil der Vater wieder eine „Nierensteinkolik" hätte. Glücklicherweise fragte ich nach weiteren Symptomen, wurde bei der Angabe, es bestehe Fieber, stutzig und suchte den Patienten auf, statt dem Sohn einfach das Gewünschte auszuhändigen. „Dasselbe" war in diesem Fall eine Appendizitis ante perforationem.

Stichwörter
Alkoholiker / Schädelbasisfraktur
Bild einer Nierensteinkolik / Appendizitis

FALL 53 — **Sah zunächst aus wie die bekannte Schizophrenie**
Dr. med. T.-H. aus Y.

„Eine 48jährige adipöse Patientin ist seit 24 Stunden verändert. Sie behauptet, der elektrische Strom läßt sie erbrechen. Ähnliches hatte sie noch nie von sich gegeben. Aber, da sie nun einmal schizophren ist, ordne ich die Aussagen zunächst ihrer geistigen Krankheit zu. In therapeutischer Hinsicht erhöhe ich – als Konsequenz – die Neuroleptikadosis. Im übrigen stellt sich heraus, daß sie gar nicht erbrechen, sondern nur rülpsen muß. Tags darauf ist sie offensichtlich schlechter beisammen, nun fällt mir das aschgraue Gesichtskolorit auf, und ich kann mich

von der eigenen Fixierung auf die Schizophrenie lösen. Ich untersuche allgemeinmedizinisch, finde eine Empfindlichkeit im Oberbauch und in der Nierengegend. Die Blutsenkungswerte sind normal, aber die Harnamylasewerte enorm erhöht, die Leukozyten nur mäßig. Daher weise ich auf der Stelle mit Verdacht auf eine akute Pankreatitis auf eine interne Abteilung ein. Dort wurde nach einer vertieften Diagnostik meine Vermutung bestätigt und nach einiger Erholungszeit cholezystektomiert. Die Entzündung der Bauchspeicheldrüse ging langsam zurück. Wiederherstellung zum Status quo."

Kommentar

Ihr Fall ist theoretisch bedeutungsvoll. Wir stehen nun einmal in der Allgemeinmedizin immer wieder vor der Entscheidung „Alter Fall – Neuer Fall" (vgl. S. 84).

Naturgemäß neigen wir dazu, wenn die Symptome nicht klar in eine Richtung weisen, zunächst den „Alten Fall" anzunehmen. Gewiß tun das die Allgemeinärzte nicht leichtfertig, sondern kritisch. Hier kann das (falsche) Diagnosestellen sehr hinderlich für die richtige Beurteilung eines Falles werden.

Sie haben nun bei der bekannten Patientin zunächst eine neue Facette des alten Falles angenommen, ohne dadurch viel Zeit zu verlieren. Recht bald fiel Ihnen ja das schlechte Aussehen der Frau auf, und Sie zogen die richtigen Konsequenzen. So sind Sie mit der (hier) sehr gefährlichen Problematik, einen neuen Abwendbar gefährlichen Verlauf (AGV) eventuell zu übersehen, gut zurecht gekommen. Sie können mit Ihrem Handeln zufrieden sein.

Stichwörter
Aufstoßen und aschgraues Gesichtskolorit bei Schizophrener / Akute Pankreatitis

1.10 Dämonische und wirkliche Medizin

Im klinischen Unterricht werden traditionellerweise Patienten vorgestellt, die eine einzige Krankheit haben.

Aus der Vorgeschichte und durch die Untersuchung kommt man im Krankenhaus dem „Dämon" meistens auf die Spur. Er wird schließlich identifiziert. In der Folge verwandelt sich Herr Müller in die „Leukämie auf Zimmer 8". Es geht dann um den „Dämon" an sich. Die Person tritt zurück.

Nun bringen es die zahlreichen Routineuntersuchungen in den Krankenanstalten mit sich, daß beim Patienten auch andere Abnormitäten aufgedeckt werden. Sie können nebensächlich sein – das ist die Regel – oder ausnahmsweise sogar wichtiger als die eigentliche Beratungsursache.

70 Diagnostik

Das gibt es übrigens auch in der Praxis. So wurde ich einmal wegen eines (Nessel-) Ausschlages zu einer Frau gerufen, bei der ich einen bereits inoperabel gewordenen Brustkrebs entdeckte.

Wie geht man nun mit den bei Untersuchungen aufgedeckten Abnormitäten um? Das heute verbreitete, bloße „Auswerfen" dieser Daten im Arztbrief ist unbefriedigend. Das zeigt den Bedarf an einer brauchbaren Theorie für die klinisch Angewandte Medizin auf.

In der „wirklichen Medizin" gibt es nun vereinzelt auch Fälle, in denen zum ursprünglichen Beratungsproblem in rascher Folge ein oder mehrere gleichrangige, weitere hinzutreten.

Stichwörter
„Ausschlag" / Brustkrebs

FALL 54 **Schlag auf Schlag**
Dr. med. L. D. aus W.

„Ein stark übergewichtiger 20jähriger kam wegen Schmerzen rechts im Sprunggelenk und in der Ferse zu mir. Ich fand dort eine leichte Schwellung und eine blau-rötliche Verfärbung der Region. Spontane Diagnose: Gichtanfall. Prompter Rückgang auf Phenylbutazon i.m. Harnsäure einige Tage danach 7,3 mg/dcl. Eine Woche später dringender Hausbesuch bei ihm: kolikartige Rückenschmerzen. Klopfempfindliches Nierenlager. Unter der Annahme einer Nierensteinkolik verordne ich Spasmolytika. Prompte Beschwerdefreiheit. Sonografie tags darauf ohne Besonderheiten. 3 Tage später Notaufnahme wegen Pulmonalembolie. Die von mir später veranlaßte Phlebografie ergab eine Unterschenkelthrombose, von der wohl die Embolie ausgegangen war. Diesbezüglich war der Patient aber völlig beschwerdefrei gewesen und auch seiner Arbeit, wie gewohnt, nachgegangen. Hätte ich mich anders verhalten sollen?"

Kommentar

Sie hatten bei einem Patienten mit Lokalbeschwerden und Entzündungserscheinungen in Gelenknähe an Gicht gedacht und antiphlogistisch behandelt.

Wir sollten darauf verzichten, bei solchen Vermutungen von einer (spontanen) „Diagnose" zu reden. Das kann unter Umständen den Zugang zur wirklich vorliegenden Erkrankung blockieren.

De facto haben Sie ein Krankheitsbild gesehen, das von einer Hyperurikämie hätte hervorgerufen sein können. Davon abgesehen hätte ich wahrscheinlich ebenso gehandelt wie Sie. Aus dem Therapieerfolg hätte ich keine Rückschlüsse auf die Krankheit gezogen, denn – abgesehen von den Spontanverläufen – sprechen ja beispielsweise Phlebitiden auf Antiphlogistika auch gut an.

Ich weiß nicht, ob es beim Patienten die erste „Nierenkolik" war. Aber es wäre immerhin vorstellbar, daß da eine Phenylbutazon-Mikrokristallurie dahintergesteckt hatte. Die Lungenarterienembolie aus einer (tiefen) Unterschenkelthrombose war unvermeidbar.

Übrigens predige ich den Jungärzten immer wieder, nach einer ersten „Nierenkolik" raschestmöglich eine Nierendiagnostik zu veranlassen.

In der Regel überweise ich zu einer intravenösen Pyelografie bzw. zur Sonografie. Insgesamt betrachtet sind Sie, Herr Kollege, nach meinen Erkenntnissen und Erfahrungen, in einer Weise vorgegangen, die der Kritik standhält.

Stichwörter
Gichtanfall / Harnleiterkolik / Lungenembolie

FALL 55 **Unbeachtete Obstipation**
Dr. med. L. H. aus M.

„Einer meiner Patienten, ein 70jähriger pensionierter Unternehmer, wurde immer wieder wegen einer arteriellen Verschlußkrankheit vorstellig. Übliche Diagnostik und Therapie. Als er bei einem Aktionsradius von knapp 300 Metern angelangt war, entschloß er sich zu einer Operation, und ich wies ihn auf eine Spezialstation ein. Im Rahmen der Untersuchungen wurde der dortige behandelnde Oberarzt vom Sohn des Pensionisten auf die Stuhlbeschwerden des Vaters aufmerksam gemacht. Aber daraus ergaben sich keine Aktivitäten des Chirurgen. Schließlich unterblieb ein Eingriff an den Gefäßen. Ein Jahr verging. Dann kam es zu einer plötzlichen kompletten Harnverhaltung. Ich legte einen Katheter und wies mit liegendem Instrument ein. Im Lauf der dortigen Untersuchungen kam es zu einer Laparotomie. Dabei wurde eine weitgehende Karzinosis des Peritoneums festgestellt und daraufhin der Bauch wieder geschlossen. Ich bin unzufrieden, weil man seinerzeit die Stuhlbeschwerden nicht ernst genug genommen hatte. Vielleicht wäre der Patient damals noch zu retten gewesen."

Kommentar

Wie gewöhnlich, wenn sich dergleichen ereignet, geht es um eine unglückliche Verkettung von Umständen. Ganz im Vordergrund stand ja die Claudicatio intermittens. In welchem Krankenhaus wird, wenn unter solchen Umständen der Sohn des Patienten auf etwas so Alltägliches wie eine Stuhlverstopfung aufmerksam macht, die große Untersuchungsmaschinerie in Bewegung gesetzt? Vielleicht wäre die Sache anders gelaufen, hätten Sie, lieber Herr Kollege, bei der Einweisung darum ersucht, daß der Obstipation nachgegangen wird.

Ein weiteres Problem ist, ob das Malignom nicht schon damals inoperabel war. Eine Karzinosis des Peritoneums hat ja meistens eine längere als eine einjährige Vorgeschichte. Sie brauchen also, wenn sich alles tatsächlich so abgespielt hat, meiner Meinung nach nicht unzufrieden zu sein.

Stichwörter
Stuhlbeschwerden / Peritonealkarzinomatose

1.11 Diagnostisches Mosaik

Der traditionelle Unterricht ist auf die Versorgung selektierter Fälle unter den Bedingungen spezialisierter Kliniken ausgerichtet. Der Jungarzt hat daher keine Schwierigkeiten, sich später in solche Betriebe einzufügen.

In der Praxis geht es anders zu. Die Herausforderung ist dort, in kurzer Zeit vernünftig zu handeln. Dafür erfindet jeder Praktiker unbewußt sehr schnell die Direkte Diagnostik, sowie die *Örtliche* und *Allgemeine Routine*. Es sind aus der Not geborene, zielende, problemorientierte Untersuchungstechniken. Sie werden von den Handlungszwängen, vom Wissen, von den Erfahrungen und vom Talent der einzelnen Ärztin bzw. des einzelnen Arztes gesteuert[7].

Wohl wurden von der berufstheoretischen Forschung schon 82 Programme[8] für die Führung von Problemfällen in der Praxis verfügbar gemacht. Unerforscht ist aber weiterhin, wie man die Beratungen optimal startet, wie man die Handlungsanweisungen auswählt und was nach den Programmen kommt. Aber man braucht solche Standards ja nur bei etwa jedem zehnten Fall. Wie geht man bei den übrigen vor? Wie schließen wir dort Abwendbar gefährliche Verläufe (AGV) aus? Wann können wir die offenen Fälle aus der Behandlung entlassen?

Noch ist die Forschung nicht so weit, darauf Antworten zu geben. So arbeitet selbst der Allgemeinarzt, der die Ergebnisse der Praxisforschung kennt, zwar im Bewußtsein, eine spezifische Funktion auszuüben, ist aber nach wie vor hauptsächlich auf seine schöpferischen Kräfte und Erfahrungen angewiesen. Nachste-

---

[7] vgl. Braun RN (1986) Lehrbuch der Allgemeinmedizin. l.c.
[8] Braun RN, Mader FH, Danninger H (1994) Programmierte Diagnostik in der Allgemeinmedizin. l.c.

hend wird ein Beispiel dafür gegeben, wie wichtig das Wissen über die wichtigsten seltenen gefährlichen Krankheiten ist. Das nächstfolgende Beispiel betrifft eine unerwartete Aufklärung durch den Patienten, wie wir es ab und zu erleben. Manchmal erfolgen solche entscheidenden Mitteilungen erst gegen Ende oder sogar nach der Beratung.

FALL 56	Überraschende Ätiologie
	Dr. med. D. J. S. aus L.

„Ein 31jähriger schwerer Alkoholiker (derzeit allerdings seit Monaten trocken) klagt über Juckreiz: nachts im Bett, von kalt in warm, besonders an den unteren Extremitäten. Haut unauffällig, kein Parasitosewahn. Leber und Lebertests unauffällig. Kein Diabetes (auch Glukosebelastung normal). Keine Drüsenschwellungen. Normales Blutbild. Kein Hyperthyreoidismus. Blutfette normal. Kein „flush" oder Herz-Lungensymptome. Nervensystem: nichts Auffälliges. Keine Ödeme. Blutdruck, Urin normal. Keine Urämiezeichen. Die etwas erhöhten Harnsäurewerte wurden normalisiert. Antihistaminika helfen kurzfristig. Sonst keine Hinweise auf eine Allergie. Der Patient hat schon seit jeher zu Frauen ein abnormales Verhältnis. Er betrachtete sich in seinen (stets flüchtigen) Beziehungen als ausgebeutet und behandelte die jeweilige Frau nur als Sexualobjekt. Seit dem Krankenhausaufenthalt (Fachkrankenhaus für Alkoholiker) hatte er keine Möglichkeit zum Sexualverkehr. Er masturbierte. Auf meine Frage, ob ihn dies erleichtere, erklärte er erstaunt: ‚Erst dann juckt es nicht mehr'."

Kommentar

Mehr oder weniger generellen Pruritus erleben wir in der Allgemeinmedizin, ohne daß sich irgendeine Ursache dafür finden ließe, etwa 15mal unter 10000 Praxisfällen. Der „Durchschnittsarzt" sieht also 5–7 Fälle jährlich bzw. 1–2 im Vierteljahr. Da es sich um eine wahre Crux medicorum handelt, habe ich dafür ein eigenes Diagnostisches Programm Nr. 45 „für die allgemeinmedizinische Diagnostik bei allgemeinem Pruritus ohne sonstige nennenswerte Krankheitszeichen" parat. Sie haben es mit Ihrem Untersuchungsumfang mehr als abgedeckt.

Vom berufstheoretischen Standpunkt aus gesehen haben Sie den Fall optimal geführt: mit der Exklusion „abwendbar gefährlicher" und anderer mehr oder weniger bedrohlicher Erkrankungen, mit der Exklusion der sonstigen wichtigsten Juckreiz hervorrufenden Leiden, mit den therapeutischen Versuchen – und das alles ohne Festlegung, d.h. „abwartend offenlassend" und stets bereit, eine Lösung zu akzeptieren. Gewiß war die Frage, die einen Schlüssel bedeutete, mit Glück und zur richtigen Zeit gestellt. Aber so ist das eben in einer Allgemeinpraxis.

74   Diagnostik

Jedem von uns ist es beispielsweise schon passiert, daß er nach der eigentlichen Beratung erst bei der Verabschiedung – zwischen Tür und Angel – entscheidende Informationen erhielt. Dafür sollten wir also stets ein paar Augenblicke Zeit haben. Dem Patienten und Ihnen möchte ich wünschen, daß die „Restrukturierung der Psyche" gelungen ist.

Stichwörter
Pruritus bei Alkoholiker / Masturbation

Diagnostisches Programm
Nr. 45 „Juckreiz-Standard"

FALL 57   **Früchte der Hochschullehre**
Frau Dr. med. E. S. aus E.

„Zu mir kam eine 18jährige Französin (Au-pair-Mädchen bei einer Familie mit 3 Kleinkindern). Sie klagte über einen kleinfleckigen, leicht juckenden und schuppenden Ausschlag an beiden Händen. Sie meinte, er käme von einem zu scharfen Waschmittel. Ich gab blande Salben und ein Antiallergikum. Nach 48 Stunden hatte sich der Ausschlag auch auf beide Fußsohlen ausgedehnt. Da mich die neue Lokalisation stutzig machte, überwies ich sofort an einen Dermatologen. Einige Tage später verständigte mich der Kollege vom hochpositiven Ausfall sämtlicher Seroreaktionen auf Lues. Damit ergab sich die Feststellung einer hochinfektiösen Lues II. Die 18jährige sowie (prophylaktisch) die ganze Familie wurden entsprechend behandelt."

Kommentar

Man kann Ihnen, liebe Kollegin, nur dazu gratulieren, daß Sie die „richtige Nase" zum optimalen Handeln gehabt hatten. Die ungewöhnliche Ausbreitung der Dermatose erinnerte Sie wohl an das Examenswissen.

Das Weitere ergab sich dann durch das optimale Funktionieren des Dermatologen von selbst. Man muß nur daran denken, was geschehen wäre, hätten Sie auf einer (falschen) „Diagnose" beharrt und weiter und weiter selbst behandelt, ohne an die Möglichkeit einer venerischen Erkrankung zu denken. Nicht zuletzt wären Sie ja auch selbst gefährdet gewesen, von den anderen Kontaktpersonen zu schweigen.

Sie haben da ein ausgezeichnetes Beispiel einer abwendbar gefährlichen Erkrankung gebracht, die man wegen ihrer Seltenheit in der Praxis allzu leicht ganz aus den Augen verliert. In diesem Sinne stellt Ihre Schilderung eine wichtige Wissensauffrischung für uns dar.

Stichwörter
Schuppender Ausschlag an Handflächen und Fußsohlen / Lues II

FALL 58 | **Zahnwehartiges Kopfweh**
Dr. med. K.

„Die 59jährige Mutter meiner Sprechstundenhilfe stellt sich wegen zahnwehartiger Kopfschmerzen vor. Ausstrahlung vom Nacken bis zum Gesicht. Keinerlei Druckschmerz. Da sie vor 4 Jahren „dasselbe" gehabt hat und damals die Neuraltherapie erfolgreich war, verfahre ich jetzt ebenso. Außerdem rezeptiere ich ein Antineuralgikum. Nach dem Wochenende sind die Beschwerden geringer. Der Schmerz geht nunmehr dumpf durch den ganzen Kopf. Sie ist müde, offenbar bedingt durch die Schlaflosigkeit wegen des Kopfschmerzes. 24 Stunden später führt mich ein Brandruf an ihr Krankenbett: Die Kephalgie ist unerträglich geworden. Der etwas später bemühte Neurologe findet eine (passagere) Pupillendifferenz und weist wegen Verdacht auf einen Hirntumor ein. Im Krankenhaus wird schließlich ein Neoplasma lokalisiert. Bei der Operation bzw. histologisch wird es als Meningeom verifiziert. Ausgang mit Beschwerdefreiheit. Ob ich etwas versäumt habe?"

Kommentar

Sie haben nichts versäumt, sondern im Gegenteil so gehandelt, daß die Patientin zum frühestmöglichen Zeitpunkt geheilt werden konnte.

Für gewöhnlich haben die Fälle von gutartigen Hirntumoren ja eher eine jahrelange als eine monatelange Vorgeschichte: Eine Anamnese von wenigen Tagen ist etwas ganz Ungewöhnliches, noch dazu in dieser Dramatik.

Man muß aber dem Neurologen Sorgfalt bestätigen, daß er die Pupillendifferenz erfaßt und auf eine stationäre Fortsetzung der Diagnostik gedrungen hatte. Schließlich hat auch die Patientin das ihrige dazu beigetragen, indem sie in Ihre Diagnostik, in die des Krankenhauses und in die Operation eingewilligt hatte.

Wie so oft an der ersten Linie ging es darum, sich in keiner Weise auf eine bestimmte Krankheit – vorschnell aufgrund der größten Wahrscheinlichkeit – festzulegen. Hätten Sie rasch eine falsche „Diagnose" gestellt, wer weiß, ob dann die Frau noch zu retten gewesen wäre.

> **Stichwörter**
> Zahnwehartige Kopfschmerzen / Meningeom

1.12 Zuordnung von Symptomen

Im vorigen Abschnitt hat eine Ärztin über eine Zuordnung von Symptomen berichtet. Sie hatte sich daran erinnert, daß symmetrische akute Hautausschläge auf Handtellern und Fußsohlen bei der Lues vorkommen.

Ich glaube nicht, daß sie diese extreme Rarität je zuvor in ihrer Praxis gesehen hatte. Immerhin fiel ihr ein, daß „so etwas" bei Lues vorkommt. Damit war dafür gesorgt, daß der Teenager rasch und richtig behandelt wurde.

In diesem Kapitel geht es nun um Zuordnungen, die nicht ebenso überzeugen konnten, bzw. wo es eines tiefergehenden Wissens bedurft hätte, um die gegebenen Klassifizierungen einleuchtend zu begründen.

Hierin lassen sich wiederum die Folgen des anerzogenen Zwanges zur Diagnosestellung erkennen. Die niedergelassenen Kollegen stehen so sehr unter dem Druck dieses Dogmas, daß sie geneigt sind, bloße Möglichkeiten zu gesicherten Beratungsergebnissen umzufunktionieren. In Wirklichkeit waren Zusammenhänge zwischen den Symptomen und den Klassifizierungen nur locker. Wenn allerdings, wie im dritten dieser neuen Fälle, die lumbalen, monatelang bestehenden, therapieresistenten Parästhesien nach einer Hernienoperation verschwinden, so wird man nicht umhin können, die Parästhesien und die Hernie zueinander in Beziehung zu setzen, auch wenn von derlei Zusammenhängen in einigen Lehrbüchern nichts geschrieben steht.

FALL 59 Primärer Zoster – oder nicht?
Frau Dr. med. R. E. aus D.

„Die Patientin ist 57 Jahre alt, seit 12 Jahren Diabetikerin. Sie klagt über anhaltendes Taubheitsgefühl über der linken Gesichtshälfte und über Schwerhörigkeit links. Der Verdacht auf eine diabetische Angiopathie liegt nahe. Durchblutungsfördernde Medikamente wurden versucht. Anschließend gab ich Digitalis – ohne Erfolg. Chiropraktische Anwendungen und Massagen (wegen des vorliegenden HWS-Schadens) halfen nichts. Der mehrmals konsultierte HNO-Arzt konnte keine Ursache für die Schwerhörigkeit finden. Nach wochenlangen Bemühungen brach ein Ausschlag im Bereich des 2. Trigeminusastes links aus. Es war ein Zoster."

Kommentar

Uncharakteristische Schwerhörigkeit sieht der Allgemeinarzt in der Durchschnittspraxis etwa 4–6mal jährlich. Allerdings meist bei älteren Patienten und beiderseitig.

Uncharakteristische Parästhesien sind etwa doppelt so häufig. Im Gesichtsbereich sah ich sie selten.

Da die Frau Diabetikerin ist, hätte ich selbst wahrscheinlich auch an eine diabetische Angiopathie oder Neuritis gedacht und die entsprechenden Mittel verschrieben. Weniger, weil ich mir davon eine gute Wirkung erhofft hätte als deswegen, den Fall „abwartend offen" beobachten zu können. Spätestens nach 14 Tagen hätte ich zum HNO-Arzt überwiesen. Ich nehme an, daß Ihr Consiliarius auch ein Schädelröntgen veranlaßt hat und das unauffällig ausgefallen war.

Daß in einem solchen Fall Chiropraktik und Massagen nichts helfen würden, war zu erwarten. Immerhin haben Sie es versucht. Dann kam also nach wochenlangen Bemühungen des Rätsels Lösung: es war ein Herpes zoster.

Dazu fehlt mir die Angabe, daß sich mit dem Abklingen des Zosters die Parästhesien rückgebildet haben und auch die Schwerhörigkeit verschwand.

An sich gibt es wohl eine Latenztheorie, nach der Zostererreger (nach Jahren der Anwesenheit im immunbiologischen Gleichgewicht) aktiv werden. Aber Latenz heißt doch wohl, daß sie zu dieser Zeit keine wie immer gearteten Krankheitszeichen verursachen. Die Inkubationszeit des Zosters wird in den Büchern im allgemeinen mit mindestens 4 bis höchstens 21 Tage angegeben. Einmal fand ich freilich den Vermerk „Inkubationszeit unbekannt".

Da nun die Erscheinungen bei „Ihrem Fall" offenbar länger als 3 Wochen bestanden hatten, möchte ich doch glauben, daß wir hier nicht nur an einen (primären) viralen Herpes, sondern auch an einen sekundären denken müssen, wie ihn etwa Krebsmetastasierungen verursachen können. Ich hätte also in diesem Sinne an den Ausschluß eines solchen Geschehens gedacht und die Neurologen bzw. Neurochirurgen mobilisiert. Aber alles hängt ja davon ab, ob die Beschwerden mit Rückgang des Zoster schwanden oder nicht.

Zosterfälle habe ich in meinen Praxen 1944–1984 etwa 180mal gesehen (meinen eigenen eingeschlossen), mir ist aber nichts Ähnliches in Erinnerung.

Stichwörter
Taubheitsgefühl und Schwerhörigkeit / Herpes zoster

FALL 60 — Rätselhafte Perforationen
Dr. G. K. aus A

„Eine 33jährige Patientin war am Vortag von der Leiter gestürzt. Ohne sonstige Folgen kommt sie tags darauf in meine Sprechstunde, weil sie seit dem Sturz beiderseitig schwerhörig ist. Bei der Otoskopie fand ich zu meiner Überraschung symmetrische schlitzförmige beiderseitige Trommelfellperforationen. Ich behandelte diese Perforationen antibiotisch, wodurch es zu einer raschen, komplikationslosen Abheilung kam. Nachzutragen wäre, daß der Sturz auf den Rücken erfolgte. Die Otoskopie ergab außer den genannten „Schlitzen" keine Besonderheiten. Am Skelett, einschließlich des Schädels, fiel mir nichts auf."

Kommentar

Der Fall ist ungewöhnlich. Eine direkte Trommelfellverletzung kam ja hier nicht in Frage. Die indirekte, einseitige Perforation sah ich schon mehrmals nach Ohrfeigen. Dazu gehören unregelmäßige zackige Perforationen und Blutungen in der Umgebung des Risses bzw. blutunterlaufene Ränder.

Beiderseitige Felsenbeinbrüche in Zusammenhang mit Schädelbasistraumen wären Ihnen kaum entgangen. Es war, glaube ich, gewagt, die „Schlitze in beiden Trommelfellen" sofort dem Sturz zuzuordnen, zumal bekannt ist, wie gering selbst bei größeren Rupturen die Hörstörungen sind.

Stichwörter
Sturz / Trommelfellperforation

FALL 61 — Monatelange Parästhesien
Dr. med. G. K. in A.

„Ich erlebte einen sehr interessanten Fall. Er ergab sich aus einer Vertretung im Sonntagsdienst. Es handelte sich um einen 35jährigen Patienten, der wegen bandförmiger Parästhesien im lumbalen Bereich zu mir kam. Er hatte diese Beschwerden schon monatelang und war deshalb auch wiederholt bei seinem Arzt gewesen. Bisherige therapeutische Bemühungen erfolglos. Ich selbst fand nichts Besonderes. Es ergab sich, daß der Mann sich bei mir einer Gesundenuntersuchung unterziehen wollte. Sie fand statt, und dabei fiel mir eine Inguinalhernie auf. Ich riet zur Operation. Der Patient begab sich dann erst in Behandlung eines Internisten, später eines Neurologen, landete aber schließlich doch auf einer chirurgischen

Abteilung, wo sein Leistenbruch operiert wurde. Mit der Operation verschwanden die bandförmigen lumbalen Parästhesien. Dabei ist es bis heute – etwa 8 Monate nach dem Eingriff – geblieben."

Kommentar

Vom Patienten aus gesehen handelt es sich um einen vollen Erfolg.
Die Frage, die sich der Arzt stellen muß, ist ob die Parästhesien ein Symptom der Inguinalhernie waren, ob es sich um ein zufälliges Zusammentreffen der Heilung mit der Bruchoperation handelt oder ob etwa ein psychogenes Geschehen unter dem Eindruck der chirurgischen Aktivität wieder abgeklungen ist. Mich selbst würde ein spätes Wiederauftreten der lumbalen Parästhesien nicht überraschen.
In zwei neueren Chirurgielehrbüchern fand ich übrigens keinerlei Parästhesien als Symptome bei Leistenhernien erwähnt.
Damit freilich ist für mich das Problem eines direkten Zusammenhanges noch nicht erledigt. Ich erinnere da immer wieder an meinen Ausspruch: „Die Krankheiten lesen keine Lehrbücher".

Stichwörter
Parästhesien / Leistenbruch

FALL 62 — **Glück durch Intuition**
Dr. med. K. R. in B.

„Ich stellte bei einer 84jährigen Patientin, die bei mir wegen Diabetes und arterieller Verschlußkrankheit Dauerpatientin war, aus der sonstigen Normotonie heraus plötzlich Hypotonie fest. Dazu Schwindel, Präkollaps, keinerlei Beschwerden in der Herzgegend. Zunächst Effortil®. Nach 4 Tagen eigentlich mehr aus dem Gefühl heraus (stummer Infarkt?) EKG. Ergebnis: Typisches Bild eines Hinterwandinfarktes, Enzyme entsprechend. Erst Schreck, dann das Gefühl, Glück gehabt zu haben. Da die ersten Tage ambulant gut überstanden worden waren, ließ ich die Patientin daheim. Inzwischen sind 2 Monate problemlos verstrichen. Wie wäre es mit Vorwürfen gewesen, wenn es schiefgegangen wäre?"

Kommentar

Bei einer betagten Patientin, die an Diabetes und an einer arteriellen Verschlußkrankheit leidet, ist es gewiß legitim, eine unvermutet aufgetretene Blutdrucksenkung auf einen dieser beiden Zustände zu beziehen.

Es fragt sich, ob es damit schon erlaubt war, unter der Vorstellung einer Kreislaufschwäche ohne weiteres zu therapieren. Denn um nur einen Abwendbar gefährlichen Verlauf (AGV) zu nennen: Man weiß ja recht gut, daß ein Myokardinfarkt ohne jede direkt auf das Herz weisende Symptomatik in Erscheinung treten kann.

Ich glaube also, daß es hier zweckmäßig gewesen wäre, binnen 24 Stunden (wenn nicht früher) ein EKG zu schreiben. Der präkollaptische Zustand mit Blutdruckabfall und der Schwindel sind ja Hinweise auf eine mögliche Myokardalteration.

Aber ich habe gut reden. Wer weiß, wie ich mich in diesem Fall als Arzt selber verhalten hätte?

Bei Befolgung meiner eigenen Lehre hätte ich binnen 24 Stunden mit der Handlungsanweisung Nr. 33 „zur allgemeinmedizinischen Diagnostik beim Anschein einer Hypotonie, auch nach einer akuten Kreislaufinsuffizienz unklarer Genese" programmiert vorgehen müssen, dann wäre ich mit dem EKG „in den Infarkt hineingefallen".

Sie selbst mußten noch 3 Tage zuwarten, ehe Sie Ihre intuitive Programmierung in die richtige Richtung lenkte.

Da zwischen einem *„Zustand"* und einem *„Prozeß"* unterschieden werden mußte, was elektrokardiografisch allein unmöglich ist, war die Enzymdiagnostik indiziert.

Auf der intuitiven Ebene verstehe ich Ihr Glücksgefühl. Sie hätten aber bei programmierter, früherer Aufdeckung ein ebenso gutes Gefühl gehabt, freilich ohne Schrecken. Die *Programmierte Diagnostik* hat ja den Sinn, rundum alles Faßbare – vor allem das Gefährliche – problemorientiert frühestens aufzudecken. Die weitere Behandlung daheim war – nach allen mir bisher bekannten statistischen Ergebnissen – durchaus vertretbar. Hätten Sie die Patientin verloren, so hätte man Ihnen wahrscheinlich Vorwürfe gemacht. Sie hätten darunter gelitten.

Wir haben nun einmal keinen so breiten Rücken wie die Kollegen im Krankenhaus. Und das ist ja auch der Grund, warum wir Allgemeinärzte solche Fälle aus der eigenen Verantwortung abgeben, es sei denn, die Patienten wollen auf gar keinen Fall eingewiesen werden, was freilich an den Vorwürfen wenig ändert.

Freuen Sie sich also, daß alles gut ablief. Sie haben das Ihrige dazu getan.

Stichwörter
Blutdruckabfall / Hinterwandinfarkt

Diagnostisches Programm

Nr. 33 „Hypotonie-Standard"

FALL 63	**Kollapszustände**
	Dr. med. E. K. aus G.

„Ein 60jähriger Mann – er war früher schon dreimal kollabiert – erlebt nun wiederum „dasselbe". Ich war rasch zur Stelle, schrieb ein EKG, das neben einer ausgeprägten Bradykardie einen AV-Block dritten Grades zeigte. Ich überwies sofort und sandte das EKG mit. Das war wichtig, weil sein EKG eine halbe Stunde später im Krankenhaus völlig normal ausfiel. Er erhielt unter der Vorstellung von Adams-Stokes-Anfällen einen Schrittmacher und hat in der seither verstrichenen – allerdings kurzen – Zeit keine Kollapszustände mehr gehabt."

Kommentar

Wohl jedem Allgemeinarzt, der länger praktiziert, sind schon rätselhafte Zustände „untergekommen", die sich letztlich als Adams-Stokes-Anfälle entpuppten.

Es liegt daran, daß, wie auch sonst in der Medizin, die Krankheiten sich nicht an die Lehrbuchbeschreibungen halten, aber auch daran, daß die Anfälle längst vorüber sind, wenn der Arzt eingetroffen ist.

Ich erinnere mich an eine Patientin, die ihre „Attacken" so beschrieb, daß man gar nicht auf die Idee kam, es könnte sich um ein Adams-Stokes-Syndrom handeln. Schließlich kam aber doch ein Arzt im Sonntagsdienst zu ihrem Anfall gerade recht, wodurch er zu beurteilen vermochte, welcher Art ihre Anfälle waren.

Solcherart haben diese Patienten oft eine lange Vorgeschichte mit verschiedenen Ansichten über die Vorkommnisse, ehe der Arzt – wie in Ihrem Fall – in die richtige Richtung gebracht wird. Glücklicherweise hatten Sie damals nicht nur ein EKG zur Hand, sondern betätigten es auch und sandten sogar die geschriebene Kurve mit ins Krankenhaus. Das letztere war gewiß entscheidend für die Einschätzung des Falles durch die Spezialisten bzw. für die Schrittmacherimplantation.

Besser als Sie kann man es in der Allgemeinpraxis nicht machen. Ich hoffe, daß Ihr „Management" – oder *Handling,* wie man heute gerne sagt – seitens der Kollegen im Krankenhaus auch entsprechend gewürdigt wurde.

Stichwörter
Rezidivierende Kollapse / Adams-Stokes-Anfall

FALL 64 — Hintertüren offenhalten
Dr. med. M. C. aus L.

"Im Bereitschaftsdienst wurde ich dringend zu einem 82jährigen Großvater bestellt. Er hauste in einer verschmutzten Wohnung. Ich sollte den Katheter entfernen. Er hätte seit 2 Tagen rasende Schmerzen und hielte ihn nicht mehr aus. Nebenbei wurde mir mitgeteilt, daß der Opa an einer chronischen Emphysembronchitis litte. Ich tastete den Leib ab und vermutete im Unterleib Spasmen, entweder durch einen Harnwegestein oder durch einen Harnwegeinfekt. Ich schlug vor, es zunächst einmal mit einem krampflösenden Mittel zu versuchen. Zeige sich keine Wirkung, so sollte er von den Einweisungspapieren Gebrauch machen, die ich im Zimmer deponierte. Der Mann kam ins Krankenhaus und war eine Woche später wieder daheim. Im Arztbrief stand „Akute Gallenblasenentzündung". Ich erinnerte mich noch genau, daß die Oberbauchgegend bei der Palpation bland war. Daher hatte ich keinen Grund, etwas anderes anzunehmen als eine akute Störung im Unterbauchbereich."

Kommentar

Hält man sich an die typischen Lehrbuchfälle, so hatten Sie tatsächlich keinen Grund, etwas anderes anzunehmen als eine Erkrankung im Bereich der Harnwege.
    In den meisten Fällen trifft das zu. Es gilt ja auch für die Wurmfortsatzentzündung, daß sie im Unterbauchbereich Beschwerden verursacht. Nur eben bis auf die Ausnahmen.
    Ein anderes Beispiel: Ich war als junger Praktiker davon überzeugt, daß man Magen- und Gallenblasenbeschwerden, untersuchte man nur gründlich genug, auseinanderhalten könnte. Ich verstand den Röntgenologen nicht, der bei normalem Magenbefund (und Oberbauchbeschwerden) stets vorschlug, auch die Gallenblase darzustellen. Bis ich dann selbst eine „typische" Magenerkrankung erlebte, bei der es sich in Wirklichkeit um eine Gallenblasenentzündung gehandelt hatte.
    Ein vergleichbarer Fall hatte wohl bei Ihnen vorgelegen: Atypische Cholezystitis mit Unterbauchsymptomatik. Vorsicht also mit diagnostischen Festlegungen. Wir müssen uns Hintertüren offenhalten!

Stichwörter
Unterbauchschmerzen bei Dauerkathetertäger / Akute Cholezystitis
Oberbauchschmerzen / Cholezystitis

FALL 65	**Spiralfraktur**
	Dr. med. G. K. aus M.

„Im Feiertagdienst kam ein 3 1/2jähriger Junge zu mir. Vorgestellt wurde er durch seinen Großvater. Er hätte es in den Sprunggelenken, meinte der Großvater. Ich untersuchte örtlich, fand aber nichts Auffälliges. Er sah auch gesund aus. Sicherheitshalber veranlaßte ich eine Röntgenaufnahme. Da die Konsultation aber zwischen den beiden Feiertagen lag, wollte ich auf die Poliklinik Rücksicht nehmen und überwies den Knaben erst nachher. Es lag ja offenbar nichts Dringliches vor. Ich wurde dann vom Krankenhaus angerufen. Der Kollege teilte mir mit, daß es an einem Unterschenkelknochen eine spiralige Aufhellungslinie gäbe. Man werde die Fraktur dort versorgen. Warum hatte ich überhaupt nicht an eine Verletzung, geschweige denn an einen Knochenbruch gedacht?"

Kommentar

Sie haben deswegen nicht daran gedacht, weil Sie nicht zu einem Unfall gerufen wurden, wo das Kind schockiert am Boden lag, unfähig auf den eigenen Beinen zu stehen, sondern weil da zu Ihnen Großvater und Enkel kamen, wobei der Patient einen durchaus gesunden Eindruck machte.

Wir halten uns in der Praxis nun einmal zunächst (abgesehen vom ersten Eindruck) an die Beratungsursache.

Weit und breit wies nichts auf eine Verletzung hin. Allerdings ist noch die alte Regel zu beachten, daß man sich nämlich nie durch den Anschein verführen lassen und die erste Beurteilung stets in Frage stellen sollte *(Falsifizierung: „Es sieht so aus wie ..., aber was ist es wirklich?")*.

Und da ein Gelenkleiden in diesem Alter, noch dazu bei einem gesund aussehenden Knaben, eher unwahrscheinlich war, hätte eigentlich die Frage nach einem Unfall nicht fehlen dürfen. Ich möchte sogar meinen, daß Sie ohnedies danach gefragt und daß Sie darauf eine negative Auskunft erhalten hatten.

Stichwörter
Sprunggelenkbeschwerden beim Kind / Spiralbruch des Unterschenkels

FALL 66	**Status post?**
	Dr. med. K. G. aus M.

„Es geht um einen 42jährigen ‚Neurotiker'. Seine gelegentlichen Beschwerden in der Herzgegend hatte ich bisher hauptsächlich als Folge einer früh durchgemachten Perikarditis interpretiert. Nun bekam er an seinem entfernten Arbeitsplatz plötzlich stärkere ‚Herzschmerzen' und ging ambulant ins nächste Krankenhaus. Dort kam man zu keiner diagnostischen Entscheidung und überwies den Mann am selben Tag in eine Spezialstation in der Großstadt. Er wurde dort vom Kardiologen genau untersucht – eine Koronarangiografie eingeschlossen –, auch behandelt und jetzt beschwerdefrei entlassen. Er ist jetzt auf ein Koronartherapeutikum und ein Beruhigungsmittel eingestellt. Irgendwelche Folgen der seinerzeit durchgemachten Perikarditis konnten nicht festgestellt werden. Diesen Fall schildere ich, weil er mir selbst gezeigt hat, daß ich ziemlich kritiklos postperikarditische Zustände angenommen hatte, ohne daß solche jemals festgestellt worden waren. In Wirklichkeit leidet er also an – offensichtlich harmlosen – Koronarspasmen, deren Neuauftreten sich noch dazu bisher verhindern ließ."

Kommentar

Wir sind mit diesem Fall wieder einmal beim „Diagnosen"-Problem, wenngleich bei einer neuen Facette davon.

Es geht um die naheliegende Zuordnung von Beschwerden zu einer abgelaufenen Krankheit, die tatsächlich solche Symptome verursachen kann. Der Schönheitsfehler daran ist, daß nie falsifiziert wurde, d.h. die eigene Hypothese wurde vom Arzt nie diagnostisch ernstlich angegriffen.

In gewisser Weise liegt damit gleichzeitig das Problem „Alter" oder „Neuer" Fall vor (vgl. S. 69), wobei also gegebene Krankheitszeichen einfach dem früher abgelaufenen Prozeß zugeschlagen wurden, weil ein solcher Zusammenhang auf der Hand zu liegen schien.

In den Krankenhäusern stellt sich dieses Problem kaum, da dort ja im Prinzip jeder Fall ein „neuer" ist, der für sich untersucht und beurteilt werden muß. Andererseits passiert es auch im spezialistischen Bereich immer wieder, daß vorgefaßte Meinungen nicht ausreichend falsifiziert werden. Das kann für die Allgemeinmedizin aber kein Trost sein.

Im Bereich der Angewandten Medizin treten jedenfalls überall Mängel zutage, die dadurch bedingt sind, daß die Ergebnisse der berufstheoretischen Grundlagenforschung kaum beachtet werden.

Es ist jedenfalls verdienstvoll von Ihnen, lieber Herr Kollege, daß Sie sich über diesen Fall Ihre Gedanken gemacht haben. Nur indem man das eigene Tun überdenkt, kommt man weiter. Wer alles an sich Herankommende und Quälende einfach mit der Begründung wegwischt, das sei unvermeidlich gewesen, mag von sich selbst eine sehr gute Meinung haben: zu einer Steigerung der eigenen Effektivität wird er mit dieser Gesinnung nicht kommen.

Stichwörter
Herzneurotiker / Koronarspasmen

1.13 Warum nicht schon früher?

Dem Arzt geht es verständlicherweise nahe, wenn bei einem Patienten, den er regelmäßig sah, eine neue, gefährliche Krankheit zum Ausbruch gekommen war, ohne daß er sie rechtzeitig bemerkt hätte.

Nun dürfen wir keinem Phantom nachjagen: Selbst wenn es möglich wäre, jeden Patienten bei jeder Beratung durchzuuntersuchen, würde dadurch die Mehrzahl der Krankheiten nicht früh aufgedeckt werden. Da müßten die Patienten viel öfter und vor allem regelmäßig zu uns kommen.

Das ist ja auch das Problem hinsichtlich der *Gesundenuntersuchungen („Check up", „Früherkennungsuntersuchungen", „Vorsorgeuntersuchungen")*: Die Leiden treten nun einmal nicht alle gerade dann erstmals in Erscheinung, wenn eine Vorsorgeuntersuchung vorgenommen wird. Bei solchen Terminen kann logischerweise nur eine kleine Minorität von neuen Erkrankungen erfaßt werden.

Daß ein Patient uns erst verzögert in Anspruch nimmt, ist also „normal". So kommt unsere Hilfe manchmal spät, vereinzelt auch zu spät. Wir müssen uns daher um so mehr bemühen, unsere Klienten gewissenhaft zu beraten. Wenn wir uns nicht durch die überragende Häufigkeit von Bagatellen irritieren lassen, so werden wir summa summarum erstaunlich wenig übersehen und das meistens nur für kurze Zeit.

Stichwort
Gesunden-, Vorsorge- und Früherkennungsuntersuchungen

FALL 67 **Problem Früherkennung**
Dr. med. R.-U. R. aus N.

„Einer meiner Patienten, ein Mittfünfziger, bringt seine 81jährige Schwiegermutter einmal im Monat zu mir. Sie leidet an einer mäßiggradigen chronischen Polyarthritis und anderen, teilweise altersbedingten Beschwerden. Sie hat eine Art, die die ganze Familie immer wieder „auf die Palme" bringt. Nur ihre engelsgeduldige Tochter hält es mit ihr aus. Zu mir kommt sie diesmal wegen diverser Kontrollen und Verschreibungen. Nachdem sie versorgt ist, nimmt mich ihr korpulenter Schwie-

gersohn in Anspruch. Er tut das nur selten. Gelegentlich kontrolliere ich seinen erhöhten Blutdruck. Vor 6–8 Monaten hatte ich bei solcher Gelegenheit ein passageres Vorhofflimmern erfaßt. Es war später nie mehr aufgetreten. Nun hat er seit einem halben Jahr 25 kg an Gewicht abgenommen und klagt über zunehmenden Durst. Die Harn- und Blutzuckeruntersuchungen ergaben hohe Werte. 14 Tage später hatte ich den Diabetes weitgehend in Griff. Ich mache mir Vorwürfe, daß ich die Zuckerkrankheit nicht schon früher aufgedeckt hatte. Was habe ich falsch gemacht?"

Kommentar

Sie haben alles richtig gemacht. Aus *unserer Funktion* ergibt sich nun einmal – und das ist unabänderlich –, daß Sie *nicht bei jeder Beratung komplett untersuchen können.*

Sie brauchen sich also wegen der „späten" Aufdeckung der Zuckerkrankheit keinerlei Vorwürfe zu machen. Es lag im Verantwortungsbereich des Patienten, die Abmagerung und den Durst nach seinem Ermessen aufs Tapet zu bringen.

Daß er das relativ spät tat, wird seine Gründe gehabt haben. Vielleicht wollte er, gerade weil die Schwiegermutter oft zum Arzt kommt, selbst eine gegenteilige Haltung einnehmen. Mag sein, daß er gedacht hat, er hätte nun Krebs, und er sei ohnedies verloren. Das ist alles nicht so wichtig, als daß wir *die Beschwerden der Patienten ernst nehmen.* Das haben Sie getan.

Stichwörter
Gewichtverlust, Polydipsie / Diabetes mellitus

FALL 68 **Verlorene Monate?**
Dr. med. F. Ö. in R.

„Nach einem Aufenthalt im Ausland bemerkten meine Frau (sie ist auch Ärztin) und ich, daß ihre Mutter nicht mehr „die alte" war. Niemand von uns ängstigte sich zunächst deswegen. In den nächstfolgenden 2 Monaten wurde die 54jährige Frau aber immer schwächer und schwächer. Als schließlich Schwindel und Doppelbilder auftraten, brachten wir sie natürlich sofort ins örtliche Krankenhaus. Es verging noch 1 voller Monat, ehe sich die Neurologen darüber einig waren, daß ein Gehirntumor vorliegen dürfte, und sie veranlaßten eine Schädelöffnung. Es ergab sich der Befund eines multiformen Glioblastoms. Im Hinblick auf die infauste Prognose bei diesen Tumoren machen wir uns Vorwürfe, daß wir die Beschwerden etwa 2 Monate lang nicht so ernst genommen haben, wie dies nötig gewesen wäre. Ich bin froh, mir diesen Fall von der Seele schreiben zu können."

Kommentar

Es ist nun einmal so, daß viele Malignome zunächst harmlos in Erscheinung treten, d.h. uncharakteristische Beschwerden machen. Schreitet ihr Wachstum fort, noch dazu in den Regionen, in denen es sich wenig auswirkt, so werden erfahrungsgemäß manche Pflegepersonen eher ungeduldig und lieblos als zunehmend aufmerksam.

Vielen Ärzten geht es nicht anders. Ich kenne eine ganze Reihe von Menschen, die nachher sehr darunter gelitten haben, Schmerzen durch Metastasen u.ä. als „hysterisch" gewertet und dadurch ihren Angehörigen bitter unrecht getan zu haben.

Die Lehre daraus für uns ist, mit den Einstufungen als „psychogen bedingt" zurückhaltend und vor allem diagnostisch stets bereit zu sein, primär negative somatische Untersuchungen – auch Überweisungen – zu wiederholen, wenn der Verlauf sich nicht zum Guten wendet.

Gerade die diagnostischen Irrungen bei Hirntumoren übrigens hätten den Satz vom stets primären, möglichst ätiologischen Diagnosestellen vor jeder Therapie längst ad absurdum führen müssen. Aber diese Lektion hat die Medizin leider noch nicht gelernt.

Stichwörter
Schwindel, Doppelbilder und Schwäche / Hirntumor (Glisblastrom)

FALL 69 | **Mittel gegen Blähungen**
Dr. med. K. aus B. O.

„Es geht um eine 78jährige Patientin. Da sie bettlägerig war und sich eine Schulterluxation zugezogen hatte, mußte ich sie regelmäßig daheim besuchen. Eines Tages erwähnte sie Leibblährungen und bat mich um ein Mittel dagegen. Ich verschrib ihr ein Enzympräparat. Diese Rezeptur wiederholte ich. So verstrichen 3 Monate. Schließlich kam es bei ihr zu einer stationären Durchuntersuchung, in deren Rahmen ein Sigmakarzinom aufgedeckt wurde. Ich mache mir nun Vorwürfe, daß ich die ‚Blähungen' nicht ernst genommen und einfach ein Mittel verabreicht hatte, statt gründlich zu untersuchen."

Kommentar

Welcher erfahrene Arzt hätte nicht schon Ähnliches erlebt? Zunächst muß man sich fragen, wieso Sie dazu kamen, so zu handeln, wie es geschah.

Doch gewiß deshalb, weil in der Regel die „eigentliche" Beratungsursache auch das Hauptproblem ist und nicht die nebenher geäußerten Kopfschmerzen,

88 Diagnostik

Kreuzschmerzen, Blähungen etc. Dabei bleibt es auch für gewöhnlich. Weil das ein Teil unserer Erfahrung ist, handeln wir dann auch in der Realität ebenso wie Sie.

Ich möchte übrigens wetten, daß Sie aufgrund der Angaben „Blähungen", weil die Patientin ohnedies entkleidet im Bett lag, auch einen Blick auf den Leib taten und das Abdomen palpiert hatten. Möglicherweise erinnern Sie sich nicht mehr daran. Jedenfalls hätten Sie weder dadurch, noch durch eine Rektaluntersuchung das Sigmakarzinom aufdecken können.

Im Ganzen betrachtet kann die Lehre nur sein, einerseits niemals ohne allgemeinärztliche Untersuchungen zu behandeln und andererseits alle Beschwerden, die nicht flüchtiger Natur sind – auch als zweite, dazukommende Beratungsursache – ernst zu nehmen.

Selbstredend ergibt sich daraus ein diagnostischer Mehraufwand, und wir wissen nicht, inwieweit er tragbar ist. Das heißt: Wir werden uns berufstheoretisch mit diesem Problem beschäftigen müssen, um den Jungärzten richtig raten und auch selbst optimal vorgehen zu können.

Stichwörter
Blähungen / Sigmakarzinom

FALL 70 **Verlorene Tage**
Dr. med. F. H. M. aus N.

„Ein angesehener Akademiker hat seit 2 Monaten Schmerzen etwa handbreit oberhalb des oberen Sprunggelenks. Da er nicht weiß, welchen Facharzt er primär aufsuchen soll, konsultiert er mich als seinen Hausarzt (der auch über die Möglichkeit des Extremitätenröntgens verfügt). Er selbst ist ziemlich ratlos, was die Ursache seiner Beschwerden angeht. Sie treten nur beim Spazierengehen auf. Beim Sitzen ist er beschwerdefrei. Ich warte einige Tage bei konservativer Therapie. Da dann ein Fersenklopfschmerz auftritt, denke ich an eine Venenentzündung und lege einen Zinkleimverband für 5 Tage an. Nicht recht zufrieden mit der Entwicklung des Falles, sende ich meinen prominenten Patienten etwas später zu einem Gefäßchirurgen. Im Rahmen dessen örtlicher Untersuchung wird von diesem – nach Angabe des Patienten aber auch nur en passant mit einem alten Durchleuchtungsgerät, das nicht mehr zugelassen ist, wie der Spezialist dem Patienten gegenüber entschuldigend bemerkt – eine Fibulafraktur mit inzwischen eingetretener Pseudarthrose aufgedeckt. Peinlich, peinlich! Ich war überrascht, daß der Patient mir auch später ‚treu' blieb. Im nachhinein befragt, ob er sich denn wirklich nicht an die Ursache für diese Fraktur erinnern könnte, sagte er mir: ‚Wenn Sie mich jetzt so direkt fragen, dann schon: Ich ging längere Zeit bei einer Stadtbesichtigung

auf hartem Pflaster, plötzlich gab es in dieser Gegend irgendwie einen Schmerz, den ich jedoch in der Folgezeit nicht weiter beachtete'."

Kommentar

Da auch die Frakturen keine Lehrbücher lesen, kann es eben sein, daß ein robuster Patient mit einer Fibulafraktur monatelang spazierengeht, ehe er ärztlichen Rat in Anspruch nimmt.

Andererseits sind solche Vorkommnisse so selten, daß Sie de facto den Fall zunächst abwartend offen ließen, ehe Ihnen der weitere Verlauf zu denken gab. Dann geschah das Nötige, wenn auch auf Umwegen.

Ich selbst habe es mir zur Gewohnheit gemacht, bei anhaltenden Schmerzen im Bereich der Knochen mit einem Röntgenbild nicht länger als 1 Woche zu warten, auch wenn absolut nichts für eine ossäre Verletzung spricht. Im gegebenen Fall hätte ich also primär Röntgenaufnahmen in 2 Ebenen anfertigen lassen.

Stichwörter
Venenentzündung / Fibulafraktur

1.14 Auf das Abdomen weisende Symptomatik

Im abdominellen Bereich ballen sich manche Abwendbar gefährlichen Verläufe (AGV) zusammen. Natürlich sind aber auch hier die banalen Fälle (z. B. harmlose Schmerzzustände, Erbrechen und/oder Durchfall) weitaus in der Überzahl.

In diesem Kapitel sind einige markante Praxisfälle zusammengefaßt worden, die also eine Minorität betreffen. Im übrigen wurden schon an anderer Stelle Fälle vorgestellt, bei denen die Symptomatik auf den Bauch gewiesen hatte.

Einige der nachfolgenden Fälle fingen banal an. Es war nicht voraussehbar, daß sich daraus etwas Bedrohliches entwickeln würde. Andererseits hatte man – soweit die Zuschriften ins Detail gingen – vielfach auch in den Krankenanstalten seine liebe Not mit den Fällen. Weder auf Seiten der Allgemeinärzte, noch im Bereich der Spitalmedizin gab es im übrigen Handlungen oder Unterlassungen, die für das Leben der Patienten in entscheidendem Ausmaß nachteilig gewesen wären. Auch darauf darf man hoffen.

All das setzt höchste ärztliche Aufmerksamkeit voraus. Mit Bauchbeschwerden ist nicht zu spaßen. Ich selbst habe mir bei abdominellen Symptomen durch die Familien tagsüber prinzipiell alle 2 Stunden wieder berichten lassen. Nach 24 Stunden ist das Ärgste meistens überwunden. Auch dann darf die Wachsamkeit nicht nachlassen, bis die Symptome endgültig abgeklungen sind.

Wichtig ist der *Gesichtsausdruck der Kranken*. Man ahnt daraus oft mehr, als daß man es begründen könnte, wenn sich etwas Gefährliches im Körper zusammenbraut. Günstig ist es natürlich, wenn man weiß, wie der Patient normalerweise

Diagnostik

aussieht. Die wiedergegebenen Fälle lehren ferner, daß deren Symptomatik – wie auch sonst – weitgehend austauschbar ist. Daß mitunter auch extraabdominelle Störungen mit akuten abdominellen Symptomen beginnen, weiß jeder praktizierende Arzt. Man braucht nur an die atypischen Herzinfarkte und Pneumonien zu denken. Das Umgekehrte gibt es natürlich auch, wie bei dem Textkapitel 1.8 am Fall eines Kindes mit „Meningitis" aufgezeigt worden war (Seite 54 f).

Unter solchen Umständen kann niemand vom Allgemeinarzt verlangen, daß er am Ende seiner Beratungen stets in die richtige Richtung tippt. Entscheidend für seine Diagnostik ist, daß er jene Fälle, die er nicht klar einordnen kann, aufmerksam weiterbeobachtet und die stationäre Einweisung nicht hinauszögert, sobald sich der Zustand seines Patienten auffällig verschlechtert.

Stichwörter
Bauchbeschwerden, Gesichtsausdruck / Atypische Herzinfarkte und Pneumonien

---

FALL 71 **Sah aus wie ein Nierenstein**
Dr. mag. H. D. aus H.

„Es handelt sich um einen 14jährigen Jungen. Vor 3 Monaten Appendektomie. Ich sah ihn wegen akuter abdomineller Krämpfe. Er war offensichtlich schwerkrank. Kein Erbrechen, Winde gehen ab. Kaum Défense im abdominellen Bereich (evtl. ileozökal). Ich dachte an eine Urolithiasis rechts. Auf Analgetika war er nach 1 Stunde zwar weitgehend schmerzfrei. Ich hatte aber kein gutes Gefühl und wies ein. Im Krankenhaus sah man eine gesteigerte Peristaltik, doch war der Junge sonst unauffällig und auch schmerzfrei. Nach 6 Stunden gab es neuerlich eine heftige Krampfattacke, und nun zeigte die Röntgenaufnahme auch deutliche Spiegelbildungen. Die sofortige Laparotomie ergab einen Strangulationsileus. Ursache dafür war die Appendektomie, wodurch es zu Strangbildungen gekommen war."

Kommentar

Sie haben etwas Seltenes erlebt und sind richtig vorgegangen. Daß das „Bild einer Urolithiasis" vorzuliegen schien, hat Sie nicht irritiert, und Sie wiesen den Jungen zur Beobachtung ein.

Die intensive Betreuung im Krankenhaus, insbesondere die Kontrolle der Abdomenleeraufnahme, führten dann zum rettenden Eingriff. Ich nehme an, daß Sie eine Diagnosestellung vermieden haben. „Unklare abdominelle Krämpfe bei unauffälligen Befunden, aber schwerkrankem Aussehen" wäre eine Möglichkeit der Information gewesen.

Die vor einem Vierteljahr erfolgte Appendektomie konnte den Ärzten wegen der frischen Narbe ja nicht entgangen sein. Analgetika läßt man übrigens im Anfang wohl besser aus dem Spiel.

Stichwörter
Abdominelle Krämpfe / Strangulationsileus

FALL 72 **Diätfehler**
Dr. med. B. E. aus A.

„*Um 2 Uhr nachts werde ich dringend zu einer 21jährigen Frau gerufen. Sie hat Schmerzen im Unterbauch rechts. Kein Fieber. Keine Benommenheit. Sie ist appendektomiert. Bei dieser Gelegenheit war auch eine kleine Ovarialzyste entfernt worden. Ich untersuche mit dem ‚Bauchschmerz-Standard' Nr. 39. Dabei ergibt sich, daß die letzte Monatsregel schwächer gewesen war. Ich kann eine Tubargravidität nicht mit der nötigen Sicherheit ausschließen und überweise daher zur Beobachtung ins nächste, 50 km entfernte Krankenhaus. Für den Transport spritze ich ein Spasmoanalgetikum i.m. und i.v. 2 Tage später ist die Patientin ‚gesund' wieder daheim. Es bestehen jedoch weiterhin Übelkeit und Erbrechen. Sie selbst führt es darauf zurück, daß sie sich im Krankenhaus überessen hatte. Ich bin mir nicht so sicher, daß sie recht hat und sende sie in ein Großstadtkrankenhaus zur ambulanten Begutachtung. Am Weg dahin leidet sie weiter unter Übelkeit und Erbrechen. Die dortigen Ärzte denken gleichfalls an eine Tubaria bzw. an eine Adnexzyste. Sie wird stationär aufgenommen und laparotomiert. Es ergibt sich das Bild einer Sactosalpinx. Die Operateure führen dies auf die seinerzeitige Ovarialzystenoperation zurück. Seit dem Eingriff ist die junge Frau völlig beschwerdefrei.*"

Kommentar

Sie selbst, lieber Kollege, haben sich funktionsmäßig richtig verhalten. An Ihrer Stelle hätte ich vor dem ersten Überweisen wahrscheinlich keine Spasmoanalgetika appliziert, um die Symptomatik nicht zu verschleiern.

Ansonsten zeigen sich wieder einmal die Folgen des vermeintlichen Zwanges zur Diagnosestellung: So ist im ersten Krankenhaus das Vorliegen einer Krankheit „ausgeschlossen" und die Frau für gesund erklärt worden.

Sie aber haben sich dadurch nicht beirren lassen, sondern sind davon ausgegangen, daß die Patientin bei fortdauernden Beschwerden nicht gesund sein kann. Die weiteren Lorbeeren kann das Großstadtkrankenhaus ernten.

Diagnostik

> **Stichwörter**
> Unterbauchschmerzen, Übelkeit und Erbrechen / Sactosalpinx

Diagnostisches Programm

Nr. 39 „Unterbauch-Standard"

> **FALL 73** „Wahnsinnige Bauchschmerzen"
> Dr. med. E.D. aus N.

„Kürzlich kam ein 23jähriger Arbeiter wegen ‚wahnsinniger' Bauchschmerzen um 5 Uhr früh zu mir, die beim Drücken und Bücken besonders arg wären. Zentrum: die ganze rechte Bauchseite. Aber auch die linke Seite schmerzt bis zur Magenregion hin. Erbrechen, subfebrile Temperaturen. Sofortige Krankenhauseinweisung. Dort wurde 3 Tage lang unter der Vorstellung einer Cholezystopathie, evtl. Gastritis, mit Infusionen behandelt. Wegen persistierender Hypogastralgie rechts kam es dann aber doch zur Laparotomie, wobei eine Appendizitis ante perforationem festgestellt wurde. (Lage des Wurmfortsatzes: tief und nach rückwärts geschlagen)."

Kommentar

Für Sie, lieber Kollege, war der Fall relativ einfach. Das „akute Abdomen" machte eine sofortige Einweisung nötig.

Im Krankenhaus dagegen sprach anfangs offenbar wenig für eine Appendizitis, dafür um so mehr für eine Oberbauchaffektion. Schließlich kam aber doch mehr und mehr die Möglichkeit einer Appendizitis in das Blickfeld, und die Operation erfolgte noch gerade rechtzeitig.

Sie haben damit einen wichtigen Beitrag zur Diagnostik und Therapie bei akuten abdominellen Beschwerden geleistet. Vor allem haben Sie eine häusliche Therapie des „Bildes einer Cholezystopathie" (so sah der Fall anfangs ja aus!) richtigerweise gar nicht in Erwägung gezogen, sondern sich durch die Schwere der Erkrankung zur Überweisung bestimmen lassen.

> **Stichwörter**
> Heftigste Schmerzen im rechten und linken Bauch /
> Appendizitis bei retrozökal gelegenem Wurmfortsatz

FALL 74	**Défense im linken Unterbauch**
	Dr. med. H. W. aus W.

„Ich werde sonntags dringend zu einem 18jährigen jungen Mann gerufen, der mit akuten Unterbauchbeschwerden links bettlägerig geworden ist. Der Schmerz fing vor einigen Stunden plötzlich an. Keine Verletzung. Kein Sport (nur Kegeln). Défense im Unterbauch. Rektal unauffällig. Afebril. Einweisung zur Beobachtung ins Krankenhaus. Dort wurde untersucht, durchleuchtet und man einigte sich auf eine Kegelsportverletzung, d.h. auf einen dadurch bedingten Bauchmuskelriß mit Hämatom. Eisbeutel. Nach 4 Tagen weitgehend gebessert entlassen. Anfangs wurde aber sicherheitshalber intensiv beobachtet, so alle 2 Stunden der Blutdruck und der Puls gemessen."

Kommentar

Es war gut, daß Sie *„zur Beobachtung"* und nicht mit einer „Diagnose" eingewiesen hatten. Auf diese Weise haben Sie sich nichts vergeben.

Daß man in der Krankenanstalt anfangs sorgfältig beobachtete und den jungen Mann immerhin 4 Tage dort behielt, spricht dafür, daß man noch an andere Möglichkeiten dachte, ehe der Alarm abgeblasen wurde. Ich habe etwas Ähnliches nicht erlebt. Immerhin war die Défense bei negativem Rektalbefund merkwürdig.

Eine Défense durch ein Muskelhämatom im Unterbauch bei negativer Anamnese ist etwas derart Rares, daß kaum ein Allgemeinarzt auf Anhieb wagen wird, sich festzulegen. Wichtig war die sofortige Einweisung, da eine laufende Beobachtung indiziert erschien. Und das geschah ja auch.

Stichwörter
Akute Unterbauchschmerzen links / Fraglicher Muskelriß mit Hämatom

Diskussion zum „Bauchmuskelhämatom" (Fall 74)

Dr. med. W. L. aus W.

„Ich möchte der Krankenhausbewertung im Fall 74 zustimmen. Seinerzeit hatte ich zum Thema (Spontanes Bauchdeckenhämatom, Monatsschr. Unfallhkd. 57–5 [1954] 148 ff) eine Arbeit veröffentlicht. Sie ersehen daraus, daß dieses Krankheitsbild 1932 bzw. 1943 kaum bekannt war. Auch darf ich hinzufügen, daß während meiner langjährigen Tätigkeit in der Chirurgie, 12 Jahre davon als Oberarzt, von mir nur noch 2 Fälle beobachtet werden konnte. An den Tatsachen dürfte sich seither nichts geändert haben."

Kommentar

Mit Dank haben wir Ihre Ergänzung gelesen. Sie bestätigt zunächst, daß das spontane Bauchdeckenhämatom selten vorkommt. Interessant ist, daß Ihnen seinerzeit aufgefallen war, es hätte sich um Personen im höheren Alter mit chronischen pulmonalen Erkrankungen bzw. dauerndem Hustenreiz gehandelt.

Hätte das Eingang in die Lehrbücher gefunden und hätten die Krankenhauskollegen diese „Kriterien" gelesen, so hätten sie sich sagen müssen: Hier geht es nicht um einen alten, sondern um einen jungen Menschen. Er hustet überhaupt nicht. Infolgedessen kann es sich nicht um ein spontanes Bauchdeckenhämatom handeln, sondern es muß etwas anderes vorliegen.

Für „Mein Fall" Nr. 74 traf jedenfalls zu, was Sie folgendermaßen formulierten: „Die diagnostischen Schwierigkeiten sind um so größer, je tiefer das Hämatom sitzt und je mehr dadurch die abdominellen Erscheinungen in den Vordergrund treten."

Sie sehen, wie aufschlußreich Ihre Zuschrift war.

Stichwort
Spontanes Bauchdeckenhämatom

FALL 75 Kollaps in der Praxis
Dr. med. E. S. aus E.

„Vor einigen Wochen kam ein 39jähriger Nebenerwerbsbauer zu mir. Er klagte über Appetitlosigkeit, Übelkeit und Oberbauchschmerzen. Seit einem halben Jahr fühle er sich immer müde. Blut: Erhebliche Anämie mit leichter Eosinophilie, geringe Blutsenkungserhöhung. Ich gab ein Verdauungsenzym- und ein Eisenpräparat. Nach 2 Wochen Wiedervorstellung mit heftigen Schmerzen in der Leber-Gallen-Gegend. Leichter Ikterus mit Juckreiz und Kratzeffekten am ganzen Körper. Schlechtes Allgemeinbefinden. Er erlitt einen Kollaps in der Praxis. Sofortige Klinikeinweisung. Dort noch nachts Laparotomie wegen Ileusverdacht. Diagnose: Echinokokkose mit apfelgroßer Hydatidenzyste in der Leber ante perforationem."

Kommentar

Aufgrund des sehr interessanten Berichtes habe ich zunächst in neueren Lehrbüchern über die Echinokokkose nachgelesen, da ich selbst keinerlei einschlägige Erfahrung besitze. Die Darlegungen der Internisten waren ebenso mager wie die der Pädiater. Angaben zur Klinik fehlten oder waren wenig informativ.

Wesentlich besser bedient wurde ich seitens der Chirurgen, die auch die von Ihnen genannten Symptome als typisch anführten. Jedenfalls ist das Ereignis viel zu selten, um in der Allgemeinmedizin diagnostisch routinemäßig berücksichtigt zu werden.

Wahrscheinlich hätte ich mir in einem derartigen Falle auch eine etwa 2wöchige Frist für eine „blinde" Therapie bei diagnostischer Aufmerksamkeit gesetzt.

Daß Ihr Patient dann eingewiesen werden mußte, versteht sich angesichts der dramatischen Situation von selbst. Die Laparotomie erfolgte zwar unter einer anderen Vorstellung, aber von den Chirurgen war gewiß nicht mehr zu verlangen. Hoffentlich ist die Operation gut ausgegangen und der weitere Verlauf glücklich gewesen.

Bleibt nur die Erstberatung übrig. Da hätte ich nun bei der völlig unklaren diagnostischen Situation höchstwahrscheinlich anhand einer „Tabula diagnostica" programmiert gearbeitet. Durch die graphische Führung der Anamnese wäre ich möglicherweise dazu geführt worden, die Diagnostik in kurzfristigen Abständen teils selbst, teils durch Überweisungen (wegen der Oberbauchsymptomatik) zu vertiefen.

Auch bin ich mit dem Therapiebeginn sehr vorsichtig, da ja jedwede Behandlung einen starken Plazeboeffekt hat und ich immer Angst davor habe, Symptome zu verschleiern. Für die Psychotherapie gilt das natürlich ebenso wie für die Behandlung mit Pharmaka.

Wie die Dinge lagen, wäre der Patient dadurch aber kaum früher auf den Operationstisch gekommen, es sei denn, ich hätte schon in den nächsten Tagen stationär eingewiesen. Es ist aber gar nicht sicher, daß die rasche Überweisung in besserem Zustand vorteilhaft gewesen wäre. Evtl. wäre er bald wieder entlassen worden. So kann man seine Gedanken weiter und weiter spinnen.

Tatsache ist, daß Sie aufmerksam waren und sich diagnostisch nicht in eine verkehrte Richtung durch eine falsche Diagnose fixiert hatten. Alles andere wurde durch die Schmerzen des Patienten dirigiert. Letztlich konnte also kaum etwas schiefgehen, es sei denn, es wäre zu Hause zur Perforation der Hydatidenzyste gekommen.

Diagnostisches Programm

Nr. 67 „Tabula diagnostica" bei völlig uncharakteristischer Symptomatik

---

Stichwörter
Appetitlosigkeit, Ikterus, Oberbauchschmerzen rechts / Echinokokkose

Diagnostik

> **FALL 76** **Kein beunruhigender Anfang**
> Frau Dr. med. E. S. aus E.

„Mitte Januar 1983 kam erstmals ein 28jähriger Student mit Klagen über heftige Mittel- und Unterbauchbeschwerden links zu mir. Außerdem Meteorismus, Obstipation, Gewichtsverlust, Appetitlosigkeit, depressive Verstimmung. Im Unterbauch tastete ich ein ca. 5 cm langes, walzenförmiges, derbes Gebilde. Kolonröntgen: Colon irritabile. Blutsenkung leicht erhöht. Anämie, Rheumafaktoren positiv. Gamma-GT abnorm. Mit Medikamenten und Diätvorschriften versehen, ging der Patient an den Studienplatz zurück. 4 Wochen später sah ich ihn wieder: sehr schlechtes Allgemeinbefinden, Husten, nächtliche Schweiße, rektale Temperaturen bis 38,6°C, weiter Gewichtsabnahme, BKS über 100. Leicht schmerzhafte Drüse in der linken Leistengegend (kleinkirschgroß). Sofortige Einweisung. Einige Tage später telefonische Information: Morbus Hodgkin."

Kommentar

Als allgemeine Häufigkeit für die Lymphogranulomatose wird 1 % aller Karzinome angegeben, bzw. 3–4 Fälle auf 100000 Einwohner bei den jährlichen Neuerkrankungen.

Da die *Krebshäufigkeit (Prävalenz)* etwa bei 2–3 auf 1000 Beratungsprobleme (d.h. bei 6–9 auf 1000 in der durchschnittlichen Allgemeinpraxis) liegt, sieht der „Durchschnittsarzt" in seinem Leben etwa 2–3 neue Fälle von Lymphogranulomatose: sehr wenige also, glücklicherweise.

Als Abwendbar gefährlichen Verlauf (AGV) hat der Morbus Hodgkin natürlich seinen besonderen Stellenwert. Was den mitgeteilten Fall angeht, so war die sofortige Einweisung bei der Wiedervorstellung eine Selbstverständlichkeit.

Ich selbst hätte angesichts der Vielfalt der z.T. alarmierenden allerersten Symptome (Appetitlosigkeit, Gewichtsverlust, tastbarer Unterbauchtumor) ungeachtet des unverdächtigen Röntgenbefundes des Dickdarms höchstwahrscheinlich sofort überwiesen. Im übrigen wäre ich in einem solchen a priori doch besorgniserregenden Fall mit der „Tabula diagnostica" (Nr.67) programmiert vorgegangen. Dabei hätte mir allenfalls die depressive Verstimmung entgehen können, nicht aber die sonst angeführten Beschwerden.

Welche Laboruntersuchungen ich erhoben hätte, ist im nachhinein nicht zu sagen. Die Kollegin hat sich nicht darüber ausgesprochen, unter welchen diagnostischen Vorstellungen bzw. prognostischen Erwartungen sie therapiert hat. Dachte sie vielleicht (bei einem Studenten bzw. in Hinblick auf die Jugendlichkeit des Kranken) an ein psychogenes Geschehen? Dagegen würden freilich manche Beschwerden und Befunde sprechen.

Jedenfalls ist durch den Krankheitsverlauf wenig Zeit bis zur Aufdeckung des Morbus Hodgkin verstrichen. Leider steht aufgrund der Lehrbuchangaben zu befürchten, daß dieser Fall nicht eben zu den prognostisch günstig gelagerten zählt.

> **Stichwörter**
> Uncharakteristische Bauchbeschwerden, Resistenz im linken Unterbauch,
> Colon irritabile / Morbus Hodgkin

Diagnostisches Programm

Nr. 67 „Tabula diagnostica" bei völlig uncharakteristischer Symptomatik

Diskussion zum Fall 76 „Wirklich kein beunruhigender Anfang"?

Kollege W. K. aus D.

„Lassen Sie mich einige Bemerkungen machen: Wenn ein 28jähriger Student zu seiner Ärztin kommt, hat er bestimmt einen triftigen Grund dafür. Wenn man alle naheliegenden Gründe (Alkohol, Nikotin, Rauschgift) ausgeschlossen hat, so bietet doch der somatische Befund einiges Schwerwiegende: heftige, wiederkehrende Unterbauchschmerzen links, Gewichtabnahme, Obstipation, Appetitlosigkeit und – als Folge von alldem – Depression (weil es einfach nicht besser wurde!). Dazu das walzenförmige Gebilde im linken Unterbauch. Der Koloneinlauf in diesem Zusammenhang konnte nichts bringen. Dann die Senkung von 18/56! Die Anämie! Abweichung der Gamma-GT als Beweis, daß die Eiweißkörper durcheinander gekommen sind und sich im Organismus eine tiefe Veränderung abspielt. Nach der Anamnese und allen Befunden halte ich die 4 Wochen, nach denen der Patient wiederbestellt wurde, für einen zu großen Zeitraum. Beweis: BSG dann über 100 und weiterer Kräfteverfall. Spätestens nach 1 Woche hätte der Student wieder untersucht werden müssen."

Kommentar

Dem Kollegen W.K. ist für seine Zuschrift zu danken. Sie gibt Gelegenheit, in Erinnerung zu rufen, worum es uns bei der Rubrik „Mein Fall" geht: Nämlich darum, daß die Kollegen bei quälenden Erlebnissen abladen können, ohne daß ihnen mit erhobenem Zeigefinger dargelegt wird, was sie alles falsch gemacht haben.

Dem Kommentator und den Lesern geht es darum, darüber nachzudenken, warum es so gekommen ist, wie es kam, um selbst daraus zu lernen. All das kann jedem von uns ebenso gut zustoßen, wenn sich die Umstände verhängnisvoll verknüpfen.

In diesem Sinne hatte uns die Kollegin ja auch nicht geschrieben, weil sie so stolz war, an der Aufdeckung des Morbus Hodgkin beteiligt gewesen zu sein, sie schrieb uns auch nicht aus Ratlosigkeit, sondern eben, um dieses bedrückende Erlebnis loszuwerden.

Wie es dazu kam, daß einige Wochen bis zur Aufdeckung verstreichen mußten, kann nur vermutet werden. Vielleicht war sie auf einen Kolontumor fixiert und

98   Diagnostik

sah diese Möglichkeit durch den Kontrasteinlauf ausgeschlossen, vielleicht hatten sie andere Gründe und Erfahrungen dazu bewogen zu handeln, wie sie es tat.

Das ist im nachhinein nicht mehr zu beurteilen, und es läßt sich auch nicht damit, lieber Kollege, daß die BKS später über 100 war und der Kräfteverfall zugenommen hatte, beweisen, daß der Kranke viel früher hätte wiederbestellt werden müssen. Wenn die Kollegin auch nur entfernt an eine solche Entwicklung gedacht hätte, so wäre es zu diesem Untersuchungsintervall gewiß nicht gekommen. Auch kann das Intervall auf das Konto des Patienten selbst gehen.

Übrig bleibt also ein Fall, in dem – *typisch allgemeinpraktisch* – unter sehr persönlichen Vorstellungen eine Erkrankung nicht so ernst genommen wurde, wie sie es verdient hätte.

Solche Erlebnisse werden wir in verschiedensten Variationen solange haben, wie wir die Allgemeinmedizin nicht als Fach theoretisch und praktisch lernen.

Selbst wenn diese Utopie aber Wirklichkeit geworden und der Unterricht in unserem Fach perfekt wäre, würde es immer wieder Vorkommnisse wie die beschriebenen geben. Darum kommen wir nicht herum.

Immer wieder werden wir durch Krankheitsbilder getäuscht werden und verkehrte Richtungen einschlagen. „Mein Fall" wird es also solange geben, wie Ärzte es mit Patienten zu tun haben.

Nochmals zum Fall 76 „Klinischer Blick oder Praxisforschung?"

Kollege W. K. aus D.

„Ich habe 1943/44 und 1946/50 in Rostock und Greifswald studiert. Wir haben von unseren Lehrern gelernt, unsere Patienten zunächst einmal anzusehen und dann mit einfachsten physikalischen Mitteln (Perkussion, Auskultation etc.) auszukommen. Unsere Sinnesorgane wurden geschärft. Systematisch lernten wir den ‚Klinischen Blick'. Wir wurden regelrecht auf die Tätigkeit des Praktikers, ja des Landarztes, gedrillt. Nebenbei wurde uns eingeprägt, immer an die Trias ‚Lues, Tuberkulose und Neoplasmen' zu denken. Wenn man heute liest (‚Ärztliche Praxis' 94 vom 22.11.1983) ‚Medizinstudium auf den Patienten zentrieren', so war das damals unsere Wirklichkeit. Und wir sind ganz für den leidenden Menschen, den Homo sapiens, da – oder sollten es zumindest sein. Wir müssen in der Praxis wieder lernen, schnelle und richtige Entschlüsse zu fassen. Das kombinierte Denken muß uns wieder geläufig werden. Von der Praxisforschung war seinerzeit niemals die Rede gewesen."

Kommentar

Eben weil die heutigen Kliniker extrem spezialisiert sind, und die Heilkunde durch Wissenslawinen so kompliziert geworden ist, wurde eine *Praxisforschung* nötig.

Der Superspezialist ist darauf eingegrenzt, sein eigenes Fach zu lehren. Darüber hinaus ist er nicht kompetent. Wir müssen mit den beschriebenen 30000–40000

Krankheiten in relativ kurzer Zeit umgehen. Wie man das unter den unabänderlichen Handlungszwängen am besten besorgen kann, müssen wir selbst herausbekommen. *Der wissenschaftliche Weg* dazu ist ein gutes, altes Rezept.

Natürlich sind wir nach wie vor in der Praxis auf unsere Sinne verwiesen. Wir müssen sie aber durch entsprechende, lehrbare Techniken und Begriffe ergänzen.

Ich habe 10 Jahre vor Ihnen Medizin studiert, lieber Herr Kollege. Es wäre ein Jammer, würde ich heute noch so vorgehen, wie ich es damals lernte. Wir müssen also glücklich sein, daß uns die Praxisforschung ermöglicht hat, effektiver zu arbeiten.

FALL 77 — Entscheidend war der schwerkranke Aspekt
Dr. med. A. E. aus A.

"Ich wurde um 2 Uhr früh zu einem 40jährigen Patienten gerufen, der alkoholisiert offensichtlich die Treppe heruntergestürzt ist. Er wurde im Stiegenhaus sitzend aufgefunden. Ich konnte keine Anzeichen für eine nennenswerte innere oder äußere Verletzung feststellen. Ein Gespräch war mit dem Patienten ohne Schwierigkeiten möglich. Ich ließ den Fall zunächst abwartend offen. Um 6.30 Uhr zweite Berufung. Der Patient war offensichtlich kreislaufmäßig stark beeinträchtigt und am Rande eines Kollapses. Wegen des unklaren Bildes, das den Eindruck eines gefährlichen Verlaufes machte, wies ich den Patienten auf der Stelle ins nächste Krankenhaus zur Beobachtung ein. Ich dachte an eine Milzruptur und teilte das den Kollegen auf dem Überweisungsformular auch mit. Die Probelaparotomie ergab den Befund einer Darmruptur. Der Mann wurde durch den sofortigen Eingriff gerettet."

Kommentar

Mehr als Sie taten, sehr geehrter Herr Kollege, konnte durch die Allgemeinmedizin nicht geschehen. Sie verzichteten, trotz des zunächst banal erscheinenden Bildes auf die Stellung einer Diagnose (die mit Sicherheit falsch gewesen wäre und die optimale Versorgung möglicherweise verzögert hätte).

Stattdessen ließen Sie den Fall abwartend offen und haben gewiß die Angehörigen instruiert, Sie beim Auftreten neuer Symptome sofort wieder anzurufen. Das geschah dann auch. Darauf wiesen Sie unverzüglich ein. Das restliche Lob gebührt den Chirurgen, die laparotomierten und die Darmruptur fanden bzw. versorgten.

Stichwörter
Sturz im Treppenhaus bei Alkoholisierung, Kreislaufschwäche / Darmruptur

FALL 78	**Auflösung zur rechten Zeit**
	Dr. med. H. C. aus V.

„Ich werde dringend zu einem 5 1/2jährigen Mädchen gerufen. Eilends fahre ich hin. Das Kind hat offensichtlich starke Unterleibsbeschwerden. Kein Fieber. Die Palpation ist wegen einer diffusen Défense nicht möglich. Erbrechen fehlt. Rektalbefund unergiebig (wegen der Bauchdeckenspannung). Während ich im Nebenzimmer sitze und die Formulare für die Überweisung ausfülle, gibt es im Krankenzimmer auf einmal eine lebhafte Bewegung. Schließlich tielt mir die Mutter strahlend mit, das Kind hätte die Harnblase spontan entleert und sei schlagartig beschwerdefrei. Ich kann das durch eine ungehinderte Palpation des Abdomens nur bestätigen. Was wohl die Krankenhauskollegen gesagt hätten, wenn ich das Kind eingewiesen hätte?"

Kommentar

Was die Krankenhauskollegen gesagt hätten, wissen wir beide – Sie und ich – aus persönlicher wiederholter Erfahrung genau. Der Einweisende wäre mit größter Wahrscheinlichkeit nicht verständnisvoll, sondern herabsetzend beurteilt worden.

Um dem a priori die Spitze abzubiegen, nutzen wir nur nach unserem Untersuchen die in der Regel unzulässige Diagnosestellung vermeiden (d.h. also positiv: Einweisung unter dem Symptomenbild).

Daneben informiere ich die Patientenfamilie stets in dem Sinne, daß die Einweisung aus Vorsicht geschehe, weil man niemals absehen könne, wie es weitergehe. Ich stelle ihnen das Schwinden der Symptome während des Transportes oder bald nach der Aufnahme (z.B. durch eine reichliche Miktion oder ausgiebigen Stuhlgang) als die bestmögliche Lösung dar, betone aber, daß ebenso gut in wenigen Stunden eine Verstärkung der Dramatik zustandekommen könne und es besser wäre, wenn sich das bereits im Krankenhaus ereignete als daheim, womöglich in der Nacht, wenn der Hausarzt unglücklicherweise nicht erreichbar oder das Telefon gestört sei – und wie die Erschwernisse alle lauten.

Die Folge dieser Information ist, daß allfällige Abwertungen durch das Krankenhauspersonal im allgemeinen ins Leere gehen.

Stichwörter
Unterbauchbeschwerden, Défense / Akute Harnverhaltung

FALL 79	**Eine mandarinengroße Orange**
	Kollege T. A. aus B.

„*Ich werde erstmalig zu einem 56jährigen Patienten gerufen. Er klagt über krampfartige Leibschmerzen. In der Vorgeschichte findet sich eine B II-Magenteilresektion wegen zweier Ulzera vor 30 Jahren. Morgens habe der Mann noch normalen Stuhlgang gehabt, im Laufe des Tages hätten dann krampfartige, gürtelförmige Leibschmerzen eingesetzt. Einmal habe er erbrochen. Es finden sich: Druckschmerzen im Epigastrium, Meteorismus und eine lebhafte Peristaltik. Keine Abwehrspannung, freie Nierenlager, kein Fieber, normaler Blutdruck (RR 150/80). In der vorläufigen Annahme, daß es sich um einen Infekt handle, injiziere ich ein krampflösendes Mittel, empfehle Nahrungskarenz und bitte, mich wieder anzurufen, falls die Beschwerden bestehen bleiben sollten. Das geschieht 3 Stunden später. Ich rate, umgehend das Krankenhaus aufzusuchen, da ich nicht weiterhelfen könne. Ein paar Tage später erfahre ich, daß es sich um einen sogenannten Orangenileus gehandelt hatte. Ein mandarinengroßer Bolus von unzureichend verdautem Fasermaterial hatte den Dünndarm verstopft, konnte intraoperativ nach oral noch zurückgeschoben und ausgespült werden.*"

Kommentar

Mit einiger Sorge beobachte ich, daß manche Ärzte mit den Spritzen leicht zur Hand sind. Das kommt von der üblichen Krankenhausversorgung und mag dort angehen.

In der Praxis aber, wo man den Patienten nur kurz sieht und dann den größten Teil des Tages sich selbst überläßt, halte ich es bei einem ganz frischen unklaren Fall für riskant, mit hochwirksamen Mitteln einzugreifen. Man kann dadurch eine sich entwickelnde Gesundheitsstörung verschleiern, für welche die entsprechende Injektion gar nicht indiziert ist.

Der Arzt muß sich also dessen bewußt sein, daß er einen *potentiell gefährlichen Verlauf* verschleiert haben könnte, wenn er den Kranken nach einer raschen Injektion wieder verläßt.

Im gegebenen Fall konnte das Spasmolytikum den beginnenden Ileus glücklicherweise nicht verschleiern. Der Patient war im übrigen dadurch gut geführt, daß Sie ihm auftrugen, Sie sofort zu verständigen, wenn sich das Bild nicht bessert.

Ich selbst setze da eine 2-Stundenfrist, falls die Störung nicht vorher dramatisch wird. Überhaupt pflege ich bei unklaren abdominellen Störungen so lange engsten Kontakt mit dem Patienten zu halten, bis sich alles in Wohlgefallen aufgelöst hat oder (wie bei diesem Falle) eine Einweisung ins Krankenhaus erfolgte.

Bei Annahme einer infektiösen Magen-Darm-Störung (im Klartext die Vermutung, es mit einem anhebenden Brechdurchfall durch Erreger zu tun zu haben) lasse ich die Fälle unter Nahrungskarenz, sonst unbeeinflußt, *abwartend offen* und erwarte alle 2–3 Stunden einen telefonischen Anruf, um das weitere Procedere abzusprechen.

Das Abwartende Offenlassen ohne Medikotherapie und unter Verzicht auf eine (ungerechtfertigte) Diagnosestellung schützt den Patienten vor einer falschen ärztlichen Einschätzung der diagnostischen Lage. Natürlich leisten hier auch diagnostische allgemeinärztliche Programme gute Dienste.

Im gegebenen Fall kam es also darauf an, den beginnenden Ileus nicht zu übersehen und zu verschleiern, alles andere war dann klar. Was das eigentlich dahintersteckende Geschehen angeht, so gibt es da viele Möglichkeiten, daß für den Allgemeinarzt nicht die geringste Veranlassung besteht, sich auf eine bestimmte Krankheit festzulegen.

Der Patient wird mit entsprechenden Informationen eingewiesen, und die Krankenhauskollegen gehen dann auf ihre Weise diagnostisch weiter. Daß diese dann im Grunde vor denselben Problemen stehen wie wir und ihrerseits kapitale Böcke schießen, weiß jeder erfahrene Kollege.

PS: Mit Ihrer Formulierung „Ich rate, das Krankenhaus aufzusuchen, da ich nicht weiterhelfen könne", haben Sie sich übrigens unterschätzt, lieber Kollege: Sie haben Ihrem Patienten, ganz im Gegenteil, durch die Einweisung sehr gut weitergeholfen. Man ersieht daraus, wie schwer es uns selbst fällt, für die Ebenbürtigkeit unseres ärztlichen Handelns die entsprechenden Wörter zu finden, ja die Ebenbürtigkeit auch nur selbst zu erkennen.

Stichwörter
Leibkrämpfe, Erbrechen / Orangenileus

FALL 80 Glück gehabt!
Dr. med. F. G. aus S.

„Eine Duplizität der Fälle. Erstens wurde ich zu einem 5jährigen Jungen – während einer ‚Grippe'-Welle – wegen Bauchschmerzen bestellt. Angeblich kein Fieber bzw. nicht gemessen. Das Kind schreit. Ich begnüge mich zunächst mit einer lokalen Untersuchung im abdominellen Bereich. Da auch Durchfälle angegeben wurden, hätte ich es schon fast dabei bewenden lassen, aber dann horchte ich doch den Thorax ab und stieß ganz überrascht auf eine beiderseitige Pneumonie. Kurz darauf gab es eine ähnliche Situation bei einem 2jährigen Knaben. Da ich gewarnt war, wandte ich die normale Routine bei ‚Uncharakteristischem Fieber' an, bei der eine Thoraxuntersuchung obligat ist, und entdeckte auch in diesem Ausnahmefall eine (einseitige) Pneumonie. In den früheren 5 Praxisjahren hatte ich noch nichts Ähnliches erlebt. Nun warte ich auf den dritten Fall (aller guten Dinge sind drei)."

Kommentar

Da haben Sie Glück gehabt, lieber Kollege. Denn in beiden Fällen gab es offenbar keinen Hinweis auf eine extraabdominelle Störung. Aber darauf darf man sich eben in der Medizin nicht verlassen.

Immerhin gehört bei solchen Ereignissen schon eine „Nase" dazu, sich nicht durch scheinbar klare Symptomatik beirren zu lassen. Wenn Ihr Beitrag andere Kollegen dazu bringt, bei ähnlichen Fällen pulmonale Beteiligungen (und nicht nur diese) im Auge zu behalten, so hat er seinen Zweck erfüllt.

Bleibt zu hoffen, daß beide Kinder die Lungenentzündung(en) gut überstanden haben. Daß Sie nichts darüber schreiben, spricht für einen günstigen Verlauf, wie wir ihn zwischen dem 2. und dem 4. Lebensjahr mit Fug und Recht auch schon vor der Antibiotikaära erwarten durften.

Davon abgesehen, darf man sich auf die Lokalisationen von Kleinkindern nie wirklich verlassen. Diese Patienten zeigen leicht auf den Bauch, wenn etwa der Kopf schmerzt – und umgekehrt, etc.

Stichwörter
Bauchschmerzen / Pneumonie

1.15 Raritäten und neue Probleme

Ein Allgemeinarzt sieht während der Zeit seiner Berufsausübung von den in der Weltliteratur beschriebenen rund 30000–40000 Krankheiten und Syndromen beträchtlich weniger als ein Zehntel.

Die allermeisten Gesundheitsstörungen, welche die Lehrbücher füllen, lernt er nicht kennen. Dabei kann durchaus etwas früher relativ Häufiges unerklärlicherweise (Diphtherie) oder erklärlicherweise (Pertussis seit der Durchimpfung der Kinder) selten werden. Jedenfalls sind derzeit sowohl Diphtherie- als auch Pertussisfälle rar.

Andererseits hatten wir in den Mangelzeiten nach dem Kriege so gut wie niemals Gicht und nur sehr selten neue Diabetesfälle gesehen. Das hat sich umgekehrt: Gicht und Diabetes mellitus sind in unserer Häufigkeitsskala der Erkrankungen weit nach oben gerückt.

Besondere Rätsel geben diejenigen Affektionen auf, die sich früher noch gar nicht hätten ereignen können. So stellte sich das Problem der in der Leibeshülle vergessenen Klemme oder des dort vergessenen Tupfers erst, nachdem es gelungen war, Laparotomien erfolgreich durchzuführen. Das Beispiel eines ähnlichen Ereignisses wird nachfolgend gegeben.

Mit den Auswirkungen verschiedenster „Neuerungen" muß also gerechnet werden.

In gewisser Weise gilt das auch für das Kind mit dem unerklärlichen Mundgeruch, von dem gleich die Rede sein wird. Das sind Fälle, die das alltägliche diagnostische Einerlei kräftig würzen können. Daß wir Ärzte dabei nicht nur Lorbeeren ernten, gehört dazu.

FALL 81	**Dankenswerte Information** Dr. med. W. R. aus A.

„Ich möchte auf ein Problem hinweisen, das mir bis zu seiner Lösung erhebliche diagnostische Schwierigkeiten bereitet hatte. Wiederholt kamen in den letzten Monaten junge Frauen in meine Sprechstunde, die bisher völlig gesund gewesen waren und jetzt verschiedene Schmerzen, vorwiegend im Mittel- bis Unterbauch, angaben. Die zum Teil heftigen Schmerzen wurden als ziehend oder auch kolikartig krampfend geschildert. Trotz sorgfältiger Anamnestik waren die Schmerzzustände nicht einzuordnen, so daß die weitere Abklärung mit technischen Hilfsmitteln betrieben wurde. Laborergebnisse, Röntgen- und Ultraschalluntersuchungen etc. ergaben niemals einen pathologischen Befund. Infolge der unauffälligen Genitalanamnestik (normale Perioden, kein Fluor, keine Kohabitationsbeschwerden) unterblieb die Vorstellung beim Frauenarzt. Eine Pilleneinnahme wurde von allen diesen Patientinnen verneint. Erst die Angabe einer Erkrankten, sie habe früher die Pille nicht vertragen und habe sich deshalb eine Spirale einsetzen lassen, die sie wiederum sehr gut vertrage (!), öffneten mir die Augen: Die Entfernung der Spirale ergab von Stund an bei allen Patientinnen Beschwerdefreiheit."

Kommentar

Diese sehr wichtige, dankenswerte Zuschrift schlägt eine neue Seite in Bezug auf „Mein Fall" auf: Es ist das *Problem der veränderten ‚Epidemiologie'*.

Als ich nach dem Kriege in der Wiener Neustadt zu praktizieren begann, dachte ich beim Uncharakteristischen Fieber der Einheimischen gewiß nicht an Malaria. Ebensowenig denke ich am derzeitigen Praxisort am Lande daran (außer bei Urlaubern, die in den Tropen gewesen waren).

Aber zwischendurch gab es in der Wiener Neustadt autochthone Malaria durch infizierte Anophelen in den Bombentrichtertümpeln. Nach einigen Jahren waren sie ausgerottet, und damit erledigte sich die routinemäßige Anamnestik in Richtung Malaria.

Ähnlich sah ich am jetzigen Praxisort anfangs eine ganze Reihe von Tularämiefällen und dachte damals bei einschlägigen Symptomen natürlich ebenso an Tularämie, wie ich in der Wiener Neustadt eine Zeitlang an Malaria gedacht hatte. Einen Tularämiefall habe ich seit bald 25 Jahren nicht mehr erlebt. Ob ich heute bei unklarer Symptomatik sofort wieder an Tularämie denken würde, erscheint mir zweifelhaft.

So spielen bei unserer Diagnostik verschiedene Häufungen von Erkrankungen eine passagere Rolle. Ein bekanntes weiteres Beispiel dafür sind die epidemischen Kinderkrankheiten. Sie führen zeitweilig zu dem, was ich *„Vorschaltdiagnostik"*[9] nenne. Damit werden zu Epidemiezeiten die betreffenden Erkrankungen auf direktem Wege zu identifizieren versucht.

Unklare Leibschmerzen durch ein Intrauterinpessar (IUP) habe ich schon ganz vereinzelt erlebt. Glücklicherweise waren die Zusammenhänge damals a priori klar gewesen.

Was für eine Lehre ist aus der Mitteilung des Kollegen für unser Handeln zu ziehen? Zunächst ist die Frage zu beantworten, ob es ein so häufiges Problem ist, daß es bei entsprechenden Beschwerden regelmäßig berücksichtigt werden müßte. Diese Frage ist zu bejahen. Intrauterinpessare werden in zunehmendem Maße appliziert. Damit wird es auch zunehmend die beschriebenen Unverträglichkeiten geben.

Die zweite Frage: In welcher Weise könnte die diagnostische Berücksichtigung geschehen? Sie sollte auf zweierlei Weise erfolgen: Erstens in Form der *„direkten Diagnostik"*[10], wobei man also Frauen entsprechenden Alters geradewegs fragt, ob die Zustände nicht seit dem Einlegen einer Spirale bestehen. Zweitens hat mich die Mitteilung des Kollegen davon überzeugt, daß man diese Fragen in die entsprechenden Dignostischen Programme für die Allgemeinmedizin (Nr. 37 = Handlungsanweisung bei uncharakteristisch erscheinenden abdominellen Krampfbeschwerden, Nr. 39 = bei uncharakteristischen Krankheitszeichen in Unter- und/oder Mittelbauch und Nr. 40 = diffuse bzw. undifferenzierte Bauchbeschwerden) einbauen muß.

Die Mitteilung von Dr. R. ist ein Beweis dafür, daß die Arbeit an der Verbesserung der Diagnostik (auch der programmierten in der Allgemeinmedizin) ununterbrochen fortzusetzen ist.

Stichwörter
Ziehende Unterbauchbeschwerden bei jungen Frauen / Intrauterinpessar (IUP)

Diagnostische Programme

Nr. 37 „Kolik-Standard"
Nr. 39 „Unterbauch-Standard"
Nr. 40 „Bauchschmerz-Standard"

---

[9] vgl. Braun RN (1986) Lehrbuch der Allgemeinmedizin. l.c.
[10] vgl. Braun RN (1986) Lehrbuch der Allgemeinmedizin. l.c.

FALL 82

Die Bücher lassen im Stich

Kollegin M. S. aus H.

„*Unlängst fragte mich eine Schalterbeamtin des Postamtes, ob ich ein Mittel gegen den seit 2 Wochen bestehenden Mundgeruch bei ihrem 2jährigen Sohn wüßte. Er rieche so penetrant, daß einem übel würde, komme man mit dem eigenen Gesicht dem seinen nahe. Sie sei schon beim Kinderarzt gewesen. Der hätte Mund und Rachen inspiziert, aber nichts gefunden. Sein Mittel wäre wirkungslos gewesen. Ich meinte, der Geruch könnte vom Magen oder von der Lunge kommen, zuerst müßte ich aber den Jungen selbst sehen. Eine Woche danach erzählte sie mir den weiteren Verlauf: Ihre Mutter (sie hütet das Kind untertags, da Mann und Frau berufstätig sind) hätte sie darauf aufmerksam gemacht, daß die Nase des Kindes ab und zu etwas blute. Daraufhin hätte sie im nahegelegenen Krankenhaus seine Nase untersuchen lassen. Dabei stellte sich heraus, daß der Junge sich (von seiner Matratze) Schaumgummiteile tief in die Nase gesteckt hatte. Nach deren Entfernung war Schluß mit dem Mund-Geruch. Weitere Schäden hatte es nicht gegeben, obschon die Fremdkörper ca. 3 Wochen in situ (linke Nasenhälfte) gewesen waren.*"

Kommentar

In meiner eigenen Routine beim (an sich seltenen) Problem des Foetor ex ore ist die Naseninspektion gewiß nicht obligat enthalten. Sollte also eine allgemeinärztliche Richtlinie für die Diagnostik beim Mundgeruch entwickelt werden, so müßte die Untersuchung der Nase unbedingt enthalten sein.

In den HNO-Büchern wird die Problematik unter dem Titel „Nasenfremdkörper" bestens abgehandelt. Dort fehlt weder der Hinweis auf eine u.U. lange Liegezeit, noch daß das Sekret übelriechend sein kann. Aber welcher Allgemeinarzt hat das schon für das Beratungsproblem „Mundgeruch" integriert? Ich selbst, wie gesagt, nicht. Der beteiligte Kinderarzt ebenso wenig.

Im Lehrbuch der Internen Differentialdiagnostik liest man unter Foetor ex ore lediglich: „Seltener Ausdruck einer Magenerkrankung, z.B. durch Alveolarpyorrhö, Zahnkaries und zerklüftete Tonsillen."

Im Gegensatz zu dieser dürftigen Darstellung im Lehrbuch zeigt sich erneut, wie viele Aufgaben der wissenschaftlich zusammenschauenden Allgemeinmedizin für die Angewandte Heilkunde gestellt sind. Insofern war dieser Fall sehr lehrreich.

Stichwörter
Foetor ex ore / Fremdkörper in der Nase

FALL 83	Er „verspeist" seine Wange
	Dr. med. N. R. aus W.

„Heute kam ein 30jähriger Jungbauer zu mir und ersuchte mich um eine Verschreibung gegen seinen ‚offenen Mund'. Er sperrte seinen Mund auf und zeigte mit dem Finger auf die innere Wangenseite rechts. Ich fand eine merkwürdige strangförmige, etwa 10 cm lange, oberflächlich unregelmäßige Ulzeration, wie ich sie noch niemals gesehen hatte. Merkwürdig war das geringe Ausmaß der entzündlichen Reaktionen. Die andere Seite war weit weniger, aber doch etwas ähnlich befallen. Ich ließ ihn langsam seinen Mund schließen. Dabei zeigte sich, daß die Ulzerationen genau in den Aufbiß der oberen auf die untere Zahnreihe paßten. Nun ging mir ein Licht auf, und ich fragte, ob er sich nicht manchmal in die Wange beiße. Die Frage wurde bejaht. Ich sagte, daß er das künftighin vermeiden müßte, verordnete ein örtliches Adstringens, und nach 10 Tagen waren die Ulzerationen nahezu abgeheilt."

Kommentar

Daß sich ein Patient vorstellt, weil er sich innen in die Wange gebissen hat, aber nicht weiß, was geschehen ist, habe ich gelegentlich erlebt. Etwas Ihrem Fall Vergleichbares sah ich noch niemals.

Die rasche Abheilung bestätigt jedenfalls die alte ärztliche Erfahrung, daß Wunden im Bereich der Mundhöhle eine ausgezeichnete Heilungstendenz aufweisen.

Stichwörter
„Offener Mund" / Morsicatio buccarum

FALL 84	Bemerkenswerte Orchitis
	Dr. med. F. H. aus D.

„Ich erlebe eben eine Mumpsepidemie in meiner Region. Wie heute üblich, sind die Fälle im Durchschnitt sehr leicht. Von einem ‚Abheben des Ohrläppchens' ist keine Rede. Die Schwellungen der Parotis sind in der Regel kaum sichtbar, die Erkrankungen in 1 Woche spurlos vorbei. Diesmal sah ich eine einzige enzephalitische bzw. enzephalomyelitische Verlaufsform. Hingegen erlebte ich bei einem 35jährigen Patienten, den offensichtlich seine Kinder angesteckt hatten, folgendes: Zuerst entzündete sich ein Hoden, und erst nach 4 Tagen kam es zur (beiderseitigen) Parotitis. Eigentlich sollte ja – so hatte ich es wenigstens gelernt – die Orchitis eine Komplikation und nicht das erste Krankheitszeichen bei ‚epidemischer Parotitis' sein. Haben Sie schon einen solchen Fall gesehen?"

Kommentar

Ich habe nichts Ähnliches erlebt und bisher ebenso wie Sie die Orchitis für eine *Komplikation* und nicht für ein *Frühzeichen* gehalten.

In einigen Kinderheilkundebüchern aus meiner Bibliothek konnte ich nichts Derartiges finden. Aber schließlich entdeckte ich doch eine Stelle, an der es heißt: „Die Mumpsviruserkrankung anderer Organe, vor allem anderer Drüsen, kann der Parotitis vorangehen, sie begleiten oder ihr nachfolgen bzw. monosymptomatisch in Erscheinung treten."

Stichwörter
Orchitis, Parotitis / Mumps

FALL 85 **Das war knapp**
Frau Dr. med. H. N. aus K.

„Ein 40jähriger Mann erscheint Freitag mittags erstmals in meiner Sprechstunde. Er klagt über neu aufgetretene, heftige linksseitige Kopfschmerzen. Guter Allgemeinzustand, kein Fieber, obere Luftwege unauffällig. Das linke Oberlid ist leicht ödematös. Schmerzen im linken Auge und oberhalb desselben. Starker Druckschmerz am oberen Orbitalrand. Ich bespreche mit dem Patienten die Möglichkeiten: Migräne, akutes Glaukom, Stirnhöhlenentzündung. Auf meine Empfehlung sucht er sofort einen Augenarzt auf. Der schließt ein Glaukom aus. Am nächstmöglichen Werktag soll ein HNO-Arzt konsultiert werden. Nach 3 Wochen berichtet der Mann: In der Nacht zum Samstag seien die Kopfschmerzen plötzlich verschwunden. Schüttelfrost und hohes Fieber hätten sich eingestellt. Er wäre schließlich bewußtlos geworden. Der Notarzt habe den Hubschraubertransport in die nächste Universitätsklinik veranlaßt. Dort sei die Notoperation eines in den Liquorraum perforierten Stirnhöhlenempyems erfolgt."

Kommentar

Die hier möglich gewordene Lebensrettung verdankt der Patient einer gediegenen Leistung aller beteiligten Ärzte.

Sie waren bemüht, ungeachtet des scheinbar „harmlosen" Bildes alle wesentlichen Abwendbar gefährlichen Verläufe (AGV) auszuschließen. Sie hatten auch nicht ein „klassisches" Glaukom erwartet. Die diagnostischen Schwierigkeiten kommen ja gerade von den „atypischen" Fällen her. Noch in der gleichen Nacht brach also das Stirnhöhlenempyem in den Liquorraum ein.

Ich selbst sah in den letzten 38 Jahren rund 400 Stirnhöhlenentzündungsfälle. Darunter verlief kein einziger auch nur annähernd ebenso dramatisch, von einer

Perforation ganz zu schweigen. Der Notarzt hatte es dann, angesichts des foudroyanten Verlaufs leichter als Sie, die Kliniker ebenfalls.

Wichtig war, daß Sie nicht die (falsche) Diagnose „Glaukom" stellten (dahin ging doch Ihre vorrangige Vermutung), sondern daß Sie „abwartend offen" blieben. Gewiß haben Sie den Patienten auch entsprechend unterrichtet.

Wo lernt man heute ein solches „*vernünftiges Handeln*", wenn nicht aus den eigenen Fehlern, solange unsere Aus- und Weiterbildung für die Praxis ungenügend ist?

Stichwörter
Einseitige Kopfschmerzen, später Bewußtlosigkeit / Perforiertes Stirnhöhlenempyem

FALL 86 Unerwartetes Sektionsergebnis
Frau Dr. med. I. M. aus Sch.

„Unlängst wurde ich zu einem Mann gerufen, den ich oft sah, aber kaum als Patient. Er war mein Faktotum in Haus und Garten, im Winter mein Schneeschaufler und – trotz bald 80 Jahren – offenbar kerngesund. Vor 3 Jahren hatte er eine flüchtige zerebrale Attacke erlebt, bei welcher Gelegenheit von mir ein leicht erhöhter Blutdruck festgestellt worden war. Meine Verschreibungen nahm er gewiß nach seinem Gutdünken und damit nur gelegentlich ein. Ich fand ihn jetzt bewußtlos mit den Anzeichen einer Halbseitenlähmung vor und wies sogleich stationär ein. Er verstarb im Krankenhaus binnen weniger Tage. Sektion: Encephalomalacia rubra, Cor bovinum decompensatum, Pneumonie, außerdem ein exulzerierendes Magenkarzinom. Was ist davon zu halten? Er hatte niemals Anzeichen einer Herzinsuffizienz gehabt, von Oberbauchsymptomen oder einer Kachexie ganz zu schweigen."

Kommentar

Die Enzephalomalazie und die Pneumonie gehen meines Erachtens in Ordnung. Der erste Befund entsprach ja ihrem Eindruck, und die Pneumonie kam wohl in den letzten Lebenstagen hinzu. Da Sie nie Herzinsuffizienzzeichen bemerkten bzw. gefunden hatten, entscheidet Ihr Eindruck. Daher muß, trotz des Cor bovinum, bis zuletzt ein kardialer Kompensationszustand bestanden haben.

Was das Magenkarzinom angeht, so wird sich an unserer Diagnostik nicht viel ändern, solange nicht ein erschwingliches, einfach anwendbares Krebsfrühdiagnostikum verfügbar ist. Man müßte sonst ja u.a. alle erwachsenen Menschen vierteljährlich gastroskopieren, und das ist nicht zu verwirklichen.

Ich habe in meinem Berufsleben ein oder zwei analoge Fälle erlebt, außerdem eine zufällige gastroskopische Aufdeckung in vivo. Andererseits muß beim geringsten Hinweis auf ein Malignom natürlich vertieft untersucht werden. Aber *wo es keine spezifischen Symptome gibt*, wie bei diesem Malignom des Magens, da *gibt es auch keine Indikation zur gezielten Diagnostik*. Daß die Allgemeinmedizin erfahrungsgemäß trotzdem eine hohe Effektivität, auch bei Malignomen, aufweist, kann uns ein Trost sein.

Wie schlecht es andererseits um die Prognostik selbst bei früh aufgedeckten Magen- und (Bronchus-) Karzinomen steht, brauche ich Ihnen, verehrte Kollegin, nicht zu sagen.

Bei einem Tod daheim wäre übrigens nie herausgekommen, daß ein Magenulkus und die enorme Herzerweiterung vorgelegen hatten.

Stichwörter
Bewußtlosigkeit, Hemiparese / Encephalomalacia rubra, dekompensiertes Cor bovinum, Magenkarzinom

---

FALL 87 **Septumabszeß**
Dr. med. E. B. aus H.

„Ich war in großer Eile, als ich auf der Fahrt zu einem Hausbesuch unerwartet zu einem in der Nähe wohnenden 6jährigen Jungen bestellt wurde. Er hätte hohes Fieber und beiderseitigen Schnupfen. Da ich nicht gut absagen konnte, aber unter Zeitdruck stand, befragte und untersuchte ich ganz kurz, ohne in die Nase zu sehen (ich hatte auch gar kein Spekulum bei mir). Scheinbar lag nur ein ‚grippaler Infekt' vor. Ich erhielt tags darauf Bescheid, daß sich an dem Zustand nichts geändert habe (es war von mir sofort Penizillin verschrieben worden). Ein zugezogener HNO-Spezialist deckte schließlich einen Nasenscheidewandabszeß auf. Dann erinnerten sich die Angehörigen auch daran, daß ihr Sohn vor 3 Tagen einen heftigen Schlag auf die Nase erhalten hatte."

Kommentar

Prinzipiell wäre zum Procedere zu sagen, daß wir dann, wenn wir uns in eine Untersuchung einlassen (und Sie konnten eine dringende Bestellung nicht ablehnen), dann auch unser volles Programm abspulen müssen. Auch unter starkem *Zeitdruck* sollten wir also ebensogut arbeiten wie sonst. Es geht hier im übrigen nur um eine Differenz von wenigen Minuten. In die Nase hätte ich bei der programmierten Erstberatung (Handlungsanweisung Nr. 1) höchstwahrscheinlich ebensowenig hineingesehen wie Sie. Ich hätte mich aber – hoffentlich – für die Druckschmerzhaftigkeit über den Nasennebenhöhlen interessiert. Vielleicht hätte mich die Naseneiterung gleichfalls veranlaßt, sofort antibiotisch zu behandeln, aber im allgemeinen warte ich bei einem „Uncharakteristischen Fieber" zunächst einmal ab.

Insgesamt wäre mir mit ziemlicher Sicherheit der hochfieberhaft verlaufende Nasenscheidewandabszeß ebenso entgangen wie Ihnen. Ich hatte auch noch niemals von einer derartigen Erkrankung gehört, geschweige denn, daß ich sie erlebt hätte.

Natürlich steht in den Lehrbüchern der HNO-Kollegen unter „Septumhämatom und Septumabszeß" alles wesentliche drinnen. Aber das gilt auch für die übrigen 39999 beschriebenen Krankheiten. Die Frage ist nur, ob und in welcher Weise wir diesen Verlauf in unsere Diagnostik (in diesem Fall das Diagnostische Programm bei uncharakteristischem Fieberfall) einbauen könnten. Da das keinen nennenswerten Aufwand erfordert, ist Ihnen für Ihren Fall zu danken, da er zur Weiterentwicklung der Programmierten Diagnostik beiträgt.

Stichwörter
Hohes Fieber und Schnupfen / Abszeß der Nasenscheidewand

Diagnostisches Programm

Nr. 1 „Fieber-Standard"

FALL 88 Meningeom
Dr. med. v. D. aus St.

„Dringende Bestellung zu einem 65jährigen wegen Schlaganfalls. Ich finde eine typische Hemiplegie rechts. Sie bildet sich innerhalb einiger Tage völlig zurück, so daß ich eine Durchblutungsstörung annehme. Eine Kontrolluntersuchung nach 5 Tagen ergibt nichts Neues. Nach 28 Tagen erfolgt eine gründliche, erweiterte Untersuchung (einschl. EKG etc.). Auch daraus resultiert nichts Besonderes. Aber nach 3 Monaten zeigen sich wieder Ausfallerscheinungen, die rasch fortschreiten. Ein zugezogener Neurologe vermutet einen raumfordernden Prozeß im Gehirn. Die Operation ergibt ein Meningeom. Danach ist und bleibt der Patient beschwerdefrei. Der Fall hat mich sehr nachdenklich gestimmt, da ich bisher nichts Ähnliches erlebt hatte."

Kommentar

Für mich war das Interessanteste an der Fallschilderung Ihr letzter Satz. Wie schlecht muß unsere Aus- und Weiterbildung, wie sehr müssen wir auf unsere eigenen, bescheidenen Erfahrungen verwiesen sein, wenn es einen Allgemeinarzt nachdenklich stimmt, falls er noch nichts Ähnliches erlebt hatte. Denn wie wenig kann einem Arzt in seinem kurzen Berufsleben unterkommen?

Wäre unsere Ausbildung einigermaßen befriedigend, so könnten wir aus dem vollen dessen schöpfen, was unsere Berufsvorfahren seit Jahrhunderten erlebt hatten, und wir würden entsprechend gewappnet sein. So aber werden wir zwar mit Wissen über Krankheiten und Behandlungsmethoden überfrachtet. Wie wir aber in der Praxis mit all den Kenntnissen umgehen könnten, diese Frage bleibt offen.

Natürlich wissen wir, daß Gehirntumore diagnostisch zu fürchten sind, weil sie erstens oft Abwendbar gefährliche Verläufe (AGV) darstellen, zweitens große Raritäten sind und drittens „maskiert" in Erscheinung treten können. Wer kennt nicht Fälle, die monatelang von Arzt zu Arzt wanderten, bis schließlich die richtige diagnostische Richtung nicht mehr zu übersehen war oder zufällig eingeschlagen wurde?

So ist dieses Vorkommnis ein ausgezeichnetes Beispiel dafür, was in der Praxis aus wissenschaftlicher Sicht besonders not tut: Wir brauchen Strategien, die uns die komplizierten Alltagsfälle bewältigen lassen, ohne das Seltene, abwendbar Gefährliche (auf Berufsdauer) aus den Augen zu verlieren.

Die für die Allgemeinpraxis entwickelten Diagnostischen Programme tragen dieser Forderung schon bei über 80 schwierigen Berufssituationen Rechnung. Sie enthalten alles, was wir an Abwendbar gefährlichen Verläufen billigerweise ins Kalkül ziehen sollten, ohne Rücksicht darauf, ob wir etwas Ähnliches erlebt haben oder nicht[11].

Obwohl das Bedrohliche selten ist, darf uns also nichts daran hindern, es bei unserer Diagnostik „stets" zu berücksichtigen. Gehen wir so vor, so verhalten wir uns mit unseren Mitteln ganz analog wie die Spezialisten mit den ihren.

Stichwörter
Rezidivierende Hemiplegie rechts / Meningeom

FALL 89 **Der Zufall hatte Erbarmen**
Dr. med. H. A. aus B.

„Eine elegante, hübsche, junge Patientin, 23 Jahre alt, war gerade in mein Praxisgebiet gezogen. Sie klagte über hohes Fieber, generalisierte Lymphknotenschwellungen, Halsschmerz. Anhiebdiagnose: Morbus Pfeiffer. Mononukleosetest leider negativ. 3 Tage danach Einweisung. 72 Stunden später entlassen mit der Diagnose: Lymphknotenschwellung bei Virusinfekt. Bald wieder Status idem (an-

---

[11] vgl. Braun RN, Mader FH, Danninger H (1995) Programmierte Diagnostik in der Allgemeinmedizin. l.c.

geblich schon als Kind ähnliches gehabt). Nun Verdacht auf Morbus Hodgkin. Drüsenhistologie aber negativ. 2 Wochen Spanienurlaub: ‚Symptome wie weggeblasen.' Weitere 2 Wochen später alles wie früher. Gespräche über den Urlaub aus einer gewissen Frustration heraus: Dort hätte sie keine Milch getrunken. Sonst täglich mindestens einen halben Liter und 2 Joghurt. Der Zufall hatte Erbarmen mit mir! Das Wort Milch veranlaßt mich in meiner Verzweiflung zu einem Auslaßversuch. Seit 18 Monaten ist die junge Frau nun beschwerdefrei. Trinkt sie aus Unbeherrschtheit Milch, dann ist das Fieber, sind die Lymphknotenschwellungen tags darauf wieder da. Aber nun wissen wir ja, warum."

Kommentar

Wäre unsere Aus- und Weiterbildung auf dem Niveau, auf welchem sie schon längst hätte sein können, so hätte die unsinnige Verpflichtung, nach der genauen Untersuchung eine exakte Diagnose zu stellen, längst ausgedient.

Statt dessen tut man in der medizinischen Welt so, als ob dies nach wie vor das rasch erreichbare Ziel jeder Diagnostik wäre. Dementsprechend sieht die Angewandte Medizin aus, die ja laufend damit konfrontiert wird, daß das Dogma meistens nicht erfüllbar ist.

Aus dieser falschen Erziehung heraus ist Ihr Bedauern („Leider kein Morbus Pfeiffer") zu verstehen und das gräßliche Wort „Anhiebdiagnose". Aber Sie können auch anders: Später schreiben Sie ja „Verdacht auf Morbus Hodgkin". Das ist berufstheoretisch annehmbar.

Nicht in Ordnung geht die „Diagnose" der Kliniker „Virusinfekt". Aber auch die sehen sich gezwungen, die Erreichung eines Zieles vorzutäuschen, an welchem sie überhaupt noch nicht sind.

An Ihrer Stelle, lieber Herr Kollege, wäre ich froh gewesen, hätte sich dieser extrem seltene Allergiefall in meiner Praxis ebenso rasch aufgeklärt. Aber froh sind Sie wohl auch.

Stichwörter
Rezidivierendes hohes Fieber und generalisierte Lymphknotenschwellungen / Milchallergie

---

1.16 Prioritäten

Die vergangenen Ärztegenerationen haben die Lektionen, die ihnen das Berufsleben erteilt hatte, nicht gelernt. So erwartet man nach wie vor, daß der Allgemeinarzt Diagnosen – natürlich zutreffende – stellt, wenn er einen Patienten einweist.

Auch der Allgemeinarzt selbst setzt großen Ehrgeiz darein, bei der Einweisung die richtige Krankheit zu benennen. Trifft seine Annahme zu, wird er im allgemeinen vom Kliniker gelobt. Anderenfalls steht es, wenn das oft passiert, nicht gut um seinen Ruf. Er gilt als schlechter Diagnostiker.

Daher erschüttert es ihn, wenn er eine so rasch machbare Untersuchung, wie die Zählung der weißen Blutkörperchen, unterlassen und es dadurch versäumt hat, eine leicht faßbare Krankheit zu erkennen.

In Wirklichkeit geht es aber gar nicht darum, sondern um die Antwort auf die Frage, wie man in der Allgemeinmedizin unter den jeweiligen Umständen im Interesse des Patienten handeln sollte.

Kommt nun eine Frau zu ihrer Ärztin (die gerade im Begriffe ist, in Urlaub zu fahren), um wegen einer offenbar schweren Erkrankung deren Rat einzuholen, so genügt es vollauf, nach einer knappen, orientierenden Untersuchung sofort einzuweisen. Der Einweisung kommt hier die Priorität zu, zumal dann, wenn im Bauch ein Tumor zu tasten ist.

Unter solchen Umständen reicht es aus, die Krankenhauskollegen über die erhobenen Beschwerden und Symptome des Patienten sowie über den allgemeinen Eindruck des Arztes zu informieren. Die Bitte um eine Durchuntersuchung versteht sich von selbst. Nützlich wäre es anzugeben, welche Untersuchungen daheim vorgenommen worden sind bzw. unterblieben waren.

Ebenso ist es keine Schande dann, wenn die Symptomatologie auf ein typisches Magenmalignom hinweist, vom „*Bild* eines Magenkarzinoms" zu reden. Eine gleichlautende *Diagnose* stellen darf der Einweisende allerdings nicht. Noch ist ja alles offen. Dieselben Prioritäten ergeben sich bei vielen anderen dringlichen Überweisungen, z.B. bei schweren Unfällen. Es kann dann wichtiger sein, für einen raschen Abtransport zu sorgen, als eine langdauernde Diagnostik zu betreiben. Sie wird ja ohnedies – breit und tiefschürfend – in der Krankenanstalt durchgeführt werden.

Je oberflächlicher untersucht wurde, um so vorsichtiger müssen die Einweisungsfälle selbstredend benannt werden.

FALL 90 **Das Blutbild fehlte**

Frau Dr. med. L. A. aus F.

„*Eine 56jährige, mittelgroße Patientin kam zu mir, um eine Formalität wegen ihres kürzlich verstorbenen Mannes (Erfrierungstod in Volltrunkenheit) zu erledigen. ‚Weil sie schon da war', erwähnte sie auch, sie hätte in den letzten beiden Jahren 16 kg an Gewicht verloren und werde seit 8 Monaten zunehmend schwach. Sie litte an Durst und fürchtete, zuckerkrank zu sein. Mit einem Fuß bereits im Auto (um in Urlaub zu fahren), stellte ich einige Fragen, untersuchte den Urin und auch körperlich. Resultat: Kein Harnzucker, aber ein Tumor von der Milzgegend bis ins kleine Becken reichend. Da ich vor 6 Jahren bei ihr ein Myom festgestellt hatte und jetzt den Tumor gegen die Portio uteri nicht eindeutig abgrenzen kann, weise ich, mit der Bitte um diagnostische Abklärung, auf der Stelle stationär ins Krankenhaus (Gynäkologie) ein. In Klammern schrieb ich dazu ‚Milztumor?'. Die Patientin wurde von dort nach 3 Tagen auf die Interne Abteilung und nach insgesamt 1 Woche auf eine Universitätsklinik transferiert. 2 Monate später geht es ihr recht gut. Allerdings hat ihre inzwischen entdeckte chronische myeloische Leukose auf die zytostatische Therapie zu prompt reagiert, und nun befürchtet man eine Agranulozytose. Ich fühle mich nicht sehr wohl in meiner Haut, weil ich die hämatologische Klärung nicht einmal versucht hatte."*

Kommentar

Fühlen Sie sich in Ihrer Haut ruhig wohl! In Anbetracht des unmittelbar bevorstehenden Urlaubes haben Sie in diesem Fall verantwortungsbewußt und richtig gehandelt. Wahrscheinlich hätten Sie ohne Streß ein weißes Blutbild gemacht oder veranlaßt, um eine ausgeprägte Leukose auszuschließen (bzw. zu erfassen).

Die unerläßliche spezialistische Abklärung kam durch Ihre Initiative ohne Verzögerung zustande. Mehr kann man in Ihrem Fall von einer guten Fachärztin für Allgemeinmedizin nicht verlangen.

Stichwörter
Gewichtsverlust, Tumor im linken Bauch / Chronische myeloische Leukämie

FALL 91 Typisches Magenkarzinom
Dr. med. F. K. aus B.

„*Ein 73jähriger Bauer kam wegen Magenbeschwerden und starker Gewichtsabnahme zu mir in die Sprechstunde. Sein Magen sei hart wie ein Stein, er hätte im letzten halben Monat 4–5 kg Körpergewicht (15 kg innerhalb der letzten 2 Jahre insgesamt) verloren. Durst hätte er ‚seit jeher' in erhöhtem Ausmaße. Seit 10 Tagen klagt er über ‚Magenschmerzen', Brechreiz. Seit einem halben Monat ist er obstipiert. Ebensolang besteht eine allgemeine Mattigkeit. Sein Aussehen war ausgesprochen kachektisch. Am Thorax und am Abdomen fiel mir weder auskultatorisch noch palpatorisch bzw. perkutorisch etwas auf. Im Harn war Blut hochpositiv, die sonstigen Befunde lagen im Normbereich. Die Blutsenkung erwies sich als enorm beschleunigt (80 nach 1 Std.). Ich wies ihn zur Klärung in der Annahme eines Malignoms, wahrscheinlich des Magens, sofort auf eine interne Station ein. Wie die Dinge lagen, rechnete ich mit einem inoperablen Neoplasma malignum ventriculi. Überraschenderweise diagnostizierte man aber bei ihm eine chronische myeloische Leukämie. Es gab bei ihm in den letzten 8 Jahren keine Durchuntersuchungen, die eine frühere Entdeckung der Leukämie hätte mit sich bringen können. Da andererseits seitens der beratenden Universitätsklinik keine zytostatische Therapie verordnet wurde, scheint die Aufdeckung immer noch früh genug erfolgt zu sein."*

Kommentar

Wegen der versäumten Entdeckung der Leukämie brauchen Sie sich keine grauen Haare wachsen zu lassen. Die Trias starke Abmagerung – extrem hohe Blutsenkung – Kachexie war alarmierend genug, um sofort zu überweisen. Ob dabei Ihre Vermutung bestätigt oder ein anderes Malignom gefunden wurde, spielt keine Rolle.

Bei der großen Mehrheit der Fälle mit solchen Symptomen wird gewiß ein Magenkarzinom oder ein Malignom an einer anderen Stelle des Verdauungstraktes aufgedeckt werden. Ihr Handeln war jedenfalls richtig.

Was die verwendeten Begriffe angeht, so wäre es gut gewesen, wenn Sie keine Diagnose gestellt hätten. So weit waren Sie in Ihrer Diagnostik noch nicht gekommen. Und raten hat wenig Sinn. Aber Sie haben es ja offenbar vermieden, sich festzulegen.

Stichwörter
Starke Abmagerung, hohe BKS, Erythrozyturie / Chronische myeloische Leukämie

---

1.17 Transport in die Praxis

In unserer Gegend hat sich die Zahl der *Hausbesuchsanforderungen* von den Vierziger- und Fünfzigerjahren bis in die Gegenwart hinein radikal verringert. Dafür gibt es verschiedenartige Ursachen: Eine liegt in der Vervielfachung der Transportmöglichkeit, eine weitere in der Honorierung der Ärzte, eine dritte in der allgemeinen Motorisierung.

Die Laien haben die Erfahrung gemacht, daß man gewisse Fälle gefahrlos zum Arzt bringen kann, wo dies früher selten gewagt wurde.

Es gibt noch weitere Gründe für den Rückgang der ärztlichen Hausbesuche: So etwa galt früher in der Allgemeinmedizin ein erheblicher Teil aller Hausbesuche den chronisch leidenden (alten) Klienten. Da haben es nun die Verhältnisse mit sich gebracht, daß die Arbeitsfähigen in den (verhältnismäßig klein gewordenen) Familien kaum mehr in der Lage sind, ihren Angehörigen eine aufwendige Pflege angedeihen zu lassen. Folglich wird die Möglichkeit genützt, dauernd pflegebedürftige Familienmitglieder in Alters- bzw. Pflegeheimen unterzubringen.

Was im speziellen die Fieberfälle anbelangt, so lehrten wissenschaftliche Arbeiten – die jeder ältere Arzt bestätigen kann –, daß es keinen Unterschied ausmacht, ob man kleine Patienten, die kaum im Bett zu halten sind, zur Bettruhe zwingt, oder ob man ihnen eine gewisse Bewegungsfreiheit zugesteht. Wir brauchen also nicht mit allen Mitteln darauf zu drängen, daß fieberhaft erkrankte

Kinder, wenn sie es nicht wollen, liegenbleiben müssen. Wir können sie auch zu uns bringen lassen, solange sie nicht schwerkrank sind.

Was die Erwachsenen angeht, so kommen sie gelegentlich mit Fieber von der Arbeit zu uns direkt in die Sprechstunde. Sie wollen ein Rezept, eine Arbeitsunfähigkeitsbescheinigung und – natürlich auch untersucht werden. Aufgrund dieser und ähnlicher Vorkommnisse haben wir es zunehmend gewagt, auch daheim bettlägerig gewordene Kranke – etwa bei Uncharakteristischem Fieber – zu uns bringen zu lassen.

In der Regel sind die Erkrankten und deren Familien damit einverstanden. Natürlich müssen sie nach ihrem Eintreffen sofort untersucht werden, zumindest aber liegend auf die ärztliche Beratung warten können. Sie hat so rasch wie möglich zu erfolgen.

Der folgende Fall wirft die Frage auf, wo die Grenze dessen liegt, was für die Patienten in dieser Hinsicht zumutbar ist.

Von dem Problem des Transports von Patienten in die ärztliche Sprechstunde ist die im folgenden wiedergegebene Diskussion abgewichen. Diskutiert wurde im wesentlichen die Therapie der Fieberkrämpfe. Dabei zeigte sich, daß zwischen den Forderungen der hochspezialisierten Kliniker und dem, was die Allgemeinärzte und die Spezialisten im mittleren und kleinen Krankenhaus verwirklichen können, erhebliche Diskrepanzen bestehen.

So lehrt das Beispiel (wie viele andere), daß man auf eine Fülle ungelöster Probleme stößt, wo immer man Fragen der Praxis auf den Grund gehen will. Hier gibt es Betätigungsfelder für Generationen von künftigen Forschern.

FALL 92 — Das fiebernde Kind war vom Rücksitz im Auto gekippt
Dr. med. F. B. aus C.

„Seit vielen Jahren lasse ich frühere Hausbesuchsfälle mit dem Kraftfahrzeug zu mir bringen. In den weitaus meisten Fällen wird das, sofern durchführbar, akzeptiert. Ich nehme diese Patienten, in der Mehrzahl fiebernde Kinder, stets bevorzugt dran. Probleme hatte ich bisher damit nie. Daher verfuhr ich unlängst bei einem fiebernden 4jährigen ebenso. Das Kind kam munter in die Sprechstunde, saß die meiste Zeit während der Befragung und Untersuchung und ging wieder selbst zum Auto hinaus. Wenige Minuten danach kam ein Brandruf. Das Kind wäre schon während der Fahrt vom Rücksitz gekippt. Die zu Tode erschrockene Mutter hatte es nach der kurzen Heimreise am Wagenboden bewußtlos liegend aufgefunden. Rasch war ich im Haus. Das Kind lag krampfend, bewußtlos im Bett. Ich vermutete Fieberkrämpfe und verordnete antipyretische Maßnahmen. Die Krämpfe ließen binnen 1 Stunde nach, Tags darauf war das Kind auch wieder fieberfrei. Kann ich es weiter verantworten, hoch fieberhafte Kinder zu mir bringen zu lassen?"

Kommentar

Meines Erachtens können Sie es. Es dürfte sich in der Tat um Fieberkrämpfe gehandelt haben. In den letzten 15 Jahren sehe ich solche Bilder weit seltener als nach dem Krieg. An einen 4jährigen Krampfenden kann ich mich nicht erinnern. Meistens waren die Kinder weit jünger. Mit Rücksicht darauf, daß dieser Anfall das erste Zeichen einer Epilepsie gewesen sein könnte, sollte man eine spätere, in diese Richtung gehende Diagnostik ins Auge fassen.

Ich selbst habe aus Ihrem Fall gelernt, daß ich fiebernde Kinder möglichst liegend zu mir transportieren lasse und auch in der Sprechstunde so oft als angängig liegen lassen werde. Ich halte es für möglich, daß das lange Sitzen ein wesentlicher auslösender Faktor bei dem berichteten Geschehen gewesen war.

Stichwörter
4jähriges Kind mit Fieber und Krämpfen / Fieberkrämpfe?

Diskussion zu Fall 92 „Fieberkrampf ist Notfall"

Prof. Dr. med. H. D. aus K., Neuropädiater

„Der von Ihnen vorgestellte Fall bedarf eines weiteren Kommentares. Lang anhaltende, d.h. länger als 15 Minuten dauernde Fieberkrämpfe, bedeuten für das betroffene Kind eine Gefahr. Sie können zu bleibenden hypoxämischen Hirnschäden führen. Der nicht innerhalb weniger Minuten sistierende Fieberkrampf ist deshalb als Notfall zu betrachten und bedarf rascher Therapie.

Zur Senkung des Fiebers erfolgen sofort physikalische und medikamentöse Maßnahmen: Wadenwickel, ggf. ein handwarmes Bad, Verabreichung von Paracetamol u.a. Eine intensive Antipyrese ist dringend notwendig, da die medikamentöse Unterbrechung eines Krampfanfalls beim hochfieberhaften Kind auf größte Schwierigkeiten stoßen kann.

Antikonvulsive Therapie: Wenn irgendwie möglich, erfolgt im Anfall eine intravenöse Injektion von Clonazepam (Rivotril® 0,5–2 mg), sehr langsam bis zum Sistieren des Anfalls, oder Diazepam (z.B. Valium® 3–10 mg). Intramuskuläre Injektionen wirken nicht ausreichend schnell!

Statt der i.v.-Spritze kann Diazepam notfalls rektal gegeben werden (Diazepam Desitin rectal tube®). Dies führt innerhalb von wenigen Minuten einen wirksamen Blutspiegel herbei; Zäpfchen bewirken dies jedoch nicht. Dosierung: Im Alter von 1/2 bis 3 Jahren 5 mg, über 3 Jahre 10 mg. Auf diese Rektalgabe sistieren 90 % der Anfälle. Eine Ausnahme bilden Patienten mit schon länger anhaltenden (prolongierten) Anfällen. Setzt die Therapie erst 10–15 Minuten nach Anfallsbeginn ein, so sind die Aussichten der Rektaltherapie geringer. Bricht die Diazepamrektiole den Anfall nicht ab, so ist die sofortige Klinikeinweisung – als Notfall – zur weiteren Therapie erforderlich."

Chloralhydrat-Rektiolen® genügen meist
Dr. med. L. H. aus W.

„An der pädiatrischen Abteilung sah ich initiale Fieberkrämpfe seltener, als ich erwartet hatte. Während meiner Dienste gab es in 5 Monaten nur etwa 10 einschlägige Fälle. Lediglich 2 davon krampften noch bei der Aufnahme. Diese Patienten wurden von den Eltern ohne hausärztliche Einweisung zu uns gebracht. Der eine Säugling hatte schon vorher einmal Krämpfe gehabt, beim anderen war es der erste Anfall. Bei diesen beiden wie bei den anderen Fällen hatte es rund 1/2 Stunde gedauert, ehe wir tätig werden konnten. Waren Ärzte vorher eingeschaltet gewesen, so wurden die meisten Krampfenden von ihnen mit Chloralhydrat-Rektiolen® versorgt. Die nicht mehr krampfenden Kleinkinder boten bei der Aufnahme das Bild eines hochfieberhaften Infektes. Nach der Befragung der Begleitpersonen und der körperlichen Untersuchung behandelten wir (physikalisch und medikamentös) antipyretisch. Bei den noch krampfenden Kindern applizierten wir Clonazepam i.v. sowie – vorbeugend – mehrere Tage hindurch Antipyretika. In keinem Fall ergab sich die Indikation für eine Prophylaxe mit Antikonvulsiva. Den Eltern wurde stets eingeschärft, bei späteren fieberhaften Erkrankungen ihrer Kinder unverzüglich fiebersenkende Maßnahmen durchzuführen."

Die Eltern kommen oft direkt in die Klinik
Dr. med. K. L. aus St.-P.

„Mein Bericht bezieht sich auf Eindrücke, die sich während viermonatiger Arbeit an einer internen Kinderabteilung gebildet hatten. Bei den meisten der 15–20 Krampffälle handelte es sich um Kinder im bzw. knapp über dem 1. Lebensjahr. Nur 4 Kinder waren älter (bis 4 Jahre). 2 Patienten krampften noch bei der Einlieferung. Bei fast allen ereigneten sich die Krämpfe bei plötzlichem hohen Fieberanstieg aus voller Gesundheit heraus. Fast ausnahmslos hatte es vor der Aufnahme keine ärztliche Behandlung gegeben. Überwiegend sorgten die Eltern selbst für die Einweisung, ohne ihren Arzt verständigt zu haben. Die Anfälle hatten etwa 5–20 Minuten lang gedauert. Bis zur Aufnahme auf der Station vergingen durchschnittlich mindestens 30–40 Minuten. Wir sahen die bereits krampffreien Kinder entweder schlafend oder in einem Zustand eingeschränkten Bewußtseins. Die Körpertemperatur war meistens deutlich erhöht. Zur Herabsetzung der Krampfbereitschaft genügte uns gewöhnlich schon das für die physikalische Untersuchung nötige Entblößen des Körpers. Zusätzlich verabreichten wir in 9 von 10 Fällen i.m. 0,6–0,8 ml Novalgin®. So kamen die Temperaturen in sehr kurzer Zeit den Normwerten nahe. Antikonvulsive Maßnahmen zur Anfallsbeendigung waren niemals nötig. Zur Akutdiagnostik gehörte u.a. die Erhebung der Blutzucker-, der alkalischen Phosphatase- und der Blutkalziumwerte. Letztere, um keine rachitogene Tetanie zu übersehen. Bei den späteren Durchuntersuchungen deckten wir etwa in einem Drittel der Fälle Pneumonien bzw. Harnweginfekte auf. Eine *laufende antikonvulsive Therapie wurde im Krankenhaus nur in 1 oder 2 Fällen, in denen Krampfanfälle in kurzer Zeit mehrfach aufgetreten waren, in Erwägung gezogen."*

Abschließender Kommentar

Vorausgeschickt seien eigene Häufigkeitswerte: Fieberkrämpfe bei (Klein-) Kindern sah ich unter etwa 40000 Praxisfällen von 1944–1955 23mal. 1955–1959 gab es, unter rund 8000 Fällen, weitere 4 Ereignisse. Von 1977–1983 erlebte ich unter ca. 8000 Beratungsergebnissen nur mehr ein einziges krampfendes Kleinkind.

Die Anfälle waren ausnahmslos flüchtig, wenn nicht schon bei meinem Eintreffen abgeklungen. Antipyretische Maßnahmen hatten die Pflegepersonen bereits gesetzt, oder ich trug sie sofort nach (z.B. Veranlassung von leicht kühlenden Bädern). Insgesamt dürfte ich in den bisherigen 40 Praxisjahren unter insgesamt 8000 Fällen von Uncharakteristischem Fieber (bzw. unter 500–700 fiebernden Kindern unter 2 Jahren) 40mal wegen Fieberkrämpfen beansprucht worden sein. Es kam zu keiner einzigen Krankenhauseinweisung.

Nach den Berichten der beiden Weiterbildungsärzte läßt sich sagen, daß in den Krankenanstalten nur ausnahmsweise die Chance besteht, mit der Therapie in den von Prof. H. D. geforderten ersten 15 Minuten zu beginnen.

Was die Allgemeinärzte (und die allgemeinärztlich tätigen Spezialisten) angeht, so ist die kritische erste Viertelstunde gleichfalls oft verstrichen, ehe der Doktor am Krankenbett steht. Antipyretika oral wirken, ebenso wie Zäpfchen, mit entsprechender Verzögerung.

Ich weiß nicht, wieviele Allgemeinärzte mit der i.v.-Injektion bei Säuglingen genügend vertraut sind. Im Überblick läßt sich sagen: Die meisten Fieberkrämpfe sieht weder der niedergelassene Arzt noch der Krankenhausarzt. Kommt der Allgemeinarzt nach wenigen Minuten noch zum Anfall zurecht, so steht er vor dem Problem, daß die allermeisten Kinder massive Maßnahmen gar nicht benötigen würden, die für eine kleine Minorität so wichtig wären. Eine weitere Frage ist, ob die Kollegen so selten benötigte Medikamente auch bei sich haben, um raschest behandeln zu können.

Im Grunde ist es *eine typische allgemeinmedizinische Situation*: Vor einer Masse initial gleichartiger Gesundheitsstörungen muß der Arzt im Bewußtsein der Banalität der überwältigenden Mehrzahl trotzdem auf den seltenen Abwendbar gefährlichen Verlauf (AGV) scharf eingestellt bleiben. Hier müssen noch die Risiken, welche die Behandlung so vieler (die sie gar nicht brauchten) mit sich bringt, gegen den Nutzen für eine kleine Minorität, welche die Therapie dringend benötigt, abgewogen werden.

All das bedarf noch sorgfältiger Bearbeitungen, ehe man brauchbare Vorschriften für die allgemeinärztliche Therapie bei Kleinkindern mit Fieberkrämpfen kennen wird.

1.18 Diagnostische Weichenstellungen

Gelangt ein Patient ins Krankenhaus, so werden bei ihm routinemäßig zahlreiche Untersuchungen angestellt. Auf diese Weise können den Spezialisten nur sehr wenige Krankheiten entgehen.

Dagegen ist der Allgemeinarzt mit seiner *problemorientierten Kurzdiagnostik* schlecht gefeit. Es gibt kaum ein Leiden, das er unter Umständen nicht übersehen könnte. Folglich darf der an der ersten ärztlichen Linie tätige Arzt nicht aufhören, diagnostisch aufmerksam zu bleiben. Es ergibt sich daraus, daß er heute nicht darum herumkommt, an seine Fälle mit einer gewissen Willkür heranzugehen.

Das Herangehen wird wiederum durch sein Wissen und die Erfahrung gesteuert. Wie leicht er allerdings mit der bloßen Intuition in die Irre geraten kann, belegt der nächste Fall.

Der Doktor hatte sich hier auf den Vorbehandler verlassen und aus dessen therapeutischem Mißerfolg einen falschen diagnostischen Schluß gezogen. Zu seinem Irrweg trug bei, daß jeder erfahrene Arzt sehr oft von einem „dunklen Urin" hört, der mit einer Gelbsucht nichts zu tun hat. Gemeint ist die belanglose Selbstbeobachtung von fiebernden, schwitzenden Patienten, die einen konzentrierten, dunkel gefärbten Harn ausscheiden. Die Weichenstellung kam durch einen aufmerksamen (erfahrenen) Weiterbildungsarzt zustande. Gewiß wäre der Ikterus auch ohne ihn entdeckt worden, aber nicht so rasch. Daß die sofortige Aufdeckung etwas früher die Gewißheit brachte, daß der Patient unrettbar verloren war, gehört zur besonderen Tragik des Falles.

Wäre ein Programm benützt worden, wäre der Ikterus bei der gegebenen Symptomatik automatisch erfaßt worden. Die Handlungsanweisungen machen den Diagnostiker ja von seiner Intuition weniger abhängig.

Wer auf den Hausbesuchstouren stets einen EKG-Apparat mit sich führt und häufig davon Gebrauch macht, kann nun nicht hoffen, dadurch sehr viele Krankheiten unerwartet aufzudecken. Die Ausbeute bei nicht indizierten Untersuchungen ist ja viel bescheidener als die bei wohlbegründeten Indikationen.

Ganz allgemein betrachtet werden im Laufe einer langen Praxistätigkeit aus diesen Gründen viele frühere Routineuntersuchungen wieder aufgegeben: sie lohnen den Aufwand allzu selten. Davon abgesehen zwingen äußere Umstände (wie etwa die Sozialversicherungsinstitutionen) den Ärzten Beschränkungen auf.

Angesichts der gesamten Lage sollten wir die Erfolge mit unserer *intuitiven, „vorwissenschaftlichen" Erfahrungsmedizin* nicht überschätzen. Andererseits dürfen wir uns nicht davon abbringen lassen, die diagnostischen Möglichkeiten auch dann auszuschöpfen, wenn die Ausbeute nur bescheiden ist. Nur unter diesen Bedingungen wird es auch wirklich zu den machbaren, notwendigen Weichenstellungen kommen.

FALL 93

Vorstoß in falscher Richtung
Dr. med. H. D. aus R.

„In meiner Sprechstunde kam frühmorgens ein 70jähriger Bäckermeister wegen seit 14 Tagen bestehenden Hautjuckens, das ihn kaum schlafen lasse. Andere Ärzte hätten erfolglos antiallergisch behandelt. Ich sah einige Kratzeffekte, dachte an eine gepflegte Krätze und verordnete ein entsprechendes Mittel. Sicherheitshalber sollte er am gleichen Abend wiederkommen. Nach seinem Weggang meinte mein Weiterbildungsassistent, der Patient hätte von dunklem Urin gesprochen, ob nicht eine Gelbsucht vorliegen könnte, die uns beim künstlichen Licht entgangen war. Ich rief sofort beim Bäcker an und bestellte ihn für mittags nach der ersten Einreibung mit einem Urin zu mir. Er kam pünktlich und gab eine wesentliche Besserung seiner Beschwerden an. Der Ikterus war auf den ersten Blick klar. Der Mann wußte schon seit 2 Wochen davon, hatte aber den Ärzten gegenüber nichts erwähnt. Keinerlei abdominelle Symptomatik. Sofortige Einweisung. Dort zunächst Hepatitistherapie, dann Laparotomie: Pankreaskopfkarzinom."

Kommentar

Daß Ihnen der Ikterus bei künstlichem Licht entgangen war, versteht sich. Ihr Behandlungsversuch gegen Skabies war logisch. Sie durften ja annehmen, daß der Patient von den Vorbehandlern gezielt untersucht und daß die praktisch wichtigsten anderen Erkrankungen ausgeschlossen worden waren.

Optimal ist, daß Ihre Therapie nicht aufgrund einer „Diagnose", sondern als Versuchsballon gestartet worden war. Sonst hätte Sie die „Besserung" noch mehr in die Irre führen können.

Hätten Sie primär das Diagnostische Programm Nr. 45 „für die allgemeinmedizinische Diagnostik bei allgemeinem Pruritus ohne sonstige nennenswerte Krankheitszeichen" benützt, so wären Sie freilich a priori in die richtige Richtung gelenkt worden. Ohnedies bedeutete der Wink des Assistenten jedenfalls eine diagnostische Abkürzung.

Daß Sie die Angabe „dunkler Urin" zunächst nicht beeindruckt hatte, versteht nur der erfahrene Allgemeinarzt: Wie oft sprechen die Patienten von dunklem Urin, und wie selten ist Bilirubin die Ursache! Daß Ihre gekonnte Führung nur zur Aufdeckung eines inoperablen Karzinoms führte, ist tragisch. Wieviel lieber wäre Ihnen die Diagnose einer Hepatitis gewesen.

Stichwörter
Hautjucken, dunkler Urin, Ikterus / Pankreaskopfkarzinom

Diagnostisches Programm

Nr. 45 „Juckreiz-Standard"

FALL 94	**Es ist wieder dasselbe**
	Dr. med. G. K. in A.

„Bei einem 55jährigen, sonst gesunden Patienten, der weder nennenswert rauchte, noch dem Alkohol ergeben war, hatte ich schon wiederholt Gallensteinkoliken behandelt. Nun war es offensichtlich wieder soweit, und ich wurde, da dem Mann die Heilmittel ausgegangen waren, ins Haus gerufen. Ich fand die übliche Druckschmerzhaftigkeit im Oberbauch. Es war ganz offensichtlich wieder dasselbe, nämlich eine Schmerzattacke durch seine Gallensteine. Da ich in solchen Fällen routinemäßig ein EKG schreibe, konnte mir ein massiver frischer Herzinfarkt nicht entgehen. Von der lehrbuchmäßig zu erwartenden Symptomatik bot der Fall ohnedies nichts. Der Infarkt war also völlig symptomlos aufgetreten und bloß durch meine Routine erfaßt worden."

Kommentar

Sie haben uns einen lehrreichen Fall zur Kenntnis gebracht. Zunächst einmal möchte ich Sie dafür beglückwünschen, daß Sie beim „akuten Oberbauch" stets auch ein EKG schreiben. Das geschieht gewiß nicht zufällig.

Ich nehme an, daß Sie schon einen ähnlichen Fall hatten, bei dem eine EKG-Schreibung versäumt worden war. So etwas wollten Sie nicht wieder erleben. Es ist die übliche Art, wie sich die Routinen des Allgemeinarztes aufbauen.

Vielleicht haben Sie diese Diagnostik auch aus Ihrer Krankenhauszeit übernommen. Gewiß war es für Sie ein gutes Gefühl, dadurch frische Infarktzeichen sofort erfaßt zu haben.

Was den symptomlosen Infarkt angeht, so wissen wir ja längst, daß es so etwas gibt. Ein solches Vorkommnis ist im Grunde gar nicht völlig atypisch, sondern eben eine Form, in der Infarkte auftreten können.

Davon abgesehen müssen wir natürlich daran denken, daß hier wenigstens sowohl eine Lithiasis als auch ein Herzinfarkt vorgelegen haben könnten, wobei die Gallenkolik das Auftreten des Infarktes begünstigt haben mochte.

Es gibt aber in Ihrem Bericht noch einen Punkt, auf den ich kurz eingehen möchte: Daß nämlich einem Menschen, der durch seine Anfälle zu leiden hat, die krampflösenden Medikamente ausgehen. Auch ich erlebe das immer wieder, obschon ich allen Patienten einschärfe, nicht darauf zu warten, daß das letzte Zäpfchen aufgebraucht ist und auch die letzte Tablette, sondern möglichst eine volle Reservepackung daheim für den Notfall zu bewahren und sich sofort eine Reservepackung zu besorgen, wenn die eigene in Verwendung genommen wurde.

Das gilt natürlich, wie Sie sicher wissen, nicht nur für die Cholelithiasis-, sondern auch für viele andere Patienten. Dabei wissen die Kranken recht gut, daß die frühe Anwendung der Mittel viele Schmerzen erspart. Außerdem ist es erfahrungsgemäß so, daß dann, wenn die Mittel ausgegangen sind, aus der Angst heraus Anfälle auftreten, die es sonst wahrscheinlich gar nicht gegeben hätte. In diesem

Sinne sage ich den Patienten auch immer: „Die Mittel im Nachtkästchen ersparen Ihnen 2 von 3 Anfällen, und der dritte läuft viel leichter ab".
Daß dann nicht nur die Anfälle z.T. unnötig auftreten und wir außerdem noch, vielfach in der Nacht, zu den Kranken gerufen werden, müssen wir mit Gleichmut hinnehmen: Ecce homo.

Stichwörter
Gallensteinkolik / Frischer stummer Herzinfarkt

FALL 95 Ohne Hilfe der Technik vielleicht falsch gelaufen
Dr. med. U. P. in N.

„In Vertretung für einen Kollegen werde ich zu einer 69jährigen Frau gerufen. Sie sei daheim kollabiert, und noch am Telefon erfahre ich, daß sie Tage zuvor schon einmal einen Schwächeanfall erlitten hatte. Der damals herbeigerufene Notarzt habe ihr eine Injektion gegeben, worauf sie sich später leidlich erholt hätte. Bei meinem Eintreffen liegt die Frau auf dem Sofa. Sie ist voll orientiert und wirkt lebhaft, keineswegs apathisch. Schmerzen hätte sie nicht, sie sei lediglich appetitlos und habe daher heute auf das Mittagessen verzichtet. Ich erfahre, daß die mit Glibenclamid eingestellte Diabetikerin wegen einer offenbar hyperthyreoten Struma ein Thyreostatikum sowie L-Thyroxin einnimmt. Im Blutzucker-Schnelltest finde ich einen Wert von 180 mg%; RR 130/80. Puls: absolute Arrhythmie. Eine Orientierung am Nervensystem ergibt keine Auffälligkeiten. Eigentlich nur, um keine andere Rhythmusstörung zu übersehen, schreibe ich mit meinem tragbaren Gerät eine Herzstromkurve. Sie bestätigt einerseits das Vorhofflimmern, zeigt jedoch außerdem zu meiner Überraschung einen akuten Hinterwandinfarkt. Auf nochmaliges Befragen werden Stenokardien verneint. Ich weise die Patientin sogleich ins Krankenhaus ein. Ohne die Hilfe der Technik hätte ich ihr möglicherweise nur Bettruhe empfohlen und den behandelnden Arzt informiert."

Kommentar
Wie die Lage war, nützten Sie, verehrter Kollege, Ihre Ausrüstung zur EKG-Schreibung, und da Sie entsprechend geschult sind, konnte Ihnen der Herzinfarkt nicht entgehen.

Sie selbst merken an, daß Sie sich eigentlich vergewissern wollten, daß tatsächlich nur ein Vorhofflimmern vorliegt. Jedenfalls ging es Ihnen nicht um die gezielte Exklusion eines Infarktes.

Damit erhebt sich die Frage, was ein Allgemeinarzt tun soll, wenn er zu einem Patienten wegen eines „Schwächeanfalls" bzw. wegen eines „Kollapses" gerufen wird. Die Vorschrift für die Krankenhausmedizin ist eindeutig: Es muß eine komplette Anamnese erhoben und eine Durchuntersuchung mit dem Ziel einer exakten Diagnosestellung abgeschlossen werden. Das hat aber schon im spezialistischen Bereich nur sehr eingeschränkt Geltung.

Davon, daß man so in der Allgemeinmedizin vorgehen könnte, kann keine Rede sein. In unserem Fach müssen wir im großen und ganzen intuitiv-individuell, sowie rasch verfahren. Da tut sich natürlich der Arzt am leichtesten, der *große Erfahrung im allgemeinmedizinischen Umgang mit Patienten* besitzt.

Um nun auch Unerfahrenen gute Chancen zu geben, wurden Programme für die Allgemeinmedizin entwickelt, die freilich keine absolut bindenden Vorschriften, sondern nur Richtlinien sein wollen. Für den vorliegenden Fall eignet sich am besten das Programm Nr. 72. Daß bei der Erstellung dieser Handlungsanweisung auch die Möglichkeit eines Infarkts nicht vergessen wurde, ergibt sich aus dem drittletzten Programmpunkt: „EKG". Andererseits sollte (nach den „Indikationen für die EKG-Schreibung in der Allgemeinmedizin"[12]) eine Herzstromkurve angefertigt werden, wenn es um Rhythmusstörungen als Beratungsursache geht.

Demgegenüber boten sich im vorliegenden Fall keinerlei direkt auf das Herz weisende Beschwerden und Symptome an, die ein EKG unerläßlich gemacht hätten. Der behandelnde Kollege hatte ja die Kurven auch nur geschrieben, weil das Gerät im Auto lag und weil er Näheres über die absolute Arrhythmie wissen wollte.

Ich selbst führe weder stets ein solches tragbares Gerät im Pkw mit, noch hätte ich im Notdienst wahrscheinlich den offensichtlich harmlosen Erkrankungsfall sofort überwiesen, wobei zu setzen ist, daß dieser Infarkt im Krankenhaus automatisch aufgedeckt worden wäre. Die EKG-Schreibung gehört nun einmal zur dortigen Routine.

Zusammenfassend läßt sich sagen, daß angesichts der gegebenen Symptomatik eine vorläufige allgemeinmedizinische Führung des Falles ohne EKG-Schreibung durchaus kunstgerecht gewesen wäre.

Stichwörter
Schwächeanfall bei hyperthyreoter Diabetikerin / Akuter Hinterwandinfarkt

Diagnostisches Programm

Nr. 72 „Ohnmacht-Standard"

---

[12] Braun RN: Indikationen zur Ableitung eines Elektrokardiogramms in der Allgemeinpraxis. In: Mader FH, Weißgerber H (1995) Allgemeinmedizin und Praxis. S. 200. l.c.

1.19 Nicht aufgedeckt

Es geht in diesem Kapitel um Dinge, die zwar nicht angenehm sind, aber zu unserem Beruf dazugehören und ertragen werden müssen. Der nachfolgend gegebene Kommentar macht eine spezielle Einführung in die Problematik überflüssig.

FALL 96	**Keine Nachlässigkeit** Dr. med. W. L. aus W.

„Abendsprechstunde. Es ist 19 Uhr. Immer noch warten etwa 15 Patienten. An der Reihe ist eine 74jährige. Sie klagt über Atemnot. Erster Eindruck: Riesengroßer Kropf, keine Zyanose. Keine auffällige Asphyxie. Nichts Bedrohliches offensichtlich. Meine Diagnostik hat morgen auch noch Zeit, denke ich. Immerhin sofortige Überweisung zu einem Röntgenologen. Er ist 3 km entfernt und wird sie in der Früh vornehmen. Soweit, so gut! Am nächsten Tag ruft mich der Radiologe an und teilt mir mit, daß er bei ihr links einen exulzerierten Mammatumor gesehen hat. Sein übriger Befund lautet: rechtsseitiger Pleuraerguß, linksseitige Lungenmetastasen. Wie peinlich das war, kann sich jeder an den fünf Fingern ablesen, und ich habe, wie Sie mir glauben dürfen, auch abgezählt. Jedenfalls wies ich sofort ins Krankenhaus ein. 3 Tage später war die Frau wieder daheim: nichts zu wollen, inoperabel. Gestagenhormone, Vitamine und konsequentes Akupunktieren. Der Erguß schwindet, die Metastasen bleiben gleich. 3 Jahre später wurde die linke Mamma amputiert. Nach insgesamt 6 Jahren gibt es die Frau heute noch. Schwerst zerebralsklerotisch verändert, hat sie nicht mehr lange zu leben. Sie wird jedoch nicht am Mammatumor sterben."

Kommentar

Man merkt bei der Zuschrift, wie tief nach so vielen Jahren der Stachel noch immer in Ihrer Seele sitzt, lieber Herr Kollege. Sie möchten das Geschehen womöglich heute noch rückgängig machen und selbst als erster den Mammatumor aufgedeckt haben.

Was passierte aber hier wirklich? Was ist daran peinlich? Wenn um 19 Uhr in der Abendsprechstunde der Warteraum noch gedrängt voll ist, dann wird es nur sehr wenige Allgemeinärzte geben, die bis Mitternacht jeden Patienten „gründlich", also von Kopf bis Fuß, untersuchen. Die meisten werden nach der Lage des Einzelfalles genauso überlegen und handeln wie Sie.

Es wird also die akute Bedrohlichkeit beurteilt – die gab es nicht in Ihrem Fall – und das weitere Procedere organisiert. Da keine Dringlichkeit zu einer sofortigen körperlichen Untersuchung vorlag, war es klug, die Röntgenuntersuchung erst am nächsten Morgen anzusetzen und die Patientin nachher zur allgemeinärztlichen Untersuchung zu bestellen. Natürlich muß in derlei Fällen mit Zufälligkeit, wie mit der Aufdeckung eines exulzerierten Mammakarzinoms gerechnet werden. Aber solche Dinge sind so extrem selten, daß sie praktisch vernachlässigt werden können.

Ich selbst habe vereinzelt Analoges erlebt, und ich nehme an, daß ich im spezialistischen Bereich dann abfällig beurteilt wurde. Diese Beurteilung ist aus der Unkenntnis über unsere allgemeinärztliche Funktion heraus zu verstehen. Unser Handeln in solchen Fällen hat mit Nachlässigkeit etc. nichts zu tun.

Letztlich dreht es sich dabei um die Organisation des eigenen Vorgehens und um Prioritäten. Wenn ich beispielsweise einen Fall mit den klassischen Zeichen einer Appendizitis einweise, dann weiß ich sehr gut, daß in jedem dritten Fall keine Appendizitis vorliegt, und ich informiere bei der Einweisung entsprechend.

Aber in anderen Situationen bin ich noch nicht in der Lage, ebenso zweckmäßig zu informieren, und dann habe natürlich auch ich manchmal Gewissensbisse, die meistens nicht gerechtfertigt sind. Aber es gibt ja nun die Rubrik „Mein Fall", wo solche Vorkommnisse abgeladen und damit die eigene Gefühlswelt entlastet werden können.

Am Rande möchte ich die Frage aufwerfen, ob hier wirklich Lungenmetastasen vorgelegen hatten. In einem ähnlichen eigenen Fall fanden sich auch multiple Herde in der Lunge, und ich gab dem Patienten höchstens noch ein halbes Lebensjahr. Heute, 10 Jahre danach, geht es ihm prächtig. Ich meine, daß man auch daran denken muß.

Der springende Punkt jedoch ist, daß wir nicht jeden Patienten immer komplett untersuchen können, und das tun auch die Spitalärzte nicht.

Ebensogut hätte die Frau ja ein beginnendes Portiokarzinom haben können, das natürlich dem Röntgenologen zunächst ebenso entgangen wäre wie Ihnen. Wir wissen nur aus Erfahrung, daß zufällige Aufdeckungen von Malignomen aller Art größte Seltenheit sind. Man braucht also durchaus nicht peinlich berührt zu sein, wenn das, wie in Ihrem Falle, in der gegebenen Weise geschieht.

Stichwörter
Atemnot / Exulzeriertes Mammakarzinom mit Lungenmetastasen

FALL 97 **Die Beurteilung durch die Angehörigen**
Dr. med. Th. A. aus B.

„Am späten Freitagvormittag kommt erstmalig ein 48jähriger Arbeiter in meine Praxis. Seine Kollegen hätten ihn geschickt, er solle sich vom Arzt untersuchen lassen. Beschwerden weiß er kaum anzugeben (wirkt auch etwas einfach strukturiert), er fühle sich wacklig auf den Knien, seine Zähne seien locker, deswegen

habe er in den letzten Tagen nicht viel essen können. Seine Sprache ist sehr undeutlich, auffällig sind seine trockene Zunge und Uvula, die borkig belegt sind. Lungen, Nierenlager, Halslymphknoten unauffällig. RR 115/80. Die Erleuchtung kommt mir leider noch nicht. Ich schreibe den Patienten mit der Verlegenheitsdiagnose ‚Verdacht auf Virusinfekt' für 5 Tage krank und empfehle ihm, sich erstmal zu Hause zu erholen. 1 Stunde später Anruf seines Bruders: Besagter Patient sei in den letzten 2 Tagen völlig eingefallen und zittere. Alkoholabusus käme nicht in Frage. Er mache sich um ihn große Sorgen. Den Bruder daheim zu lassen, sei ihm zu unsicher. Ich weise also ins Krankenhaus ein: Gewichtsabnahme unklarer Genese. Hinweis: Patient bisher unbekannt. Beobachtung erbeten wegen zerebraler Symptomatik, Alkoholabusus wird negiert, Zunge und Uvula sehr trocken. Später erfahre ich, daß es sich um ein hyperosmolares Coma diabeticum gehandelt hatte. Erstmanifestation eines Diabetes mellitus mit Muskelnekrosen im Sinne einer Rhabdomyolyse, hervorgerufen durch massive Stoffwechselentgleisung. Das Ereignis hat mir unter anderem gezeigt, wie wichtig es sein kann, das Urteil von Angehörigen über den Schweregrad einer Erkrankung zu berücksichtigen."

Kommentar

Für diesen Fall gebührt Ihnen der Hausorden am Bande. Es gehört Mut dazu, eine solche geballte Ladung von Problemen und das eigene nicht gerade glückliche Verhalten einfach ungeschminkt vor einem so großen Forum auszubreiten.

Hier ist „Mein Fall" goldrichtig, indem der Kollege abladen und indem zugleich Hunderten, wenn nicht Tausenden gezeigt werden kann, wo die Möglichkeiten und Grenzen allgemeinärztlichen Handelns liegen.

Da kam also ein Patient zum Doktor. Nicht einmal von selbst, sondern von Arbeitskollegen gedrängt. Ein paar uncharakteristische Beschwerden und Befunde, nichts weiter. Die gewisse Ratlosigkeit des Kollegen ist nicht zu übersehen. Er untersucht also einiges. Die Einschätzung erfolgt klarerweise nach der größten Wahrscheinlichkeit, und die scheint für eine „Afebrile Allgemeinreaktion (AFAR)" zu sprechen (das ist der fieberfreie Verlauf eines „Uncharakteristischen Fiebers" – im Jargon unter vielen Namen wie „grippaler Infekt" etc. gehandelt). Die Empfehlung lautet auf einen 5tägigen Krankenstand zur Erholung.

Was mir hier fehlt, ist die „Falsifizierung": Wohl wurde nämlich intuitiv im Hinblick auf eine Afebrile Allgemeinreation untersucht, aber die Abwendbar gefährlichen Verläufe (AGV) scheinen mir doch ein wenig zu kurz gekommen zu sein.

Es fragt sich aber bei der gegebenen Symptomatik, ob es anging, sich in diese Richtung festzulegen. Natürlich schadet es nicht, wenn in einem solchen Fall diagnostisch zunächst anhand des Fieberstandards Nr. 1 vorgegangen wird, man kann ja jederzeit auf einen anderen überwechseln. Ich selbst hätte aber bei solch völlig unklarer Lage eine Tabula diagnostica (Programm Nr. 67) gewählt. Wie diese Aktion verlaufen wäre, kann ich natürlich nicht beurteilen.

An ein Präcoma diabeticum bei einem bisher nicht Zuckerkranken hätte ich (wegen dessen Seltenheit) kaum gedacht. Eher an ein alkoholisches Prädelir. Das tat der Kollege ja auch, aber da war nichts zu holen. Die „Verlegenheitsdiagnose" zeigt so richtig das Dilemma, in das jeder Allgemeinarzt durch die gültigen Dogmen gerät. Er glaubt, eine Krankheit nennen zu müssen („*Krankenkassendiagnosen*") und macht einen „Verdacht" namhaft, nennt es aber „*Verlegenheitsdiagnose*", weil er sich der Unsicherheit seiner Lage voll bewußt ist.

Man könnte auch so sagen: Da die Allgemeinärzte einerseits ihre eigenen Methoden entwickeln müssen, und sich andererseits gezwungen sehen, in „Diagnosestellungen" den Rollenerwartungen zu entsprechen, kommen dann solche Wortungeheuer wie „Verlegenheitsdiagnose" zustande.

Richtiger wäre unter „Diagnostischer Eindruck" einfach zu schreiben: „Ich denke hier an eine Afebrile Allgemeinreaktion" – aber der Fall geht ja weiter. Mit der ärztlichen Entscheidung unzufrieden, schlägt der Bruder des Patienten Alarm.

Vernünftigerweise zögert der Kollege dann nicht, sofort einzuweisen. Am Ende seines Falles betont er, daß es wichtig sein kann, auf die Beobachtungen der Familie zu hören, insbesondere auch, was das Verhalten der Kranken angeht. Ich darf hier auf das in vielen Diagnostischen Programmen für die Allgemeinmedizin einleitend stehende Wort: „*Erster Eindruck*" verweisen. Es bremst den Diagnostiker initial und veranlaßt ihn, sich den Patienten zunächst einmal erst anzusehen. Natürlich geht es dabei darum, ob nicht das Äußere und Gehabe den Verdacht auf einen schweren bzw. potentiell gefährlichen Krankheitsverlauf nahelegen.

Sehr interessant ist nun, daß der Behandelnde sich bei der Einweisung von der „Verlegenheitsdiagnose" auf die *Schilderung* der wichtigsten Angaben und ärztlichen Exklusionen zurückzieht. Da existiert kein Raten in Richtung Virusinfekt mehr, sondern nur noch die nackten Beratungsergebnisse.

In dieser Weise informiert der Kollege optimal. Ich selbst hätte mit einer Ablichtung der ausgefüllten Tabula diagnostica eingewiesen, woraus sich sämtliche Initiativen mitsamt den Resultaten ergeben hätten. Möglicherweise wäre ich dadurch aber ohnedies auf den Diabetes gekommen.

Jedenfalls war mit der Einweisung die allgemeinärztliche Funktion erfüllt und der Fall insgesamt, wenn man die unzulängliche Weiterbildung zum Allgemeinarzt berücksichtigt, sehr gut geführt.

Stichwörter
Plötzlicher körperlicher Verfall / Hyperosmolares Coma diabeticum

---

Diagnostische Programme

Nr. 1 „Fieber-Standard"
Nr. 67 „Tabula diagnostica" bei völlig uncharakteristischer Symptomatik

FALL 98 — Der Hundebiß sah harmlos aus
Dr. med. G. K. aus M.

„Im Sonntagsdienst holte man mich zu einem 10jährigen Mädchen. Es war von einem Hund angefallen worden. Ich fand Spuren am rechten Daumen und Unterarm. Die Verletzungen waren aber nur winzige Schürfungen. Sonst gab es keine Klagen. Ich sah sie tags darauf in der Sprechstunde und 2 Tage danach wieder, ohne daß mir etwas Besonderes aufgefallen wäre. 8 Tage nach dem Zwischenfall klagte sie über zunehmende Schmerzen und Schwellung im rechten Arm. Die sofort veranlaßte Röntgenaufnahme ergab eine nach dorsal etwas verschobene Radiusfraktur im Bereich des Unterarmbisses. Eine neue Verletzung wurde glaubhaft geleugnet. Ich mußte annehmen, daß die Fraktur durch die Attacke des Hundes zustande gekommen und von mir übersehen worden war. Unter den gegebenen Umständen kam ich jedenfalls nicht früher auf den Gedanken einer Fraktur. Übrigens machten mir die Angehörigen keinerlei Vorwürfe."

Kommentar

Es existieren ja nur 2 Möglichkeiten: Entweder die Fraktur entstand durch den Angriff des Hundes – oder sie trat später auf. Normalerweise pflegen sich die Schwellungen über einer Fraktur jedenfalls rasch einzustellen. Aber vielleicht haben sich die Knochenteile erst später gegeneinander verschoben, wodurch es dann ungewöhnlich spät zu einem Hämatom bzw. einer Schwellung kam.

Ich erinnere mich nicht, bei den zahlreichen Hundebißverletzungen, die mir in der Praxis untergekommen waren (es dürften insgesamt an die 300 gewesen sein), jemals einen Knochenbruch erlebt zu haben. Doch auch hier gilt: Es gibt nichts, was es nicht gibt.

Stichwörter
Hundebiß / Bißfraktur

Leserbrief zum Fall 98 „Hundebiß"

Kollege H. E. aus B.

„Gestatten Sie mir eine Anmerkung: Im Interesse unserer kleinen Patienten halte ich es für dringend erforderlich, bei ungeklärten Verletzungen in die Überlegungen auch eine Kindesmißhandlung einzubeziehen, deren Nachweis ja in der Regel nicht einfach ist, da sowohl die Kinder als auch die Mißhandelnden glaubhafte Erklärungen zu liefern versuchen."

Der neue Kommentar

Wir Allgemeinärzte sind in der angenehmen Lage, unsere Patienten in ihrer Umwelt doch einigermaßen zu kennen. Ich bin überzeugt davon, daß dem Kollegen G. K. bei entsprechender Konstellation ganz von selbst ein solcher Verdacht gekommen wäre. Da davon überhaupt keine Rede war, bin ich von den Überlegungen ausgegangen, die der Behandelnde selbst angestellt hatte.

Wie ich mich selbst in der Praxis angesichts einer solchen Begebenheit verhalten hätte, weiß ich natürlich nicht. Gewiß aber hätte ich bei gewissen Familien auch an eine Mißhandlung gedacht, allerdings nur bei eklatanten Hinweisen (Striemen, blaue Flecken, Verteilung über den ganzen Körper etc.).

Dessen ungeachtet bin ich dem Kollegen H.E. dankbar dafür, daß er das Problem der Kindesmißhandlung als Möglichkeit aufs Tapet gebracht hat; denn dadurch konnten die Verletzungen schließlich auch verursacht worden sein.

Stichwörter
Ungeklärte Verletzungen bei Kindern / Kindesmißhandlung?

1.20 An der Praxisschwelle

Zu Praxisbeginn verfügt der Arzt über ein relativ großes Wissen bezüglich der Krankheiten. Teils sind es frische Examenskenntnisse, teils stehen ihm Fälle aus der Zeit der Krankenhausweiterbildung vor Augen. Er hat auch erfahren, daß die Krankheiten atypisch auftreten können, selbst in der Form, daß das typische Bild einer Krankheit A von einer ganz ähnlich in Erscheinung tretenden Krankheit B vorgetäuscht werden kann.

Der Jungarzt hat jedoch noch keine allgemeinmedizinischen Erfahrungen bezüglich der Fällehäufigkeit. Er weiß also nicht, was selten und was häufig vorkommt. Die diagnostischen Möglichkeiten stehen vor seinem geistigen Auge noch gleichrangig da.

Ereignet sich nun der „Lehrbuchfall" eines potentiell Abwendbar gefährlichen Verlaufs (AGV), so hat das für den Anfänger geradezu etwas Unwirkliches an sich: „Das gibt es also tatsächlich!" stellt er fest. Noch ist aber am Krankheitsbeginn das Allgemeinbefinden der Patienten vielfach nicht dramatisch gestört. Der Jungarzt „schämt" sich beinahe, eine solche „Bagatelle" einzuweisen. Natürlich tut er es trotzdem. Hoffentlich nicht unter einer fragwürdigen „Diagnose", sondern als „Bild einer Krankheit", wobei er sich falsifizierend gefragt hatte: „Es sieht so aus wie..., aber was ist es wirklich?". Dann folgen bange Tage.

Interessant ist im folgenden Brief der Passus: „...übrigens handelte es sich tatsächlich um eine akute Wurmfortsatzentzündung." Der Kollege ist also gut weitergebildet und läßt sich auch bei der typischen Symptomatik nicht dazu verleiten mehr anzugeben, als er sicher weiß. Es überrraschte ihn, daß diejenige Erkrankung vorliegt, auf die alle Symptome hingewiesen haben.

Es ist die richtige, vorsichtige ärztliche Einstellung. Sie sollte nicht nur vor und nach ärztlichen Einweisungen vorhanden sein, sondern dort, wo es gar keine Kontrollen gibt, nämlich im Bereich der eigenverantwortlich ausgeübten Praxis.

FALL 99 Die unwirkliche Wirklichkeit
Dr. med. E. K. in B.-V.

„Ich bin erst unlängst in die eigene Praxis gekommen. Einer meiner ersten Fälle war ein Kind mit der Bilderbuchsymptomatologie einer akuten (beginnenden) Appendizitis. Es stimmte alles großartig zusammen: Die Défense fehlte nicht, es gab mittlere Temperaturen, eine rektale Empfindlichkeit und leichten Brechreiz. Aber – wie erwähnt – alles erst im Anfang. Der Patient sah gar nicht krank aus. Die Eltern allerdings zeigten sich verängstigt, wenn auch nicht übermäßig. Mein Problem war, diese gar nicht sehr eindrucksvollen einzelnen Symtome in ihrer Gesamtheit auch wirklich ernst zu nehmen. Irgendetwas sträubte sich in mir, das Kind mit einer ‚dramatischen Diagnose‘ einzuweisen. Natürlich tat ich es unverzüglich. Ich wollte Ihnen nur schreiben, wie es in einem jungen, unerfahrenen Arzt aussieht, wenn er plötzlich vor einem Verlauf steht, der ‚Abwendbar gefährlich‘ sein könnte. Im übrigen handelte es sich tatsächlich um eine akute Wurmfortsatzentzündung, wie die baldige Laparotomie ergab. Abheilung ohne Komplikationen."

Kommentar

Ihre Zuschrift ist von hohem didaktischen Wert. Man kann sich als alter Arzt kaum mehr in die Lage eines Neulings versetzen.

In gewisser Weise geht es uns noch so, wenn wir selbst oder unsere Angehörigen erkranken. Alles sieht dann so unwirklich aus. Irrt man sich nicht? Macht man sich bei einer Einweisung womöglich lächerlich? So bringt der plötzliche Übergang von der Gesundheit zu einer potentiell bedrohlichen Krankheit um so mehr Probleme mit sich, je früher man ärztlich damit zu tun bekommt.

Stichwörter
Défense im rechten Unterbauch, erhöhte Temperaturen, Brechreiz / Appendizitis

1.21 Das leidige „Diagnose"-Stellen

FALL 100	**Auch der Urologe täuschte sich**
	Dr. med. J. S. aus B.

„Unlängst wurde ich von einer 25jährigen Studentin aufgesucht. Sie klagte über atemabhängige Schmerzen unter dem rechten Rippenbogen, aber dorsal. Kein Husten, kein Fieber. Pulmo auskultatorisch unauffällig. Das rechte Nierenlager fand ich klopfempfindlich. Dort, weniger in der Blasengegend, bestanden Druckschmerzen. Wegen Menses keine Urinuntersuchung. Leuko 16000. Ich überwies mit der Verdachtsdiagnose ‚Akute Pyelonephritis rechts' an einen Urologen. Der sah bei der Nierensonografie eine Parenchymauflockerung rechts. Die Kelche waren unscharf begrenzt und eingeengt. Katheterurin keimfrei. Auch er hielt den Fall für eine akute beginnende Pyelonephritis. Verordnung von Antibiotika. Tags darauf ein abgesprochener Hausbesuch: Die Flankenschmerzen waren so arg geworden, daß sich die Patientin kaum bewegen konnte. Unterbauch weich. Mir war die Entwicklung nicht geheuer, und so wies ich sie stationär ein. Aus dem Arztbrief erfuhr ich, daß sich die Beschwerden tags darauf in den rechten Unterbauch verlagert hätten. Unter der Verdachtsdiagnose Appendizitis wurde eine Laparotomie durchgeführt. Ergebnis: Pyosalpinx mit Schlingenabszeß. Nach 10tägigem Aufenthalt wurde die Ursache für die schwere Erkrankung gefunden: Ein Intrauterinpessar."

Kommentar

An sich eine klare Sache: Der Allgemeinarzt diagnostiziert, wie er es gelernt hat, aufgrund der größten Ähnlichkeit mit einer typischen Krankheit. Da er sich dessen nicht sicher ist, baut er mit dem Begriff „*Verdachtsdiagnose*" ein Sicherheitsventil ein.

Die Patientin wird an den „zuständigen" Facharzt geleitet (warum eigentlich?). Der bestätigt die „Diagnose". Bei einem programmierten Hausbesuch (zweites Sicherheitsventil!) findet der Allgemeinarzt eine dramatische Verschlechterung und weist ein (welche „Diagnose"?).

Im Krankenhaus verlagert sich der Schmerz über Nacht in den rechten Unterbauch, worauf unter einer anderen „Verdachtsdiagnose" laparotomiert und eine Pyosalpinx entdeckt wird. Als Ursache stellt sich schließlich ein Intrauterinpessar heraus. So weit, so gut.

Weniger gut ist, daß sich die Kollegen nach wie vor – und nicht nur die in der Praxis – wenig interessiert zeigen, die Ergebnisse der Erforschung ihrer Spezialität in ihr Denken und Handeln zu integrieren.

Erkennen wir Allgemeinärzte nicht, daß wir durch das falsche Dogma von komplettem Ausfragen, Durchuntersuchung und Diagnosestellen in einer ständigen Inferiorität gegenüber den Fachärzten gehalten werden? Sagt uns das zu? Ist uns

„die liebe Ruhe" wichtiger als der Aufstieg zum gleichberechtigten Partner im modernen medizinischen Teamwork?

Was soll denn der Ausdruck „Verdachtsdiagnose"? Entweder ich habe etwas erkannt (Diagnose), oder ich habe den bloßen Verdacht, etwas Bestimmtes könnte vorliegen.

Ein Verdacht ist aber nichts Sicheres, auch nicht in Kombination mit dem Wort Diagnose, sondern ausschließlich eine persönliche Beurteilung aufgrund von verschiedenen Wahrscheinlichkeiten.

Korrekt hätten Sie also sagen sollen:
„*Bild einer akuten Pyelonephritis rechts*", und zwar aus diesen und jenen Gründen. Aber da fehlte doch der Urinbefund dazu! Nicht viel anders verhält sich der Urologe. Anstatt abzuwarten, wurde massiv behandelt.

Glücklicherweise glaubten Sie nicht recht an Ihren eigenen, fachärztlich bestätigten Verdacht, sondern machten einen vorgesehenen Hausbesuch, fanden die Bescherung und wiesen schleunigst ein. Unter welchem Etikett das geschah, scheint in Ihrem Schreiben nicht auf.

Im Krankenhaus „wandelt" sich das Bild (verlagert sich der Schmerz), und nun wird, weil das in den rechten Unterbauch geschah, hurtig eine andere „Verdachtsdiagnose" gestellt und laparotomiert – als ob es nicht Dutzende von Krankheiten gäbe, die Schmerzen im rechten Unterbauch machen, und als ob nicht bei 1 von 3 „typischen Appendizitisbildern" der Wurmfortsatz blande wäre.

Der Operateur findet die abszedierende Pyosalpinx. Ein Intrauterinpessar hatte sie verursacht. Hier kann man sozusagen mit Händen greifen, wie weit entfernt unsere Begriffswelt davon ist, dem (an sich vernünftigen) Handeln zu entsprechen, und zu welchen Peinlichkeiten uns die anerzogenen Dogmen zwingen.

Werfen wir doch diese Fesseln schlicht ab! Verzichten wir auf „Verdachtsdiagnosen" und auf Diagnosenkombinationen etc. Verhalten wir uns nicht so, wie ich das im Buch „Allgemeinmedizin, Standort und Stellenwert in der Heilkunde" zu karikieren versucht hatte.

Stichwörter
Schmerzen unter dem Rippenbogen rechts, Leukozytose /
Pyosalpinx bei Intrauterinpessar (IUP)

1.22 Benennungsprobleme

FALL 101	Der Bandwurm war's Dr. H. L. F. aus R.

„*Ein 41jähriger Patient wurde zu mir ins Belegkrankenhaus wegen Verdachts auf Appendizitis eingewiesen. Meine Anamnese und Untersuchungsbefunde sprachen übereinstimmend dafür, so daß die Diagnose ‚Appendizitis' abgesichert war und damit auch die Therapie. Wegen der retrozökalen Verlagerung war die sofort durchgeführte Operation schwierig. Die Revision des übrigen Abdomens erbrachte nichts Abnormes. Unkomplizierter postoperativer Verlauf. Pathologischer Befund: ‚Unspezifische akute Appendizitis. Im Lumen Embryophoren des Rinderbandwurms.' Daraufhin wurde der Mann entwurmt. Es handelt sich also um den seltenen Fall einer Bandwurm-Appendizitis.*"

Kommentar

Eine Bilderbuchillustration zu dem Satz von Wolfgang Wieland, daß das Handeln des niedergelassenen Arztes besser ist als die Begriffswelt, in der er sich ausdrückt.

Das Handeln war hier vorbildlich: Wegen des Verdachts auf einen Abwendbar gefährlichen Verlauf (AGV) wurde eingewiesen. Die stationäre Untersuchung verstärkte den Verdacht. Die Laparotomie erfolgte rasch. Wurmkur. Alles bestens!

Weniger gut sind die Bezeichnungen: Bei einer typischen Symptomatik können doch ebensogut wie eine Appendizitis 40 und mehr andere Krankheiten vorliegen. Eine Appendizitis ist bloß das häufigste und zugleich ein bedrohliches Ereignis. In einem Drittel dieser Fälle findet sich aber intraabdominell gar nichts. Es ist daher richtig, *nicht* von einem Appendizitisverdacht zu sprechen, sondern (unter den Symptomen) „zur Diagnostik" einzuweisen. Daß hier auch der Krankenhausarzt (ante operationem) keine Diagnose stellen kann, weil er ja ebensowenig Sicheres weiß wie der Einweisende selbst, sollte klar sein. Die Laparotomie war also zunächst noch nicht Therapie, sondern Diagnostik!

Das wußten Sie im Grunde, sonst hätten Sie ja nicht das übrige Abdomen zu revidieren brauchen. Die Indikation zur Operation war also nicht die „Diagnose", sondern die Möglichkeit, verschiedener Abwendbar gefährlicher Verläufe (nachdem eine Pneumonie etc. ausgeschlossen worden war). Was die Tänieneier im Lumen des Wurmfortsatzes angeht, so darf man diesen keine besondere ursächliche Bedeutung einräumen. Also ist auch die vermeintliche Schlußdiagnose „Bandwurmappendizitis" zur Korrektur zu nehmen.

Stichwörter
Bild einer Appendizitis / Retrozökal gelegene Appendizitis bei Befall mit Rinderbandwurm

FALL 102: Bei Hüftschmerzen auskultiere ich das Becken
Dr. med. S. R. aus D.

„Im Rahmen meiner Tätigkeit als Gutachterarzt sah ich einen 53jährigen Mann. Er klagte über Schmerzen im Bereich der rechten Hüfte. Auf einer chirurgischen Abteilung war die Diagnose ‚schnappende (schnellende) Hüfte' gestellt worden. Ich konnte bei der Hüftuntersuchung nichts Abnormes finden. Wie gewöhnlich in solchen Fällen, auskultiere ich die Region und höre ein massives Strömungsgeräusch im Bereich des kleinen Beckens und über dem Leistenband rechts. Nun gehe ich näher auf seine Hüftschmerzen ein. Dabei stellte sich heraus, daß der Mann nur etwa 1/2 km gehen konnte. Dann bekam er Schmerzen im Hüftgelenk. Sie zwangen ihn zum Stehenbleiben. Nach einiger Zeit der Ruhe verschwanden die Schmerzen: die typische Claudicatio-intermittens-Syptomatik, nur eben nicht in den Waden, sondern in der Hüfte. Ich schloß daraus auf eine belastungsabhängige Ischämie in diesem Bereich. Übrigens kann der Mann seine Tätigkeit als (sitzender) Baggerfahrer problemlos ausüben. Außerdem fand ich eine massive Proteinurie. Man darf wohl alles in allem eine Nierenarterienabgangsstenose annehmen, denn alles spricht für diese von mir vermutete Diagnose und gegen den orthopädischen Befund. Übrigens hatte schon der Hausarzt die Diagnose des Chirurgen für eine Verlegenheitsdiagnose gehalten, niemand aber hatte die Gefäße abgehorcht."

Kommentar

Mein Lehrer Lindner, ein damals berühmter Ophthalmologe, pflegte uns zu sagen, wir sollten keine unnötige Angst vor der Praxis haben, Genauigkeit könnte einen großen Teil der Erfahrung ersetzen.

Damit war einerseits gesagt, daß die höchste Effektivität durch einen genau arbeitenden und erfahrenen Arzt erreicht würde. Andererseits wird angedeutet, daß die oberflächliche Untersuchung eines Erfahrenen u.U. weniger bringen mag als das genaue Untersuchen eines Unerfahrenen.

Ich glaube nicht, daß sich Lindner darüber sehr viele Gedanken gemacht hatte, was er uns zum Trost erzählte. Vor allem blieb unklar, was er unter „*Genauigkeit*" verstand. Wahrscheinlich meinte er die Untersuchungsschemata im spezialistischen Bereich.

Nun sind aber die spezialistischen Schemata in der durchschnittlichen Allgemeinpraxis nicht zu verwirklichen und schon gar nicht alle Schemata zusammen für eine „komplette" Untersuchung. So bilden sich bei verschiedenen Ärzten – weil es nicht anders geht – persönliche, kurze Routinen.

In diesem Rahmen sind Sie dahin gekommen, bei gewissen Beschwerden im Hüftbereich das Abdomen zu auskultieren. Ich muß sagen, daß ich das routinemäßig nicht tat. Jedenfalls fiel Ihnen dadurch das Geräusch auf, wodurch Ihr Fall eine neue Perspektive erhielt.

Die Frage, warum dies seitens der Chirurgen nicht geschah, können wir nicht beantworten. Auch deren Routinen sind natürlich von Erfahrungen geprägt und können nur in gewissem Umfang problemlösend sein. Warum also haben die Spezialisten die Diagnose „schnellende Hüfte" gestellt?

Der Hausarzt meinte, es wäre eine „Verlegenheitsdiagnose" gewesen. Und warum nennt man eine bloße Vermutung eine Verlegenheits-„Diagnose" – womit ja sinnvollerweise nur eine Sicherheit bezeichnet werden sollte?

Damit sind wir mitten in dem, was ich die *„Vorwissenschaftlichkeit" in der Angewandten Heilkunde* nenne: Man stellt das Richtige und das Falsche, das Bewiesene und das Vermutete unter denselben Oberbegriff „Diagnose". Wann werden wir uns dessen besinnen, daß solche Begriffe eindeutige Inhalte haben sollten?

Stichwörter
Belastungsabhängige Hüftschmerzen / Nierenarterienabgangsstenose

1.23 Unerwartete Krankheitszeichen

FALL 103 **Möglichst immer ausziehen lassen!**
Dr. med. W. F. in S.

„Im Wochenenddienst werde ich zu einem 5 Monate alten Knaben gerufen. Er war vor 2 Wochen im Krankenhaus gewesen. Heute Nacht hätte er geschrien. Der Hausarzt wäre schon dort gewesen, hätte eine Mittelohrentzündung festgestellt und ein Antibiotikum rezeptiert. Einige Stunden nachher finde ich das Kind schlafend. Ohren und auch sonst unauffällig. Mit Rücksicht auf den bereits erfolgten Besuch des Hausarztes will ich den Säugling schonen und verzichte auf eine Bauchuntersuchung. Als sich die Mutter aber beklagt, daß kein Stuhl abgeht, inspiziere ich doch das Abdomen und entdecke eine irreponibel inkarzerierte Hernie. Sofortige Einweisung. Nicht lange danach werde ich zu einem vorher unbekannten 84jährigen gerufen. Angeblich ‚Grippe' mit Erbrechen, Appetitlosigkeit (4 Tage), Husten. Seit 8 Tagen kein Stuhl. Dann stellt sich heraus, daß es schon 2 Tage lang Miserere gegeben habe. Es fand sich auch hier eine (überfaustgroße) inkarzerierte Hernie. Sofortige Operation. Exitus binnen 24 Stunden. Schließlich ein dritter Fall, bei dem der vorher zugezogene Arzt das Kind nicht ganz hatte ausziehen lassen. Bei dem Säugling konnte ich gleichfalls eine kleine inkarzerierte Leistenhernie finden."

Kommentar

Die Leistenhernie ist bei der Inkarzeration gewiß ein typischer Abwendbar gefährlicher Verlauf (AGV). Man müßte bei Stuhlverhaltung und entsprechenden örtlichen und allgemeinen Symptomen stets daran denken.

Aber wie es nun einmal ist und die 3 Fälle zeigten, halten sich die Hernien nicht an die Lehrbuchbeschreibungen. Und da sie – in der „versteckten Form" – doch große Raritäten sind, kann sich im Laufe der Praxisjahre leicht einschleichen, daß man kaum mehr daran denkt, sofern keine dramatische Situation gegeben ist.

Ein Wort noch zum ersten von Ihnen zitierten Fall: Es ist scheinbar unverständlich, wenn ein Allgemeinarzt bei einem nachts schreienden Kind eine Mittelohrentzündung feststellt und behandelt, von der Sie einige Stunden nachher nichts finden können.

Als erfahrener Kollege kann man aber doch rekonstruieren, wie sich das wahrscheinlich abgespielt hat: Zunächst weiß jeder ältere Praktiker, daß bei nächtlich schreienden Kindern, ohne daß sich ein Hinweis auf etwas anderes findet, „fast immer" eine Mesotitis acuta vorliegt, besonders dann, wenn das Kind aufs Ohr greift. Hat man das oft genug erlebt, so wagt man unter dieser Annahme schließlich zu behandeln, auch wenn man kein Otoskop bei sich hat oder wenn das Otoskop kein Licht gibt oder wenn der Gehörgang durch Zerumen verschlossen ist und man nichts bei sich hat, um das Ohrenschmalz auszuräumen.

Das allerdings ist nur unter der Voraussetzung vertretbar, daß man das Kind sonst genau untersucht hat. Dabei darf eine Inspektion der Leistenringgegenden nicht fehlen. Ferner müssen die Pflegepersonen und der Arzt in engster Verbindung bleiben (ich nenne das „*geteilte Verantwortung*"), um andere Möglichkeiten (wie ein akutes Abdomen) keinesfalls zu übersehen. Am besten freilich in solchen Situationen ist es, wenn der Doktor heimfährt und sich mit dem nötigen Werkzeug versieht, um die Trommelfelle inspizieren zu können.

Stichwörter
Mittelohrentzündung bei Säugling? / Inkarzerierte Hernie
„Grippe" mit Erbrechen, Husten bei 84jährigem / Inkarzerierte Hernie

---

1.24 Spezialistenwechsel

FALL 104 Die Sache gefiel mir nicht
Kollege U. T. aus C.

„Es geht um ein 12jähriges Kind, dem aufs Schienbein getreten worden war. Darauf hatte sich am Unterschenkel eine ödematös-teigige Schwellung entwickelt. Die Sache gefiel mir nicht, und so überwies ich es bald an einen Chirurgen. Der

fand nichts weiter, so daß ich meine Betreuung fortsetzte. In der Folge störte mich immer wieder das schlechte Aussehen meiner kleinen Patientin. Die erhöhte Blutsenkung und eine ausgeprägte Anämie veranlaßten mich schließlich zur Überführung in eine kinderchirurgische Spezialstation. Dort wurden die Befunde einer Periostitis und einer afebrilen Osteomyelitis erhoben."

Kommentar

Das Wesentliche an Ihrem Fall, lieber Herr Kollege, ist für mich der Zeitpunkt der Überweisung. Da gab es also das Kind nach einem Schlag gegen das Schienbein. Wie oft haben wir das gesehen! In der Regel handelt es sich um etwas Harmloses, schlimmstenfalls entwickelt sich ein subperiostales Hämatom. Es bildet sich erfahrungsgemäß nach einiger Zeit wieder zurück. Ohne Folgen.

Trotzdem gefällt Ihnen die Sache nicht, und bald wird das kleine Fräulein von einem Chirurgen angesehen. Hier schlägt Ihre *Kennerschaft* durch, etwas, was man erlebt haben muß und nicht aus Büchern erlernen kann. Irgendwie sah das Kind anders aus als ähnliche Fälle. Sie wurden initiativ. Je besser der Arzt seine Patienten kennt, um so eher werden ihm Veränderungen des Aussehens auffallen.

Daß der Chirurg anfangs nichts Besonderes feststellte, liegt weniger an ihm als daran, wie es mit solchen Gesundheitsstörungen normalerweise weitergeht. Sie ließen aber nicht locker, sondern überwiesen, weil Ihnen der Fall nicht geheuer vorkam, an die Kinderchirurgen. Fehlte nur, daß die dortigen Kollegen festgestellt hätten, daß das Kind zu spät überwiesen wurde. Offenbar ist Ihnen aber ein solcher (ungerechtfertigter) Vorwurf erspart geblieben.

Korrekt wäre übrigens gewesen, zunächst erneut den ersten Chirurgen zu Rate zu ziehen. Aber Sie hatten wohl das Vertrauen verloren.

Stichwörter
Tritt gegen das Schienbein / Periostitis und Osteomyelitis

2 Therapie

2.1 Der Einzelfall

Die Leser der Zeitschrift Der Allgemeinarzt haben zu „Mein Fall" erfahrungsgemäß nicht nur quälende Erlebnisse beigesteuert, sondern es auch für wert gefunden, über besonders beeindruckende Behandlungserfolge zu berichten.

Beim ersten der im folgenden kommentierten, mir gegebenen Fälle liegt die rein psychogene Wirkung der Verschreibung auf der Hand. Was den zweiten Fall angeht, so wissen immerhin kritische, erfahrene Ärzte, daß peptische Ulzera mit sehr unterschiedlichen Mitteln zum Verschwinden gebracht werden können. Wir dürfen getrost davon ausgehen, daß dabei die seelische Einflußnahme des Arztes eine sehr große Rolle spielt. Ich selbst gebe dafür ein Beispiel aus meiner Arbeitermassenpraxis in den später Vierziger- und den frühen Fünfzigerjahren. Im dritten Fall ist die Wirkung des verordneten Heilmittels nicht mehr so offensichtlich der Droge Arzt zuzuschreiben.

Es geht hier – im ganzen gesehen – um ein wichtiges Praxisproblem: Einerseits wissen alle Ärzte recht gut, wie schwer es ist, die Wirkung einer Droge eindeutig festzustellen. Wir alle haben erlebt, daß ein zunächst von bedeutenden Medizinern hoch gelobtes Mittel spurlos in der Versenkung verschwand bzw. als unwirksam oder gar schädlich erkannt wurde. Andererseits sind wir Ärzte immer wieder geneigt, dieses Wissen zu vergessen und von Einzelfällen in unserer Praxis aus weitreichende Schlüsse zu ziehen, statt kritisch distanziert zu bleiben.

In dieser Hinsicht verhalten sich die Ärzte weitgehend so wie Laien, bei denen aber eine entsprechende Einstellung aus Mangel an Kenntnissen um die Heilmittel verständlich ist. Der Psychiater Bleuler hat dieses bei der Ärzteschaft häufig zu findende Phänomen als Folge ihres „autistisch undisziplinierten Denkens" bezeichnet.

FALL 105	**Wunder wirken** Dr. med. C. M. aus L.

„Ein 35jähriger Patient kam zu mir und klagte über allgemeinen Libidoverlust. Ich trachtete, auf Ehe-, Berufs- oder sonstige gravierende Probleme zu kommen. Es fand sich aber keinerlei Anhalt für eine Ursache der Störung. 2 Monate lang

versuchte ich verschiedenste medikamentöse, psychotherapeutische, physikotherapeutische Methoden. Die Compliance war hervorragend, aber der Erfolg leider gleich Null. Schließlich wußte ich mir keinen anderen Rat mehr und rief vor dem Patienten einen erfahrenen alten Kollegen an und fragte nach seiner Meinung. Sein Vorschlag war, das Fruchtbarkeitsplazebo Vitamin E anzuwenden. Ich versuchte mein Bestes, dem Patienten einen Versuch mit diesem Vitamin zu empfehlen, und der Erfolg war durchschlagend. Der Fall liegt nun schon einige Monate zurück, und sein Sexualproblem ist offensichtlich aus der Welt geschafft worden."

Kommentar

Sie haben hier, verehrter Kollege, offenbar im richtigen Augenblick das Richtige getan, um dem Patienten zu helfen. Irgendwie schien er gegen Hilfe von Ihnen gesperrt zu sein, nahm aber die Empfehlung des Erfahrenen voll an, und die „Verklemmung" war überwunden.

Vielleicht hatte er von Anfang an nicht recht an Ihre Kunst geglaubt und schon einige Zeit was Ähnliches erwartet, wie Sie ihm zuletzt angeboten hatten. Andere Patienten wechseln dann den Arzt oder gehen zu Pfuschern. Wem immer sie dann ihr Vertrauen schenken, der hat alle Chancen, „Wunder zu wirken". Ich freue mich jedenfalls über den guten Ausgang Ihrer Bemühungen.

Stichwörter
Libidoverlust / Vitamin E als Plazebo

FALL 106 Noch ein Wunder

In den „Dokumenten der Praxisforschung" 12/83 und 13/84 der Französischen Gesellschaft für Allgemeinmedizin publizierte Kollege B. O. den folgenden Fall:

„Ein heute 27jähriger hatte schon mit 13 Jahren erstmals Magenbeschwerden. Aus tristen familiären Verhältnissen kommend, wird bei ihm mit 18 Jahren ein Magengeschwür festgestellt. Bis vor 2 Jahren geht es ihm aber relativ gut. Er heiratet, arbeitslos, eine Stenotypistin. Beide erscheinen dem Arzt ziemlich unreif. Die heutige, übliche Therapie machte ihn bezüglich des Ulkus wieder beschwerdefrei. Die Frau wird schwanger. Der Mann muß arbeiten gehen. Es gibt Zwillinge. Die Arbeitsplätze des Mannes wechseln rasch. Er und die Zwillinge sind oft krank. Schließlich übernimmt die Fürsorge die Kinder. Die Eltern des Mannes sterben kurz hintereinander. Er ist wieder arbeitslos, das Ulkus gedeiht. Die allgemeine Lage des Paares ist verzweifelt. Der Hausarzt hat von einem neuen Versuchsprä-

parat gehört, das er sich beschafft und worauf er nun übergeht. Der Erfolg ist frappant. Bald ist der Mann beschwerdefrei, das Ulkus – gastroskopisch nachgewiesen – völlig abgeheilt. Die geplante Operation kann abgesagt werden. Nicht einmal eine Gastritis ist mehr nachweisbar. Der Mann findet wieder Arbeit. Derzeit geht es der ganzen Familie gut. Der Kollege weiß natürlich, daß man sich einer Ulkusheilung nie sicher sein kann. Immerhin hält er das Versuchspräparat für einen Fortschritt. Er hat ihn ja eindrucksvoll erlebt. Dr. O. ist sich klar darüber, daß die allgemeine Lage der Familie weit schlechter gewesen wäre, hätte es statt des Versuches mit dem neuen Präparat eine Magenoperation gegeben."

Kommentar

Die kurz wiedergegebene Krankengeschichte aus der französischen Zeitschrift drückt das meines Erachtens Wichtigste nur sehr schwach aus, nämlich die Aktivität und Hingabe des Arztes im Interesse seiner Patientenfamilie.

Das hat einen offenbar früher nicht möglich gewesenen Halt im Leben gegeben. Die Familie konnte reifen. Denn da war ja immer ihr Hausarzt, der sich so verständnisvoll um sie kümmerte. Es ist anzunehmen, daß dadurch schließlich ein starker Wille im Kranken entstand, aus seinen Nöten herauszukommen.

Die Erfolge im Ringen um seine Existenz mußten sich auch auf das Ulkusleiden auswirken. Welche Rolle das neue Präparat dabei gespielt hat, sei dahingestellt. Aber offensichtlich haben sich die großen Erwartungen, die der Hausarzt in den Wirkstoff legte, positiv auf den Patienten übertragen. Ich würde der Patientengruppe, nicht zuletzt auch dem bemühten Kollegen, wünschen, daß sich der jetzige Zustand der Familie lange erhält.

Nachzutragen wäre, daß ich selbst in den Jahren 1935–1945 die Wandlungen in der medikamentösen Ulkustherapie kritisch verfolgt hatte. Es gab da so völlig differente, „wirksame" Mittel, daß ich zur Überzeugung kam, hier müßte die „*Droge Arzt*" (als gemeinsames Vielfaches) wirken. Dementsprechend behandelte ich dann in meiner Arbeitermassenpraxis von 1946–1951 die sehr zahlreichen, gesicherten Ulzera prinzipiell mit einer physiologischen Kochsalzlösung, angefärbt durch einige Tropfen einer roten Prontosillösung.

Ich erinnere mich an keinen Fall, in dem meine Injektionstherapie versagt hätte. Die subjektive Besserung fehlte niemals, ebensowenig der schließlich wieder negative Röntgenbefund. In diesem Sinn lassen Einzelfälle keinerlei Schlüsse zu.

Stichwort
Rezidivierende Magenulzera

144 Therapie

| FALL 107 | **Aller guten Dinge sind drei**
 Dr. med. R. L. aus G. |

„Eine 34jährige leidet seit 5–6 Jahren an Dysmenorrhö. Außerdem besteht bei ihr ein Harndrang, der sie alle 1–2 Stunden zur Miktion zwingt. Dadurch kann sie kaum auf längere Reisen gehen, wenn das Gefährt keine Toilette hat. Es wurden bei ihr alle üblichen Präparate angewendet. Natürlich konsultierte sie u.a. auch einen Urologen. Dieser tippte auf eine ‚neurotische Reizblase'. Ich dachte nun, den Blasentonus durch ein Adrenalinderivat zu beeinflussen und gab ein Oralpräparat, das ich bisher nur bei Asthma bronchiale rezeptiert hatte. Der Erfolg war verblüffend. Die Frau wurde dadurch beschwerdefrei und ist psychisch ein anderer Mensch geworden. Das vorher stark eingeschränkte Privatleben läuft völlig normal ab. Vielleicht probieren Kollegen, die solche Problemfälle haben, die von mir entdeckte therapeutische Möglichkeit aus."

Kommentar

So erfreulich der Behandlungserfolg ist, den Sie erreicht haben, so muß doch davor gewarnt werden, aus Einzelfällen – noch dazu bei der Wahrscheinlichkeit eines rein psychogenen Geschehens – weitgehende Schlüsse zu ziehen.

Es wäre z.B. möglich, daß im Leben der Frau zur selben Zeit, da Sie die neue Medikation versucht hatten, irgendeine einschneidende positive Veränderung vor sich gegangen ist, die für die Besserung maßgeblich war. Gewiß sollte man Ihren Weg, der ja kaum Schaden verursachen kann, gehen, und ich werde selbst an diese Möglichkeit denken, wenn ich bei einem einschlägigen Fall therapeutisch in der gewohnten Weise nicht weiterkomme.

Es würde mich aber überraschen, wenn ich bei einem oder gar bei mehreren eigenen Fällen Ihre Erfolge reproduzieren könnte. Aber warten wir ab!

| Stichwort
 Dysmenorrhö und Harndrang |

2.2 Therapieresistenz

Der Allgemeinarzt wird bei den meisten konservativ behandelbaren Gesundheitsstörungen durch einen relativ raschen günstigen Ablauf mit gutem Ansprechen auf die Standardtherapie „verwöhnt". Trifft das Gegenteil zu, noch dazu bei einer Krankheit, die früher gar nicht so selten auftrat, so beeindruckt das den Arzt, wie der nächste Fall zeigt.

Der Kranke, der nicht in gewohnter Weise auf die ärztliche Behandlung anspricht, stellt ein gewisses Gegenstück zum Patienten dar, dessen atypische Symptomatik die Diagnostik erschwert.

FALL 108 Hartnäckiges Fieber
Dr. med. H. C. aus M.

„Bei einem 5jährigen Mädchen, zu dem ich wegen Fieber gerufen worden war, fand ich außer eitrig belegten Rachentonsillen nichts Auffälliges und verordnete ein oral einzunehmendes Penizillinpräparat. Da sie 3 Tage danach noch immer fieberte, ging ich auf Erythromyzin über. Aufgrund des Auftretens von Schmerzen im linken Sprunggelenk wies ich das Kind kurz danach mit Verdacht auf rheumatisches Fieber in unser örtliches Krankenhaus ein. Dort wurde in verschiedener Weise antibiotisch behandelt – und natürlich die Diagnostik fortgesetzt. Da das Fieber unbeeinflußbar weiter bestand, kam es zur Transferierung des Mädchens auf eine Universitätsklinik. Dort blieb das Kind insgesamt bisher ein halbes Jahr in Behandlung. Es hat den Anschein, als wären nun die Polyarthritis und die Karditis unter Kontrolle. Man hat dabei das Auftreten eines Cushing-Syndroms durch hohe therapeutische Kortisondosen in Kauf genommen. Ich finde den Fall lehrreich, da ich nur sehr selten polyarthritische Erkrankungen in der Praxis sehe."

Kommentar

Sie haben völlig recht. Während in meinen Praxen beispielsweise von 1944–1959 die rheumatische Polyarthritis mit durchschnittlich 4 Fällen auf 3000 ein ‚regelmäßig häufiges' Ereignis war – die Spitze der Häufigkeit lag bei 5 auf 1000 (!) kurz nach dem 2. Weltkrieg – ist die akute Polyarthritis heute eine Rarität mit einem Vorkommen von weit unter 1:10000 Fälle.

An sich war das Problem ja nicht zu übersehen, und Sie dachten ja auch sofort an diese Erkrankung. Die Schwierigkeiten lagen im therapeutischen Bereich. Hier allerdings war die Reaktion der kleinen Patientin ungewöhnlich. Es bleibt zu hoffen, daß es zu einer Ausheilung des rheumatischen Fiebers ohne nennenswerte bleibende Schäden kommen wird.

Die Lehre daraus ist für uns, daran zu denken, daß es die akute rheumatische Polyarthritis nach wie vor gibt, und alles nur Mögliche zu tun, um die Krankheit zum Stillstand zu bringen. Genauso haben Sie sich verhalten.

Stichwörter
Eitrige Tonsillen, Fieber und Schmerzen im Sprunggelenk beim Kind / Rheumatische Polyarthritis und Karditis

2.3 Einnahme von Medikamenten

In diesem Kapitel geht es um praktisch sehr Wichtiges: Zum ersten darum, daß der niedergelassene Arzt meistens erst dann, wenn er selbst erkrankt ist, merkt, wie sehr – wie es der Verfasser der nächsten Zuschrift formuliert – der Teufel im Detail steckt. Erst wenn wir selbst vor Einnahmeproblemen stehen, werden Kleinigkeiten wichtig, wie „Einnahme vor oder nach dem Essen?".

Ebenso erhebt sich die Frage, welche Folgen Unregelmäßigkeiten bei der Einnahme haben und anderes mehr. Damit macht die Krankheit den Niedergelassenen auch zu einem verständnisvolleren Arzt.

Ebenso verhält es sich mit den Symptomen einer Erkrankung. Hat der Doktor beispielsweise an einer Sinusitis arg gelitten, so kann er mit einem an akuter Stirnhöhlenentzündung Erkrankten viel besser reden, als wenn er dieses Leiden nur aus dem Krankenhaus und aus seiner Praxis kennt, ohne sie am eigenen Leib jemals verspürt zu haben.

Das Kranksein bereichert also die Kommunikationsfähigkeit des Arztes in vielfältiger Weise und lehrt ihn, die Sorgen, Nöte und Schwierigkeiten der Ratsuchenden zusätzlich mit den Augen eines Patienten zu sehen.

FALL 109 **Einnahme macht Kopfzerbrechen oder der Arzt als Patient** Dr. med. H. S. aus G.

"‚Mein Fall' bin ich selber! Ich erkrankte während einer 4tägigen Omnibusreise mit Fieber, Abgeschlagenheit, Appetitlosigkeit. Der Veranstalter war froh, mich lebend zurückzubringen. Daheim hatte ich Gelenkschmerzen und hustete. Mein Praxisnachfolger gab mir ein Medikament. Dessen Einnahme machte mir Kopfzerbrechen, wenn ich an die Bioverfügbarkeit des Mittels dachte. Es wollte mit den regelmäßigen Einnahmen, trotz Verwendung einer Weckeruhr, nicht richtig klappen. Dazu kam dann noch das Problem: vor oder während der Mahlzeit einnehmen? Wann gibt es durch schlechtes Einnehmen Therapieversager? Ich glaube, daß man in der Praxis an diese Dinge mehr denken muß, denn erst wenn man selbst erkrankt ist und Zeit hat, darüber nachzugrübeln, erkennt man, wie sehr der Teufel im Detail steckt."

Kommentar

Sie haben völlig recht, wenn Sie unsere Aufmerksamkeit auf diese Dinge lenken. Aus der Erfahrung heraus möchte ich sagen, daß bei uncharakteristischen Infekten, wodurch Sie wahrscheinlich betroffen waren, weniger die Bioverfügbarkeit unserer Medikamente die Hauptrolle spielt als die *Naturheilkraft*. Und wie lange unsere

Medikamente bioverfügbar sind (d.h. wirken), das merken wir ja. Wir merken es, wenn der Husten wieder losgeht, die Kopfschmerzen wiederkommen etc.

Freilich erhebt sich dann die Frage, ob schon wieder eingenommen werden darf. Darüber informieren aber die Handzettel in der Regel brauchbar. Dort freilich, wo es auf die Bioverfügbarkeit ankommt, wie beim Diabetes oder bei chronischer Herzinsuffizienz, muß sorgfältig überlegt und gehandelt werden.

Stichwort
Korrekte Medikamenteneinnahme

2.4 Arzneimittelallergie

Die Problematik bei den bedrohlichen Arzneimittelallergien liegt einerseits in ihrer relativen Seltenheit und andererseits in der Schwierigkeit, möglichst immer diese vor Augen zu haben.

Was die letztere Frage angeht, so nützt es erfahrungsgemäß nicht immer, wenn man den Hinweis auf eine „Allergie" am Kopf der Karteikarte oder in einem eigens dafür vorgesehenen EDV-Feld für Warnhinweise vermerkt. Ob es bunte Reiter sind, eine leuchtendrote handschriftliche Warnung oder der elektronische Hinweis auf dem Bildschirm des Computers: An all das gewöhnt sich das Auge des Arztes, wenn er die Akte des Patienten oft zur Hand nimmt. So kann er im entscheidenden Augenblick dafür blind sein. Manchmal machen uns die Patienten selbst (meistens schüchtern) auf ihre Überempfindlichkeit aufmerksam.

Andererseits besagt der Vermerk noch nicht, daß die entsprechende Allergie tatsächlich vorliegt. Im nächstfolgenden Kommentar berichte ich über ein einschlägiges Erlebnis. Eindrucksvoll beleuchtet der wiedergegebene Fall das Routineverhalten berufstätiger Ärzte. Kaum ein Kollege studiert regelmäßig die *Beipackzettel* der verschiedenen Medikamente. Vielmehr vertrauen wir auf unsere Erfahrungen und lassen es darauf ankommen. Es darf ja zugrunde gelegt werden, daß die meistverordneten Heilmittel nur selten – überhaupt in den von Allgemeinärzten bevorzugten Dosen – nennenswerten Allergien hervorrufen. Andere Präparate wären in der Praxis unbrauchbar.

Interessant ist, daß selbst an der Rheumaklinik, in der die betreffenden Injektionen gewiß Tag für Tag mehrmals verabreicht wurden, die Allergie unbekannt war. So blieben ebenso die Warnung des Hausarztes unbeobachtet wie die Ausführungen im Beipackzettel. Glücklicherweise ging alles gut ab. Die Spritze hätte aber den Tod der Frau verursachen können.

Schließlich fällt auf, daß kurz hintereinander 2 solche Raritäten an den Verfasser des Leserbriefes herangekommen waren. Dieses „Gesetz der Serie" (als Ausnahme von der Regel) erlebt irgendwann einmal jeder Praktiker bei Seltenheiten.

FALL 110 Unbeachteter Schockpaß
Dr. med. H. D. aus B.-W.

„*Eine 55jährige Polyarthritikerin war von einer Klinik auf orale Antirheumatika plus Synacthen® Depot alle 4–6 Wochen i.m. eingestellt worden. Ich hatte ihr schon oft Spritzen verabreicht. Nach der letzten Injektion trat kurzzeitiges Unwohlsein auf. Ich meinte, ich hätte zu nahe paravasal gespritzt. Die Patientin sagte mir, sie hätte schon bei der letzten Spritze (gelegentlich einer Kontrolle in der Klinik) ähnliche Symptome gehabt. Nach 1 Monat kam sie zur nächsten Injektion. Ich spritzte nun besonders sorgfältig. Unmittelbar darauf wurde sie blaß, fühlte Übelkeit. Trotz Horizontallage verschlechterte sich der Zustand: Schweiß trat auf die Stirn, die Lippen verfärbten sich livide, das Gesicht wachsig-blaß. Arme und Beine wurden schlaff. Insgesamt hatte ich den Eindruck eines Schocks. Der Puls war nicht mehr fühlbar. Blutdruck unter 80 mmHg. Sofortige Infusion von Kortison, Kardiaka zusammen mit einem Plasmaexpander (Hydroxyäthylstärke/HÄS). Damit konnte der Schock beherrscht werden. Sicherheitshalber wies ich sie zur Beobachtung ins nächste Krankenhaus ein. Dort wurde sie nach 24 Stunden entlassen. Ich stellte ihr einen Schockpaß aus und schärfte ihr ein, ihn allen behandelnden Ärzten zu zeigen. Einige Wochen danach gab es die nächste klinische Kontrolle. Trotz des Schockpasses und ihrer Schilderung des letzten Zwischenfalles erhielt sie dort wieder Synacthen® („So etwas hat es noch nie gegeben!"). Prompt trat auf die Spritze ein Bewußtseinsverlust mit schweren Schocksymptomen auf. Erst nach 2 Stunden konnte die Anaphylaxie beherrscht bzw. die Frau zu Bewußtsein gebracht werden. Meinen Fall schildere ich deswegen, da vor diesem Ereignis eine Urlauberin mit einem Status asthmaticus zu mir gekommen war. Als ich ihr Synacthen® geben wollte, machte sie mich darauf aufmerksam, daß sie dagegen überempfindlich sei. Zunächst wollte ich ihr das nicht abnehmen, ließ mich aber überzeugen. Im nachhinein war ich erleichtert, so gehandelt zu haben, und werde künftig derartige Hinweise sicher sehr ernst nehmen.*"

Kommentar

Ein lehrreicher Beitrag. Ich erinnere mich beispielsweise an einige Patienten, die bei mir als „Penizillinallergie" verzeichnet waren und im Krankenhaus trotzdem Penizillin, z.T. in hohen Dosen, anstandslos vertragen hatten.

Nun weiß man, daß vor Jahrzehnten wahrscheinlich weniger das Penizillin als das Procain an den Schockzuständen nach wiederholter Verabreichung schuld gewesen ist. Immerhin sind seit dieser Zeit schwere Anaphylaxien in der Praxis eine Rarität geworden. Wir sind daher wohl weniger aufmerksam als früher.

Was nun den gegebenen Fall angeht – bei dem ich wahrscheinlich ähnlich vorgegangen wäre wie Kollege H.D. – so ist interessant, daß er beim ersten Fall noch nicht hellhörig wurde und es erst des zweiten Ereignisses bedurfte, um zu schalten, daß Synacthen® seine Tücken haben kann.

Ich selbst gebe verhältnismäßig oft Synacthen® Depot, und das schon seit vielen Jahren. Ich hatte keine Ahnung, daß es eine Anaphylaxie gibt. Aber man möchte doch meinen, daß die Synacthen®-Anaphylaxien in einer Rheumaspezialklinik – zumal sie im Beipackzettel ganz genau beschrieben werden – wohl bekannt und gefürchtet sind. Daß dies nicht der Fall war, beleuchtet die Seltenheit solcher Reaktionen.

Da wir nun mit den Abwendbar gefährlichen Verläufen (AGV) einerseits glücklicherweise nur selten zu tun haben, andererseits stets mit ihnen rechnen, tritt mit der Synacthen®-Anaphylaxie eine potentiell bedrohliche Komplikation in mein Denken, mit der ich bisher ebenso wenig gerechnet hatte wie die Ärzte der Rheumaklinik.

Im ganzen gesehen müßte dies ein Anlaß sein, in der Lehre der klinischen Pharmakologie entsprechende Schwerpunkte zu setzen. Denn diese seltene abwendbare Gefährlichkeit gilt gewiß nicht nur für Synacthen® und die Antibiotika.

Andererseits ist der Fall für uns ein Ansporn, nicht erst auf Schockzustände zu warten bzw. uns auf die eigenen bescheidenen Erfahrungen zu verlassen, sondern – besonders bei Injektionen – die Beipackzettel der Mittel immer wieder durchzusehen. Der Erzeugerfirma jedenfalls kann kein Vorwurf gemacht werden.

Stichwort
Anaphylaktischer Schock auf Synacthen® Depot

FALL 111 Tödliche Hyposensibilisierung
Dr. med. H. D. aus B.

„Schon wiederholt hatte ich bei Patienten mit Asthma bronchiale problemlos hyposensibilisiert. So auch – nach Austestung – anfangs bei einem schwer asthmakranken 43jährigen Landwirt. Er hatte sich als allergisch gegenüber Weizen, Gräsern und Hausstaubmilben erwiesen. Nach der letzten und höchsten Dosis fing er plötzlich zu hüsteln an, der Atem wurde rasch schnaufend und der Patient verfärbte sich blaß-zyanotisch. Die Dyspnoe nahm erschreckend zu. Ich beeilte mich, Kortison zu applizieren. Das half zwar, aber nicht durchschlagend. So wies ich den Mann stationär ein. Später stellte sich heraus, daß bei ihm früher, bei geringeren Dosen, schon zweimal unangenehme Schleimhautschwellungen im Nasen- und Rachenbereich vorgekommen waren. Davon hatte er mir aber nichts erzählt. Freilich gab es meinerseits auch keine Fragen nach Nebenwirkungen. Der Patient kam aus der Allergie gut heraus und war bald wieder daheim. 2 Wochen später besuchte mich ein Pharmareferent. Er wußte von 11 Todesfällen, die sich bei diesen Spritzen in höchster Konzentration ereignet hatten. Da lief es mir doch kalt über den Rücken, wenn ich an mein Erlebnis dachte."

Kommentar

Einer der größten geistigen Umstellungen, welche die Heilkunde je erlebt hat, betrifft gewiß diejenige von den früheren, überwiegend harmlosen zu den heutigen hochpotenten Pharmazeutika.

Die hohen, im amerikanischen Schrifttum für erhebliche Nebenwirkungen angegebenen Prozentzahlen müßten ein Anlaß für uns sein, in unserer Diagnostik und Therapie ganz besonders darauf zu achten, wie Kranke die ärztlichen Verordnungen vertragen. Ich könnte mir vorstellen, daß die einschlägigen Fragen – ähnlich wie bei der Programmierten Diagnostik – anhand von Vordrucken gestellt werden sollten.

Im konkreten Falle hätte dann der Hausarzt *vor* jeder Spritze gezielt nach Nebenwirkungen fragen müssen. Damit wären ihm die Schleimhautschwellungen nicht entgangen, und er hätte dem Patienten den schweren Schockzustand vermutlich erspart. So weit sind wir aber heute noch nicht. Dennoch muß hier alsbald standardisiert werden, um dem ärztlichen Postulat des „Nil nocere" gerecht zu werden.

Stichwort
Schock bei letzter Injektion einer Hyposensibilisierungsreihe

---

2.5 Wechsel des Arzneimittels

Wie im Kapitel 2.4, so spielt auch im folgend angeführten Fall der Beipackzettel zu Medikamenten eine wichtige Rolle. Die Rollen sind aber verschieden. Im früheren Abschnitt hatten die Ärzte nicht auf die Angaben auf dem Zettel geachtet. Hier wurde er von einer aufmerksamen Patientin gelesen.

Das Hauptproblem ist diesmal der Wechsel an sich. Besonders aktuell wird er bei der Praxisneueröffnung, wenn der Anfänger mit einem Arsenal modernster Präparate startet und seine künftigen Patienten möglichst alle therapeutisch auf den Stand der Wissenschaft bringen will, den er sich während seiner Krankenhaustätigkeit angeeignet hat. Er trifft dann auf Klienten, die sich von dem – mag sein in gewisser Weise altmodischen – Vorgänger bestens versorgt fühlten. Sie „schwören" auf ihre Medikamente.

Der Jungarzt ist wohlberaten, wenn er die gewünschten *Rezepterneuerungen* bei seinen Patienten (ohne den Hauch einer abfälligen Äußerung) zuvorkommend erledigt. Um beim Praxisbeginn *Arzneimitteländerungen* vornehmen zu können, bedarf es eines ganz besonderen Feingefühls. In der Regel eilt es nicht damit.

So sehr also unzufriedene Patienten darauf drängen mögen, „etwas Neues" zu bekommen, so zurückhaltend muß der Praxisneuling damit sein, zufriedene Kranke therapeutisch umzustellen.

FALL 112	**Die Mutter lehnt ab**
	Dr. med. J. K. in D. A.

„Ich möchte über ein Problem berichten, das gewiß jeder Kollege schon wiederholt erlebt hat. Der Anlaß ist, daß es bei meiner eigenen Mutter passierte. Das geht einem dann mehr unter die Haut. Meine Mutter nimmt regelmäßig ein Glykosidpräparat ein: Dieses Mittel wurde von einem anderen Arzt verordnet. Ohne besondere Veranlassung wollte ich ihr nun das gleiche Mittel, aber als Produkt einer anderen, nicht weniger seriösen Firma geben. Sie hatte zunächst keinen Einwand dagegen und zog sich damit zurück. Dann erschien sie wieder und erklärte, sie hätte den Beipackzettel gelesen. Die darin aufgezählten Nebenwirkungen hätten sie sehr erschreckt, und sie wollte das neue Präparat auf gar keinen Fall einnehmen. Mein Einwand, das andere, alte Mittel sei ja identisch damit und hätte dieselben Nebenwirkungen, fruchtete nichts. Es blieb beim alten Mittel. Ich weiß, daß Änderungen von Präparaten bei laufenden Medikationen manchmal nicht durchführbar sind. Ich hätte nur nicht geglaubt, bei meiner Mutter auf dieselben Schwierigkeiten zu stoßen."

Kommentar

Genauso ist es mit unseren Patienten. Man denkt sich vielleicht gar nichts beim Wechsel auf ein gleiches oder ähnliches, anderes, vielleicht sogar teureres Präparat – und der Patient macht nicht mit.

Vielleicht war das im gegebenen Fall gerade deshalb zu befürchten, weil es um Ihre eigene Mutter ging. Sie war mit dem anderen Mittel recht zufrieden, voll Vertrauen in ihren Hausarzt. Warum wollte der Sohn hier etwas ändern? Und dann der Beipackzettel, den sie beim gewohnten Präparat offenbar nie richtig gelesen hatte.

Je älter ich werde, umso mehr erkenne ich, wie kompliziert die psychologische Situation bei dergleichen Wechseln ist und wie leicht man sich da verrechnen kann. Über Ihr Erlebnis wird bald Gras gewachsen und das Verhältnis zu Ihrer Mutter sein wie vorher – also hoffentlich sehr gut.

Stichwort
Beipackzettelproblematik

2.6 Schmerzensgeld

Die im folgenden kommentierte Zeitungsnotiz hat für „Mein Fall" insofern Bedeutung, als sie ein Problem betrifft, das vielleicht auch auf der europäischen

Szene Aktualität bekommen wird. Der Kommentar lehrt, wie eine Gegenmaßnahme aussehen könnte, wenn man sich in seinem Denken und Handeln auf die Resultate der Praxisforschung stützt:

Stelle ich nämlich keine „Diagnose", wenn ein Fall nicht eindeutig geklärt ist, so kann man mich auch nicht wegen einer „Fehldiagnose" verklagen.

Ist die Situation nicht eindeutig, so muß man sie eingehend mit dem Patienten besprechen, ehe es zu Behandlungen bzw. Eingriffen kommt. Gibt er sein Einverständnis zur empfohlenen Therapie, sollte er auch unterschreiben, daß er keinerlei Ansprüche an den Behandler stellen wird, falls Komplikationen eintreten. In diesem Rahmen müssen die Patienten außerdem auf die Möglichkeit „*hart verfälschter Diagnosen*" aufmerksam gemacht werden, z.B. darauf, daß sich auch ein Pathologe oder ein Röntgenologe in seinem Urteil irren kann.

Dergleichen Informationen und Absicherungen würden gewiß manchen Patienten vor Operationen und vor massiven, belastenden medikamentösen Behandlungen abschrecken. Wenn aber die Angewandte Heilkunde durch drakonische Gerichtsurteile zunehmend in existentielle Bedrohung gerät, dann muß man auf ärztlicher Seite für wirksame Gegenmaßnahmen sorgen. Daß ein Patient dann mitunter eine Behandlung zu seinem Schaden ablehnen wird, läßt sich unter den gegebenen Umständen leider nicht vermeiden.

FALL 113 Es war kein Krebs

Unlängst ging eine Meldung durch die Presse, nach der 2 New Yorker Ärzte zur Zahlung eines Schmerzensgeldes in Höhe von 3,1 Millionen Dollar verurteilt worden waren. Sie hatten bei einem Patienten fälschlicherweise Krebs diagnostiziert und mit Medikamenten behandelt, die zu Leukämie führen können. Der Patient muß heute alle 3 Monate einen Arzt aufsuchen und sich wegen der falschen Behandlung auf Leukämie untersuchen lassen.

Kommentar

Es ist bekannt, daß die Anwälte in den USA clever sind. Ebenso lassen sich die dortigen Patienten leicht dazu bewegen, ihre Ärzte zu verklagen, wenn die Aussicht besteht, aus ihrer Behandlung Kapital zu schlagen.

Sehen wir davon ab, die Ärzte könnten hier fahrlässig oder gar kriminell gehandelt haben. Setzen wir also voraus, es hätte bei der Vermutung eines Malignoms eine Biopsie gegeben, und die Pathologen hätten eine Malignität festgestellt. Daraufhin wäre operiert und nachbehandelt worden. Das Operationspräparat hätte jedoch keine Malignität ergeben. Es könnte auch sein, daß bloß zytostatisch vorgegangen worden war, aber der Verlauf (bei einem vermuteten inoperablen Karzinom) hätte einwandfrei ergeben, daß gar kein Malignom vorgelegen haben konnte.

Worauf ich hinaus will, ist folgendes: Es gibt bekanntlich in der Histologie das, was ich die „*hart verfälschten Diagnosen*" nenne; d.h. der Histologe „diagnostiziert" ein Malignom, aber seine Diagnose stimmt nicht. Solche Fälle kennt man zur Genüge. Ebenso sind genügend Fälle bekannt, bei denen aufgrund des Aspektes Krebs das „Bild" eines Malignoms völlig klar schien – und es doch kein Krebs war. Auch das hat jeder erfahrene Praktiker erlebt.

Würden sich die Ärzte also vom heute üblichen und nicht nur für die Patienten bedrohlichen Diagnosestellen auf das Klassifizieren zurückziehen, das sämtliche diagnostische Möglichkeiten einschließt, so hätten es manche Anwälte und Patienten nicht so leicht, gegen die Ärzte Prozesse zu gewinnen.

Stichwort
Malpractice, ärztlicher Kunstfehler

2.7 Beginn der Therapie

Der Fall ist scheinbar klar: Ein Mann mittleren Alters stellt sich beim Arzt vor. Seinen Herzschmerzen könnte ein Infarkt zugrunde liegen. Der Patient macht aber keinen entsprechenden Eindruck. Er ist selbst hergekommen. So kann er wohl auch selbst in die Krankenhausambulanz fahren. Der Hausarzt leitet ihn also weiter. Kaum ist der Kranke unterwegs, so kommen dem Arzt jedoch Skrupel: Warum hat er ihn nicht liegend transportieren lassen? Es konnte sich ja doch um einen (atypischen) Infarkt handeln. Zunächst geht alles gut. In der Ambulanz erleidet der Mann einen Kollaps. Die Intensivstation ist nicht weit. Letztlich übersteht der Patient die (verifizierte) Myokardläsion. War dieser Ablauf unvermeidlich?

Bei Menschen im 3. und 4. Lebensjahrzehnt handelt es sich bei (intrathorakalen) Schmerzen im Bereich der Herzgegend ganz überwiegend nicht um Infarkte, sondern um „nervöse" Störungen. Das hat der Kollege sicherlich selbst schon erlebt. Aus diesem Grunde mag er den Fall nicht sehr ernst genommen haben. Die Beschwerden waren ja auch alles eher denn dramatisch, die Befunde wenig beeindruckend. Die Untersuchungen sollten den entfernten Infarktverdacht entkräften. Eine Bestätigung des Verdachtes erwartete der Arzt kaum. Also überwies er den Mann zunächst so ins Labor, als ob gar kein Infarkt vorliegen würde.

Berufstheoretisch betrachtet liegt das Problem anders: Es wurde bei einem Beschwerdebild überwiesen, das nach dem Eindruck des Arztes höchstwahrscheinlich nicht durch einen Infarkt verursacht worden war.

In solchen Situationen jedoch haben wir uns grundsätzlich nicht an der Wahrscheinlichkeit, sondern an den möglichen ‚Abwendbar gefährlichen Verläufen' zu orientieren!

154   Therapie

Die Lage ist analog wie bei der Symptomatik, die im Extrem durch eine Appendizitis hätte verursacht sein können, wobei die Präsentation insgesamt jedoch gegen eine Appendizitis spricht. Unter derartigen Umständen haben wir uns zu verhalten, als handelte es sich tatsächlich um eine Wurmfortsatzentzündung, solange nicht das Gegenteil bewiesen ist.

Das heißt: Im Augenblick, da wir daran denken, es könnte eine akute Appendizitis vorliegen, beginnt bereits die Therapie, auch wenn – parallel dazu – die Diagnostik noch weiterläuft.

Die Krankenhauseinweisung dient also sehr wohl der „*Vertiefung und Ergänzung der Diagnostik*" (wozu auch die Laparotomie zählt), zugleich ist sie aber auch schon der fakultative Behandlungsbeginn.

Sinngemäß haben wir uns bei der Möglichkeit eines Herzinfarktes zu verhalten. Daraus ergibt sich: Beim geringsten Verdacht auf eine Läsion im Herzmuskel bedeutet die Forderung nach einem Liegendtransport bereits die erste therapeutische Maßnahme. Sie ist – beim diagnostisch offenen Fall – selbstredend auch dann richtig, wenn der Verlauf keine weiteren Anhaltspunkte für einen Herzinfarkt liefert. Ebenso entscheidet sich beim Verdacht auf eine Wurmfortsatzentzündung erst bei der Laparotomie, ob die Behandlung (mittels Appendektomie) weitergeht, oder ob etwa eine andere faßbare Krankheit vorgelegen hatte.

War im abdominellen Bereich überhaupt nichts Pathologisches auffindbar gewesen und die (Gelegenheits-) Appendektomie (am blanden Wurmfortsatz) vorgenommen worden, dann hatte es im Grund noch keinerlei Therapie der vorliegenden Beschwerden gegeben. Alles bisherige ist der Diagnostik bzw. der Prävention zuzuordnen.

Ebenso verhält es sich, wenn bei der Möglichkeit eines Herzinfarktes sämtliche Untersuchungen normal ausgefallen sind. Dann läßt sich zwar der Großalarm abblasen, selbstredend geht aber die Diagnostik weiter. Eine allenfalls eingeleitete Therapie darf keinerlei unerwartete, bedrohliche Entwicklungen verschleiern.

FALL 114 **Gefährlicher Weggang**
Dr. med. Ph. W. in R.

„In meine Sprechstunde kommt ein 41jähriger Mann. Ich kenne ihn als aktiven, lustigen Patron. Mir scheint, daß er gern ein wenig übertreibt, wenn es um die Gesundheit geht. Er klagt über Müdigkeit, die ganze Nacht hätte er Schmerzen in der Herzgegend gehabt. Nun schmerzt die Präkordialregion wieder. Das EKG bietet zwar nicht das Bild eines haushohen Infarktes, aber ein gewisser Verdacht wird zumindest nicht entkräftet. Da er recht gut beisammen zu sein scheint, sende ich ihn sofort ambulant ins Krankenhauslabor, um eine entsprechende Palette von Werten zu bekommen. Nach seinem Weggang bekomme ich aber Bedenken, daß ich ihn ohne weiteres losgeschickt hatte, und wollte ihm sagen, er sollte sich

lieber mit dem Rettungsdienst ins Labor bringen lassen. Es war aber schon zu spät. So fuhr der Mann selbst ins Labor und wartete geduldig darauf dranzukommen, wobei er aber kollabierte und sofort auf die Intensivstation zur Aufnahme kam. Dort wurde ein Infarkt verifiziert. Glücklicherweise überstand ihn der Mann. Ich plage mich nun mit dem Vorwurf ab, daß ich den Patienten bei dem gegebenen Infarktverdacht sofort liegend hätte auf die Intensivstation einweisen müssen, statt ihn ambulant auf den Weg zu schicken. Das hätte schließlich ganz übel für den Betroffenen ausgehen können. Warum habe ich das nicht gemacht?"

Kommentar

Ich kann Ihnen sagen, warum Sie das nicht gemacht haben: Das kam daher, weil Sie im Verlauf Ihrer Erziehung die Krankheitenlehre und Krankenhausmedizin mitbekommen haben, nicht aber die Prinzipien der Angewandten Heilkunde.

So sind Sie, wie wir alle, nach wie vor dazu verdammt, nach Gutdünken vorzugehen und aus den *Fehlern zu lernen*, um „erfahren" zu werden. Das könnte schon längst besser sein.

Aber einstweilen findet die Erforschung der Angewandten Medizin noch kaum Interesse, und eine Lehre des wenigen, das bisher erarbeitet wurde, scheitert daran, daß es an Lehrern mangelt. Hätten Sie während der Ausbildung und Weiterbildung gelernt, daß beim geringsten Verdacht auf einen Herzinfarkt eine liegende Einweisung erfolgen müßte, dann hätte Sie das im gegebenen Fall gewiß befolgt.

Stichwörter
Präkordialschmerz / Herzinfarkt

2.8 Suchtkrankheiten

Es fällt mir immer schwer, die Studenten und Jungärzte über unsere Machtlosigkeit gegenüber Suchten aufzuklären. Obwohl viele von ihnen rauchen, nicht wenige einen beachtlichen Alkoholkonsum aufzuweisen haben und so mancher übergewichtig ist, bringen sie doch von der sonstigen medizinischen Erziehung her ein recht optimistisches Bild darüber mit, wozu ein praktisch tätiger Arzt fähig ist.

Ich pflege dann die Abhängigkeit in einer Reihe von umwohnenden Kollegenfamilien offenzulegen und anschließend über meine „Erfolge" bei solchen Patienten in 4 Praxisjahrzehnten zu berichten. Sie sind – auf lange Sicht gesehen – ebenso trist wie bei jedem anderen Arzt, der mit Suchtkranken zu tun hat.

Meine wichtigsten heutigen Erkenntnisse darüber verdanke ich den Informationen von Patienten, daneben Büchern von Betroffenen, hauptsächlich aus der Alkoholszene. Dadurch erhielt ich einigen Einblick in die *Verhaltensmuster der Süchtigen*, wie die Begrenztheit ärztlicher Macht. Seitdem konnte ich einzelnen Betroffenen helfen.

Mit Verboten allein kommt man jedenfalls nicht weit.

Ein wenig läßt sich durch das eigene Vorbild erreichen. Im übrigen hat man schon viel zu tun, will man die Suchten in der eigenen Familie abwehren. Wie wenig man (bei entsprechender Veranlagung) selbst in diesem engsten Kreis gegen die Verlockung durch die Medien etc. ausrichtet, braucht hier kaum betont zu werden. Wir sind leider gegen die suchtmachenden Genußmittel wie gegen den übermäßigen Verzehr raffiniert schmackhaft gemachter Nahrung weitgehend wehrlos.

Der Arzt muß also wissen, daß ein „*Machtwort*" von ihm (z.B. „Strengste Alkohol- und Nikotinkarenz") eher dazu führt, daß der Patient den Doktor an der Nase herumführt oder ihn wechselt, als daß der Suchtkranke dadurch von seiner Abhängigkeit loskommen könnte.

FALL 115 Häusliche Tragödie
Dr. med. F. Ö. in H.

„Mein Fall betrifft einen 38jähriger Alkoholkranken. Die Information über ihn erhalte ich aus seiner Familie und der Umgebung. Mit ihm ist über den Alkoholismus nicht zu reden. Er ist ein gewalttätiger Typ: verprügelt im Rausch die Kinder und seine Frau, zerstört die Wohnungseinrichtung. Die Familie ist praktisch zugrundegerichtet. Er hatte schon 3 schwere Autounfälle gehabt, mehrfach dabei Gehirnerschütterungen durchgemacht. Mir paßt das tolerante Vorgehen der örtlichen Polizei nicht ganz. Die Rechtshüter begründen es damit, daß er noch einen Arbeitsplatz besitzt, den er anderenfalls mit Sicherheit verlieren und damit seine Familie in noch größeres Elend stürzen würde."

Kommentar

Dazu ist nicht viel zu sagen. Ein – wie so viele Schicksalsgenossen – uneinsichtiger Alkoholkranker, der noch dazu gewalttätig ist, bedeutet ein schweres Schicksal für die Familie. Über kurz oder lang zerbrechen die meisten, da die Frau auf die Dauer die brutale Behandlung nicht aushält.

Glücklicherweise ist unser soziales Netz stark genug, um im allgemeinen solchen Menschen im Notfall zu helfen. Bleibt zu hoffen, daß diese Situation nicht eintritt und der Alkoholiker nach dem nächsten Zusammenbruch aus seiner Sucht findet. Aber wir wissen ja, wie gering die Chance auf eine Resozialisierung ist.

Viel mehr als mitfühlende Anteilnahme können Sie, lieber Herr Kollege, der Familie nicht geben. So traurig es auch ist: Die Frau muß ihre Probleme selbst lösen. Sie können es beispielsweise nicht verantworten, zur Scheidung zu raten, auf der anderen Seite ist mit einer gewissen Solidarität der Nachbarn mit der Frau zu rechnen, so daß sie wenigstens immer wieder offene Ohren findet.

> **Stichwort**
> Alkoholismus

2.9 Das Experimentieren

Dem Arzt in der Praxis bleibt vielfach gar nichts anderes übrig, als zu experimentieren. Das wäre selbst dann noch der Fall, gäbe es berufstheoretische Richtlinien für das Behandeln in unklarer diagnostischer Lage. Es wäre unmöglich, für jedes Ereignis Vorschriften zu erlassen.

Es war hier schon mehrfach aufgeführt worden, daß es oberstes Prinzip sein muß, keine Mittel anzuwenden, die einen Abwendbar gefährlichen Verlauf (AGV) verschleiern könnten.

Ganz besonders gilt dies für Analgetika und Antispasmolytika bei akuten abdominellen Affektionen. Man nützt damit in unklarer Lage erfahrungsgemäß wenig, aber man kann dadurch einen nicht wieder gutzumachenden Schaden anrichten. Selbst extrem starke Schmerzen sind dem Patienten in solchen Lagen zumutbar, ehe sich die Situation nicht eindeutig geklärt hat.

Im nachfolgenden Falle war die Lage anders, so konnte (erfolgreich) experimentiert werden.

FALL 116 Geglückter Versuch
Dr. med. W. P. aus H.

„Ich bin ganz neu in der Praxis. Mein allererster Patient kam jammernd wegen eines Zervikalsyndroms zu mir. Niemand könne ihm helfen. Er sei verzweifelt. Ich versuchte alles, was ich im Krankenhaus angewendet und sonst gelernt hatte. Aber medikamentös und mit Physiotherapie etc. war nichts zu machen. Im Hinblick auf sein jammerndes Gehabe versuchte ich es schließlich mit einem Antidepressivum. Da gab es nun recht bald eine erstaunliche, bleibende Besserung im Hinblick auf das Zervikalsyndrom. Er drückte es so aus: ‚Jetzt, wo es mir besser geht, bin ich weniger depressiv'."

Kommentar

Es war eine glückliche Intuition von Ihnen, den Fall einmal ganz anders zu sehen und es mit einem Psychopharmakon zu versuchen.

Im übrigen ist es mit der sog. „larvierten Depression" so eine Sache. Sie kann ja bei sehr vielen Phänomenen vorliegen. Tatsächlich sind aber Beobachtungen wie die Ihrige eher die Ausnahme als die Regel, die probatorische antidepressive

Therapie bringt erfahrungsgemäß doch relativ selten Erfolge, wenn Leitsymptome für eine Depression fehlen. Um so erfreulicher reagierte Ihr Patient. Dazu beglückwünsche ich Sie und hoffe, daß Sie dadurch Ihrem ersten Patienten auf Dauer helfen können.

Stichwörter
Zervikalsyndrom / Depression

2.10 Zwischenfälle bei Injektionen

FALL 117 **Kollaps beim Zahnarzt**
Dr. med. dent. B. C. aus W.

„Als Zahnarzt lese ich Ihre Zeitschrift ‚Der Allgemeinarzt' mit großem Interesse, um meinen Horizont weit zu halten. Nun will ich einen eigenen Fall beitragen. In den ersten 8 Praxisjahren erlebte ich keinen nennenswerten Zwischenfall bei Lokalanästhesie. Dafür mag wichtig gewesen sein, daß wir ja heute unsere Patienten nicht mehr wie früher sitzend, sondern liegend behandeln. Unlängst traf es mich wie ein Blitz aus heiterem Himmel: Wie schon tausende Male vorher hatte ich eine Patientin vor dem Anfang der Bohrarbeit örtlich betäubt. Unmittelbar nach der Einspritzung begann sie über ein Schwindelgefühl zu klagen. Ich ersuchte sie, liegen zu bleiben, machte ihre Kleidung etwas locker, riß die Fenster auf und gab ihr Sauerstoff. Trotz dieser Routinemaßnahmen verschlechterte sich ihr Zustand. Nun wurde ich etwas nervös. Hatte ich doch seit 10 Jahren keine i.v.-Spritze mehr verabreicht. Unterdessen ging es mit ihr wellenförmig bergab. ‚Herr Doktor, helfen Sie mir. Ich glaube, es passiert etwas!' Glücklicherweise waren eine Spritze, Nadeln und Kortisonampullen zur Hand. Die Injektion glückte mir nach bangen Sekunden. Nach der intravenösen Applikation stabilisierte sich ihr Zustand. 1 Stunde später konnte sie die Sprechstunde zu Fuß verlassen. Auf meine Anordnung brachte sie dann ihr Gatte im eigenen Pkw ins nächstgelegene Krankenhaus. Dort wurde sie einige Stunden auf der Intensivstation beobachtet und nachher ohne weitere Maßnahmen entlassen. Der Schreck sitzt mir noch heute in den Gliedern. Sie hätte ja auch sterben können."

Kommentar

Als Allgemeinarzt denkt man sich nichts weiter dabei, wenn diese oder jene intravenöse Injektion oder eine Infusion durchzuführen ist. In der Zahnmedizin ist aber – wie es sich zeigt – eine solche Maßnahme ungewohnt. Sie kann also zum Schrecken werden, zumal bei einem Menschen mit Kollapsneigung.

Es geht hier um die Problematik, daß die meisten Abwendbar gefährlichen Verläufe wegen ihrer Seltenheit nach und nach gar nicht mehr in die alltäglichen Überlegungen des praktizierenden Arztes einbezogen werden. Treten sie ein, so werden sie als „Überraschung" empfunden.

Eigentlich sollte das ärztliche Denken aber so sein, daß man, solange man in der Praxis arbeitet, stets an die wichtigsten Raritäten denkt.

In diesem Sinne sollte ein Zahnarzt, auch wenn er ein Jahrzehnt das Glück hatte, keine schweren Reaktionen auf ein Lokalanästhetikum zu erleben, immer mit solchen Zwischenfällen rechnen, da es sie nun einmal gibt.

Stichwort
Akute Kreislaufinsuffizienz nach Lokalanästhesie

FALL 118 **Herzstillstand**
Dr. med. F. Ö. aus R.

„Ein 79jähriger, wegen eines Malignoms der Prostata operierter Patient kommt in regelmäßigen Abständen zur Hormonspritze. Da die Injektionen schmerzen, versehe ich sie noch zusätzlich mit einem Anästhetikum. So auch diesmal. Beim Aspirieren kam Blut. Ich zog die Nadel zurück und verabreichte, da die wiederholte Aspiration negativ ausgefallen war, das Mittel. Kurz darauf mußte sich der Mann hinsetzen, ließ die Glieder sinken und fiel in sich zusammen: Atem- und Herzstillstand, weite Pupillen, Harnabgang. Ich versuchte sofort eine Herzmassage, gab Atemspende, intubierte später, gab Kalium in einem Plasmaexpander. Langsam kehrten Puls und Atem wieder, ebenso die Reflexe und Ansätze einer Motorik. Ich begleitete dann den Patienten mit der Rettung ins Krankenhaus. Da war er bereits ansprechbar. Die ganze Störung blieb schließlich ohne Folgen, aber mir sitzt der Schrecken noch in den Gliedern."

Kommentar

Es gehört zu den schrecklichsten Erlebnissen eines Arztes, einen Patienten durch eine Spritze in der Sprechstunde zu verlieren.

Ich kenne Kollegen, die dies durchmachen mußten. Sie waren sichtlich gezeichnet. Mir selbst blieb das erspart, aber einmal war ich, ähnlich wie bei Ihnen, hart an der Grenze.

Was die Aspiration angeht, so habe ich es mir angewöhnt, wenn Blut kommt, die Nadel herauszuziehen und nochmals (am besten auf der kontralateralen Seite) einzustechen. Wahrscheinlich hatte ich vorher erlebt, daß ich glaubte, extravasal zu liegen, wenn ich rückziehe, ohne daß dies wirklich zutraf.

160 Therapie

Mir sind außerdem Komplikationen bei der Syphilis-Behandlung in Erinnerung, wo wir bei unseren Serien gelegentlich intraarteriell spritzten und das Ergebnis (bei der Wismuttherapie) sog. Blitzfiguren waren, d.h. massenhaft sehr schmerzende Mikrothrombosen, die man teilweise im Hautbereich sah. Diese Spritzenkomplikation wird durch ein gefäßtoxisches Medikament hervorgerufen, das eine aseptische Gewebsnekrose produziert, die als Embolia cutis medicamentosa oder Nicolau-Syndrom bezeichnet wird. Bis zur Heilung vergingen viele Wochen. Sie können froh sein, daß alles gut ablief.

Stichwort
Akuter Herz-Kreislaufstillstand nach intramuskulärer Injektion / Nicolau-Syndrom

---

Ein Leserbrief zu diesem Fall

Dr. med. F. W. D. aus H.

„Offensichtlich war hier versehentlich intravenös gespritzt worden. Ich hätte nach der Blutaspiration auf der anderen Seite injiziert. Eine versehentliche i.v.-Applikation läßt sich übrigens durch einen Trick umgehen: Nach dem Einstich wird die Spritze abgenommen und die Kanüle verkantet, so kann die tiefe Gefäßwand die Kanüle nicht verschließen und eine extravasale Lage der Nadel vortäuschen. Der dramatische Zwischenfall (mit guter Prognose!) ist wohl auf das Anästhetikum zurückzuführen. Eine Ölembolie der Lunge durch das Hormon (Hoigné-Syndrom) bietet keine Kreislauferscheinungen. Das i.v.-Spritzen von Kalium, Kalzium u.a. ist m.E. eher schädlich als hilfreich. Solche Vorkommnisse gibt es übrigens häufiger bei der Verwendung von Fertigspritzen, da nicht bei allen die Aspiration so gut durchgeführt werden kann."

Der neue Kommentar

Man darf wohl voraussetzen, daß jeder praktizierende Arzt mit der Problematik der ungewollten intravasalen Injektion von Heilmitteln – nicht nur einmal – konfrontiert wurde und sich eine Technik zurechtgelegt hat, mit welcher er Zwischenfälle möglichst vermeidet. Die meisten Kollegen bringen diese Routine übrigens schon aus dem Krankenhaus mit.

Sicher ist, daß in der Eile nicht immer alle Vorsichtsmöglichkeiten beachtet werden. Und dann passiert es einmal.

Der Tip des Kollegen F. W. D. scheint mir beachtenswert! Ich wüßte gern, ob andere Kollegen denselben routinemäßig befolgen und welche Erfahrungen sie damit gemacht. Vielen Dank jedenfalls für die kollegiale Ergänzung des ersten Kommentars.

FALL 119	**Intramuskulär in die Flanke**
	Dr. med. W. G. aus A.

„Vor einiger Zeit überredete mich die Mutter meiner Sprechstundenhilfe dazu, ihr eine antirheumatische Spritze zu verabreichen. Schließlich gab ich nach, schob sie rasch zwischen zwei normalen Beratungen ein und gab die Injektion nach Augenmaß. Sofort verspürte die Frau einen brennenden Schmerz im Bauch. Ich inspizierte daraufhin – schuldbewußt – die Injektionsstelle und mußte mit Schrecken feststellen, daß ich bei der adipösen Patientin oberhalb des Darmbeinkamms gewesen war. Binnen einer halben Stunde ließen die Schmerzen jedoch nach, auch die nächsten beiden Tage vergingen ohne Zeichen einer merklichen Bauchfellreizung. Ende gut – alles gut. Das war mir eine Lehre, künftig bei i.m.-Applikationen weniger dem Augenmaß als einer sorgfältigen Bestimmung des richtigen Injektionsfeldes zu vertrauen."

Kommentar

Da mußte Ihnen, lieber Herr Kollege, der Schrecken ganz schön in die Glieder gefahren sein. Es ist wichtig, daß Sie sich entschlossen haben, vor einem großen Forum im Rahmen von „Mein Fall" zu „beichten".

Mancher Leser mag überzeugt davon sein, so etwas könne ihm nicht passieren. Ich möchte an solchen Überzeugungen etwas rütteln und versichern, daß das – unglückselige Umstände vorausgesetzt – jedem von uns hätte passieren können. Mir ist das ja glücklicherweise noch nicht untergekommen, wenn ich auch bei manchen Spritzen dem Darmbeinkamm nahe war. Dagegen gab ich einmal eine intragluteale Injektion zu oberflächlich. Dadurch landete ich beim Nervus cutaneus femoris lateralis. Die Folge davon war eine langwierige Meralgia paraesthetica. Endlich kam es zu einer Restitutio ad integrum.

Außer ungewollt intravasalen Applikationen sind ferner die Spritzen in Regionen zu fürchten, die durch eine Myositis ossificans verändert sind. Man hat das Gefühl, in einen Reisighaufen zu stechen. Ich kann nur davor warnen, da hinein mit starkem Druck (sonst geht es nicht) zu injizieren. Es können üble sterile Abszesse entstehen. Sie dauern u.U. monatelang und sind höchst unangenehm, ehe sie spontan perforieren oder operativ eröffnet werden müssen.

Stichwort
Intramuskuläre Injektion non lege artis

2.11 Täuschungen

FALL 120	Akupunktur als Wundermittel
	Dr. med. P. W. aus H.

„*Jüngst stellte sich eine 35jährige Patientin mit nicht genau lokalisierbaren Schmerzen im rechten Ellenbogengelenk vor. Ausnahmsweise behandelte ich die ‚Epikondylitis' mit Akupunktur. Ich war sehr zufrieden, als sie sich bald darauf völlig geheilt bei mir wieder vorstellte. Zufällig erfuhr ich später, daß zwischen dieser Frau und ihrer Nachbarin eine merkwürdige ‚Symbiose' besteht: Die Nachbarin – mir unbekannt – ist schwer hysterisch. Wird die Hysterische nun krank, so wird auch meine Patientin genau mit demselben krank. So war es auch diesmal gewesen. Die Frau hatte also die ‚Epikondylitis' bloß kopiert. Als die Nachbarin bald wieder ‚gesund' wurde, da wurde es meine Patientin auch. Es besteht für mich also kein Anlaß mehr, an eine Heilung durch Akupunktur zu glauben.*"

Kommentar

Der von Ihnen geschilderte Fall belegt sehr schön, wie man gelegentlich von außen her überraschende Informationen erhalten kann. Als Teile eines „*örtlichen Biotops*" sind wir Hausärzte da den Spezialisten überlegen, die ja ungleich seltener mit dergleichen Mitteilungen konfrontiert werden.

Das Ereignis beleuchtet im übrigen einmal mehr, wie vorsichtig wir bei der Beurteilung von Heilerfolgen sein müssen. Wer denkt in solchen simplen Fällen schon an Induktionen? Ich wußte bisher bloß von der Existenz einer Induktionspsychose: Damals ging es um Schwestern, die erst getrennt werden mußten, ehe man herausbekam, welche von beiden nun die Schizophrene war und bei welcher bloß eine induzierte Paranoia vorlag.

Stichwörter
Epikondylitis / Hysterie, Induktion

2.12 Iatrogene Komplikationen

> **FALL 121** Dr. med. L. M. aus L.

„Es geht um eine 50jährige, sehr aggressive Rentnerin. Sie kam vor 3 Monaten zur mir und klagte über Schmerzen in der rechten Schulter. Da ich sie kenne und sie fieberfrei war (BSG erhöht), überwies ich rasch zu einem Orthopäden. Der fand nichts und behandelte mit intraartikulären Injektionen. Die Frau kam nach 1 Woche wieder in meine Behandlung zurück. Innerhalb der nächsten 14 Tage verschlechterte sich das Krankheitsbild, wandernde Polymyalgien traten auf. Ich gab Antirheumatika und Analgetika. Weitere Untersuchungen waren nicht möglich. Ich durfte die Frau nicht einmal mehr anfassen. Überweisung auf eine orthopädische Abteilung. Nach Feststellung einer Staphylokokkensepsis wurde sie auf eine Spezialstation transferiert, wo Teilparesen auftraten. Das Krankheitsbild ist heute noch nicht beherrscht."

Kommentar

Wie die Dinge liegen, haben Sie Ihre Patientin optimal versorgt. Gewiß war das bei der hohen Aggressivität der Frau alles eher denn einfach gewesen.

Bei einem intraartikulär behandelten Fall von Uncharakteristischen Schulterschmerzen an einen pyogenen Infekt zu denken, war von Ihnen nicht sofort zu verlangen. Es konnte die routinemäßige, weitere Versorgung der Schulter versucht bzw. später überwiesen werden.

Für mich bleibt die Frage offen, ob nicht der Orthopäde mit seinen intraartikulären Injektionen an der Sepsis beteiligt war. Als ich noch studierte und auch später, war uns immer eingeschärft worden, intraartikuläre Eingriffe zu vermeiden.

Gewiß ist die Situation mit der Verwendung von Einmalgeräten anders geworden. Ich wundere mich aber doch, daß angeblich kaum Infektionen gesetzt werden. Aber ab und zu muß es dazu kommen. Vielleicht geschah das auch in Ihrem Fall.

Stichwörter
Omarthropathie / Iatrogene intraartikuläre Spritzensepsis

2.13 Cave Spritzen!

| FALL 122 | **Analgetikum, Spasmolytikum und Antibiotikum intravenös** Kollege J. S. aus J. |

„*Bei einem 73jährigen Diabetiker und Hypertoniker, der es mit meinen Verordnungen nicht sehr genau nimmt, trat vor ca. 6 Wochen Uncharakteristisches Fieber auf. Nun werde ich zu ihm nachts wegen Erbrechen, Übelkeit und Meteorismus gerufen. Gerade herrscht am Ort eine Epidemie von Brech-Durchfall-Erkrankungen. Er hat die Beschwerden schon seit 2 Tagen. Kein Fieber, BZ 120 mg%, Kreislauf (nach dem Stuhlabgang) stabil. Bauch gebläht. Ich spritze ein Analgetikum und Spasmolytikum. Nach 12 Stunden geht es ihm etwas besser. Gallenblasengegend druckschmerzhaft. Resistenz tastbar? Beginnender Ikterus? Spasmolytika, Nahrungskarenz. Am kommenden Morgen ist der Subikterus nicht mehr zu übersehen. Antibiotikum i.v. wegen Schüttelfrost. Die Krankenhauseinweisung ist für den nächsten Morgen angesetzt. Auf der Chirurgie wird sofort operiert und eine vor wenigen Tagen erfolgte Gallenblasenperforation festgestellt. Exitus letalis nach einigen Tagen.*"

Kommentar

Man muß dem Kollegen sehr dafür danken, daß er diesen Fall mit allen Details geschildert hat. Sein Weg ist der Weg, auf dem wir zu Erfahrungen kommen.

Ein ebenso bitterer wie weitgehend unnötiger Leidensweg, den alle Kolleginnen und Kollegen so lange werden gehen müssen, bis an den Hochschulen endlich auch das gelehrt werden wird, was die berufstheoretische Forschung an praktisch wichtigen Kenntnissen bereits erbracht hat.

Zum Fall selbst: Ganz gleichgültig, in welchem Rahmen abdominelle Krankheitsbilder in der Praxis präsentiert werden, sie sind solange als potentiell lebensgefährlich zu nehmen, so lange nicht das Gegenteil bewiesen wurde.

In diesem Sinne rate ich dringend davon ab, irgendwelche Injektionen zu verabreichen, die das unklare Erkrankungsbild verschleiern könnten. Die Aufgabe, das Leben zu retten, ist weit über die Aufgabe zu stellen, den Menschen nicht leiden zu lassen.

Dem Patienten war in diesem Fall nicht damit gedient, daß er keine Schmerzen hatte, während aus dem möglicherweise Abwendbar gefährlichen ein unabwendbar gefährlicher Verlauf wurde. In der Praxis liegen die Dinge nun einmal anders als im Krankenhaus, wo automatisch eine breite Diagnostik abläuft, wo es Bettnachbarn gibt, die Alarm schlagen können und ein – hoffentlich – besorgtes Pflegepersonal.

Auch muß es laufende, ganz enge Kontakte zwischen dem Arzt „draußen" und seinen Fällen mit akuter Bauchsymptomatik geben („*geteilte Verantwortung*").

Schließlich sollte man großzügig einweisen, wenn einem die Patienten „nicht gefallen".

Natürlich gibt es auf diese Weise Transferierungen von Patienten, über die manche Krankenhausärzte den Kopf schütteln: „Der Doktor schickt uns schon jeden Mist!" So etwa mögen die Aussagen lauten. Zu solchen Äußerungen wird es aber nur so lange kommen, bis auch der letzte Kollege gelernt hat, was es heißt, Allgemeinarzt zu sein, und warum wir Entscheidungen treffen, über die man heute noch die Nase rümpft.

Wir tun das nicht, um die jungen Kollegen mit noch mehr Arbeit zu belasten, sondern um unseren Patienten zu nützen. Wir scheuen uns auch nicht, viel Verantwortung zu übernehmen. Alles hat eben seine Grenzen. Und die müssen nun einmal wir Allgemeinärzte selbst bestimmen.

Stichwörter
Uncharakteristisches Fieber, Übelkeit, Meteorismus, Subikterus / Gallenblasenperforation

---

FALL 123 **Ging noch einmal gut**
Kollege F. D. aus F.

„Es geht um eine 77jährige, mir seit 7 Jahren bekannte Patientin. Sie magert seit einem Dreivierteljahr ab, möglicherweise wegen einer Hyperthyreose. Außerdem leidet sie an anfallsweisem Vorhofflimmern. Ihre somatischen Beschwerden sind psychogen überlagert. Vielleicht hängt das mit der schlechten Ehe ihrer Tochter zusammen. Vor 2 Monaten erlitt sie einen Trochanterabriß rechts. Konservative Behandlung im Krankenhaus. Vor 2 Jahren hatte es einen Verwirrtheitszustand gegeben, als sie die Wohnung wechselte. Vor 1 Woche neuerlich kurzzeitige Verwirrung. Nun wollte sie auf Urlaub fahren. Doch stellten sich Bauchschmerzen und Erbrechen ein, so daß die Tochter, die den Transport durchführen sollte, die Fahrt lieber abgesagt hätte. Bei der ärztlichen Untersuchung fanden sich diffuse Bauchschmerzen ohne Défense bzw. Druckpunkt. Dagegen Druckdolenz in der rechten Hüftgegend. Unauffällig war die Leistenregion. Ich spritzte sie mit Vomex® reisefähig. Auf der Reise traten bald wieder heftige Bauchschmerzen auf. Sofortige Krankenhauseinweisung am Urlaubsort. Bei einer Notoperation wurde eine eingeklemmte Schenkelhernie nach oben verlagert und der Bruchsack verschlossen. Glatte Heilung. Seitdem grüßt mich die Patientin nicht mehr."

Kommentar

In diesem Fall wissen Sie wenigstens, warum Sie die Patientin nicht mehr grüßt, weil Sie nämlich ihre Krankheit nicht erkannt hatten.

Bei den meisten Patienten, die mich nicht mehr grüßten, hatte ich keine Ahnung, warum sie mir plötzlich die kalte Schulter zeigten. Insgesamt betrifft das die *„Wechselpatienten"*. Denen kann es keiner recht machen. Wir verlieren ständig Patienten dadurch. Nachdem wir andererseits von Nachbarpraxen solche Menschen wieder „gewinnen", gleichen sich erfahrungsgemäß Zugänge und Abgänge ungefähr aus.

Was die medizinische Seite des Falles angeht, so habe ich meine Weiterbildungsassistenten wie auch meine Studenten stets davor gewarnt, das „Symptom Erbrechen" leicht zu nehmen. Das gilt auch für Zeiten, in denen Brechdurchfall-Erkrankungen endemisch grassieren. Schließlich sterben zu diesen Perioden all die potentiell lebensgefährlichen anderen Affektionen nicht aus.

In diesem Sinne hätte ich von meinen Schülern erwartet, daß sie das Erbrechen auch dann nicht „wegspritzen", wenn es offenbar harmloser Art ist. Man weiß anfangs ja nie, was wirklich dahinter steckt. Daß eine Schenkelhernie zunächst übersehen werden kann, ist schon wegen ihrer Seltenheit möglich.

Als potentiell Abwendbar gefährliche Verläufe sollte man aber beim Erbrechen stets Hernien aller Art diagnostisch im Auge behalten. Ich selbst war immer bemüht, bei akuten abdominellen Erkrankungen die ersten entscheidenden 12, besser 24 Stunden in engstem Kontakt mit der Patientenfamilie zu bleiben („*geteilte Verantwortung*"). Möglichst alle 2 Stunden erwartete ich einen informierenden Anruf. Beim Patienten ließ ich in halbstündigem Abstand axillar und rektal Fieber messen. Dem Wert lege ich nicht viel Bedeutung bei, aber mit diesem Trick bekomme ich in regelmäßigen Abständen Nachrichten über den Verlauf.

Möglicherweise hätte ich im vorliegenden Fall analog gehandelt – wenn auch ohne Injektion – und die Patientin auf Urlaub fahren lassen. Sicher aber hätte ich ihr einen Krankenhauseinweisungsschein mit auf die Reise gegeben mit dem Auftrag, bei zunehmendem Erbrechen oder sonstiger Verschlechterung unverzüglich das nächste Krankenhaus aufzusuchen.

Auf meinem Einweisungsschein hätte selbstredend keine „Diagnose" gestanden, sondern der Vermerk – „Unklare abdominelle Symptomatik, erbitte Diagnostik, evtl. Therapie wegen Verschlechterung".

Da sind alle Möglichkeiten eingeschlossen. Eine „Fehldiagnose" kann mir nicht nachgesagt werden.

Stichwörter
Unklares Erbrechen / Hernia femoralis incarcerata

3 Menschliches: Der Arzt

3.1 Sein Gedächtnis

Im Gegensatz zu den Überzeugungen, denen die niedergelassenen Ärzte in Bezug auf ihr Gedächtnis nachhängen, ist es in Wirklichkeit, beispielsweise mit der permanenten Präsenz der Krankenbefunde, nicht weit her. Wie alle aktiven Mitmenschen, so leiden auch die Mediziner an den Folgen einer mächtigen Reizüberflutung. Jeder Allgemeinarzt kann sich selbst testen, wenn er beim nächstbesten Stammkunden – ohne die Stütze durch die Dokumentationen – aufschreibt, was er von dessen Krankengeschichte („*Erlebte Anamnese*" – vgl. S. 67) noch im Gedächtnis hat. Ich kann den Ausgang eines solchen Testes prophezeien: Er wird sehen, daß seine Kenntnisse höchst bescheiden sind.

Die allermeisten Informationen gehen nun einmal unabänderlicherweise „beim einem Ohr hinein und beim anderen wieder heraus". Der Nebenbefund eines Systolikums (ohne auf das Herz weisende Krankheitszeichen) macht davon keine Ausnahme.

Für die Patienten dagegen sind die Arztkontakte meistens etwas Besonderes. Sie behalten diese oft mit vielen Details in Erinnerung. Vom ärztlichen Gesprächspartner erwarten sie, daß er über ihre Äußerung und Leiden, auch nach längeren Intervallen, Bescheid weiß. Ergeben sich aus diesem Gegensatz heraus heikle Situationen, so müssen jede Ärztin und jeder Arzt zusehen, wie sie sich aus der Affäre ziehen.

Im nächsten Fall geht es um eine Spielart dieses Problems, nämlich darum, daß einem früheren Befund seinerzeit nicht nachgegangen worden war. Schließlich blieb davon keine Spur mehr im Gedächtnis zurück.

Wäre die allgemeinärztliche Funktion in diesem Fall gleich zu Beginn der Konsultation, d.h. vor der Überweisung zum Kardiologen, nachgeholt worden, dann hätte es vielleicht keine so große Überraschung gegeben. Aber die Realität war eben anders.

FALL 124	**Niemals auskultiert?**
	Dr. med. F. M. aus N.

"Anruf eines Amtsarztes, ob ich beim Patienten F., der sich bei ihm gerade zur Untersuchung wegen Antrag auf Anerkennung als Schwerbehinderter aufgrund nervöser Darmbeschwerden befinde, als Hausarzt einmal das Herz abgehört habe. Ich mußte passen. In der Karteikarte finde ich eine vor 7 Jahren getätigte Anmerkung eines ehemaligen Assistenzarztes von mir ‚Deutliches Systolikum'. Offenbar wurde dieser Vermerk von uns Inhabern der Gemeinschaftspraxis übersehen oder nicht weiter verfolgt. Nunmehr Überweisung zum Kardiologen. Dessen Diagnose lautete auf ein kombiniertes Aortenvitium. In der Deutschen Herzklinik schießlich wurde eine Star-Edwards-Prothese eingepflanzt. Dieser Fall hat uns Ärzten der Gemeinschaftspraxis ziemlich zu schaffen gemacht. Irgendwie haben wir dem Patienten gegenüber kein sehr gutes Gewissen. Er steht im übrigen längst wieder in unserer hausärztlichen Beratung. Daß er jetzt aber sehr an seinem Kardiologen hängt, versteht sich."

Kommentar

Ein solches Vorkommnis wäre mir selbst natürlich auch unangenehm gewesen. Aber sind wir nicht alle Menschen? Was war denn eigentlich geschehen?

Ein Patient, der offenbar niemals einer Herzbehandlung bedurfte, hatte ein kombiniertes Aortenvitium. Ein Systolikum – bei wie vielen Patienten gibt es das als belangloses Symptom – war von einem Assistenten vermerkt worden, aber Ihrerseits unbeachtet geblieben. Nun wurde also der Herzfehler aufgedeckt und mit einer Prothese behandelt.

Man weiß vom 1. Weltkrieg her, zu welchen höchsten Anstrengungen Menschen mit Klappenfehlern fähig sind, ehe sie dekompensieren. Da nun Ihr Patient offenbar überhaupt nicht dekompensiert war, kann also auch noch nicht viel passiert sein. Davon abgesehen, hat er die letzten 7 Jahre gelebt, wer weiß, ob er vor 7 Jahren ebenso erfolgreich operiert worden wäre!

Solche Dinge ereignen sich nun einmal in vielfältiger Weise das ganze ärztliche Berufsleben hindurch. Wir sind leider nicht vollkommen und dürfen uns durch solche „normalen" Ereignisse nicht unterkriegen lassen. Seien Sie versichert, daß es den Kardiologen um kein Haar besser geht!

Stichwörter
Nicht beachtetes Systolikum / Kombiniertes Aortenvitium

3.2 Seine Gesamtkenntnis des Patienten

Es lohnt, noch eine weitere Facette des vorliegendes Falles Nr. 124 zu betrachten:
Das geschilderte Problem fing mit einem Anruf des Amtsarztes an, der den Kollegen fragte, ob er nicht als Hausarzt das Herz des Patienten abgehört habe. Dem war eine Untersuchung zwecks Anerkennung als Schwerbehinderter vorausgegangen. Das Fehlende kann man sich leicht ausmalen: Der Amtsarzt hörte das Systolikum und mochte an ein Aortenvitium gedacht haben. Möglicherweise fand er noch den einen oder anderen Hinweis darauf.

Dazu wäre zunächst zu bemerken, daß der Gutachter, wenn es um eine Rente oder um ähnliches geht, *zur Durchuntersuchung verpflichtet* ist. Ein deutliches Systolikum konnte ihm daher in diesem Rahmen, wenn er sich Mühe gab, nicht entgehen.

Der Allgemeinarzt dagegen kennt keine „Durchuntersuchungen" nach Art der spezialistischen bzw. der Gutachterdiagnostik. Wir untersuchen normalerweise *„gezielt"* und *„problemorientiert"*. Kommen daher eine Patientin oder ein Patient viele Jahre hindurch mit diversen Beschwerden zu uns, von denen aber keine einzige einer Herzuntersuchung bedarf, so werden wir eben bei diesen Kranken nichts von ihren Herzgeräuschen wissen. Mit unseren sonstigen Kenntnissen, beispielsweise von der Leber- und von der Nierenfunktion steht es im Prinzip ähnlich.

Wer also bei Allgemeinärzten eine umfassende Kenntnis über die gesundheitliche Situation ihrer Patienten voraussetzt, der verwechselt uns mit Ärztegruppen, bei denen die Untersuchung des Herzens etc. zum obligaten diagnostischen Programm gehört.

So ist es einer Unkenntnis des Amtsarztes zuzuschreiben, wenn er den Allgemeinarzt fragte, ob dieser einmal das Herz des Patienten abgehört habe. Anzunehmenderweise hatte er erfahren, daß dies nicht geschehen war. Aber seine Frage ist eher ein Vorwurf. Etwa des Sinnes: „Sie sind ein merkwürdiger Hausarzt. Sie wissen ja nicht einmal, daß Ihr Patient höchstwahrscheinlich einen Herzklappenfehler hat."

Im Sinne eines modernen ärztlichen Teamwork wäre es gewesen, hätte der Amtsarzt dem Praktiker einfach mitgeteilt: „Ich habe den Eindruck, bei diesem Patienten liegt ein Herzklappenfehler vor. Bitte sehen Sie sich den Mann einmal daraufhin an..."

Insgesamt handelte es sich hier – wie gewöhnlich in diesem Buch – um eine Ausnahmesituation. Normalerweise untersuchen wir bei verschiedensten Gelegenheiten das Herz unseres Schutzbefohlenen eher mehrmals jährlich, als daß wir das jahrelang überhaupt nicht tun. Dafür sorgen allein schon die vielen Fälle von „Uncharakteristischem Fieber", bei denen in der Programmierten Diagnostik Nr. 1 eine Herzuntersuchung vorgeschrieben ist.

Davon ganz abgesehen, kommt der Durchschnittspatient etwa einmal alle 6–10 Jahre ins Krankenhaus, wo bei jedem Aufgenommenen das Herz gründlich angesehen wird. Auch von daher kann also ein Herzklappenfehler auf die Dauer nicht unentdeckt bleiben. Tatsächlich sind die zufälligen Aufdeckungen von Klappenfehlern in Krankenhäusern gegenwärtig eine Rarität.

Diagnostisches Programm

Nr. 1 „Fieber-Standard"

3.3 Seine Vergeßlichkeit

Dieser Abschnitt hängt klarerweise engstens mit dem Kapitel 3.1 zusammen. Dort wurde hauptsächlich mit Illusionen bezüglich der *„erlebten Anamnese"*, also der kompletten Kenntnis des Patienten durch den Hausarzt, womöglich noch über Jahre hinweg, aufgeräumt.

Hier geht es im besten Fall darum, daß ein Arzt nicht auf den Namen eines wohl bekannten Patienten kommen konnte. Er meisterte die Lage mit einem Trick.

Im zweiten Fall berichtet ein Kollege, daß er bei einem Hausbesuch zu seinem Schrecken bemerkte, daß er Namen und Adresse des Klienten vergessen hatte.

Gewiß lassen sich diese und andere Folgen unserer Vergeßlichkeit durch eine zweckmäßige Praxisorganisation weitgehend ausschalten. Ich nehme auch an, daß beide Briefschreiber ohnedies gut organisiert sind, sonst hätte sie ihr Erlebnis nicht so sehr irritiert. Aber man kommt eben auch bei der besten Organisation (in seltenen Fällen) nicht um solche Vorkommnisse herum. Tritt dergleichen ein, so sollte man sich darüber keine grauen Haare wachsen lassen.

Noch kein Doktor hatte wegen solcher Dinge seinen guten Ruf eingebüßt. Die Bevölkerung kennt diese Pannen von seinen Vorgängern. Bei den Nachfolgern wird es nicht anders sein. Der niedergelassene Arzt darf also mit dem Verständnis der Betroffenen rechnen, so peinlich ihm auch die Vergeßlichkeit sein mag: „Aber das macht doch nichts. Sie haben mit so vielen Menschen zu tun. Alle Namen können Sie sich nicht merken." Wie oft habe ich diese tröstenden Worte in meinen 40 Praxisjahren gehört.

FALL 125 | **Spontaner Test**
Dr. med. M. Y. aus L.

„Unlängst suchte mich ein älterer Herr auf, dessen Name mir durchaus nicht einfallen wollte. Um Zeit zu gewinnen, bat ich ihn um eine Schilderung seiner Beschwerden. Er hob darunter Gedächtnisstörungen und eine gewisse Antriebsschwäche hervor. Die ‚Diagnose' war naheliegend. Aber wie komme ich in meinem Ein-Mann-Betrieb zur Karteikarte? Da kam mir ein rettender Gedanke: Als er mit seiner Geschichte am Ende war, nahm ich meine Armbanduhr ab und legte sie vor mich auf den Schreibtisch. Dann schob ich ihm einen Zettel mit einem Kugelschreiber hin und forderte ihn auf, rasch seinen Namen und die Namen seiner Eltern mit samt allen Geburtsdaten aufzuschreiben. Dies war bald gesche-

hen. *Ich konnte ihm versichern, daß dieser ‚Test' (in 38 Sekunden) für sein Alter hervorragend abgelaufen wäre. ‚Sie können zufrieden sein, Herr L., legen Sie jetzt bitte ab!'"*

Kommentar

Da haben Sie sich elegant aus der Affäre gezogen. Das Problem, auf den richtigen Namen zu kommen, besteht wohl in jeder Praxis.

Allerdings sind wir während der Sprechstunde durch das Personal, das uns die Karteikarten auf den Tisch legt, gut abgesichert. Aber da gibt es ja auch noch die Inanspruchnahme außerhalb der Dienstzeit des Personals und im privaten Bereich.

Bei mir ist ein relativ großes Problem die Namensverwechslung etwa bei sich ähnlich sehenden Schwestern, manchmal rede ich auch schon lange verheiratete Frauen mit dem Mädchennamen an. Und natürlich fällt mir zuweilen der Name eines bekannten Patienten nicht ein. Mein Trick, möglichst diskret an den Patientennamen zu kommen, ist gar nicht so unbekannt: Ich frage den Betroffenen einfach nach dem Namen. Sagt er ihn dann, so beginnt er in der Regel mit dem Familiennamen. Darauf versichere ich ihm, den wüßte ich schon, aber der Vorname sei mir entfallen.

Ja, diese Ärzte! Aber wir sind eben auch nur Menschen.

Stichwort
Patientennamen vergessen

FALL 126	Alles sofort notieren!
	Dr. med. E. K. in V.

„Ich glaube, daß es viele Kleinigkeiten in unserem Alltag gibt, die einer Diskussion wert sind, weil sie manchmal nicht weniger Ärger verursachen als die größeren Probleme, um die es ansonsten in ‚Mein Fall' geht. Was mich nun veranlaßt, Ihnen zu schreiben, ist eine telefonische Bestellung zu einem Hausbesuch. Der Anruf kam bei Nacht. Ich nahm ihn auf, zog mich an und fuhr sofort zu dem angegebenen Häuserblock. Dort angekommen wurde mir plötzlich bewußt, daß ich den Namen des Patienten und auch die Türnummer vergessen hatte. Zwar schreibe ich mir in der Regel die Daten auf, aber hier handelte es sich eben um die Ausnahme. Ich umkreiste also den Häuserblock und spähte nach geöffneten Fenstern oder sonst nach einem Ausdruck, daß jemand mich sehnsüchtig erwartet. So verbrachte ich einige Minuten und fuhr dann mit schlechtem Gewissen wieder heim. Glücklicherweise erfolgte nach etwa 20 Minuten ein neuer Anruf, und so

konnte ich meine Beratung, im zweiten Anlauf, wunschgemäß erledigen. Ich schreibe das besonders deswegen, um jungen Kollegen einzuschärfen, sich nicht zu sehr auf ihr Gedächtnis zu verlassen."

Kommentar

Sie sagen, daß uns so manche Kleinigkeit beträchtlich ärgert. Wer hätte nicht schon vergessen, einen Hausbesuch durchzuführen, nachdem er ihn aufgenommen hatte und obschon er streng darauf achtet, daß Bestellungen sofort notiert werden?

Gerade bei guten Bekannten kann das passieren: Man sagt zu, etwas kommt dazwischen, und schon ist der Besuch vergessen[13]. Manchmal habe ich mich zu später Stunde unversehens daran erinnert und bin dann eben noch losgefahren. Die Kranken waren stets erfreut, zumal sie annahmen, ich hätte eben so viele, viel dringendere Besuche ausführen müssen. In diese Richtung gehen dann auch meine gemurmelten Entschuldigungen.

Davon abgesehen, werden wirklich dringende Bestellungen aber doch nach einiger Zeit angemahnt. Das Ganze könnte man mit dem Begriff „menschliches Versagen" beschreiben. In dieses Kapitel gehört etwa auch die daheim vergessene Arzttasche u.a.m.

Es war jedenfalls gut, diese Probleme angeschnitten zu wissen. Mancher unerfahrene Arzt wird es nicht für möglich halten, daß es derlei gibt. Es wird ihm aber mit Sicherheit auch selbst passieren, wenn er erst einmal niedergelassen ist.

Stichwort
Der vergessene Hausbesuch

3.4 Seine Grenzen

Der nachfolgend wiedergegebene Fall Nr. 127 illustriert die in Kapitel 2.8 angeschnittene Problematik von einer anderen Seite: Der Kollege konnte sich mit seiner Machtlosigkeit einem Abhängigen gegenüber nicht abfinden. Er fühlte sich schuldig, diesen Menschen nicht gerettet zu haben. Hier wird er noch viel lernen müssen.

Die Suchtkrankheiten sind selbstredend bloß ein kleiner Abschnitt der Grenzen unserer Macht. Zu schaffen machen uns beispielsweise Patienten, deren Krankheiten, wenigstens am Anfang, schmerzlos ablaufen.

---

[13] Ausführlich zum Thema „Organisation von Hausbesuchsanforderungen" in Drews M, Kölling W, Mader FH (1995) Unternehmen Arztpraxis. Strategie zum Erfolg. Springer Verlag, Berlin Heidelberg New York London Paris Tokyo Hong Kong Barcelona Budapest

Wir können vielen Diabetikern und Kranken mit Kardialinsuffizienz noch so eindringlich ans Herz legen, sich nach ihrer Einstellung durch die Ärzte so zu verhalten, als gäbe es noch die initialen Symptome. Vergebens! Es ist nur eine Frage der Zeit, bis sich manche Diabetiker nur mehr wenig um unsere Vorschriften kümmern und manche Herzkranke so leben, als wären sie gesund.

Wie sieht es mit den folgsamen Patienten aus?

Auch hier kann der Schein trügen. Ich sah einmal im Fernsehen eine Reportage über Zuckerkrankheiten, wobei ausgiebig von der versteckten Kamera Gebrauch gemacht worden war. Belauscht wurden u.a. Patienten in einer Sprechstunde für Diabetiker. Die Wartenden gestanden sich ihre Sünden gegenseitig ein. Eine Frau äußerte sich betrübt: „Das ist es ja. 3 Tage vor der ärztlichen und der Laborkontrolle halten wir uns streng und haben dann auch prächtige Werte. Kaum haben wir die Kontrolle hinter uns, so gehen wir in die nächste Konditorei und schlemmen!"

Der Jungarzt muß sich also auf viele Erlebnisse gefaßt machen, die ihm seine Grenzen zeigen. Er wird auch lernen, wie erfinderisch die Patienten darin sind, den Arzt hinters Licht zu führen, um gewissermaßen unter medizinischer Aufsicht so zu leben, wie es ihnen angenehm ist. Daß sie sich damit selbst betrügen, wissen sie. Ihr Geist ist ja auch willig, aber das Fleisch ist schwach. Gelegentliche Einblicke in die breite Palette des „Normalverhaltens" sollten weder Grund für eine Patientenbeschimpfung sein, noch Anlaß für eine Frustration.

So liegen die Dinge nun einmal. Ändern lassen sie sich nicht.

FALL 127 Selbstvorwürfe
Dr. med. O. R. aus L.

„Einen meiner Patienten hatte ich wiederholt davor gewarnt, exzessiv weiter zu rauchen. Er schlug meine Warnungen in den Wind und berief sich auf mehrere Familienmitglieder, die starke Raucher gewesen und trotzdem – bei guter Gesundheit – sehr alt geworden waren. Immer wieder entgegnete er mir, er sei unbesorgt. Raucherschädigungen werde er nicht bekommen.

Unlängst sandte ich ihn wegen eines seit 3 Wochen therapieresistenten Hustens zum Röntgenologen. Nun erhielt ich ein Bild mit den typischen Zeichen eines inoperablen Bronchialkarzinoms. Ich mache mir Vorwürfe, weil ich dieses Leben nicht zu retten vermocht hatte."

Kommentar

Sie haben Ihr möglichstes getan. Was hätten Sie denn mehr tun können, als den Menschen immer wieder auf die Gefahren schweren Rauchens aufmerksam zu machen?

Wahrscheinlich sind Sie noch nicht sehr lange in der Praxis. Sonst wären Sie über die leider so häufige Erfahrung, daß die meisten Raucher auf Dauer nicht abstinent zu machen sind, besser im Bilde. Voraussichtlich werden Sie, ebenso wie ich, über kurz oder lang weitgehend resignieren.

Ich hatte – ein unvergeßliches Erlebnis – einen Akademiker als Patienten, der regelmäßig auf 60 Zigaretten am Tag kam. Ich wurde nicht müde, ihm den Teufel an die Wand zu malen. Alles war zwecklos. Dann ging die Tragödie los. Ein Bein mußte amputiert werden. Er rauchte weiter. Der andere Unterschenkel folgte. Er rauchte weiter. Nicht lange danach setzte man beide Oberschenkel ab. Nunmehr dachten seine Frau und ich, im Rollstuhl ließe sich vielleicht wenigstens die Tagesdosis reduzieren. Unser Plan schlug aber fehl. Erhielt er nicht die gewohnte Ration an Zigaretten, dann fing er dermaßen laut zu schreien an, daß die Hausbewohner vor seiner Tür zusammenliefen. Wir mußten nachgeben. Schließlich rauchte er sich vor unseren Augen zu Tode.

Stichwort
Oberschenkelamputation beidseits bei Nikotinsüchtigkeit

FALL 128 **Habe mich nicht gerade mit Lorbeeren bekränzt**
Dr. med. K. Sch. aus A.

„Ich habe mich unlängst bei einem Praxisfall nicht gerade mit Lorbeeren bekränzt. In die Sprechstunde kam ein wohl bekannter Diabetiker. Seine Zuckerkrankheit war aber nicht der Grund. Er hatte Herzrhythmusstörungen erlebt und wollte wissen, was es damit auf sich hat. Ich konnte bei meiner Untersuchung nichts Besonderes finden, insbesondere keinen Anhalt für einen Infarkt, für ein kardiales Versagen usw. Solche Rhythmusstörungen gibt es ja bei Diabetikern nicht selten. Schließlich riet ich ihm, einen Internisten aufzusuchen, um dessen Meinung zu hören. Für mich war es eine harmlose Sache, zumal meine Herz-, Blutdruckuntersuchungen sowie meine Fragen nichts Besonderes zutage gefördert hatten. Der Mann ließ sich Zeit und konsultierte den Spezialisten erst nach 1 Monat. Dieser untersuchte und entdeckte dabei am weichen Gaumen eine Neubildung. Sie entpuppte sich als Malignom. Ich muß nun damit fertig werden, daß ich mir selbst Vorwürfe mache – natürlich auch mein Patient –, weil ich nicht, wie der Internist, sofort auch den Mund inspiziert hatte. Ich muß sagen, daß mich dieser Fall ‚verfolgt‘."

Kommentar

Wenn ein Kranker zum Augenarzt geht, so erwartet niemand vom Ophthalmologen, daß er rektal untersucht oder auch nur in den Mund sieht. Vom Psychiater verlangt niemand, daß er den Blutdruck mißt und vom Urologen niemand, daß er die Ohren inspiziert. Auf diese Weise haben sich im modernen Teamwork die Funktionen entwickelt und gegeneinander abgegrenzt.

Nur von uns Allgemeinärzten verlangt man offenbar – wir selbst möchten das wohl auch –, daß man alles, was sich an Abwendbar gefährlichen Verläufen (AGV) erfassen läßt, bei der Beratung aufdeckt. Das ist falsch.

Zur gezielten allgemeinärztlichen Beratung beim Herzschmerz etwa gehört die Inspektion des Rachens gewiß nicht dazu. Andererseits braucht die örtliche Rachenuntersuchung bei lokalen Beschwerden nicht eine Herz- und Blutdruckuntersuchung einzuschließen.

Daß jeder Internist die Stirne runzelt, wenn er seine Routine abspult und in ein Gaumenmalignom „hineinfällt", das Ihnen entgehen mußte, ist ebenso Ihr Risiko, wie es dessen Risiko ist, wenn er bei einer Herz-Kreislauf-Untersuchung nicht ein leicht faßliches Portiokarzinom aufdeckt.

Wir sollten in diesem Sinne dahin gelangen, an einem Strang zu ziehen und vermeiden, daß sich die Patienten gegen uns wenden, noch dazu, wenn jemand so unschuldig ist wie Sie. Denn, wenn Ihr Diabetiker Ihnen nun Vorwürfe macht – woher hat er die Informationen, wenn nicht vom Internisten? Natürlich kommt man über solche Vorkommnisse nicht spielend hinweg. Aber Sie müssen sich sagen, daß dergleichen jeder tätige Arzt erlebt. Das gehört zu unserem Beruf dazu, wie die warmen Sonnenstrahlen dunkle Schatten werfen.

Stichwörter
Herzrhythmusstörungen bei Diabetiker / Gaumenmalignom

3.5 Sein Pflichtbewußtsein

Die Ausübung vieler ziviler Berufe ist (im Prinzip) mit ständiger Lebensgefahr verknüpft. Das gilt etwa für das Bordpersonal der Fluglinien, für die Stadt- und Landpolizei, für die Angehörigen der Entminungsdienste, für manche Bauarbeiter und Artisten. In anderen Berufen ist die Lebensgefahr vergleichsweise gering. Dafür stehen Unannehmlichkeiten im Vordergrund, wie beispielsweise die eingeschränkte oder fehlende Nachtruhe (Bäcker, Kellner, Zugpersonal, manche Postbedienstete, Angestellte in Krankenhäusern etc.).

Jeder, der die Allgemeinmedizin als Beruf anstrebt, muß sich darüber im klaren sein, daß die Praxis unter anderem sowohl fakultativ das Leben des Arztes gefährdet, als auch mit Störungen der Freizeit und der Nachtruhe sowie mit „verdorbenen" Wochenenden untrennbar verbunden ist.

Die Gefährdung des Lebens bzw. der Gesundheit kommt einerseits vom Umgang mit Patienten, die an hoch infektiösen Krankheiten leiden. Deren Behandlungen könnte der Arzt nicht einmal dann ablehnen, wenn er im voraus wüßte, welcher Gefahr er sich durch den Kontakt mit dem Patienten aussetzt. Das war zu allen Zeiten so.

Andererseits gibt es unglückliche Umstände, die zu einer „*Berufskrankheit*" führen können. So hatte ich das Pech, mich bei der Versorgung einer Panaritiuminfektion selbst am Finger zu verletzen. Eine foudroyante, lokale Infektion war die Folge. Das erste Ergebnis war eine Fingerverstümmelung nach langer Krankheitsdauer. Da ich mit der noch offenen Wunde meine Praxistätigkeit viel zu früh und zu einer Zeit aufnahm, da gerade eine Diphtherie-Epidemie herrschte, zog ich mir eine Wunddiphtherie zu. Dieser folgte eine schwere diphtherische Polyneuritis nach. Sie führte zu einer fast kompletten Lähmung beider unterer Extremitäten. Über deren Heilung vergingen viele Monate.

Ärzte werden auch immer wieder Opfer von Mordanschlägen seitens geistig abnormer Patienten (ich habe selbst einen solchen Anschlag mit Glück überstanden).

Was beispielsweise die *Störung der Nachtruhe* betrifft, so wird dies zunehmend seltener. Das trat in demselben Maße ein, wie die Hausbesuchstätigkeit abgenommen hatte. Dazu kommt, daß Organisationen für die Durchführung von Nacht- und Wochenenddiensten entstanden sind, von denen die Niedergelassenen, besonders in den Städten gern Gebrauch machen.

Der erste, der im folgenden wiedergegebenen Fälle stammt von einem vorbildlich agierenden Allgemeinarzt. Daran ändert nichts, daß ihm die Verzögerung seines Sprechstundenbeginns ungelegen kam. Sein Verhalten ist normal. Verständlicherweise versetzen uns solche „Störungen" nicht in gehobene Stimmung, wenn wir auch nachher oft genug froh sind und reichlich dafür entschädigt wurden, uns sofort auf den Weg gemacht zu haben. Entscheidend ist hier also ausschließlich, daß der Arzt sofort losfährt, und nicht, mit welchem Gesichtsausdruck das geschieht.

Die Lektüre des zweiten Falles stimmt traurig. Es ist kaum zu fassen, wie es im Inneren dieses Kollegen aussieht. Ich würde aber nicht von einem Versagen sprechen. Vielmehr scheint das ein „Zeichen der Zeit" zu sein. Außerdem ist etwas mit der medizinischen Erziehung nicht in Ordnung, wenn sich Hausärzte (!) nach der Sprechstundentätigkeit und einigen geplanten Hausbesuchen einer völlig ungestörten Freizeit (einschließlich der Nachtruhen und der Wochenenden) erfreuen wollen. Welch ein Verhalten in einem Beruf, der nicht zuletzt wegen Opferbereitschaft seiner Angehörigen immer wieder die Liste der von der Bevölkerung höchstgeschätzten Tätigkeiten anführen konnte!

Soll es damit zu Ende sein? Wollen wir uns nicht unserer Pflicht besinnen und – wie Sydenham es formulierte – unsere Patienten so behandeln, wie wir selber ärztlich behandelt sein wollen, einschließlich dringlicher und nächtlicher Besuche und der (nicht zu seltenen) Anwesenheiten an Wochenenden?

FALL 129	**Ein bedrückender Einblick**

In der Schweizer Zeitschrift für Allgemeinärzte „Medicina generalis Helvetica" vom Mai 1982 wurden die „Betrachtungen eines Hausarztes" veröffentlicht. Es handelt sich um 2 Fälle von Perikarditis. Das eigentliche Problem waren aber nicht diese Erkrankungen, sondern die Tatsache, daß ‚mancherorts gegen die Hausbesuche, die veraltet und nicht rentabel seien, gesprochen wurde'. Der Autor legt die Besuche bei beiden Patienten in extenso dar, als Beweis dafür, daß es Fälle gibt, „in denen wir wohl oder übel einen Notfallbesuch mit eventuellen Unannehmlichkeiten akzeptieren müssen". Der eine Notruf kam um 21.30 Uhr (Thoraxschmerz, leichte Dyspnoe): „Ich zögere, ihm ein Spasmolytikum zu verordnen und raffe mich auf, mich an sein Bett zu begeben." Fall 2 ereignete sich am Abend: „Heftige präkordiale Oppression, die im tiefen Inspirium zunimmt."
„Bei der Analyse von solchen und anderen Fällen ist ersichtlich, wie doch die Bereitschaft des Hausarztes für dringende Hausbesuche – vielleicht trotz eines vollen Wartezimmers – von großer Bedeutung für die medizinische Grundversorgung ist..."

Kommentar

Wie weit ist es doch mit der Allgemeinmedizin gekommen, wenn eine Lanze für die Durchführung dringender Notrufe gebrochen werden muß!

Nein, das Durchführen solcher Besuche ist nicht nur von „großer Bedeutung für die medizinische Versorgung", es ist ganz entscheidend für die *Existenzberechtigung der Allgemeinmedizin*. Denn Ärzte, die sich dazu „aufraffen müssen", einem Notruf, der immerhin einen frischen Herzinfarkt betreffen kann, zu folgen, sind gewiß nicht die richtigen, worauf die Bevölkerung zu ihrer sozialen Sicherheit Anspruch hat.

Der Allgemeinarzt darf nie vergessen, daß auch er selbst ein Mitglied der Bevölkerung ist. Er soll bedenken, wie ihm zumute wäre, wenn er daheim mit heftigen präkordialen Oppressionen im Bett läge und sich kein Kollege dazu aufraffen kann, nach ihm zu sehen. Er würde dann wohl die Allgemeinmedizin verwünschen und danach trachten, sich selbst in ein Krankenhaus einzuweisen, wo es noch Ärzte gibt, die mit den unausgelesenen Fällen vielleicht nicht so gut umgehen können wie der „Haus-" Arzt, die aber doch für ihn sofort da wären.

Der Hausarzt sollte also jederzeit dazu bereit sein, seinen Patienten in ihren schwersten Stunden ein Helfer zu sein.

Beim Herzschmerz könnte er mit dem Diagnostischen Programm Nr. 26 „für die allgemeinmedizinische Erstuntersuchung bei uncharakteristischen, (innen) in der Herzgegend lokalisierten Schmerzen" souverän arbeiten. Diesem Netz würde nicht so leicht etwas Wesentliches entgehen.

Und wo sind wir heute wirklich? Leider soweit, daß manche Kollegen gar nicht mehr geneigt scheinen, eine ihrer allerwichtigsten Funktionen als Mitmenschen und Ärzte zu erfüllen. Man kann, tieftraurig über solche Einstellungen, nur hoffen, daß die Allgemeinärzte in ihrer Masse unerläßliche Hausbesuche nicht „wohl oder übel", sondern im Bewußtsein ihrer Sendung gern durchführen.

Stichwort
Diskussion der Notwendigkeit von dringenden Hausbesuchen

Diagnostisches Programm

Nr. 26 „Herzschmerz-Standard"

FALL 130	**Überwindung und Lohn**
	Dr. med. A. K. aus W.

„Knapp vor Beginn meiner Sprechstunde wurde ich unlängst zu einem 6 1/2 Jahre alten Mädchen dringend bestellt. Es hätte Fieber und Erbrechen. Ich möge sofort kommen. Der diensthabende Arzt habe die Familie in der Nacht auf den Morgen vertröstet und war selbst nicht ins Haus gefahren. Ich war natürlich in Anbetracht der beginnenden Sprechstunde über den Ruf nicht erbaut, fuhr aber doch sogleich hin und fand das typische Bild einer Meningitis. Die sofortige Einweisung bzw. Spitalsbehandlung rettete das Kind, ein Gehirnschaden dürfte aber zurückbleiben. Ich habe also mehr Glück gehabt als die Kollegen bei ‚Mein Fall in Kanada' (Fall Nr. 199) in Ihrer Zeitschrift. Jedenfalls bin ich froh, sofort gefahren zu sein."

Kommentar

Der springende Punkt war hier tatsächlich, ob Sie nicht versuchten, den Besuch wenigstens bis nach der Sprechstunde aufzuschieben. Auch der Arzt im Nachtdienst hatte ja keine Neigung gezeigt, sich das Kind sofort anzusehen.

Man baut allzu leicht auf die überwältigende Mehrheit der Banalitäten, statt stets an das harmlos Erscheinende, in Wirklichkeit aber Abwendbar gefährliche Seltene zu denken. Ich kann Ihr gutes Gefühl, sofort gefahren zu sein, richtig nachempfinden und freue mich mit Ihnen über den passablen Ausgang des Erkrankungsfalles.

Stichwörter
Fieber und Erbrechen beim Kind / Meningitis

| FALL 131 | **Gute Nacht**
 Dr. med. M. P. aus G.-B. |

„Wie gewöhnlich hatte ich trotz eines grippalen Infektes weiter meine Landpraxis betrieben. Nach einigen schlechten Nächten endlich tief eingeschlafen, weckte mich ein Anruf: Eine meiner Patientinnen, mit Antiarrhythmika versorgt, hätte seit 1/4 Stunde unangenehme Arrhythmien. Ob sie noch eine zweite Tablette nehmen könnte. Ich bejahte und war bald wieder in tiefem Schlaf. 1 Stunde später läutete das Telefon neuerlich: Der Mann dieser Patientin gab an, daß sich an den Tachyarrhythmien nichts geändert habe, ob ich kommen oder die Patientin direkt ins Krankenhaus einweisen wollte. Ich entschied mich für das letztere. Nachher konnte ich aber stundenlang nicht wieder einschlafen. Ich beneide die Allgemeinärzte in den Städten, die den Apparat abends einfach abschalten und den Notdienst walten lassen können."

Kommentar

Ich verstehe Ihren Seufzer. Das ist in unserem Beruf durchaus legitim und normal. Auch wir sind nur Menschen. Unmutsäußerungen den Patienten gegenüber werden im allgemeinen auch nicht auf der Goldwaage gewogen, sondern „weggesteckt".

Andererseits bin ich mir nicht so sicher, ob der perfekte *Notdienst* für einen freien Ärztestand wirklich ein Segen ist. Hat sich doch die Achtung unserer Zunft in Perioden entwickelt, wo die Ärzte weitgehend machtlos waren. Aber sie lebten und litten mit den Patienten, durchwachten zahllose Nächte bei den Gebärenden, waren immer bereit, für ihre Schutzbefohlenen dazusein und wurden von denselben Seuchen hinweggerafft.

Wenn wir es nun bequem haben (durch den Wegfall der Geburtshilfe, der Seuchen etc.), wenn wir noch dazu immer ruhig schlafen, viele freie Halbtage, Wochenenden und sehr viel Urlaub haben wollen, fürchte ich Überlegungen, die konsequenterweise unter anderem auch dahin gehen könnten, unsere Honorare anzutasten.

Ich würde meinen: Bleiben wenigstens wir *Landärzte* unseren Patienten möglichst oft tags und nachts zur Verfügung! Es gehört nun einmal dazu. Wenn Sie selbst nachts erkranken sollten, lieber Herr Kollege, würden Sie sich lieber Ihren erprobten Praktiker herbeiwünschen oder einen anonymen, unbekannten Notdienstarzt?

Stichwort
Kein nächtlicher Hausbesuch bei Tachyarrhythmie

3.6 Seine seelischen Belastungen

Eine besondere Seite der hausärztlichen Tätigkeit ist, daß jeder Doktor einen Grundstock wiederkehrender Patienten hat. In meinem ersten Lehrbuch von 1970 verglich ich die Situation mit einer sich langsam vor dem Arzt drehenden Trommel. Sie symbolisiert den Patientenstock. Der Vergleich will verdeutlichen, daß alles, was der Hausarzt an Krankheiten erlebt, sich hauptsächlich an den gleichen Menschen abspielt.

Durch die wiederholten Begegnungen, Gespräche etc. treten die Patienten daher im Laufe der Zeit aus der Anonymität heraus, die der Mediziner bei seinen „Fällen" während der Aus- und Weiterbildung in den Krankenhäusern gewohnt war.

Auf diese Weise kommen in der Praxis Kenntnisse über die Erkrankungen (die *„Variablen"*) und zusätzlich viele Kenntnisse über die Eigenschaften, Interessen und Familien der Patienten, wie über deren soziale Einbindungen etc. (die *„Konstanten"*) zustande.

Dagegen erlebt der Krankenhausarzt die Patienten eher wie auf einem vorüberlaufenden Band. Immer neue Menschen kommen zur Aufnahme. Da die meisten von ihnen nur bei einem einzigen Aufenthalt gesehen werden, bleibt von den „Variablen" (den Krankheiten) im Langzeitgedächtnis der Ärzte nicht viel übrig. Haftende Kenntnisse über die „Konstanten" fehlen nahezu. Der Hausarzt dagegen verwurzelt sich immer mehr in der Gegend seiner Praxis und wird zu einem Teil der von ihm betreuten Bevölkerung. Er weiß vieles von vielen. Solcherart macht die Anonymität, die der Hausarzt von seiner allerersten Praxiszeit her kennt, dem Zusammen-Leben, dem Zusammen-sich-Freuen und dem Zusammen-Leiden Platz. Das sagt aber nicht, daß sich der Hausarzt in alle Nöte seiner Schutzbefohlenen hineinziehen lassen sollte. Ganz im Gegenteil. Er muß sich auf Distanz halten, um nicht seelisch überanstrengt zu werden.

FALL 132 **Schmerzlicher Verlust**
Dr. med. G. R. in K.

„Es geht um einen 70jährigen Patienten, der mir ans Herz gewachsen war. Sein schwerer Diabetes war mit Insulin gut eingestellt, seine Hypertonie ebenfalls. Ich mußte ihn vor einigen Monaten wegen eines akuten zerebralen Insultes einweisen. Nach 2 Wochen kam er mit einer rechtsseitigen regredienten Parese wieder in meine Behandlung. Vor 4 Monaten klagte er über Schulterschmerzen und Müdigkeit. Antirheumatika besserten den Zustand. Ein routinemäßig angefertigtes Blutbild ergab den Verdacht auf eine chronische lymphatische Leukämie. Die Einweisung in eine hämatologische Station lief insofern für ihn günstig ab, als dort eine spezielle Therapie (noch) nicht für nötig gehalten wurde. Ich fuhr dann auf Urlaub. Am Tag nach meiner Rückkehr wurde ich zu ihm bestellt. Er bot ein meningeales

Bild und verstarb 2 Tage später, wohl mangels Abwehrkraft. Die Leukozyten hatten im übrigen 25000 nie überschritten. Ich bedaure das Ableben dieses sympathischen angenehmen Menschen sehr."

Kommentar

Dieser Fall beleuchtet eine besondere Seite unserer Tätigkeit. Während der Weiterbildungszeit gibt es für den Jungarzt nur mehr oder weniger „interessante", weitgehend anonyme „Fälle". In der eigenen Praxis wird aber z.B. aus „der Galle" sehr rasch die „Frau Berger", dabei bleibt es.

Konnte der Arzt früher gar nicht genug schwere Fälle diagnostizieren, so hofft er jetzt, besonders bei den ihm nahestehenden Patienten, daß nichts Böses vorliegt, falls es zu einer Gesundheitsstörung gekommen war. In diesem Sinne wird er, wie Sie, den Verlust eines liebgewordenen Menschen schmerzlich empfinden. Es ist durchaus typisch für niedergelassene Kollegen.

Stichwörter
Schulterschmerzen und Müdigkeit bei insulinpflichtigem Diabetiker /
Chronische lymphatische Leukämie

FALL 133 **Kette der Tragik**
Dr. med. K. Ch. in N.

„Eines Sonntags behandelte ich in Vertretung eine 22jährige Patientin, die sich am linken Zeigefinger verletzt hatte. Sie blutete auffällig stark. Daher schrieb ich dem Hausarzt ein paar Zeilen und empfahl, einen Blutgerinnungsstatus durchführen zu lassen. 3 Monate später sah ich die junge Frau wieder. Eine Blutuntersuchung war nicht vorgenommen worden. Sie klagte über Müdigkeit und Gliederschmerzen. Der nun von mir nachträglich veranlaßte Gerinnungsstatus ergab Normalbefunde, die Leukozytenwerte indessen lagen bei 20000, und es fanden sich Metamyelozyten im Ausstrich. Ich überwies zur klinischen Diagnostik. Es wurde eine myeloische Leukämie festgestellt und die Frau ohne Medikotherapie in Beobachtung genommen. 1 Monat später stellte ich bei ihr eine Gravidität am Anfang des dritten Monats fest. Die Internisten rieten wegen der Mißbildungsgefahr zur Interruptio. Sie wurde durchgeführt und anschließend eine Tubenligatur gemacht. Es ist eine sehr gute Ehe. Der Ehemann hatte sich erboten, sich sterilisieren zu lassen, um der Frau die Tubenligatur ersparen zu können. 3 Wochen später sah ich sie mit einem akuten abdominellen Zustandsbild wieder. Sie klagte über Schmerzen, besonders über Leibkrämpfe. Da es damals in meinem Bereich eine lokale Durchfallepidemie gab, verordnete ich der Frau zunächst eine Diät und

bat um einen Rückruf am Abend. Statt dessen wurde ich um 2 Uhr früh zu ihr geholt. Der Zustand hatte sich dramatisch verschlechtert, auch war Fieber aufgetreten. Die sofortige Laparotomie ergab einen von der Ligatur ausgehenden Abszeß. Der machte tragischerweise eine Hemikolektomie und eine Kolostomie rechts nötig. Mittlerweile hat sich die Patientin von der Operation einigermaßen erholt und kann ein normales Familienleben führen. Die Blutwerte machen eine Chemotherapie noch nicht nötig."

Kommentar

Sie haben in diesem Fall getan, was allgemeinärztlich nötig und möglich war. Der Verlauf demonstriert im übrigen sehr gut, was ich meine, wenn ich meinen Weiterbildungsärzten sage, der Allgemeinarzt werde in alle Tragödien seiner Klientel hineingezogen.

Während den Weiterbildungsarzt im Krankenhaus und wohl auch den Allgemeinarzt dergleichen „interessante" Fälle doch menschlich nicht sehr berühren, ist das beim Hausarzt selbst anders. Irgendwie leidet man mit dem Patienten und den Angehörigen viel mehr mit. Diese Strapazierung des Mitgefühls führt dann nach und nach auch dazu, daß der Doktor bzw. die Ärztin eine etwas dickere Haut bekommt.

Andererseits verwachsen die Allgemeinärzte im Laufe der Zeit mehr mit ihrer Klientel, was wiederum die harte Haut bis zu einem gewissen Grad wieder aufweicht. Immerhin können sich die jungen Kollegen vorstellen, wenn man von solchen Fällen erzählt oder wenn sie während der Weiterbildungszeit vorkommen, daß der Beruf des Allgemeinarztes auch in dieser Hinsicht aufreibend ist.

Stichwörter
Stark blutender Finger / Myeloische Leukämie
Akute Leibschmerzen / Intraabdomineller Abszeß nach Tubenligatur

---

FALL 134 **Afebrile Allgemeinreaktion**
Dr. med. L.-T. aus A.

„Ich berichte Ihnen über einen 61jährigen Patienten, den ich bis vor meinen Ferien wegen eines okzipitalen Abszesses behandelt hatte. Der Abszeß war eröffnet und in Abheilung. Bei der letzten Konsultation, kurz vor meinem Ferienantritt, hatte der Patient erwähnt, daß er seit einigen Tagen Atemnot hätte, wenn er mit dem Hund bergauf gehe. Ich fragte, ob er noch andere Beschwerden habe. Daraufhin sagte er, daß er einen leichten Schnupfen verspüre. Aufgrund dieser Bemerkung habe ich ihm erklärt, daß es sich hier aller Wahrscheinlichkeit nach um

eine virale Infektion handelt, welche ganz unterschiedlich verlaufen kann. Wenn es schlimmer würde, müsse er einen anderen Arzt konsultieren. 2 Tage später wurde der Patient am Morgen von seiner Frau tot in der Küche gefunden. Die gerichtsmedizinische Untersuchung (außergewöhnlicher Todesfall!) ergab eine massive Koronarsklerose. Seit der Patient gestorben ist, beschäftigt er mich. Der Mann war ein bekannter Lokalpolitiker, der angesehen und beliebt war. Ich mache mir Vorwürfe, daß ich seine Atemnot zu wenig ernst genommen und als Afebrile Allgemeinreaktion (AFAR) interpretiert habe, statt an eine kardial bedingte Dyspnoe zu denken."

Kommentar

Es versteht sich, daß Sie das Erlebnis belastet. Sind Ihre Selbstvorwürfe aber berechtigt? Sie hatten bei einem angesehenen Patienten „in den besten Jahren" einen Abszeß am Hinterkopf behandelt. Knapp vor Ihren Ferien erwähnte er eine Belastungsdyspnoe. Sie schlugen sie einem Infekt zu, da es auch Schnupfen gab, erwähnten aber, daß der Patient bei Verschlechterung einen anderen Arzt konsultieren müßte. 2 Tage später wurde er tot aufgefunden.

Fangen wir gleich beim Sektionsergebnis an: Zunächst einmal wurden weder ein frischer Herzinfarkt, noch eine Pulmonalembolie, noch ein rupturiertes Aneurysma oder irgendetwas anderes gefunden, das den raschen Tod hätte erklären können. Der Befund einer schweren Koronarsklerose, ohne hinweisende dramatische Beschwerden, sagt meines Erachtens nicht viel aus.

Hätten Sie Schnupfen plus Dyspnoe nicht einfach als Afebrile Allgemeinreaktion abgetan, sondern programmmiert nach Standard Nr. 1 untersucht, so hätten Sie wahrscheinlich ein besseres Gewissen, aber herausgekommen wäre dabei höchstwahrscheinlich ebenfalls nichts.

Noch ein besseres Gewissen hätte es Ihnen verschafft, wären Sie programmiert in Bezug auf das Leitsymptom „Dyspnoe" vorgegangen. Aber auch daraus hätte sich voraussichtlich nichts ergeben. Im Gegenteil. Es kann ja gesetzt werden, daß der Tod dem Patienten vorbestimmt gewesen war. Hätten Sie noch hoch digitalisiert, so hätten Sie sich vielleicht Vorwürfe, dadurch das Ableben verursacht zu haben, gemacht. Im übrigen hätten Sie bei einem Belastungs-EKG zu diesem Zeitpunkt ein plötzliches Ableben in Ihren eigenen vier Wänden erleben können.

Und welches war nun wirklich die Ablebensursache? Wir können sie ruhig offen lassen. Im Extremfall ist ja eine Gifteinwirkung nicht völlig auszuschließen und andere Ursachen mehr. Es ist aber anzunehmen, daß einfach die Lebensuhr des Patienten abgelaufen war, wobei ein Kammerflimmern den Schlußpunkt gesetzt haben mag – vorausgesetzt, die Sektion war mit äußerster Gründlichkeit erfolgt.

Bleibt also das *Gerede in der Öffentlichkeit*, daß ein beliebter Politiker plötzlich verstarb, obschon er 2 Tage vorher – und nicht zum ersten Mal – bei seinem Arzt gewesen war.

Ihre treuen Patienten werden nichts über Sie kommen lassen. Ihre „Gegner" aber mögen die Gelegenheit ergreifen, Sie zu belasten. Sie werden das ohne großen Erfolg tun. Nach wenigen Tagen tritt ein anderes Ereignis in ihrer Welt in den

Vordergrund, und über diesen Todesfall, mit dem Sie als Arzt nichts zu tun hatten, kann Gras wachsen. Es gibt keinen praktizierenden Arzt, dem nichts Ähnliches unterkommt. Sie konnten nichts Besseres tun, als sich dieses Erlebnis von der Seele zu schreiben.

Stichwörter
Schnupfen und Belastungsdyspnoe / Unklarer Tod bei Koronarsklerose

---

Diagnostische Programme
Nr. 1 „Fieber-Standard"
Nr. 30 „Dyspnoe-Standard"

3.7 Seine Kollegialität

Man kann nicht gerade behaupten, durch die medizinische Erziehung geschähe viel, um die angehenden Ärzte zur Bescheidenheit und Kollegialität zu erziehen. Bei vielen frisch promovierten bzw. in die Praxis strömenden Jungärzten fällt eine erstaunliche *Selbstsicherheit*, zuweilen sogar eine *Überheblichkeit* auf. Zu dieser Zeit haben sie noch wenig Ahnung davon, welche Schwierigkeiten ihrer im Beruf harren.

Die jungen Kollegen ahnen auch nicht, wie wichtig es ist, den Rücken frei zu haben und sich mit den benachbarten Ärzten gut zu vertragen. Das kann kein Aufruf zur Kriecherei oder Charakterlosigkeit sein. Es ist einfach wichtig, in einem angenehmen ärztlichen Klima zu arbeiten, und dafür lohnt es sich, Opfer zu bringen. Da wir nicht alle Engel sind, kommen zwischen ungetrübten freundschaftlichen Beziehungen der Mediziner untereinander und der völligen Verfeindung sämtlicher benachbarter Ärzte alle Übergänge vor.

Was die Unkollegialitäten angeht, so entstehen die meisten gewiß unüberlegt. Nicht alles, was einem hinterbracht wird, beruht übrigens auf Wahrheit. Sehr übel ist es, einen Kollegen coram publico herunterzumachen.

Im folgenden werden unter anderem Beispiele für Abqualifizierungen gegeben. Eine wichtige Gegenmaßnahme kann es sein, „Diagnose"-Stellungen bei interkollegialen Kontakten zu vermeiden, außer es gibt über die Art der vorliegenden Krankheit keinen Zweifel. Ist eine *Unkollegialität* geschehen, so neige ich selbst zu einer „weichen" Reaktion. Das ist meine persönliche Lebenserfahrung.

Für den Aufbau eines guten kollegialen Umfeldes gibt es verschiedene Rezepte. Sie alle setzen jedoch Ärzte voraus, die ein gutes Einvernehmen mit ihren Nachbarn wünschen. Leider gibt es aber auch Nachbarn, denen nichts daran liegt und die den Konkurrenzkampf vorziehen. Bei gutem Willen gelingt es aber meistens, aus den übrigen regional arbeitenden Ärzten eine kollegiale Gruppe zusammenzubekommen, welche die Eintracht über den Kampf stellt, der erfahrungsgemäß wenig einbringt und einem das Leben sauer macht.

FALL 135	Ärger mit dem diensthabenden Kliniker
	Dr. F.-E. G. aus St.

„Ich mußte mich über das Verhalten eines diensthabenden Krankenhausarztes auf der nächstgelegenen Internen Krankenhausabteilung ärgern. Aus sozialer Indikation hatte ich nachts einen 14jährigen mit der Diagnose Pneumonie eingewiesen. Der diensthabende Jungarzt erklärte den Eltern nach flüchtiger Untersuchung, es sei keine Rede von einer Pneumonie. Die ‚Grippe' könnte auch daheim behandelt werden. Auf meine Veranlassung tags darauf erfolgte eine ambulante Durchleuchtung. Dabei wurde die Pneumonie bestätigt. Ich werde dem Chefarzt der Internen Abteilung demnächst meine Meinung sagen."

Kommentar

Ihren Ärger verstehe ich sehr gut. Der Kollege hatte ja nicht nur Ihre Diagnose für falsch erklärt, sondern auch die Überweisung als überflüssig bezeichnet. Andererseits wurde all das durch die Röntgenuntersuchung wieder ins Lot gebracht. Sicher hat es Ihnen als Allgemeinarzt einen Prestigegewinn eingetragen.

Wenn Sie mir folgen, dann beschweren Sie sich nicht beim Chefarzt. Wer weiß, wie sich alles wirklich abgespielt hatte. Wenn viel Gras darüber gewachsen ist, könnten Sie ja einmal bei passender Gelegenheit unter vier Augen mit dem Jungarzt reden. Aber ich möchte auch davon abraten.

Unter Umständen ergibt sich daraus eine ungute Kontroverse. Vergessen Sie lieber den Vorfall und bemühen Sie sich, wenn irgend möglich, Brücken eines besseren Verständnisses von der Praxis in die Krankenhäuser zu schlagen. Das lohnt sich.

Stichwort
Unkollegiales Zuammenarbeiten von Kliniker und Praktiker

Zum Fall Nr. 135   „Inkompetent und unkollegial"

Chefarzt Dr. med. R.W.H. aus K.-L.

„Den Kommentar zum Fall des Kollegen Dr. med. F.-E. G. aus St. halte ich für nicht ganz richtig. Es sind ohne Zweifel in der Klinik zwei Dinge passiert, die nicht passieren dürften:

186 Menschliches: Der Arzt

1. Ein Assistenzarzt hat seine Kompetenz überschritten.
2. Der Assistenzarzt hat sich unkollegial verhalten. Er hat die Diagnose eines anderen Arztes einfach abgetan und durch sein ganzes Verhalten den einweisenden Kollegen vor den Angehörigen des Patienten herabgesetzt.

Solche Verhaltensweisen sollten nicht geduldet werden. Man sollte natürlich auf keinen Fall irgendeine Strafaktion starten. Das Vorhaben jedoch des Herrn Dr. G. ist nicht nur gerechtfertigt, sondern sogar zwingend. Ein Chefarzt kann nur von außen über solche Verhaltensweisen von Assistenten informiert werden. Ich selbst bin für jede Kritik von den niedergelassenen Kollegen dankbar."

Kommentar

Ich möchte zunächst von der vermutlichen damaligen Situation des Kollegen G. ausgehen. Dazu darf gesetzt werden, daß die Interne Abteilung überfüllt oder wenigstens fast voll belegt war. Wie die Dinge heute liegen, werden anderenfalls (aus finanziellen Erwägungen) Patienten kaum abgewiesen.

Ferner können wir annehmen, daß sich der Diensthabende wenigstens flüchtig diagnostisch orientiert und den Eindruck gewonnen hatte, es läge keine Lungenentzündung vor. Daß er die Ablehnung der Aufnahme den Eltern des Patienten gegenüber mit einer „Fehldiagnose" des Hausarztes begründete, war jedenfalls unkollegial.

Wo aber lernt denn ein Assistenzarzt die *Kollegialität* gegenüber Allgemeinärzten? Auf der Hochschule doch kaum. Doch werden ja in Zusammenhang mit spezialistischen Falldemonstrationen die Allgemeinärzte leider nicht selten bloßgestellt, ohne daß sie sich dagegen wehren können. Diese Tendenz setzt sich in vielen Krankenhäusern fort.

Wie könnte es auch anders sein, wenn man viel zu wenig über die allgemeinärztliche Funktion weiß, sie mit falschen Maßstäben mißt, und wenn sich die meisten Allgemeinärzte selbst noch nicht artikulieren können, daß ihre Eigenständigkeit klar genug zutage tritt.

Wie ginge es nun weiter, hätte sich der einweisende Arzt beim Chefarzt beschwert? Je nach dessen eigener Einstellung und dessen Beziehungen zu dem Assistenten und zum Allgemeinarzt würde die Zurechtweisung milde oder brüsk ausfallen – oder auch unterbleiben. Je nach Veranlagung des Assistenzarztes würde der seine Entgleisung bedauern oder auch den Allgemeinarzt weiter bekriegen, weil er ihn verpfiffen hatte.

Da nun die interkollegialen Beziehungen nur selten voll befriedigend, aber sehr oft bedrückend schlecht sind, habe ich Herrn Dr. G. in diesem Ausnahmefall eben vom Beschweren abgeraten, um allenfalls ein ungutes Klima nicht noch zu verschlechtern. Es ist die Erfahrung eines alten Arztes.

Davon abgesehen kommt es in der Krankenhausmedizin sehr auf die Haltung und den Einfluß des Chefarztes an. Bei der hohen sittlichen Anforderung, die aus der Zuschrift des Dr. med. H. hervorgeht, läßt sich kaum vorstellen, daß sich in seinem Rehabilitationskrankenhaus etwas Ähnliches ereignen könnte.

Dazu schreibt Chefarzt Dr. H. G. aus W.-T.
Ich werde daraus Konsequenzen für meine Abteilung ziehen

"Jedem Abteilungsvorstand dürften ähnliche Vorkommnisse bekannt geworden sein. Als Regel sollte gelten, daß der Krankenhausarzt sich mit dem Einweisenden in Verbindung setzt, wenn er den Wunsch nach Aufnahme nicht erfüllen kann. Ist ein sofortiger telefonischer Kontakt nicht möglich, so sollte er nachgeholt und außerdem ein Brief geschrieben werden. Eine Abweisung dürfte nicht ohne eine Untersuchung erfolgen, die gründlicher zu sein hätte als die übliche Erstuntersuchung bei der Aufnahme. Keinesfalls sollte sie ohne Kenntnisse des Chef- bzw. diensthabenden Oberarztes erfolgen. Im gegebenen Falle dürfte der Jungarzt im Krankenhaus nicht ausreichend informiert gewesen sein, wie er sich zu verhalten habe. Der Fall war für mich jedenfalls ein Anlaß, die persönliche Einführung neuer Ärzte auf meiner Abteilung etwas umfassender zu gestalten, als ich das bisher tat."

Nachwort von Dr. med. F.-E. G. aus St.
Happy-End beim nächsten Ärztestammtisch

"Über die lebhafte Anteilnahme an meinem Fall in der Zeitschrift ‚Der Allgemeinarzt' möchte ich mich zuerst herzlichst bedanken. Ich habe dadurch viel gelernt und wäre heute in gleicher Lage besser gewappnet als damals. ‚Mein Fall' hat insofern ein Vorspiel, als ich einen 65jährigen wegen schwerer Epistaxis nach einem stenokardischen Anfall ins Krankenhaus um 3 Uhr früh eingewiesen hatte und mich daraufhin derselbe Spitalarzt böse anrief, wie ich dazu komme, ihn um diese Zeit aus dem Bett zu holen, er hätte die ganze Nacht nicht geschlafen. Ich antwortete ihm damals, das sei nun einmal in unserem Beruf unvermeidlich und er sollte doch froh sein, in seiner Weiterbildungszeit genug Fälle zu sehen. Das Verhältnis zwischen ihm und mir war also vorbelastet. Was tat ich nun nach der Abweisung meines Patienten? Ich ging einige Tage später bewappnet mit dem Röntgenbild zum Chefarzt der Abteilung, an die mein Patient von mir vergeblich eingewiesen worden war, zeigte ihm das Bild und bat ihn um seine Meinung. Er versicherte mir, es wäre eindeutig eine frische Pneumonie. Daraufhin erzählte ich ihm den Vorgang. Der Chefarzt stellte nun seinen Jungarzt zur Rede, weil er a) den Fall zu unrecht abgewiesen und b) sich abfällig über den Einweisenden geäußert hatte, wie der Vater des Patienten bezeugen konnte. Daraufhin gab es einen Sturm im Wasserglas, da der Jungarzt gegen den Vater wegen Verleumdung Klage erheben wollte und bestritt, was sich eigentlich nicht bestreiten ließ. Die fatale zwischenärztliche Verfeindung führte zu einer ‚Feuerwehrreaktion' besonnener, älterer Kollegen. Das Happy-End ereignete sich beim nächsten örtlichen Ärztetreffen, indem sich der Jungarzt bei mir wegen seiner Vorgangsweise unter vier Augen entschuldigte. Alles in allem war es eine ungute Erfahrung, und ich hoffe, nie mehr in eine solche Situation zu geraten."

FALL 136 Prophylaxe gegen Abqualifizierung
Dr. med. F. H. aus B.

„*Eine seinerzeit 40jährige, stark übergewichtige Hypertonikerin weigerte sich hartnäckig, ihre beachtliche Blutdruckerhöhung stationär abklären zu lassen. Außerdem bestanden damals zunehmende Schmerzen im Bereich des linken Kniegelenks. Da ich weder die Hypertonie noch die Gelenkschmerzen zufriedenstellend behandeln konnte, kam es mir gelegen, daß bei ihr Beinödeme und eine Anstrengungsdyspnoe auftraten. Ich meinte, es würde eine Herzdekompensation manifest. Nun erklärte sie sich endlich mit einer Krankenhauseinweisung einverstanden. Dort führte man die Beschwerden auf ein großes Uterusmyom zurück, das mir entgangen war. Nach dessen Operation – die Hypertoniediagnostik hatte nichts Besonderes ergeben – verschlechterten sich die Beinschmerzen und verlagerten sich mehr in die Hüftregion. Auf Spezialstationen diagnostizierte man eine Osteoarthrose des linken Hüftgelenks. Wegen des starken Übergewichts und des Lebensalters wurde mehrheitlich von dem Hüftgelenkersatz abgeraten. Schließlich kam es aber doch dazu. Dabei stellte sich überraschenderweise heraus, daß es sich um eine psoriatrische Arthropathie handelte. Niemand hatte daran gedacht, obschon ihre Hautpsoriasis nicht zu übersehen gewesen war. Die Operation erbrachte nicht viel Gutes. Das Übergewicht und die Hypertonie bestehen weiter.*"

Kommentar

Hier sind 2 Dinge voneinander abzutrennen. Zunächst, daß Sie ein Uterusmyom übersehen hatten. Es war gewiß nicht angenehm für Sie, von dessen Aufdeckung erfahren zu haben. Damit stoßen Sie wiederum auf einen Grund dafür, in der allgemeinärztlichen Situation mit dem Festlegen auf Krankheiten – in nicht klaren Situationen – zurückhaltend zu sein.

Sofern Sie aus äußeren Gründen nicht die Zeit dafür gefunden hatten, ihre Patientin vor der Einweisung auch abdominell durchzuuntersuchen, wäre es optimal gewesen, sie etwa unter der Klassifizierung – „Dyspnoe und Beinödeme bei unabgeklärter Hypertonie" in stationäre Behandlung abzugeben.

Die Aufdeckung des Myoms im Krankenhaus bedeutet keinesfalls, daß Ihre diagnostische Leistung minderwertig war. Beim Zusammenwirken unglückseliger Umstände sind derlei Dinge unvermeidlich. Wer weiß, wie schwierig die Tätigkeit an der ersten Linie in diagnostischer Hinsicht ist, wird darüber nicht die Nase rümpfen.

Daß sich solches in allen medizinischen Funktionen wiederholt, zeigt derselbe Fall ganz deutlich. Obschon Arthritis psoriatica bzw. die Psoriasis arthropathica keinem Spezialisten unbekannt gewesen sein kann, hatte doch niemand diese Krankheit bei Ihrer Patientin vermutet. Möglicherweise deshalb, weil diese seltene Erscheinungsform – laut Lehrbuch – meistens polyarthritisch und eher an den kleinen als an den großen Gelenken beobachtet wird.

Daß der Hüftgelenkersatz trotz mehrheitlicher Warnungen dennoch durchgeführt wurde, gehört auf ein anderes Blatt. Der Mißerfolg gab jedenfalls denen recht, die davon abgeraten hatten.

Stichwörter
Beinödeme, Belastungsdyspnoe / Uterus myomatosus
Knie- und Hüftgelenkschmerzen / Arthritis psoriatica / Totale Hüftendoprothese (TEP)

FALL 137	**Hartnäckige Nächstenliebe zum Kollegen** Dr. med. F.-W. H. aus D.

„Bei manchen Fallschilderungen in Ihrer Zeitschrift ‚Der Allgemeinarzt' fallen mir einige Emotionen negativer Art auf, entstanden etwa aus nicht zufriedenstellender Zuammenarbeit zwischen niedergelassenem Arzt und Klinikarzt (‚In den nächsten Tagen erfahre ich hintenherum'; ‚Was kann man gegen solche – wie sich zeigt – gar nicht gerechtfertigten Vorwürfe tun?'; ‚Aber machen läßt sich dagegen gar nichts, außer ignorieren'). Liebe Kollegen: Ärger muß nicht immer sein! Warum gründen Sie nicht einen Stammtisch bei einem Kollegen, im Kellerstübchen, sagen wir mal samstags um 12.30 Uhr, wo sich etliche treffen, um die vergangene Woche bei einem Glas hinabzuspülen? Warum suchen Sie einander nicht bei Fortbildungsveranstaltungen kennenzulernen? Warum suchen Sie bei unklaren Fällen nicht telefonischen Kontakt mit der Klinik? In unserem Raum treffen wir uns regelmäßig, kennen uns und können freimütig zusammenarbeiten. Das erleichtert Informationen, schützt die Koronararterien. Eine solche hartnäckige Nächstenliebe zum Kollegen wird guttun! Übrigens: Haben Sie einen Ihnen lieben Patienten schon einmal im Krankenhaus besucht? Oder einem alten Jubilar Ihrer ‚Veteranen' mit einer netten Karte gratuliert? Sie würden staunen, wie Menschen sich heute noch freuen können. Das alles würde ich Ihnen gern persönlich schildern, aber etliche hiesige Kollegen könnten es genauso gut. Sie haben es oft genug im Kellerstammtisch bewiesen."

Kommentar

Sie, lieber Kollege, sind in der beneidenswerten Lage, unter idealen Verhältnissen kollegial zusammenarbeiten zu können. Was bei Ihnen verwirklicht ist, predige ich unermüdlich all den vielen Jungärzten, die ich hier in meiner Praxis unterrichte. Ich weiß auch, daß diese infolgedessen – wie Sie sagen – hartnäckig um Nächstenliebe bemüht sind und nur zu gern unter Verhältnissen arbeiten würden, wie es glücklicherweise bei Ihnen der Fall ist.

Leider klappt das in der Regel nicht. Und ich fürchte, die „Ärzteschwemme" wird diese unguten Verhältnisse nicht zum Besseren wenden. Immerhin gelingt es den Jungärzten meistens doch, einen kleinen Kreis von Kollegen zusammenzuführen, der die von Ihnen so treffend geschilderten Bedürfnisse erfüllt.

Natürlich besuchen wir alle gelegentlich unsere Patienten im Krankenhaus. Diese und andere „akzidentellen" Initiativen treten aber doch auch mit unseren zeitlichen Möglichkeiten in Konkurrenz. Am ehesten schafft das vielleicht noch ein Junggeselle.

Wir aber mit unserem 12- bis 16-Stunden-Tag können schwerlich auch noch einen guten Teil unserer kargen Freizeit der Gattin und den Kindern vorenthalten. Die Familie hat ein Recht auf uns. In der Regel kommt sie ohnedies schlecht genug weg. Sie hat weniger mit dem guten Doktor zu tun, der morgens freundlich die Türe zum Sprechzimmer öffnet, als mit dem Rest, der ausgepumpt und ruhebedürftig und nicht eben sehr mitteilsam in die Wohnung zurückkommt.

Um keine Mißverständnisse aufkommen zu lassen: Ich verstehe und schätze Ihre glückliche Lage durchaus. Könnte es doch nur überall so brüderlich und harmonisch zugehen! Wir anderen können immer nur wieder dem harten Konkurrenzdenken die Liebe zum Nächsten – die Kollegen eingeschlossen – entgegensetzen.

Was die Jubilare angeht, so gratuliere ich zwar nicht mit einer Karte, aber wenn man lange an einem Ort Arzt ist, dann hat man ganz einfach das Bedürfnis, Glück zu wünschen. Ich warte lieber auf die Gelegenheit, das mündlich zu tun. Gewiß bereiten und erleben auf diese Weise viele Kollegen Freude.

Stichwort
Tips für kollegiale Zusammenarbeit

FALL 138 **Hämisches Grinsen**
Dr. med. K. B. aus D.

„Eine 34jährige Bäuerin, verheiratet, 1 Kind, kommt in meine Sprechstunde, weil sie seit der letzten Nacht starke Bauchkoliken hatte. Ihr kugeliger Leib legt die Frage nach der letzten Monatsblutung nahe. Antwort: ‚Vor mindestens 1 Jahr'. Ob eine Gravidität möglich wäre? Sicher nicht. Es habe keinen Verkehr gegeben. Sie sei immer schon so stark gewesen. Keine Gewichtszunahme in den letzten Monaten. Da die Patientin kurz vorher Wasser gelassen hat, kann ich keinen Graviditätstest machen. Kindesbewegungen oder kindliche Herztöne werden nicht wahrgenommen. In der Annahme, es könnte ein Unterbauchtumor vorliegen, überweise ich zum Internisten, der tags darauf sonografieren soll. Schon eine Stunde später ruft die Frau wieder an und bittet um eine Schmerzspritze wegen uner-

träglicher Koliken. Stattdessen weise ich sie stationär mit dem Hinweis ,Akutes Abdomen, z.B. Bauchtumor' ein. Als weitere Information teile ich mit, daß die Frau seit Jahren nicht bei mir gewesen sei und seit 1 Jahr bei Amenorrhö einen riesigen Bauch aufweise. Das Gewicht hätte sich nicht verändert. Wegen der Koliken könnte die Sonografie nicht abgewartet werden. Wenig später berichtet der Klinikkollege hämisch, der Bauchtumor enthalte Knochen und ein kleines Herz, das regelmäßig schlage. Man habe die Frau daher – mein Einverständnis vorausgesetzt – auf die Frauenabteilung verlegt. Meine Gegenreaktion: Der Kollege habe schließlich sonografieren können. Er könne gerne einmal bei mir hospitieren, um zu sehen, was es heißt, in einer entlegenen Praxis ohne viele Hilfsmittel Diagnostik zu betreiben. Fazit: Es gibt also heute noch mehr Gebärende, Hochschwangere, die keine Ahnung von ihrer Gravidität haben. Daß zur ,Fehldiagnose' noch das hämische Grinsen des Klinikers kommt, wurmt besonders... Therapie? Nichts, als dem Ärger Luft zu machen, was durch diesen Leserbrief geschieht."

Kommentar

Ich finde es herrlich, daß Sie sich Ihren Fall einfach von der Leber weggeschrieben haben. Da gehört schon Mut und Überwindung dazu. Uns freut es sehr, daß „Mein Fall" in dieser Weise wirklich zur „Therapie" werden konnte. So war es ja auch gedacht.

Nun zum Ereignis selbst: Auch ich habe in der Praxis eine Variante der Problematik erlebt. Einer meiner Schüler gleichfalls. Er war wütend, daß ihm die Patientin nicht die Wahrheit gesagt hatte. Sie dagegen neigten dazu, Ihrer Patientin zu glauben.

In meinem eigenen Fall war es offenbar so, daß die Frau in Abwesenheit des Gatten geschwängert worden war. Zur Welt kam ein völlig reifes „7-Monats-Kind".

Wir müssen wohl die Lehre daraus ziehen, bei abdominellen Schwellungen und Krämpfen von Frauen im gebärfähigen Alter unter anderem eine *Gravidität* so lange ins Kalkül zu ziehen, bis nicht das Gegenteil bewiesen ist. In diesem Sinne enthalten auch meine sämtlichen Diagnostischen Programme einschlägiger Art (Nr. 37 bei uncharakteristischen Leibkrämpfen, Nr. 38 bei uncharakteristischen Ober- und Mittelbauchbeschwerden, Nr. 39 bei uncharakteristischen Unter- und/oder Mittelbauchbeschwerden, Nr. 40 bei diffusen oder völlig undifferenzierten Bauchbeschwerden) die Vaginal- und Rektaluntersuchung als obligate Punkte.

An den Überlegenheitsgefühlen spezialisierter Kollegen wird sich so lange nichts ändern, als die Aus- und Weiterbildung ihnen nicht die Theorie der Allgemeinmedizin und ihre unabänderlichen Praxisprobleme nahegebracht hat. Nur wenn Sie selbst ganz fest darin sind, können Sie hoffen, daß einen erfahrenen Spezialisten das Hospitieren bei Ihnen überzeugen wird.

Da es für uns selber gar nicht einfach ist, sich die allgemeinmedizinische Theorie gewissermaßen unterzuschieben, werden die Allgemeinärzte wahrscheinlich noch viele Jahrzehnte mit dem hämischen Grinsen aus den Nachbarbereichen leben müssen.

Im übrigen stehen die Fachärzte oft genug vor denselben Problemen wie wir. Dann wäre es an uns, hämisch zu grinsen. Das wollen wir aber lieber nicht tun. Schließlich geht es darum, unsere Patienten optimal zu versorgen und nicht darum, über „den Splitter im Auge des Bruders" hochmütig zu werden.

Stichwörter
Akutes Abdomen, z.B. Bauchtumor / Schwangerschaft bei Zweitpara

Diagnostische Programme
Nr. 37 „Kolik-Standard"
Nr. 38 „Oberbauch-Standard"
Nr. 39 „Unterbauch-Standard"
Nr. 40 „Bauchschmerz-Standard"

FALL 139 Herztherapie vom Neurologen verändert
Frau Dr. med. B. G. in W.

„Eine 62jährige Patientin von mir leidet an Arrhythmien, besonders Kammerextrasystolien. Sie nimmt laufend in mäßigen Dosen ein Ajmalinpräparat. Mit der Wirkung waren wir beide bisher recht zufrieden. Nun hatte ich Anlaß, sie wegen anderer Symptome einem Neurologen zuzuweisen. Dieser erfüllte meine Wünsche. Im Rahmen seiner Befragung gab meine Patientin nun an, welches Präparat sie einnehme. Der Neurologe bezeichnete meine Medikation als schlecht und verordnete dafür – ohne jegliche Untersuchung, er griff nicht einmal nach dem Puls – einen Crataegusauszug. Ich finde dieses Verhalten unverständlich und unkollegial, außerdem ist das nicht sein Gebiet. Die Patientin will aber das neue ‚Naturmittel' weiter einnehmen."

Kommentar
Man kann Ihnen nur beipflichten. Aber so ist das eben. Manche Fachärzte betrachten uns als eine zu vernachlässigende Größe und meinen, daß sie einfach alles besser können. Womöglich hat der Neurologe gemeint, Sie müßten ihm dankbar für den Präparatewechsel sein. Auch hier gilt, daß Ansehen nicht von ungefähr, sondern über wissenschaftliche Leistungen auf dem eigenen Gebiet kommt.
Leider geschieht diesbezüglich in der Allgemeinmedizin nicht viel, und so bleibt einstweilen alles beim alten. Wenn Ihre Patientin mit dem neuen Präparat einver-

standen ist, dann warten Sie zunächst einmal ab. Solche Wechsel gibt es – gewiß haben Sie das schon erlebt – auch auf Empfehlung von Nachbarn, Freunden, Familienangehörigen. Bleibt die Frau zufrieden, so soll es Ihnen recht sein. Anderenfalls versuchen Sie eben wieder das alte Mittel, aber ohne Abwertung des Initiators, dem wir guten Willen zubilligen sollten.

Stichwort
Mangelhafte kollegiale Zusammenarbeit

3.8 Seine Leichtgläubigkeit

FALL 140 — **Unglückliche Umstände**
Frau Dr. med. M. G. aus B.

„Unlängst kam ein Anruf, die 20jährige Tochter eines Gastwirtes hätte einen Abortus und wollte bei mir um eine Einweisung vorbeikommen. Natürlich sagte ich zu, und kurz darauf betraten die reisefertige Gravida, ihr Freund und die Mutter mein Wartezimmer. Man sagte mir, nach 6wöchiger Pause hätte sie plötzlich heftig zu bluten begonnen. Sie sei bei einem anderen Arzt in Behandlung. Nach 1 Woche sah ich sie wieder. Der Krankenhausbefund lautete: Metrorrhagie nach Amenorrhö. Ich ärgere mich jetzt darüber, daß ich die Patientin nicht untersucht, sondern sofort überwiesen hatte. Übrigens dachte man im Krankenhaus anfangs sogar an eine Extrauteringravidität, ehe diese Vermutung entkräftet werden konnte."

Kommentar

Wie gewöhnlich bei Praxisereignissen, die uns nahegehen, hatten bei Ihnen unglückliche Umstände mitgespielt: Eine nicht in Ihrer Behandlung befindliche Patientin, die Dringlichkeit der stationären Versorgung, die einmütige Annahme einer Schwangerschaft und der Überweisungswunsch ließen Sie glauben, es wäre tatsächlich eine Fehlgeburt im Gange. Unter diesen Umständen kann das jedem Arzt passieren.

Ich weiß nicht, was Sie bei der Einweisung als „Diagnose" angegeben hatten. Schrieben Sie „Abortus imminens?". Vielleicht versuchen Sie in Zukunft, vor der Diagnose sich genau Rechenschaft darüber zu geben, was Sie wirklich von dem Patienten wissen. Dann bleiben Sie dicht bei der Realität.

194 Menschliches: Der Arzt

In diesem Fall hätten Sie als Begründung der Einweisung etwa die folgende Formulierung wählen können:
- „Angeblich Abortus in der 6. Woche. Keine eigene Untersuchung. Erbitte Ihre Diagnostik, evtl. Therapie."
Auf diese Weise wären Sie abgesichert gewesen.

Stichwörter
Abortus imminens / Metrorrhagie nach Amenorrhö

3.9 Seine Skrupel

FALL 141 **Den Patienten nochmals ins Sprechzimmer zurückgerufen** Dr. med. W. M. aus R.

„Freitag 11 Uhr. Das Wartezimmer ist noch voll. Wieder einmal stellt sich ein depressiv erscheinender, 50jähriger Patient (Jurist) vor. Vor 6 Wochen war er stationär von Internisten und Neurologen untersucht worden. Diagnose: Vertebragener Schwindel. Seither hatte ich nichts von ihm gehört (dortige Verordnungen: Physiotherapie und Voltaren®). Diesmal klagt er über seit 2–3 Stunden bestehende, stärkere Vertigo. Bei der Untersuchung des ängstlichen Mannes fallen mir paravertebral druckschmerzhafte Muskelpartien auf. RR 110/80 (wie immer), Puls 115 (sonst um 80). Die Frage nach abdominellen Beschwerden bzw. starkem Stuhlgang – aufgrund des nicht steroidalen Antirheumatikums – wird verneint. Er sei nur schwindelig. Ich verschreibe ein Antihypotonikum, das früher geholfen hatte, und rate, das Voltaren® abzusetzen. Da ich aber ein ungutes Gefühl habe (wegen der Tachykardie), rufe ich den bereits hinausgegangenen Patienten nochmals ins Zimmer, um das Hämoglobin bestimmen zu lassen. Ergebnis: 10,5 g%. Die daraufhin vorgenommene Rektaluntersuchung ergibt Reste eines ‚Teerstuhls'. Bei der sofort veranlaßten Ösophagus-Gastro-Duodenoskopie wird ein großes, blutiges Duodenalulkus aufgedeckt. Es ließ sich konservativ nur mühsam behandeln. Fazit: Gerade unter Zeitdruck und bei bekannter Vorgeschichte wird man leicht zur Nachlässigkeit verleitet."

Kommentar

Wenn ich mir Ihren Fall überlege, so finde ich, daß Sie besonders effektiv und glücklich waren. Da war zunächst der „alte" vertebragene (?) Schwindel, da waren die „Myalgien" und dann ein etwas erhöhter Puls – den Sie immerhin gefunden hatten.

Ihr „Über-Ich" signalisierte Ihnen dann weitere Aktivitäten, die zur sehr frühen Aufdeckung eines „okkulten" blutenden Ulkus führten. Das ist doch eine allgemeinärztliche Spitzenleistung! Natürlich „kannten" Sie die Vorgeschichte – wie wir alle. Natürlich hatten Sie nur beschränkt Zeit für Ihren Juristen – wie wir alle.

Aber unter solchen Umständen müssen wir nun einmal unsere Funktion ausüben: Schlecht ausgebildet, schlecht weitergebildet, gehetzt und unverstanden.

Ich weiß nicht, ob viele Kollegen (wie Sie) die Tachykardie bei dem Schwindelpatienten zum Anlaß genommen hätten, sofort den Hämoglobinspiegel zu bestimmen bzw. bei der relativ geringen Anämie sogleich rektal zu untersuchen. Wahrscheinlich hätte ich selbst den – klinisch kürzlich erst untersuchten – Patienten nicht ebenso intensiv betreut. Aber das ist nur eine Vermutung. An der Schreibmaschine sieht die Sache anders aus als Auge in Auge mit einem (ängstlichen) Patienten.

Sie haben das Ulkus zu einem Zeitpunkt aufgedeckt, wo es noch gar keine vom Patienten bemerkten Krankheitszeichen gab. Wie kommen Sie eigentlich auf die Idee, „zur Nachlässigkeit verleitet worden" zu sein? Weil Sie den Kranken nicht gleich durchuntersucht hatten? So kann man die Allgemeinmedizin doch gar nicht ausüben, auch wenn wir das nach der Vorstellung einiger Kliniker tun sollten!

Gewiß können wir die Allgemeinmedizin im wesentlichen nur intuitiv betreiben. Das ist aber nicht unsere Schuld. Das geht auf das Konto einer unzulänglichen Schulung. Diese wieder ist das Produkt eines gewaltigen Forschungsmangels. Wie wenig man sich an den Hochschulen dafür, was die berufstheoretische Forschung erarbeitet hat, interessiert, ist symptomatisch für die Gegenwart. Das zu ändern kann aber gewiß nicht Sache der berufstätigen Kollegen sein.

Stichwörter
Schwindel, Tachykardie / Blutendes Duodenalulkus

3.10 Seine Gründlichkeit

FALL 142 „... und das kurz vor Weihnachten!"
Dr. med. H.-J. M. aus B.

„Ein 23jähriger Patient wird von mir wegen einer Radiusfraktur in üblicher Weise versorgt. Knapp 3 Wochen später erscheint er wieder in der Sprechstunde. Er sei erkältet und habe seit dem Vortag Schmerzen beim Husten. Lokalbefund lauter, hypersonorer Klopfschall, auf der gleichen Seite aufgehobenes Atemgeräusch. Spi-

rometrie 2500 ccm, BSG 2/5. Das Röntgenbild ergibt einen vollständigen Spontanpneumothorax links. Zur Anlage einer Bülau-Drainage erfolgt die sofortige Krankenhauseinweisung. Der Patient erstaunt: ‚... und das kurz vor Weihnachten. Ich bin doch nur erkältet...'. Doch ich denke mir, vor Jahren hatte ich in einem ähnlichen Fall nicht daran gedacht und zunächst einen Spontanpneu ‚überhört'."

Kommentar

Ein wichtiger Beitrag! Sie waren von einem früheren Erlebnis her gewarnt und ließen sich nicht dadurch beirren, daß das typische Symptom Dyspnoe fehlte.

Wie so oft in der Allgemeinmedizin geht es hier darum, daß man diese und andere Krankheiten wohl gelernt hat, aber wegen der *Seltenheit* mehr und mehr aus den Augen verliert und schließlich – überhaupt *atypische Verläufe* – nicht mehr berücksichtigt. Die Arbeit mit Diagnostischen Programmen ist da ein gutes Prophylaktikum.

Aber natürlich braucht man nicht programmiert zu untersuchen, wenn jemand seit kurzer Zeit Schmerzen in der Brust hat und so wenig in seinem Befinden gestört ist, daß er in die Sprechstunde kommt. Immerhin: Bei allen auf den Thorax weisenden Symptomen muß örtlich untersucht werden. Das taten Sie konzentriert, sonst hätten Sie den Pneu leicht wieder überhören können. Die Falle für Sie war dadurch aufgerichtet, daß der Patient wegen der Radiusfraktur ohnedies bei Ihnen laufend in Behandlung war. Also bestand eine gewisse Verlockung, auf den „banalen" Husten bloß mit einem Rezept zu reagieren.

Sie sind bei Ihrer Gründlichkeit geblieben und haben dafür ein gutes Beispiel gegeben, daß es sich lohnt, auf die gezielte örtliche Diagnostik unter keinen Umständen zu verzichten. Auch wenn es dadurch in der Regel keine Lorbeeren zu ernten gibt.

Stichwörter
Schmerzen beim Husten / Spontanpneumothorax

3.11 Seine Informationen

FALL 143 — **Die Depression der Reiterin**
Dr. med. C. R. aus N.

„Es geht um eine 25jährige Lehrerin. Seit 3–4 Jahren erlebt sie, mehr rechts als links, ischialgische Schmerzzustände. Der Lasègue ist positiv. Etwa einmal jährlich, wenn die Schmerzen unerträglich waren, wurde sie (auswärts) infiltriert. Darauf

und durch Bettruhe erfolgte immer wieder monatelange Besserung. Sie ist passionierte Reiterin, aber auch eifrige Leserin von Medizinbüchern für Laien, besonders von naturheilkundlich orientierten Autoren. Vor 3 Wochen sandte ich sie zum Wirbelsäulenröntgen und teilte ihr telefonisch das Ergebnis (L5-S1-Abstand verschmälert) mit. Ich sagte ihr, das hätte nichts weiter zu bedeuten, sie müßte Geduld haben. Statt sie zu beruhigen, brachte sie meine Mitteilung aber in höchste Erregung. 4 Stunden danach ereignete sich ein ‚Nervenzusammenbruch' mit einer depressiven Komponente. Dazu kommt, daß sie selbst weiß, daß ihr das Reiten gut tut, während ihr ein anderer Arzt zuletzt das Reiten untersagt hatte. Jedenfalls hätte ich mich gehütet, ihr den Röntgenbefund zu sagen, hätte ich die Folgen geahnt."

Kommentar

In Ihrem Fall war es unmöglich vorauszusehen, welchen Effekt es haben würde, wenn Sie Ihrer Patientin den Röntgenbefund mitteilen. Wahrscheinlich hatten die medizinischen Bücher sie sensibilisiert, und sie empfand die Verschmälerung im Wirbelsäulenbereich als echte Bedrohung.

Es sind Reaktionen, wie wir sie von „Halbgebildeten" gut kennen, wir sind keine Übermenschen, die immer genau wissen, was das im Augenblick beste Wort ist. Ebensogut hätte Ihre Mitteilung die Patientin ja beruhigen können. Es kommt wahrscheinlich auf die Verpackung an („Liebe Frau, ich bringe Ihnen eine sehr gute Nachricht..."). Hoffentlich konnten Sie die seelische Entgleisung der Lehrerin mittlerweile wieder rückgängig machen.

Stichwort
Die richtigen Worte bei der Patientenaufklärung

3.12 Seine Sorgfaltspflicht

FALL 144 Akuter Bauch: Die Spritze sitzt locker

Der Chirurg Dr. med. S. und der ärztliche Begutachter Dr. med. K. beurteilten im „Deutschen Gesundheitswesen" (37 [1982] 899) aus ihrer Sicht Fehldiagnosen beim akuten Abdomen. Es geht um folgende Vorkommnisse:

A. *Eine 40jährige Frau läßt wegen akuter Mittelbauchschmerzen abends die Bereitschaftsärztin kommen. Diese kennt die Frau als Gallensteinträgerin und spritzt daher ohne jegliche Untersuchung ein Spasmolytikum i.v.. Wegen sehr starker Schmerzen kommt am nächsten Tag ein anderer Arzt, der sofort einweist. Von der Inneren Abteilung wird sie auf die Chirurgie transferiert. Als Ursache für das akute Abdomen findet sich eine Peritonitis durch Appendizitis mit Durchbruch. Tod nach 5 Tagen. Die Ärztin wurde wegen Verletzung der Sorgfaltspflicht (keine Untersuchung und daher Fehldiagnose „Gallenkolik") verurteilt.*

B. Ein 30jähriger Mann erkrankt an uncharakteristischen Bauchschmerzen, Übelkeit, Magenbeschwerden und Brechreiz. Die Ärztin stellt abends Verdacht auf akutes Abdomen fest, injiziert 2 Ampullen eines Schmerzmittels i.v., läßt 2 gleichartige Zäpfchen zurück und weist den Patienten an, bei Ausbleiben einer Besserung tags darauf einen Kollegen aufzusuchen. Dazu kommt es auch. Der Internist diagnostiziert eine akute Appendizitis. Der Chirurg jedoch lehnt diese Diagnose nach sehr oberflächlicher Untersuchung ab und schickt den Kranken heim. Wenige Stunden später weist ein anderer Internist, wieder unter der Diagnose Appendizitis, ein. Durch organisatorische Mängel dauert es mehrere Stunden, ehe die Operation vorgenommen wird. Auch dieser Patient verstirbt an einer perforierten Wurmfortsatzentzündung.

C. Ein Patient erkrankt akut an heftigen Leibschmerzen, Schweißausbrüchen und Schwächezuständen. Sein Gesicht ist spitz und eingefallen. Die Bereitschaftsärztin findet nichts. Keine Therapie. 2 1/2 Stunden später haben die Beschwerden zugenommen. Ein anderer Arzt diagnostiziert „Gastroenteritis", gibt eine Injektion, verordnet andere Symptomatika und erklärt, er könne am Wochenende keine Einweisung vornehmen. 4 Stunden danach muß der Hausbesuchsdienst wegen zunehmender Schmerzen wieder beansprucht werden. Diesmal kommt eine Fachärztin für Neurologie und Psychiatrie. Diagnose: „Zerebrovaskuläre Insuffizienz" und gibt 2 Spritzen. Die weitere Verschlechterung bringt 7 Stunden später den vierten Arzt ins Haus, der unter der Diagnose „Herzinfarkt" einweist. Im äußerst schlechten Zustand gelangt der Patient ins Krankenhaus. Es wird zurecht an eine Pankreatitis gedacht. Einige Stunden später verstirbt der Mann daran.

Folgerung der Gutachter

Bei den ersten 3 Ärzten wurde die Verletzung der Sorgfaltspflicht bejaht. Die Diagnose „Herzinfarkt" war zwar falsch, stiftete aber wegen der sofortigen Einweisung keinen Schaden. Welche Lehren ziehen nun die Autoren aus diesen Fällen?

Vielleicht sollten wir ihnen, ehe dies zur Sprache kommt, dafür Dank sagen, daß sie sich nicht gescheut haben, diese Fälle an die ärztliche Öffentlichkeit zu bringen. Gerade in unserer heutigen Situation kann nicht genug von solchen Vorkommnissen zur Sprache gebracht werden. Nicht, um die Betroffenen bloßzustellen, sondern ausschließlich, um daraus zu lernen, wie man es selbst in Zukunft besser machen könnte. Denn all das kann uns ebenso „passieren".

Die Autoren halten die *Sorgfaltspflicht* dann für erfüllt, wenn der Arzt bei der Konsultation die Anamnese ausführlich erhebt, und zwar mit genauer Analyse der Schmerzen, wenn der Patient sorgfältig untersucht, das Abdomen auskultiert, rektal untersucht und Temperatur und Puls kontrolliert werden.

Ist der Ausschluß eines „akuten Abdomens" nicht möglich, so ist die kurzfristige, persönliche Nachuntersuchung unerläßlich. Die Gabe von Schmerzmitteln ist kontraindiziert, solange ein akutes Abdomen möglich erscheint. Ebenso ist es Pflichtverletzung, wenn die erforderlich gewordene Konsultation eines anderen, kompetenten Facharztes unterlassen wurde.

Soweit die Schlußfolgerungen aus den erlebten Fällen.

Kommentar

Die Autoren haben einerseits gewisse Bedingungen genannt, unter denen sie die Sorgfaltspflicht für erfüllt ansehen würden, aber in Wirklichkeit liegen die Dinge viel komplizierter.

Wir wissen zum Beispiel von zahlreichen ausführlichen Arbeiten aus großen Kliniken, daß dort in 10–20 % der Sektionen falsche oder unzureichende Diagnosen aufgedeckt wurden. „Wenn nun in Einrichtungen, in denen eine große Zahl hoch spezialisierter Ärzte tätig ist, ... 34 % der Dickdarmkarzinome ... nicht erkannt werden, wie ist dann die Fehldiagnose in der ärztlichen Praxis ... oder beim Hausbesuch, bei dem der Arzt allein ist, ... zu beurteilen?"

Ich würde es hier für logisch finden, wenn man sich zunächst einmal mit der Theorie der Medizin überhaupt beschäftigt. Denn wenn die Großkliniken so oft „daneben" sind, dann muß es im Bereich der Krankenhausmedizin zu Änderungen im Denken und Handeln kommen.

Nun geht es aber ziemlich weich weiter, und die Autoren schreiben: Gerade beim Hausbesuch ist die Diagnose der Krankheitsbilder eines akuten Abdomens „nicht immer leicht".

Dazu wäre zu beanstanden, daß es keine Krankheitsbilder des *„akuten Abdomens"* geben kann. Er kann sich nur (scheinbar) um eine akute alarmierende Affektion im Abdominalbereich handeln, und dann stellt sich die Frage, was denn eigentlich vorliegt.

Aber die Frage stellt sich in der Allgemeinmedizin ja gar nicht in dieser Art: Wir kommen zu einem Patienten, bei dem eine Erkrankung besteht. Dabei ist dann weniger interessant, ob sie nun vom Abdomen ausgeht oder nicht, sondern ob hier ein Abwendbar gefährlicher Verlauf (AGV) zugrunde liegen könnte oder nicht.

Was im abdominellen Bereich sich abspielt, entzieht sich ja ohnedies einer sicheren Krankheitserkennung. Also kommt es bei uns darauf an, den Patienten gegen die weitesten Möglichkeiten von Lebensbedrohungen abzuschirmen. Das vernünftige Handeln unter diesem Gesichtspunkt ist nicht die Herstellung (problematischer) Beziehungen zu Krankheitsbegriffen.

So gesehen bahnten gerade die ärztlichen Diagnosestellungen in der Praxis bei den geschilderten Fällen den Weg zur Katastrophe. Besonders problematisch waren ferner die therapeutischen Aktivitäten.

Im Krankenhaus mag es üblich sein, am bereits durchuntersuchten (!) Patienten im Nachtdienst etwas freizügig Spritzen zu verabreichen: die Diagnostik ist weitgehend abgelaufen, der Patient liegt im Haus. Davon grundverschieden ist die Situation in der Praxis.

Die vom grünen Tisch kommenden Forderungen für die Vermeidung von Fehldiagnosen sind leider nicht zielführend. Wenn die Gutachter zitieren, daß schon seit 30 Jahren (in Wirklichkeit viel länger) bekannt ist, daß 40 verschiedene Krankheiten eine Appendizitis vortäuschen können, dann ist hier die sorgfältigste Anamnese alten Stils keine Hilfe.

Dasselbe gilt für die Schmerzanalyse: „Gerade beim akuten Bauch gibt die Analyse der Schmerzen die besten Hinweise auf die Art des vorliegenden Leidens." Solche Formulierungen stehen in krassem Gegensatz zu allen Erfahrungen in der Praxis. Im übrigen fordern die Autoren eine große Reihe verschiedenster Untersuchungen vom Hausarzt und lassen es dahingestellt, wie dies in der Praxis lückenlos durchführbar ist. Dazu kämen aber noch die im Abdomen lokalisierten Erkrankungen, die dort überhaupt *keine* Symptome verursachen.

Insgesamt meinen die Autoren, ihre Forderungen könnten beim akuten Abdomen in 8-10 Minuten erfüllt werden. Wir sind nun berufstheoretisch schon weit genug, um die hier niedergelegten Spekulationen ad acta zu legen. Entscheidend in unserem Beruf ist ja das Erprobte, Machbare.

In diesem Sinne würde ich zu folgendem Vorgehen raten, wenn der Verdacht auf eine gefährliche Erkrankung im abdominellen Bereich besteht:
Sofortige Einweisung bei entsprechender Dramatik nach direkter Diagnostik. Bei weniger imponierenden Bildern Durchführung einer programmierten regionalen Diagnostik und gleichfalls Einweisung bei der Möglichkeit eines Abwendbar gefährlichen Verlaufes.

Ist ein solcher Verlauf sehr unwahrscheinlich, kann in engstem (2stündlichem) Kontakt die weitere Entwicklung daheim verfolgt werden. Jede Medikotherapie ist zunächst untersagt, ebenso die Festlegung auf eine Diagnose, solange nicht völlig klar ist, worum es sich handelt.

Die Unterschiede zwischen den Vorstellungen und der hier dargelegten machbaren allgemeinmedizinischen Art des Denkens und Handelns am Fall sind also gar nicht sehr groß. Es gibt freilich entscheidende Unterschiede, wie sie sich aus der jahrzehntelangen Bemühung um die Optimierung der allgemeinmedizinischen Funktion langsam ergeben haben.

Stichwörter
A. Mittelbauchschmerzen bei bekannter Cholelithiasis /
   Peritonitis durch perforierte Appendix
B. Uncharakteristische Bauchschmerzen, Erbrechen / Perforierte Appendix
C. Heftigste Leibschmerzen / Gastroenteritis / Zerebrovaskuläre Insuffizienz /
   Pankreatitis

4 Menschliches: Der Patient

4.1 Seine Zumutungen

Um sein Existenzminimum bestreiten zu können, muß der Allgemeinarzt im deutschsprachigen Raum derzeit eine Klientel von mindestens 1000 Seelen betreuen. In Mitteleuropa sinkt die früher übliche durchschnittliche Praxisgröße (rund 2500 Menschen) mit der wachsenden Ärztezahl unter 2000 ab.

Ob 2500, ob 1700, ob 1000 Seelen: In solchen Mengen von Individuen müssen sich alle Arten von menschlichen Charakteren finden: Die „Engel" ebenso wie die ganz Unguten und alle Typen dazwischen. Natürlich kommen den Allgemeinärzten manchmal auch sehr ärgerliche Zumutungen unter. Das kann gar nicht anders sein. Diese Dinge gehören zur ärztlichen Existenz dazu und brauchen nicht tragisch genommen zu werden.

Ein Kollege, noch nicht lange in der eigenen Praxis, erlebte, daß sich eine „aufgedonnerte" Patientin in der Sprechstunde vordrängeln wollte. Sie behauptete lautstark, sie hätte einen fixen Termin gehabt. Das stimmte wohl, nur war sie damals zum ausgemachten Zeitpunkt nicht erschienen. Der Kollege wagte es nicht, die anderen Wartenden zu verärgern und bedeutete der Frau höflich, sie müsse sich gedulden, bis sie an der Reihe wäre. Daraufhin zog sie unter Beschimpfungen des Doktors höchst erregt ab. Dem Jungarzt war das ungemein peinlich. Hatten doch im Warteraum 2 Patientinnen gesessen, zu denen er in der kurzen Zeit seiner ärztlichen Tätigkeit fast freundschaftliche Beziehungen aufgebaut hatte. Einige Tage später, in der Stadt unterwegs, ließ es sich nicht vermeiden, daß er einer der beiden begegnete. Er begann sich für den Vorfall zu entschuldigen. Da fiel ihm die Frau ins Wort: „Aber, Herr Doktor, ärgern Sie sich doch nicht. Diese Dame kennen wir ja alle!"

Das sind also die typischen Ängste des Anfängers. Nach einigen Jahren weiß der Arzt dann schon, was er von seinen diversen Kunden zu halten hat. Bei solchen Zumutungen macht er sich dann auch keine unnötigen Sorgen mehr.

FALL 145	**Eine nette Familie**
	Dr. med. L. H. aus D.

"Ich erlaube mir, von der Möglichkeit Dampf abzulassen, Gebrauch zu machen: Es gibt in meiner näheren Nachbarschaft eine junge, kinderreiche Arbeiterfamilie. Ich bin nicht der Hausarzt. In den letzten Jahren wurde ich zwei- oder dreimal jährlich dorthin im Sonntagsdienst gerufen. Die Bestellungen erfolgten in höchster Dringlichkeit und merkwürdigem Ton. Komme ich nicht sofort, so erfolgt bald ein neuer Brandruf. Drohungen, wenn ich nicht gleich kommen würde, habe ich auch schon erlebt. Am Ort ist der Empfang kühl. Die Notfälle sind keine Notfälle. Gestern beispielsweise saß die ganze Familie mitsamt dem ‚schwerkranken' Kind bei Tisch. Ich komme mir richtig dumm vor, wenn ich mich von diesen Patienten hetzen lasse. Am liebsten würde ich die Besuche abschlagen. Habe ich es nötig, mich so behandeln zu lassen?"

Kommentar

Wie gut ich Sie verstehe! Natürlich erlebe ich auch Ähnliches. Aber wir dürfen nun einmal dringend bestellte Besuche nicht abschlagen. Die Regel ist dann freilich so, daß sich die Patienten eher für eine „unnötige" Bestellung entschuldigen, als sich dem Arzt gegenüber so zu verhalten, wie Sie das schildern.

Ich glaube, es ist unwesentlich, ob dies aus Manierlosigkeit, Dummheit oder als Provokation geschieht. Viel wesentlicher scheint mir, daß dies doch die seltene Ausnahme von der Regel darstellt. Lassen Sie sich also um Himmels willen nicht die Freude an unserem schönen Beruf durch solche Menschen verderben. Tun Sie Ihre Pflicht. Bleiben Sie menschlich auf Distanz. Geben Sie sich nicht die Blöße, die Leute Ihren Ärger spüren zu lassen. Das bringt nur neuen Ärger. „Nicht einmal ignorieren!" wie der Berliner sagt.

Stichwort
Der anspruchsvolle Patient

FALL 146	**Den Krankenschein bei einem anderen Arzt**
	Frau Dr. med. H. K. aus S.-M.

"Eine meiner langjährigen Patientinnen, schwer vegetativ gestört, 40 Jahre alt, erschien unlängst und gab an, den Krankenschein bei einem anderen Arzt abgegeben zu haben. Von mir wollte sie nur eine Überweisung für bestimmte physi-

kotherapeutische Maßnahmen bekommen. Der Kollege sei auf Urlaub. Nun sind wir ja von unseren ‚Neurotikern' allerhand gewohnt. Da ich mir mit der Frau aber bisher besonders viel Mühe gegeben hatte, und da sie überwiegend außerhalb der Sprechstunde zu mir zu kommen pflegte, war ich über den Arztwechsel natürlich nicht hoch erfreut. Sie wünschte aber nicht nur die Verschreibung, sondern auch meine Untersuchung. Obendrein sollte ich mir ihre neuesten Röntgenbilder vom Schädel ansehen und dazu mein Urteil abgeben. Klarerweise lehnte ich es ab, gleichzeitig mit dem Kollegen zu beraten und klärte sie auch darüber auf. Wenige Tage später erschien ihr Mann in meiner Sprechstunde und pöbelte mich an, weil ich die Gattin nicht untersucht und die Röntgenbilder nicht einmal angesehen hatte. Sie sei weinend und verstört nach der seinerzeitigen Beratung heimgekehrt. Nicht einmal 5 Minuten hätte sie in meinem Sprechzimmer zugebracht. Ich erläuterte ihm in Ruhe meinen Standpunkt, drückte mein Bedauern darüber aus, daß ich seine Frau gekränkt hätte, aber von 2 Ärzten gleichzeitig behandelt zu werden, sei, wenn beide davon wissen, mit dem üblichen Verhalten der Ärzte nicht vereinbar. Für ein einziges Leiden können zwei Ärzte nicht gleichzeitig verantwortlich sein, wenn sie verschiedene Praxen betreiben. Was habe ich da falsch gemacht?"

Kommentar

Sie haben überhaupt nichts falsch gemacht. Sie haben sich ganz im Gegenteil würdig und konziliant zugleich verhalten.

Bei allem Verständnis für die Situation der gequälten Neurotiker gibt es aber für uns eine *Grenze des Zumutbaren*. Die war im gegebenen Falle mit Sicherheit überschritten. An den Folgen davon sind Sie unschuldig.

Stichwörter
Ärztehopping / Neurotiker

FALL 147 **Baum im Weg**
Dr. med. B. M. aus V.

„Unlängst wurde ich dringend zu einem schwerkranken Kind in ein entlegenes Berggehöft geholt und machte mich bald auf den Weg. Knapp vor dem Ziel lag ein Baum quer über der Straße. Ich mußte anhalten und den Weg zu Fuß beenden. Im Hause untersuchte ich das Kind, schrieb meine Verordnungen. Beim Weggehen sagte ich dem Bauern: ‚Den Baum hättet Ihr aber schon wegräumen können, wenn Ihr wißt, daß ich komme.' Der Bauer: ‚Den habe ich extra hingelegt, weil das Kind eingeschlafen war, damit es nicht durch Ihr Auto aufgeweckt wird'."

> **Stichwort**
> Gemütsmensch

> **FALL 148** **Vitaminspritze für Mensch und Katze**
> Dr. med. E. S. aus E.

„Ich war noch nicht sehr lange in der Landpraxis tätig, als ein alter Bauer in die Praxis kam, wortlos eine Vitaminspritze aus seiner Jackentasche zog und mich bat, ihm dieselbe zu verabfolgen, er fühle sich danach wieder frischer und leistungsfähiger. Mein Vorgänger habe das seit Jahren mit ihm gemacht. Die Spritze wurde gegeben, ich wollte mich schon verabschieden, als er nach einer neben ihm stehenden Einkaufstasche griff und eine kleine Katze zum Vorschein brachte, die einen recht müden und teilnahmslosen Eindruck machte, zugleich drückte er mir eine zweite Vitaminspritze mit der Bitte in die Hand, auch seiner Mietze die gleiche Injektion wie ihm zu geben. Meine Bitte, doch damit zum Tierarzt zu gehen, wurde einfach überhört. Hier sei der Oberschenkelmuskel der Katze, wo er seinen Zeigefinger habe, müsse ich hineinstechen, mein Vorgänger habe es immer so gemacht! Ich fügte mich und stach in das harte Fell. Ein kleiner Maunzer war's! Zufrieden zogen beide von dannen. Das Herrchen deckt schon seit einigen Jahren der grüne Rasen, die Katze lebt noch."

> **Stichwort**
> Der merkwürdige Patient

4.2 Seine besonderen Wünsche

Nur unbekümmerte Praxisanfänger getrauen sich dezidiert, vorgebrachte diagnostische Wünsche der Klienten abzulehnen. Der Erfahrene hat dagegen in solchen Situationen schon Überraschungen erlebt, auch die Abwanderung enttäuschter Patienten. Dadurch wird er vorsichtig.

Im ganzen gesehen spielt hier die sogenannte „Soziale Sicherheit" eine große Rolle. Sie ermöglicht es dem Patienten, sich kostenlos Wünsche erfüllen zu lassen. Müßten die Betreffenden z.B. begehrte Untersuchungen aus eigener Tasche bezahlen, so würden die Ärzte damit gewiß noch seltener konfrontiert, als dies ohnedies der Fall ist. Letztlich gehen wir auf ihr Verlangen ein, weil die Patienten davon überzeugt sind, ein Recht darauf zu haben, daß ihre Wünsche erfüllt werden. Daneben tun wir das freilich auch deswegen, weil wir nicht durch eine starre Haltung Kunden verlieren wollen.

Die Wünsche können durch ein nicht ausdrückbares Gefühl verursacht worden sein, durch Beiträge der Medien, durch ein Vorkommnis in der Umgebung oder durch andere Einflüsse, welche die Patienten in Angst versetzten. Meistens haben die Leute ohnedies kein gutes Gefühl, wenn es ihnen in den Sinn kommt, den Arzt um diese oder jene Maßnahme zu bitten. Infolgedessen unterbleiben auch viele Wünsche. Würden die Menschen diese völlig ungehemmt an uns herantragen können, dann wäre das Problem entsprechend größer.

Gewiß sind diese Untersuchungen und anderen Verlangen aus unserer Sicht für gewöhnlich überflüssig. Haben wir sie jedoch gebilligt, so können wir nachher – falls es keine Überraschungen gegeben hatte – unsere Autorität ins Spiel bringen und erläutern, warum wir sie nicht selbst vorgeschlagen hatten.

FALL 149	Wollte unbedingt ins Krankenhaus
	Dr. med. B. E. aus A.

„Unlängst kam eine 65jährige Frau zu mir. Sie bot bei einer ersten gezielten Untersuchung das Bild einer ‚nervösen Erschöpfung'. Sie wollte aber unbedingt im Krankenhaus untersucht werden. Aus Entgegenkommen wies ich sie ein. Zu meiner größten Überraschung wurde dort ein Hypernephrom rechtzeitig entdeckt und operiert. Ich bin froh, daß ich dem Wunsch der Frau entsprochen und mich nicht auf den Standpunkt gestellt habe, daß ich alleine über die ärztlich notwendigen Maßnahmen zu entscheiden hätte und nicht der Patient."

Kommentar

Aus eigener Erfahrung rate ich meinen Weiterbildungsassistenten, sie sollten *grundsätzlich dem Willen der Patienten nachgeben*, sofern dadurch nicht ein Nachteil für die Leute entstehen kann. Das bezieht sich auf alle Wünsche, einschließlich des Vaginalabstriches, der Elektrokardiographie, der Laboruntersuchungen.

Meine Argumentation läuft in die Richtung, daß doch ab und zu die Bitte ihre volle Berechtigung hat, auch wenn der Patient es nicht so ausdrücken kann, daß wir seinen Wunsch als Ärzte verstehen.

Im vorliegenden Falle scheint mir allerdings, daß hier bei einer „nervösen" Frau zufällig ein Hypernephrom im Frühstadium erfaßt werden konnte, das noch keinerlei Symptome verursacht hatte, die Sie an eine solche Möglichkeit hätten denken lassen. An sich kommen wir nicht darum herum, unsere Hypochonder und vegetativ Dysregulierten immer wieder organisch zu untersuchen und untersuchen zu lassen. Das gehört zur Psychotherapie und läuft, wie jeder erfahrene Arzt weiß, fast immer ergebnislos ab.

In Ihrem Falle, verehrter Herr Kollege, ging es freilich um das Gegenteil. Er zeigt, wie berechtigt mein Rat an die Jungärzte ist, den Untersuchungsinitiativen nachzugeben. Stellen Sie sich vor, was passiert wäre, hätten Sie sich geweigert zu überweisen.

Stichwörter
Nervöse Erschöpfung, Wunsch nach stationärer Diagnostik / Hypernephrom

---

4.3 Seine Gefügigkeit

Der gefügige Kranke und seine Angehörigen begeben sich vertrauensvoll in die Hände der Ärzte. Zu diesen Menschen besteht ein anderes Verhältnis als zu den Patienten, die einer solchen Haltung nicht fähig sind. Letztere sind „untreu" und würden am liebsten von einem zum anderen Doktor gehen – natürlich ohne daß die Ärzte voneinander wissen. Was daraus resultiert, schadet allein dem Patienten.

Über kurz oder lang ist der Wandervogel ja von allen durchschaut. Schließlich gibt sich kein Arzt mehr richtig Mühe mit ihm. Man kann es auch keinem verdenken. Das Gesamtergebnis bezeichnete Balint als Verzettelung der ärztlichen Verantwortung.

Wie aus dem folgenden Fall ersichtlich ist, läßt sich diese gefügige Patientin dazu bestimmen, daheim zu bleiben, obwohl sie eigentlich in Krankenhausbehandlung genommen werden wollte. Der Hausarzt sieht aber, daß nicht nur sie, sondern auch ihr Bruder erkrankt sind. Offensichtlich haben beide bloß Uncharakteristisches Fieber. Wozu also einweisen?

Wie gewöhnlich, so wird auch hier die Gesundheitsstörung in wenigen Tagen vorbei sein. Es läuft bei ihr aber anders. Erst am 9. Tag ist sie fieberfrei. Sie erscheint bei der Krankenkasse. Der Vertrauensarzt sieht keinen Grund für einen längeren Krankenstand. Sie soll am übernächsten Tag wieder arbeiten. Ein Praxisvertreter schließt sich dieser Meinung an. Auch das nimmt sie, obschon wahrscheinlich bereits an Pneumonie erkrankt, gefügig zur Kenntnis. Normalerweise wäre sie nach dem längeren Fieberzustand tatsächlich zur Arbeit gegangen, hätte sich die nächsten Tage sehr geschont und langsam erholt. Stattdessen kommt aber das Fieber wieder. Ein vertretender Internist weist ein, und nun wird die Lungenentzündung verifiziert.

Hier sollte aber nicht die Diagnostik diskutiert, sondern lediglich die Tatsache betont werden, daß *die vertrauensvollen Patienten* – dazu zählen übrigens in den meisten Fällen auch *unsere eigenen Angehörigen*, soweit wir sie ärztlich mitbetreuen – uns eine hohe Verantwortung aufbürden. Wir müssen uns ihrer würdig erweisen.

FALL 150	**Uncharakteristisches Fieber**
	Dr. med. B. H. aus N.

„Es geht um eine 19jährige Patientin, eines von 4 Kindern. Sie und ein Bruder erkrankten fieberhaft. Ich fand bei ihr physikalisch (und anamnestisch) nichts Auffälliges. Im Urin einige Erythrozyten und Leukozyten. Lumbal rechts bestanden nach unten wandernde, leichte Schmerzen. Sie wollte eigentlich selbst in Krankenhausbehandlung genommen werden, blieb aber dann doch daheim bettlägerig. Ich verordnete Erythromyzin, das aber erbrochen wurde. Ein Sulfonamid erwies sich als gut verträglich. Zunächst stieg das Fieber an. Die junge Frau war aber nach insgesamt 9 Tagen fieberfrei. Sie sollte, nach dem Urteil des Vertrauensarztes am übernächsten Tag wieder zur Arbeit gehen. Derselben Meinung war ein Praxisvertreter, der sie im Wochenenddienst gesehen und untersucht hatte. Beide fanden im pulmonalen Bereich nichts Besonderes. Tags darauf gab es nichtsdestoweniger einen hohen Fieberanstieg. In meiner Vertretung wurde ein Internist gerufen, der sofort ins Krankenhaus einwies. Dort wurde eine Mykoplasmenpneumonie festgestellt, die innerhalb von 14 Tagen unschwer beherrscht werden konnte."

Kommentar

Es war wieder die Ausnahme von der Regel. Uncharakteristische Infekte sind ja in der großen Mehrzahl binnen 1 Woche längst ausgeheilt. Die Pneumonie als Komplikation trat früher sehr oft um den 4. Erkrankungstag auf.

Derzeit beginnt sie eher früher als später. Daher kann man auch dem Arzt des medizinischen Dienstes der Krankenkasse nicht weiter übelnehmen, daß er die junge Frau, nach einer ergebnislosen pulmonalen und sonstigen Untersuchung, vom Krankenstand abgeschrieben und wieder „gesund" geschrieben hatte.

Andererseits war es seitens des vertretenden Internisten gewiß klug, in Anbetracht des gesamten Verlaufes beim Wiederauftreten des Fiebers einzuweisen.

Insgesamt betrachtet, meine ich, daß in Ihrem Falle sämtliche ärztlichen Bereiche gut funktioniert hatten – Sie natürlich eingeschlossen.

Stichwörter
Rezidivierendes Fieber / Mykoplasmenpneumonie

4.4 Seine Geheimnisse

Jeder Mensch hat seine gesundheitlichen Geheimnisse. Manche – auch intime – eröffnet er dem Doktor bereitwillig, wenn er danach gefragt wird. Aber natürlich nur dann, wenn er einen Zusammenhang mit der Beratungsursache sieht. Ist er in Fahrt gekommen, so muß ihn der Hausarzt manchmal sogar bremsen, damit sich zwischen ihm und dem Patienten keine Barrieren aufrichten.

Andere Geheimnisse behalten die Patienten ganz für sich. Dazu gehören erfahrungsgemäß die meisten Ursachen für venerische Erkrankungen. Dafür muß die Klosettbrille herhalten. In Wirklichkeit wissen die Infizierten meistens recht gut, welche Infektionsquelle in Frage kommt. Das Vertrauen zum Arzt reicht aber nicht so weit, daß sie alles bekennen würden. Der Erfahrene bohrt da nicht ungläubig weiter, sondern akzeptiert die Ausreden. Im übrigen denkt er sich seinen Teil.

Zu den Geheimnissen, die Patientinnen bewahren, gehören auch manche Schwängerungen. Die Graviden tun voller Unschuld so, als sprächen sie die lautere Wahrheit, selbst wenn das Gegenteil vor aller Augen liegt.

Beim übernächsten Fall lag das auslösende Moment dafür, die Ärztin an der Nase herumzuführen, wohl in der Angst, die Sache könnte vor Gericht kommen. Aus diesem Grunde ist auch bei der Beurteilung von Verletzungen im allgemeinen Vorsicht geboten. Man braucht nur daran zu denken, es könnten Alkoholisierungen mit im Spiel gewesen sein oder ein häuslicher Streit, um zu verstehen, was gemeint ist.

FALL 151: Kein Seitensprung
Dr. med. K. S. aus T.

"Unlängst diagnostizierte ich bei einem Patienten, der wegen Harnröhrenausflusses zu mir gekommen war, eine frische Gonorrhö. Unabhängig davon stellte man zur selben Zeit bei seiner im Krankenhaus liegenden Frau gleichfalls einen frischen Tripper fest. Der Fall war für mich deshalb ungewöhnlich, weil beide Erkrankten, einen außerehelichen Kontakt strikt leugneten. Dagegen hatte ich bisher bei meinen venerisch infizierten Patienten die Infektionsquelle noch stets herausbekommen."

Kommentar

Was Ihnen heute ungewöhnlich erscheint, war zu meiner Studienzeit in Wien die Regel. Die Wiener Kliniker verzichteten infolgedessen meistens darauf, bei Verdacht auf Geschlechtskrankheiten die Infektionsquelle zu eruieren. Für gewöhnlich wurde überhaupt in der Dermato- und Venerologie am stummen Patienten diagnostiziert.

Stichwort
Gonorrhö

FALL 152	**Nur eine Brandsalbe haben wollen** Dr. med. B. G. in W.

„Vor kurzer Zeit erschien eine Mutter mit ihrem 4jährigen Sohn in meiner Sprechstunde und wünschte bloß eine Brandsalbe für das Kind. Ich wollte die Verbrennung sehen. Sie schob nur den Hemdsärmel etwas zurück und zeigte mir entsprechende Hautveränderungen am Unterarm. Irgendwie kam mir die ganze Angelegenheit suspekt vor, und so bat ich sie, auch den Oberkörper des Jungen freizumachen. Was dann zutage kam, waren schwere Verbrennungen im ganzen Armbereich bis zur Schulter. Ich schreibe Ihnen das, um die Kollegen davor zu warnen, auf eine umfassendere Untersuchung bei Angaben von Verbrennungen zu verzichten. Allzuleicht können dann großflächige Läsionen unentdeckt bleiben. Ich selbst habe wohl in diesem Fall Glück gehabt und bin mir dessen bewußt."

Kommentar

Die großflächigen Verbrennungen bei Kleinkindern sind ein wichtiges, glücklicherweise seltenes Praxisproblem. Gerade bei Kleinkindern besteht seitens der Eltern die Tendenz, das Ereignis zu bagatellisieren. Das bewirkt einerseits das schlechte Gewissen an sich, und zweitens besteht da eine gewisse Angst davor, wegen Verletzung der elterlichen Sorgfaltspflicht vor den Kadi zitiert zu werden.

Sie haben völlig recht, wenn Sie die Kollegen darauf aufmerksam machen, bei Verbrennungen entkleiden zu lassen. Bei Kleinkindern kommt der „Segen" ja oft von oben, beispielsweise, wenn Kinder Töpfe mit heißen Flüssigkeiten vom Herd herunterziehen oder unglücklicherweise sonst von oben verbrüht werden. Immerhin packen die Eltern normalerweise die schockierten schreienden Kleinkinder in Tücher, Decken etc. und suchen eiligst einen Arzt auf.

Aber es gibt, wie Sie das erlebt haben, auch genügend Fälle, in denen zum potentiellen Nachteil der Kinder versucht wird, dem Arzt das *Ausmaß der Verletzungen* zu verschweigen.

Im übrigen sollte auch deswegen sorgfältig inspiziert und beobachtet werden, um mögliche Hinweise auf die gar nicht so seltenen Kindesmißhandlungen zu erhalten.

Stichwort   Verbrennung beim Kleinkind

FALL 153	**Nur drei- bis viermal monatlich**
	Frau Dr. med. R. D. aus N.

„*Ein 22jähriger Handwerkersgeselle, recht ordentlich, aber aus einer kinderreichen, sozial desolaten Familie stammend, hat geheiratet. Das junge Paar möchte liebend gern Kinder haben, aber es rührt sich nichts, obschon sie sich ganze 4 Monate (!) im Ehestand befinden. Ob ich raten könnte? Die Gattin ist knapp 16 Jahre jung. Ich stelle einige orientierende Fragen und überweise sodann – wunschgemäß – an eine Spezialabteilung für kinderlose Ehen. Nach einiger Zeit kommt der junge Ehemann recht erfreut wieder zu mir und teilt mir mit, er sei zeugungsfähig und auch von seiten seiner Frau stünde einer Reproduktion scheinbar nichts im Wege. Dann drückte er herum und gestand endlich, er hätte bei der Beratungsstelle ein Formular ausfüllen sollen, und zwar wäre jeder Tag anzukreuzen gewesen, an dem es bei ihm Geschlechtsverkehr gegeben habe, 1 oder 2 Monate zurückgehend. Er habe sich aber geschämt, in jedes Kästchen ein Kreuz einzuschreiben (das sollte er eigentlich) und daher nur 3 oder 4 Kreuze im ganzen Monat vermerkt. Ob das sehr schlimm sei? Ich beruhigte ihn mit Erfolg. In der Beratungsstelle liegt nun eine ganz falsche Anamnese vor. Was sagen Sie dazu?*"

Kommentar

Es würde mich sehr wundern, wenn man in der Beratungsstelle allen Patienten alle Angaben glauben würde. Diese Leute müssen doch genug Erfahrungen gesammelt haben.

Das Interessante an Ihrem Fall ist, daß der Betroffene wegen seiner „Lüge" ein schlechtes Gewissen hatte und der Hausärztin sein Vergehen beichtete. Sie ersehen einmal mehr daraus, welche bedeutende Rolle die Allgemeinmedizin im gesamten heilkundlichen Geschehen spielt.

Zum anderen müssen wir natürlich auch selbst bei unseren Befragungen stets bedacht sein, zu richtigen Aussagen zu kommen. Jeder ältere Arzt hat da seine mehr oder weniger effizienten persönlichen Methoden.

Das wäre ein dankbares, weites Feld für die junge *Praxisforschung*.

Stichwörter
Kinderwunsch / Koitusfrequenz

| FALL 154 | **Keine Ahnung**
 Dr. med. J. M. aus D. |

„Ich bin noch kein Jahr in einer großen Solopraxis. Etwa 30 Patienten in der Sprechstunde, 12–15 Hausbesuche täglich. Bei einer 38jährigen Frau steht auf der alten Karteikarte ‚Hirnorganische Anfälle'. Sie will von mir Oxazepam, die Pille und Schlankmachertabletten verschrieben haben. Da ich die Patientin nicht kenne, stelle ich einige Fragen bezüglich früherer Erkrankungen und Behandlungen. Dann untersuche ich das Wichtigste: Blutdruck 165/100, Bauch auffällig geschwollen. Ich stelle eine Gravidität Ende des 7. Monats fest. Davon hat die Patientin angeblich nichts gewußt. Nebenbei kommt heraus, daß die Frau Alkoholikerin ist. Es gab dann zum richtigen Termin die unkomplizierte Geburt eines gesunden Kindes."

Kommentar

Die Neurologen wissen es, und wir wissen es auch, daß zumindest *Tranquilizer* keine keimschädigenden Wirkungen ausüben. Mit der Noxe Alkohol ist das freilich anders. Damit war nicht unbedingt ein gesundes Baby zu erwarten.

Daß hochschwangere Frauen nichts von ihrem Zustand wußten, habe ich mehrmals geschildert bekommen. Ich neige zur Ansicht, daß man diesen Frauen ihr Unwissen nicht unbedingt abnehmen muß. Vielfach soll etwas verborgen werden. Besser, wir legen unseren detektivischen Intentionen Zügel an.

Man könnte nun meinen, die Bitte um Verschreibung der Pille wäre ein starkes Argument gegen das Wissen der Frau um ihren Zustand. Sie kann aber – umgekehrt – gerade deshalb die Pille verlangt haben, um ja keinen Verdacht aufkommen zu lassen. Sie muß sie schließlich nicht einnehmen. Aber vielleicht tue ich ihr auch Unrecht, und sie wußte tatsächlich nichts von der Gravidität. So etwas soll es ja geben können.

Stichwörter
Neue Patientin, Verordnungswunsch „Pille" / Gravidität

4.5 Seine Schreckgespenste

Der in die Praxis gehende Arzt weiß wenig von der Mentalität seiner Patienten. Langsam erfährt er, wie sie denken, was ihre Ausdrücke bedeuten u.a.m. Manche ihrer Ängste versteht der Anfänger recht gut: Etwa wenn sie aufgeregt ein Kind in die Sprechstunde bringen oder ihn zu einem Kind rufen, weil sie eine Blinddarmentzündung befürchten. Mit Bauchschmerzen, Fieber und Erbrechen wird ja heute bereits in Laienkreisen gleich eine akute Appendizitis assoziiert.

Weniger verständlich ist dem Arzt, wenn die Patienten daheim einen Abszeß auf ihre Weise behandeln und, wenn die Spontanperforation eingetreten ist, den Doktor aus den Schlaf läuten. Hier ist es einfach das Unwissen darüber, wie solche lokalen Infektionen ablaufen. Die Laien geraten anscheinend durch den plötzlichen Erguß von Blut und Eiter in Panik.

Im 19. Jahrhundert starben angeblich mehr Menschen an foudroyanten Gewebeeiterungen als an Appendiziditen. Die schwieligen Hände der körperlich schwer arbeitenden Landwirte und Handwerker boten bei geringfügigen Verletzungen günstige Eintrittspforten für pathogene Keime. Ihre Armut zwang die Bevölkerung dazu, mit Gesundheitsstörungen möglichst selbst fertig zu werden. So kamen letztlich viele Patienten mit verschleppten Erkrankungen an die Medizin heran, vor allem auch mit septischen Zuständen. Den Übergang von der örtlichen zur Allgemeininfektion markierten die Lymphangitiden. Sie waren seinerzeit daher mit Recht gefürchtet.

Davon ist heute im wesentlichen nur die unbestimmte *Furcht vor einer „Blutvergiftung"* beim Wahrnehmen roter Streifen übriggeblieben. Septische Infektionen sehen wir fast keine mehr. Dagegen treten harmlose Impetigoeffloreszenzen nach wie vor mit eindrucksvollen Lymphangitiden auf. Vor allem an den Extremitäten. Der Patient ist bei bestem Allgemeinbefinden. Man braucht dann nur mehr nach (eventuell versteckten) Impetigoherden zu suchen, sie entsprechend zu behandeln und die Kranken zu beruhigen.

Ähnlich sieht es mit den *„Untertemperaturen"* aus, wie der nächste Fall lehrt. Möglicherweise spukt hier noch die Untertemperatur als signum mali ominis bei der Cholera in den Köpfen der Leute herum. Dabei haben wir in Mitteleuropa schon seit mehreren Generationen nichts mehr mit endemischer Cholera zu tun.

Die Schreckgespenste hängen von den örtlichen Bedingungen ab. Es sind nicht überall dieselben Zeichen, welche die Menschen verängstigen. Übrigens sind die meisten nicht so dauerhaft wie die roten Streifen und die Untertemperatur, sondern verlieren nach einem gewissen Höhepunkt mit der Zeit an Bedeutung.

Einiges kann der Arzt zur *Entängstigung* beitragen. So war ich in meiner Landpraxis über 3 Jahrzehnte hindurch bemüht, meinen Patienten die Angst vor dem hohen Fieber – gleichfalls ein Schreckgespenst von früher her – zu nehmen. Ich wies immer wieder darauf hin, daß das Fieber unser ältestes, bestes Heilmittel gegen viele Ansteckungen ist. Dadurch hoffe ich ein klein wenig zur Entzauberung eines Schreckgespenstes beigetragen zu haben.

FALL 155	**Falsch gemessen**
	Dr. med. B. E. aus A.

„Ein 9jähriger Knabe wird von der Mutter in meine Sprechstunde gebracht. Er hustet etwas, die Hauptsache ist aber der seit einiger Zeit fehlende Appetit. Ich untersuche programmiert, finde aber nichts Besonderes, beruhige die Familie und erbitte die Wiedervorstellung nach 1 Woche. Meine Verordnungen sind ein Hustensaft (bronchitische Zeichen bei der Auskultation) und ein appetitanregendes Mittel. Am gleichen Tage erfolgt um 22.30 Uhr ein Brandruf. Ich sollte auf der Stelle zu dem Kind kommen, es sei sehr dringend. Ich kann nicht herausbekommen, warum ich eigentlich fahren soll. Die Angaben klingen verworren und spiegeln höchstens Besorgnis wider. Ich mache mich also auf den Weg und finde eine völlig verstörte Familie (abgesehen von dem relativ munteren Patienten). Grund: Man hatte bei dem Knaben 35,6° ‚Untertemperatur' gemessen. Meine Nachmessung ergab 36,8°. Ich bemühe mich, nicht wütend zu werden, und verlasse sehr bald den Schauplatz. Zwar bin ich noch nicht lange in der Praxis, kann mir aber denken, daß irgendeine Fehlinformation zu diesen großen Ängsten geführt hatte."

Kommentar

Genauso ist es. Mancherorts wird die sog. „Untertemperatur" mehr gefürchtet als hohes Fieber. Diese Ängste kommen von weit her und sind heute gewiß nicht mehr angebracht.

Es war auch weise von Ihnen, die Familie nicht zu schelten. Was wir als völlig überflüssigen Besuch werten mögen, ist aus der Patientensicht vielfach Hilfe in höchster, vermeintlicher Not. Wir müssen uns bemühen, in solchen Fällen froh darüber zu sein, daß nichts wirklich Daramatisches vorliegt.

Vermeiden lassen sich solche, aus der Wunderwelt der Laienvorstellungen kommende Ängste gewiß nicht. Außerdem sind das letztlich doch seltene Vorkommnisse.

Stichwort
Angst vor Untertemperatur

4.6 Seine Sperrungen

Es ist nun einmal so, daß viele Menschen von gewissen Gesundheitsstörungen und Veränderungen nichts wissen wollen. Sie werden ungehalten, wenn man ihr Spiel nicht mitmacht.

Schon bei privaten Zusammenkünften beispielsweise darf man keiner voluminösen Dame sagen (die Herren der Schöpfung verhalten sich da nicht anders), sie wäre dick. Erlaubt sind: mollig, von gutem Aussehen und ähnliche Verniedlichungen. Ein Verstoß gegen dieses Verhalten hat einem auf Probe eingestellten jungen Chefarzt in meiner Umgebung seinen Posten gekostet. Als unentwegter Kämpfer gegen die *Fettleibigkeit* hielt er in seinem Warteraum einigen Beleibten – freilich in etwas rüder Form – ihren Status vor. Unglücklicherweise handelte es sich um die Ehegattinnen einflußreicher Bürger. Sie waren tief gekränkt. Aus der definitiven Chefarztstelle wurde nichts.

Hatte ich einem Patienten gegenüber vorsichtig zum Ausdruck gebracht, er sollte etwas weniger essen, so ging das Gespräch „gesetzmäßig" folgendermaßen weiter: Die Patienten begannen – Mahlzeit für Mahlzeit – ausführlich zu erläutern, wie wenig sie essen. Einige Zeit hörte ich mir diese Märchen an. Später unterbrach ich die Fabulierenden bereits nach dem Schildern ihres (äußerst kargen) Frühstücks und sagte freundlich: „Auf ihrem Sessel ist noch niemand gesessen, der etwas gegessen hat." Ungläubig fragender Gesichtsausdruck auf der Gegenseite. Dann gemeinsamer Heiterkeitsausbruch. Mehr sagte ich dazu nicht.

Einmal hatte mir eine korpulente, asthmatische Dame, auf meinen Rat hin abzunehmen, beteuert, sie esse nichts, weil sie ohnedies appetitlos sei. Ihr Gewicht sei ihr unerklärlich. Die nächste erkundigte sich diskret, ob mir die Vorgängerin gesagt hätte, daß sie den ganzen Tag hungert. Darüber hatte es offenbar ein Gespräch im Warteraum gegeben. Ich bejahte. (Solche Verletzungen der Schweigepflicht kommen bei älteren Hausärzten vor). Darauf klärte mich die zweite auf: „Draußen hat sie mir gestanden, wenn ihr das Fett nicht aus beiden Mundwinkeln herunterrinnt, schmeckt ihr das Essen nicht."

Ebenso laufen auch Gespräche bei hohem *Alkohol- und Nikotinkonsum* ab. Die Antworten sind meistens falsch. Die Patienten sind hier in tiefstem Zwiespalt. Sie möchten einerseits nicht abhängig sein, wollen aber andererseits auch nicht zugeben, daß sie es sind. Die Frage „Wieviel rauchen und trinken Sie täglich?" ist nur bei solchen Kunden sinnvoll, die von Genußmitteln mäßig Gebrauch machen. Aber man weiß ja nicht immer, ob nun ein Mäßiger wahrheitsgemäß antwortet, oder ob ein Abhängiger lügt.

Gute Erfahrungen habe ich mit maßlosen Formulierungen gemacht. Einen, bei dem ich einen Konsum von 50 Zigaretten täglich vermute, frage ich also nicht nach dieser Menge, sondern, ob er 80 oder 120 Stück täglich raucht. Viele gehen mir in die Falle und antworten dann mit lächelnder Abweisung etwa: „Aber nein, höchstens 40." Ein wenig schlage ich dann noch dazu und komme so oft der Wahrheit nahe.

Beim Alkoholkonsum verfahre ich ebenso. Wichtig ist, daß der Arzt die Patienten für die ungewollte *Ehrlichkeit* nicht durch eine *Moralpredigt* bestraft. Das stört die sich anbahnende Offenheit. Im übrigen ist es leichter, einen Patienten zu einem „Geständnis" zu bringen als dazu, später bei der Wahrheit zu bleiben.

Auch vom *Läusebefall* wollen manche Menschen nichts wissen. Einmal verlor ich eine hochrangige Abgeordnete als Patientin durch die wahrheitsgemäße Mitteilung, ihr Kopfjucken käme von Läusen. Heute würde ich mich etwa so verhalten: „Was habe ich, Herr Doktor?" – „Ich halte es für einen Parasitenbefall." – „Doch nicht Kopfläuse?" – „Das nicht. Aber die Behandlung ist dieselbe." Damit gerät die Patientenfamilie nicht außer sich, wenn sie den Beipackzettel durchliest, wo ja vorwiegend von Läusen die Rede ist.

Stichwörter
„Appetitlosigkeit" / Übergewicht
Nikotinabusus
Alkoholabusus
Kopfjucken bei Läusebefall

FALL 156 Sieg der Läuse
Dr. med. N. R. in W.

„Ich bin weit und breit der einzige Arzt, der im Rahmen der Schuluntersuchungen auch die Kopfhaut der Kinder genauestens mit der Lupe auf Nissen inspiziert, seit vor einigen Jahren das Problem hier aktuell wurde. Überaus erfolgreich bin ich nicht, was die Ausrottung betrifft, denn die Befallsquote liegt nach wie vor zwischen 10 und 30 %. Eine Benachrichtigung anderer Schulen (wenn aus einer Familie Kinder in verschiedene Schulen gehen) wurde praktisch ignoriert. Vereinzelte Kontakte mit Kollegen ergaben, daß diese die Laussuche prinzipiell den Eltern überlassen. Das sind wohl auch die Hauptgründe für den geringen Erfolg meiner Aktivität. Nach den letzten beiden eigenen Untersuchungen wurde ich nun von einzelnen Eltern ziemlich aufgebracht zur Rede gestellt, in dem Sinne, es wäre gar nicht wahr, daß ihr Kind Läuse hätte. Sie ließen sich nicht zum Narren halten. Sie wären zum Kreisarzt (Stadtphysikus) gegangen, und der hätte auch gesagt, ihre Haare wären in Ordnung. Ich rief nun den Kollegen an, der mir mit heiterer Stimme mitteilte, er pflege in solchen Fällen die Eltern zu ‚beruhigen'. Ohne seine Heiterkeit zu teilen, setzte ich ihn von den Reaktionen der Eltern in Kenntnis, worauf er betroffen versicherte, daß er ab sofort anders vorgehen werde. Er würde mich verständigen, damit ich über den Ausgang seiner Konsultationen im Bilde wäre, sollte sich dergleichen nochmals ereignen. Alles in allem genommen habe ich gewissermaßen ‚die Nase voll' und erwäge in Zukunft, mich dem Verhalten der anderen Kollegen anzuschließen, d.h. das Feld den Patienten und den Läusen zu überlassen, es sei denn das Problem wird an mich im Rahmen meiner Sprechstundentätigkeit herangebracht."

Kommentar

Da gibt es wenig hinzuzuetzen. Läuse zu haben, gilt nun einmal vielfach als eine Schande. Die „sauberen" Familien bedenken nicht, daß die ganze Sauberkeit nichts nützt, wenn die Kinder in der Schule, in öffentlichen Verkehrsmitteln etc. immer wieder mit sorglosen oder unbelehrbaren Verlausten Kontakt haben.

Sie haben sich lange und wacker geschlagen. Wahrscheinlich würde ich an Ihrer Stelle auch das Handtuch werfen. Viel Dank dürften Sie ja bisher nicht geerntet haben.

Stichwort
Aufklärung bei Läusebefall

FALL 157 Das muß ein Karzinom sein!
Dr. med. A. E. in A.

„Es handelt sich um eine 75jährige Frau. Seit 2 Jahren macht sie auf mich den Eindruck, als läge ein okkultes Neoplasma malignum vor. Sie fühlt sich aber relativ gut. Blutbild unauffällig. Die erhöhte Blutsenkung könnte auch von ihrem ‚Rheumatismus' herrühren. Sie kommt regelmäßig zur Blutdruckmessung. Abdominell und vaginal fand sich nichts Auffälliges. Eine Krankenhausuntersuchung wird abgelehnt. Wie soll diese Patientin geführt werden?"

Kommentar

Wenn einer Ihrer Patienten einen Tumoraspekt bietet, dann ist, wie Sie das ja wollten, nach einer negativen allgemeinärztlichen Grunduntersuchung (z.B. anhand der Tabula diagnostica) eine Überweisung indiziert.

Wird sie aber abgelehnt, so müssen Sie dem Patienten zunächst einmal klipp und klar sagen, welche Verantwortung er damit übernommen hat und daß er Ihnen keine Vorwürfe machen darf, wenn dadurch ein gefährlicher Verlauf unabwendbar wird.

Will er sich trotzdem nicht stationär aufnehmen lassen, dann sollten Sie die bei einer stationären Durchuntersuchung üblichen Maßnahmen ambulant durchzuführen versuchen. Das bedeutet also eine Verbreiterung und Vertiefung Ihrer eigenständigen Diagnostik.

Bleibt der Patient aus oder verweigert er Untersuchungen, so ist das sein Problem. Ich habe schon einige Male erlebt, daß die Patienten, wenn sie meinen Rat nicht befolgt hatten und alles gut abgelaufen war, mächtig stolz darauf waren, (wie sie glaubten) das Richtige getan zu haben. Die Menschen wußten eben nicht, in welcher potentiellen Gefahr sie sich befanden und welche Verantwortung sie auf sich genommen hatten.

Am besten ist, der Arzt macht sozusagen gute Miene dazu und unterläßt es, den Patienten ihre Unvernunft immer wieder vor Augen zu führen. Nicht zuletzt deswegen, weil es meistens ja doch zu einem guten Ende kommt.

Stichwörter
Karzinomverdacht / Diagnostikverweigerung

Diagnostisches Programm
Nr. 67 „Tabula diagnostica"

4.7 Seine Vorwürfe

Unsere Klientel besteht – nach einigen Jahren Anlaufzeit – aus einer großen Majorität vertrauensvoller Patienten. Sie sind in ihrer Anhänglichkeit unerschütterlich. Vergessen wir ihre Namen, so haben sie Verständnis dafür. Unterlassen wir einen versprochenen Besuch, so ist ihnen klar, daß wir sehr triftige Gründe dafür hatten. Legen wir uns diagnostisch in der falschen Richtung fest, so entschuldigen sie das und treten für uns ein. Kurzum: Menschliches Versagen und unglückliche Entwicklungen diverser Art können der Wertschätzung unserer Person keinen Abbruch tun.

Einmal ließ ich mich als junger Arzt zu einem abfälligen Urteil über einen alten Kollegen hinreißen. Von ihm war ganz offensichtlich ein Portiokarzinom verschleppt worden, indem er, ohne vaginal untersucht zu haben, den Ausfluß der Frau jahrelang bloß mit Zäpfchen behandelt hatte. Ich sah mich bereits als künftigen Hausarzt der geachteten, großen Familie: Ich hatte ja doch eine Nachlässigkeit ihres Arztes glanzvoll aufgedeckt.

Keine Rede davon! Die Leute blieben ihm treu. Möglicherweise dachten sie: Was ich herausbekommen hätte, wüßte ihr Doktor schon längst. Nur hätte er, da die Frau verloren war, die Familie mit der Mitteilung nicht belasten wollen.

Der engen Verbundenheit mit der Masse unserer Kunden steht eine vergleichsweise lockere Verbindung zu einer Minorität von Menschen gegenüber, denen es auf die Dauer weder wir noch ein anderer Arzt recht machen können. Sie sind rasch bereit, abfällig über uns zu urteilen, auch den Doktor zu wechseln, wenn er ihrer Meinung nach nichts taugt. Daß dabei Vorverurteilungen seitens der Kollegen als Starter wirken können, versteht sich von selbst. Bemerkenswerterweise gibt es in dieser Gruppe auch so manchen, der sich anfangs in seiner Wertschätzung unseres Könnens geradezu überschlägt.

Menschen gegenüber, die einen überschwenglich loben, sollten wir zurückhaltend sein. Echtes Lob ist selten und gelangt, wie Dankbarkeit – wenn überhaupt –, ganz verschämt zu unserer Kenntnis.

FALL 158: Eine Impfung soll angeblich schuld sein
Kollege A. K. aus B.

„Vor meinem Urlaub hatte ich ein Kleinkind wegen unklarer Beschwerden kurzzeitig behandelt. Während meiner Abwesenheit war es unter anderem zu einem Pädiater und zu einem Orthopäden gebracht worden. Es hatte verschiedene Medikamente aufgrund verschiedener Diagnosen erhalten. Gebessert hatte sich nichts. Im Gegenteil. Ich schenkte nun der Angabe der Mutter, der Knabe ‚gehe so komisch' (endlich) mehr Aufmerksamkeit. Der Eindruck verdichtete sich immer mehr, es könnte eine Muskelatrophie als eigenständige Erkrankung vorliegen. Da ich über viel zu geringe einschlägige Kenntnisse und Erfahrungen verfügte, überwies ich das Kind an eine Fachklinik. Die dortige Diagnose lautete: ‚Kugelberg-Welander-Muskelatrophie'. Nun hatte ich um die Zeit des Erkrankungsbeginns eine Tetanus-Diphtherie-Schutzimpfung vorgenommen, und der Pädiater, der gelegentlich wieder konsultiert wurde, soll den Eltern erklärt haben, meine Impfung hätte diese Erkrankung ausgelöst. Es ist zwar bisher zu keiner gerichtlichen Klage gekommen, aber die Angehörigen des Kindes zeigen, wenn sie mich als Arzt konsultieren, nicht mehr das frühere volle Vertrauen. Kürzlich hat mir ein Experte bestätigt, daß ein Zusammenhang zwischen meiner Impfung und der Atrophie mit an Sicherheit grenzender Wahrscheinlichkeit auszuschließen ist. Wie soll ich mich verhalten?"

Kommentar

Tun Sie gar nichts! Zunächst einmal ist unklar, ob der Pädiater wirklich eine solche Äußerung getan hat. Es gibt da erstaunliche Mißverständnisse.

Die Tatsache, daß Sie offensichtlich noch immer Hausarzt sind, spricht ja dafür, daß man Ihre Tätigkeit nach wie vor schätzt. Andernfalls hätten Sie von der Familie nichts mehr gehört.

Leider ist kein Arzt vor unbegründeten Beschuldigungen sicher und jeder erlebt dergleichen. Es bleibt uns keine andere Wahl, als diese Dinge über uns ergehen zu lassen. Nach und nach wird Gras darüber wachsen. Stellen Sie bitte nicht den Pädiater zur Rede! Da kommt gar nichts dabei heraus.

Eventuell könnten Sie aber der Mutter den Brief (?) des Experten zeigen. Sie sieht dann daraus, daß bei Ihnen keine Schuld liegt, aber auch, daß Sie ihren Vorwurf in dieser Weise zum Gegenstand einer wissenschaftlichen Anfrage gemacht hatten. Das kann Ihnen nur nützen. Immer mit der Ruhe!

Stichwörter
Unklare Beschwerden bei Kleinkind, Gangstörungen / Kugelberg-Welander-Muskelatrophie

FALL 159	**Hintenherum erfahren**
	Dr. med. J. K. aus W.

„Einem 78jährigen Bauern wird bei einem Gang in seinem Garten aus heiterem Himmel schlecht. Er schleppt sich bei zunehmender Bewußtseinstrübung zum Haus zurück, wo er zusammenbricht. Er wird ins Zimmer gebracht. Kurz darauf bin ich bei ihm. Außer der Bewußtlosigkeit, Stöhnen und einer etwas vertieften Atmung kann ich nichts finden. Er leidet ansonsten an Bronchialasthma und leichtem Diabetes sowie an einer Prostatahypertrophie. Diese und andere Erkrankungen kann ich aber mit der Bewußtlosigkeit nicht in überzeugenden Zusammenhang bringen. So stimme ich der Familie mit der nötigen Zurückhaltung zu, daß ein zerebraler Insult vorliegen dürfte. Unter dieser Vermutung (mit 3 Fragezeichen dahinter) weise ich schließlich ein, da die weitere häusliche Beobachtung aus Pflegegründen unmöglich ist. In den nächsten Tagen erfahre ich ‚hintenherum' (und mit leichten Vorwürfen), daß es sich um einen Herzinfarkt gehandelt hätte. Der Patient sei sofort auf die Intensivstation gebracht worden. Nach 5 Wochen erfolgte die Entlassung. Diagnosen: ‚Akutes Lungenödem, dekomp. Koronarsklerose, abgelaufener Anterolateralinfarkt möglich, Emphysem, Bronchitis, Pneumonie, re. U.L., dekomp. Zerebralsklerose, post Insult 1979, Hypertonie, Diabetes mell., Augment. hepatis, Prostatahypertrophie, Umbilikalhernie, Osteoporose, Koxarthrose und Varizen beiderseits'. Was kann man gegen solche – wie sich zeigt – gar nicht gerechtfertigte Vorwürfe tun?"

Kommentar

Sie haben sich richtig verhalten und auch mit der nötigen Vorsicht beim Klassifizieren des Krankheitsbildes überwiesen. Aus dem Bündel der „Diagnosen" des Klinikers ergibt sich lediglich, daß ein Lungenödem (das Sie gewiß nicht hätten übersehen können) behandelt worden und vielleicht ein Anterolateralinfarkt vorhanden (seit wann?) gewesen war.

Möglicherweise hat sich ein unerfahrener Krankenhausarzt diagnostisch der Familie gegenüber sehr früh festgelegt. Manchmal erfolgt das mit unguten Untertönen. Machen läßt sich dagegen gar nichts.

Stichwörter
Bewußtlosigkeit, Verdacht auf zerebralen Insult / Lungenödem bei Herzinfarkt/ Zusammenarbeit von Hausarzt und Kliniker

FALL 160

Ein Blödsinn
Dr. med. P. W. in H.-T.

„Unlängst kam die Mutter eines 10jährigen Kindes ganz erregt in meine Sprechstunde. Sie war empört darüber, daß ich zum Kind im Verlauf einer schulärztlichen Untersuchung gesagt hätte, das von ihm eingenommene Medikament wäre ein Blödsinn. Ich hatte keine Ahnung, wen das betraf, war mir auch überhaupt keiner Schuld bewußt. Im übrigen entstammte dieser Begriff nicht dem bei mir üblichen Vokabular. Später stellte sich dann durch direkte Befragung des Kindes (Tochter) heraus, daß der Vorwurf überhaupt nicht zurecht erfolgt war. Da ich annehme, daß solche Dinge öfter vorkommen und ich relativ neu in der Praxis bin, wäre ich für den Kommentar eines erfahrenen Arztes dankbar."

Kommentar

Sie haben recht. Solche *unhaltbaren Beschuldigungen* kommen aus verschiedensten Ursachen immer wieder vor. Vom meisten bekommt man glücklicherweise nichts mit.

Der Arzt sollte auch gar nicht versuchen, den ganzen regionalen Tratsch, womöglich brühwarm, zu erfahren. Es handelt sich vielfach um *Mißverständnisse*, manchmal um Lügen. Gewisse „Spaßvögel" haben auch ihre Freude daran, derlei Dinge – frei erfunden – in Umlauf zu bringen.

Man muß sich natürlich – wie in Ihrem Fall – seiner Haut wehren, sich aber ansonsten nicht darum kümmern. Solche Aussprüche, Gerüchte etc. schwirren immer wieder herum. Sie berühren unser „Geschäft" erfahrungsgemäß nicht. Wir sollten auch unsere Nerven nicht davon berühren lassen.

Stichwort
Unterstellung des Patienten

FALL 161

Zum Facharzt gewechselt: Karzinom entdeckt
Dr. med. G. K. in M.-A.

„Ein 72jähriger Patient, den ich vor 1/2 Jahr wegen Neuralgien im linken Unterkiefer behandelt hatte, stellte sich diesmal mit dem ‚Bild einer chronischen Stirnhöhlenentzündung' vor. Die örtliche Untersuchung ergab keine Auffälligkeiten. Sicherheitshalber veranlaßte Röntgenuntersuchungen zeigten eine Sinusitis maxillaris, sonst waren Nebenhöhlen, das Kiefergelenk etc. ohne Besonderheiten. Nach 2monatiger Behandlung ohne entscheidende Besserung wurde die Tochter

aktiv und stellte ihren Vater einem Spezialisten vor. Der diagnostizierte ein versteckt an den Tonsillen entstandenes (möglicherweise bereits metastasierendes) Malignom. Der Patient wurde sofort bestrahlt, wobei er übrigens erhebliche Verbrennungen erlitt. Die Familie macht mir schwere Vorwürfe, daß ich den Krebs nicht rechtzeitig erkannt hatte. Ich mir natürlich auch."

Kommentar

Wenn ein Arzt dergleichen schreibt, so ist es einer, der nicht leicht damit fertig wird, ein gewissenhafter Kollege also. Gewiß ist ferner, daß er nicht fahrlässig gehandelt hat, daß also besondere Umstände zu diesem Ergebnis geführt hatten.

Das Naheliegende in diesem Fall war, die Beschwerden einer chronischen Sinusitis zuzuordnen. Auch der Röntgenbefund sprach ja dafür. Es bestand zunächst kein Anlaß zu einer erweiterten regionären Diagnostik.

Wie es aussieht, dürften hier unglücklicherweise zwei Krankheiten gleichzeitig vorgelegen haben, denn das in der Allgemeinmedizin extrem seltene Tonsillenkarzinom verursacht weder die Beschwerden einer Sinusitis noch macht es Unterkieferneuralgien.

In älteren Fachbüchern wird das Tonsillenkarzinom als selten, in neuesten als sehr häufig beschrieben, was natürlich nur für die Kliniken der Autoren gilt. Die Schwierigkeiten der Früherkennung wegen der Symptomarmut und der Schmerzlosigkeit, nicht selten wegen der versteckten Lage, werden allgemein hervorgehoben. Unter den späteren Symptomen werden Schluckbeschwerden, nach dem Ohr ausstrahlende Schmerzen, daneben Sprachveränderungen, Tonsillenvergrößerungen, Blutungen, Halsverdickungen etc. angeführt. Von einer palpablen Gewebsinduration bzw. über 3 Wochen bestehenden Schleimhautveränderungen, die zu einer spezialistischen Diagnostik hätten Anlaß geben können, war im gegebenen Fall keine Rede.

Ich selbst habe nichts Ähnliches erlebt und weiß nicht, ob ich nach 2 Wochen Behandlungsfrist – meine übliche Wartezeit – intensiver lokal untersucht bzw. (nach den unauffälligen Röntgenbildern) in den spezialistischen Bereich überwiesen hätte. Wenn ja, dann hätte ich Glück gehabt – vorausgesetzt, das Malignom wäre schon damals dort aufgefallen.

Alles in allem betrachtet, hatten in diesem Fall besonders unglückliche Umstände zusammengewirkt. Die Aktivität der Tochter ist zu akzeptieren. Die Aufdeckung des Karzinoms als „Nebenbefund" zum Anlaß zu Angriffen gegen den Allgemeinarzt zu nehmen, ist menschlich verständlich, wenn auch ungerechtfertigt. Jeder von uns hat solche Situationen schon durchlitten und wird weiter damit zu tun haben, solange er sich um seine Kranken bemüht.

Stichwörter
Sinusitis maxillaris / Tonsillenkarzinom

FALL 162 — Die weitere Behandlung der Eltern abgelehnt
Dr. med. G. K. aus A.

„Eine turbulente Angelegenheit. Es geht um einen 12jährigen Jungen. Er hatte tags zuvor eine längere Autotour absolviert. Danach war ihm etwas übel gewesen. Schließlich war er am nächsten Tag mehrere Stunden beim Obstspritzen anwesend gewesen und mag dabei etwas von dem Spritzmittel inhaliert haben. Jedenfalls wurde ich nachmittags ins Haus bestellt, weil die Übelkeit zugenommen hatte. Ich sah ihn mir an und verordnete 1/2 Zäpfchen Torecan®, obschon mir klar war, daß Torecan® in diesem Alter (erst ab 15 Jahre!) eigentlich nicht gegeben werden sollte. Ich blieb zur Beobachtung einige Zeit beim Patienten. Schon 1/2 Stunde später wurde ich wieder zu ihm bestellt. Es hieß, er sei ‚komisch'. Er befand sich in einem ansprechbaren Zustand, delirierte dazwischen jedoch immer wieder. Nun versuchte ich, Akineton® Ampullen aufzutreiben. In keiner der umliegenden Apotheken war es aber lagernd. Daher verabreichte ich nach Rücksprache mit der Vergiftungszentrale 5 mg Valium®. Ich hielt mich wieder lange bei dem Patienten auf und fuhr am späten Abend heim. Nach Mitternacht erfolgte eine neuerliche Bestellung, und nun wies ich den Jungen, da sich nichts besserte, in eine Spezialstation ein. Auch dort sprach er auf keine Therapie (Akineton® eingeschlossen) an. Es kam aber nach 4 Tagen eines deliranten Zustandes langsam zu einer völligen Wiederherstellung. Während dieser Tage hatten mir seine Eltern mit Drohungen usw. ziemlich zugesetzt. Als sie, nachdem alles gut vorüber war, meine Patienten bleiben wollten, als sei nichts geschehen, lehnte ich höflich und bestimmt ab. Heute, nach einigen Monaten, würde ich mich ebenso verhalten."

Kommentar

Es ist mir klar, daß Sie bei diesem Fall allerlei mitgemacht hatten. Nicht nur, daß Sie sich vielleicht Schuld an der Störung wegen der Torecan®-Verabreichung gaben, hatten Sie, als nicht absehbar war, ob sich Dauerfolgen, ja vielleicht ein Exitus letalis einstellen würde, auch noch die Drohungen der Angehörigen zu erdulden.

Wahrscheinlich wurden Sie auf eine Klage bei Gericht in wenig feiner Form aufmerksam gemacht. Es gibt ja leider solche Menschen, die bei uns – wenn nicht alles glatt geht – Ignoranz, Fehlverhalten, Nachlässigkeit und weiß der Himmel was sonst noch vermuten und uns vor Gericht bringen wollen.

Möglicherweise hätte ich im Alter zuletzt etwas anders reagiert als Sie. Ob das klüger gewesen wäre, sei dahingestellt. Das Maß des für Sie Erträglichen war jedenfalls bei diesem Verlauf überschritten, und da Sie nichts zu bereuen haben, ist Ihre persönliche Lösung gewiß zu akzeptieren.

Davon abgesehen wird wohl unklar bleiben, was dem Jungen eigentlich gefehlt und ob bei alldem das halbe Zäpfchen überhaupt eine Rolle gespielt hat. Das Wichtigste war aber schließlich seine völlige Gesundung.

Stichwort
Fragliche Intoxikation

FALL 163 — Schuld in die Schuhe schieben
Dr. med. W. E. aus P.

„Dringender Hausbesuch. Ein alter Mann ist über die Treppe gestürzt, ich soll ihn mir ansehen. Er war nicht bewußtlos und ist es auch jetzt nicht. Mir fällt nichts Besonderes auf. Der Sohn: ‚Der gehört nicht ins Krankenhaus, der ist nur besoffen!' Ich will ihn trotzdem zur Beobachtung ins Krankenhaus bringen lassen. Meine Einweisung wird aber zerrissen. Der Alte spricht weiter dem Alkohol zu. Tags darauf muß er doch abtransportiert werden und stirbt kurz nach der Einlieferung an einer intrakraniellen Blutung. Nun versuchen die Angehörigen, mir etwas von der ‚Schuld' am Ableben zuzuschieben, obschon ich vorsichtig genug gewesen war."

Kommentar

Solche Fälle sind nun schon so oft an die Öffentlichkeit gedrungen, daß sich die Polizisten kaum mehr getrauen, Alkoholisierte nach Stürzen bloß zur Ausnüchterung in Gewahrsam zu nehmen. Man sollte hier wohl so lange einen zerebralen Insult annehmen, wie das Gegenteil nicht feststeht.

Natürlich war es lächerlich, Ihnen einen Anteil am Ableben zuzuschieben. Die Angehörigen wollen völlig unschuldig dastehen. Was ist dann naheliegender, als den Hausarzt zu belasten?

Dokumentieren Sie grundsätzlich sorgfältig in Ihrer Karteikarte, z.B.: „... Sohn verweigerte um 19.35 Uhr Transport in die Klinik" (oder ähnlich).

Tun Sie nach außen hin so, als hätten Sie von den falschen Beschuldigungen nichts erfahren. Stellen Sie niemanden zur Rede. Strengen Sie keinen Prozeß an. Je mehr Sie sich wehren, desto mehr bleibt an Ihnen hängen. Ohne Reaktionen ist alles bald wieder vergessen. Im übrigen wissen Ihre Freunde genau, was Sie von Ihnen zu halten haben.

Stichwörter
Sturz in der Trunkenheit / Exitus letalis durch intrakranielle Blutung

4.8 Ihr Starrsinn

In jedem Menschen steckt der Drang, sich und anderen im Erkrankungsfalle zu helfen. Darüber hinaus möchte jeder auch gern ein wenig von dem zweckmäßigsten Leben, einschließlich einer optimalen Ernährung, verstehen.

Ebenso wie viele Ärzte, so übersehen dabei auch unzählige Laien die Macht der *Selbstheilkraft der Natur.* Sie schreiben sich selbst allzu leicht Erfolge zu – sogar dort, wo sie in Wirklichkeit geschadet haben, ohne daß dies freilich den guten Ausgang einer Gesundheitsstörung verhindert hätte. Sie sind vielfach davon überzeugt, das Rezept für die richtige Ernährung zu besitzen, wo sie in der Tat bloß eine Mode mitmachen.

Diese Dinge sind eine Realität im menschlichen Verhalten. Es ist schon viel getan, wenn wir Ärzte weniger gläubig als kritisch sind.

Im übrigen ist die *Ernährung,* gewiß auch die Aktivität bei Gesundheitsstörungen, seit jeher eine Domäne der Laien gewesen. Die meisten Erkrankungen – hauptsächlich naturgemäß Bagatellen – laufen nach wie vor außerhalb des medizinischen Bereichs ab.

Eine besondere Rolle im Laienmilieu spielt der Füttertrieb. Das Verhalten der Angehörigen im nachfolgenden Fall demonstriert ihre Unvernunft einem Kind gegenüber. Eine solche Haltung, nicht nur gegenüber Minderjährigen, ist weit verbreitet. Die Pflegepersonen entwickeln dabei einen erstaunlichen, freilich gut gemeinten Starrsinn.

In diesem Kapitel kommen leider auch Fälle vor, in denen der Starrsinn dem Arzt die Hände bindet, und das Schicksal einen verhängnisvollen Lauf nimmt.

FALL 164   **Das dicke, aber „schwache" Kind**
Dr. med. F. G. aus St.

„In meine Sprechstunde wird ein 5jähriger adipöser Knabe gebracht. Die Beratungsursache sind Mundschmerzen. Während ich einige Fragen stelle, spricht die Mutter wütend auf das Kind ein: ‚Entweder Du ißt anständig, oder wir stecken Dich ins Krankenhaus!' ‚Um Himmels willen', werfe ich ein, ‚warum drohen Sie dem Kind?' ‚Es ist zu schwach und muß mehr essen!' Und als überzeugendes Argument: ‚Der Großvater ißt viel und wird nicht dicker.' Meine Untersuchung fördert nicht mehr zutage, als daß der Junge sich, so gut er kann, gegen die Mast wehrt. Zu diesem Zweck hat er nun auch Mundschmerzen. Die Mutter ist aber unerbittlich. Es heißt immer, in solchen Fällen sind die Eltern zu behandeln. Wie macht man das aber bei einer solchen Bestimmtheit und Uneinsichtigkeit?"

Kommentar

Leider sind wir Menschen durch die Zeiten hindurch fast immer in solchen Nahrungsnöten aufgewachsen, daß nicht genügend Instinkte vorhanden sind, mit dem Überfluß fertig zu werden.

Noch dazu sind die heutigen Fertignahrungen für die Kleinkinder derart zubereitet, daß eine Mast relativ leicht gelingt. Früher, als die Mütter die Mahlzeiten noch selbst zubereiten mußten, gelang die Mast meistens nur einige Monate lang. Etwa im 4.–5. Monat kam, wie das Amen im Gebet, ein Brechdurchfall, der das Gewicht auf vernünftige Werte reduzierte. Danach hörten die Erzieher etwas mehr auf die Ärzte.

Ein Jungarzt jedenfalls ist einer resoluten Mutter gegenüber, die alles besser weiß, weitgehend machtlos. Der Graukopf mag (mit Raffinesse) manchmal etwas erreichen.

Stichwörter
Mundschmerzen / Überfütterung bei adipösem Kind

FALL 165 **Greisin verweigert Karzinomoperation**
Kollege G. R. aus K.

„Mein Fall ist rasch geschildert. In meiner Klientel betreue ich seit mehreren Jahren eine jetzt 80jährige. Sie hatte verschiedene flüchtige Gesundheitsstörungen und altersbedingte Leiden. Im großen und ganzen konnte ich mich über ihre Compliance (‚Folgsamkeit') nicht beklagen. Nun deckte ich unlängst bei ihr in der Brust einen verdächtigen Knoten auf. Die Malignität konnte praktisch gesichert werden. Das Malignom ist zweifellos in einem therapeutisch aussichtsreichen Frühstadium. Die Greisin weigert sich jedoch entschieden, einer Operation zuzustimmen. Ich habe mit allen möglichen Worten und Tricks versucht, sie umzustimmen – vergebens. Sie will von einem verstümmelnden Eingriff nichts wissen und meint, ihrem Tod gelassen entgegenzusehen."

Kommentar

Das Erschütternde an Ihrem Fall ist, lieber Kollege, daß hier ein Abwendbar gefährlicher Verlauf (AGV) unter den gegebenen Umständen aufgrund der Ansichten der Patientin nach und nach zu einem nicht mehr abwendbar tödlichen werden wird.

Ob sich die Patientin auch über die Leiden im klaren ist, die ihr durch die mit Sicherheit zu erwartende Metastasierung bevorstehen? Vielleicht versuchen Sie –

wenn nicht schon geschehen – herauszubekommen, warum sie sich so dagegen sträubt, operiert zu werden. Ist es ein unerschütterlicher religiöser Glaube? Oder hat sich in ihrer Umgebung ein Fall zugetragen, in dem durch die Operation irgendein Schaden gestiftet wurde, den die Frau nicht erleiden möchte?

Oft leugnen die Patienten anfangs die wirklichen Beweggründe für ihr Verhalten und rücken erst nach und nach damit heraus. Dann lassen sie sich manchmal verhältnismäßig leicht umstimmen.

Natürlich können Sie selbst auch „böse" werden und die Weiterbehandlung unter den gegebenen Umständen verweigern. Das mag sogar dazu führen, daß sich Ihre Patientin doch noch operieren läßt. Ich halte Ihnen für einen Erfolg die Daumen.

Stichwort
Mammakarzinom

FALL 166 **Alles nur Mögliche gut durchgestanden**
Frau Dr. B. G. aus W.

„Die Patientin wurde 75jährig nach einem Krankenhausaufenthalt (wegen Beckenbruches) entlassen. Damals stellte man auch einen erhöhten Blutdruck fest. Da sie bettlägerig war, betreute ich sie. Nach 1 Monat wies ich sie wegen des Bildes einer Apoplexie ins Krankenhaus ein. Zunächst dachte man auch dort an eine ischämische, harmlose Attacke. Die weitere Diagnostik ergab jedoch einen Hirntumor. Er wurde operativ entfernt. 2 Monate später stellt sich Widerwille gegen Fleischgenuß ein. Bald danach kam es zu einem Herzinfarkt. Eine rasche Gewichtsabnahme wurde mit der Diät in Zusammenhang gebracht. Die körperliche Untersuchung und das Blutbild ergaben daheim nichts Besonderes. Eine Röntgenuntersuchung des Magens verweigerte sie. 6 Monate nach der erstgenannten Entlassung wies sie sich an einem Wochenende wegen schwerer Stenokardien selbst ins Krankenhaus ein. Es wurde ein zweiter Infarkt verifiziert. Sie überstand ihn sehr gut. 3 Monate danach kam sie wegen schweren Erbrechens neuerlich zur stationären Aufnahme. In diesem Rahmen wurde ein Magenkarzinom festgestellt und der Magen reseziert. Das liegt nun 1 Jahr zurück, und die Patientin ist in relativ guter Verfassung. Unglaublich, daß sie all diese schweren Krankheiten in ihrem Alter durchstehen konnte."

Kommentar

Ihre Patientin ist zweifellos ein Unikum. Die Fülle von Leiden erinnert mich an eine Sektion, die ich als Student erlebte. Damals wurde – außer schweren Veränderungen durch einen Diabetes, einer ausgedehnten beiderseitigen Lungentuberkulose und verschiedenen syphilitischen Veränderungen – auch noch ein metastasierendes Bronchuskarzinom nachgewiesen.

Die Lehre für uns kann nur sein, auch bei alten Menschen in unserer diagnostischen Aufmerksamkeit nicht zu erlahmen.

Natürlich muß man bei schweren Leiden stets mit dem Schlimmsten rechnen, man darf aber auch, wie Ihr Erlebnis zeigt, auf das Beste hoffen. Möge Ihrer Patientin noch eine angemessene Lebenszeit beschieden sein.

Stichwörter
Bild einer Apoplexie / Hirntumor
Gewichtabnahme / Magenkarzinom

Er wollte vom Urologen nichts wissen
Dr. med. W. S. aus P.

"Es geht um einen 60jährigen Patienten, bei dem vor 3 Jahren gelegentlich während einer Krankenhausuntersuchung seitens der Internisten der Verdacht auf ein Prostatamalignom erhoben worden war. Er wollte jedoch von einer Untersuchung durch einen Urologen nicht wissen und blieb die ganzen Jahre dabei. Zu mir kam er nur zum Blutdruckmessen, und auch das in größeren Abständen. Daneben hatte er zeitweilig ischialgische Beschwerden, später Blut im Harn. Eine Röntgenuntersuchung der Nieren ergab nichts Besonderes, doch sprach eine Ultraschalluntersuchung für einen Tumor in der Blasen-Prostata-Region. Schließlich gelang es mir, den Mann unlängst auf eine Interne Station einzuweisen. Eine dort vorgenommene Infusionstherapie konnte an seinem baldigen Ende nichts ändern. Es war für mich äußerst unbefriedigend, gewissermaßen mit gebundenen Händen zusehen zu müssen, wie aus dem zunächst Abwendbar gefährlichen ein Unabwendbar gefährlicher Verlauf wurde."

Kommentar

Ihre Situation verstehe ich nur allzu gut. Aber es ist nun einmal so, daß manche Patienten starrsinnig bei eigenen Entschlüssen bleiben und uns zu bloßen Zuschauern machen. Und da wir nicht sagen können, wie es bei dem Mann weitergegangen wäre, hätte er sich operieren lassen, läßt sich auch nicht beurteilen, ob er das beste Los gewählt hatte oder nicht.

Wie immer dem sei: Unabänderliche *Entscheidungen der Patienten* sind von uns – mögen sie noch so verhängnisvoll sein – zu respektieren. Wir müssen die Kranken auf ihrem Weg nach bestem Vermögen begleiten.

Ärgerliche Vorwürfe sind nicht am Platz, geschweige denn, daß wir ihnen unsere Zuwendung aufkündigen dürfen. Wer weiß, wie wir uns in derselben Lage verhalten würden und wie bitter es wäre, sollte sich der Arzt unseres Vertrauens von uns völlig zurückziehen, weil wir seinem Rat nicht folgen wollen.

Stichwörter
Ischialgiforme Beschwerden, Hämaturie / Prostatakarzinom

FALL 168 Aus der guten alten Zeit – ein Schmunzelfall
Dr. M. Y. aus L.

„In meinem ersten Praxisjahr in einer kleinen Landpraxis kam ein altes Bäuerlein mit einem eingebundenen Kopf zu mir. Er wollte einen schmerzenden Zahn loswerden. Ich tat ihm den Willen. Er blieb aber sitzen, wackelte mit dem Kopf und meinte, ich hätte den falschen Zahn gezogen. Sein Nachbar wäre der wahre Übeltäter. Ich zog auch diesen und verrechnete die vorgesehene Extraktionsgebühr für nur einen Zahn. Einer der nächsten Patienten verriet mir, daß sich der Alte über mich im Warteraum lustig gemacht hätte. Er hätte mich nämlich hereingelegt und für ein einziges Honorar gleich zwei seiner wackeligen Überbleibsel des Gebisses entfernt bekommen."

Kommentar

Ihr Fall betrifft eine Frage, mit der wir in der hochsozialisierten Gesellschaft kaum mehr zu tun haben: diese nämlich, bei gewissen *Privatpatienten* gibt es das freilich heute noch, daß sie auf der Straße oder sonst außerhalb des Arzthauses „im Vorbeigehen" einen billigen Rat erhalten wollen.

Soweit Barzahlungen noch getätigt werden, kommt es auch vor, daß Patienten die offene Rechnung bezahlen, aber nachher noch – gleichsam als Rabatt – gratis beraten werden wollen. Ich denke, daß wir darauf nicht eingehen sollten, und verhalte mich auch so.

Stichwort
Zahnextraktion

4.9 Ihre Simulationen

Der Praxisanfänger wittert relativ oft *Simulation* oder wenigstens *Aggravation*. Das kommt unter anderem daher, weil er nicht weiß, wie wenig sich die Krankheiten an die Lehrbücher halten. Diskrepanzen zwischen den „klassischen Krankheiten" und den Beschwerden lassen manchmal an böse Absichten der Patienten denken. Andererseits kennt der Jungarzt das menschliche Verhalten im Krankheitsfall noch nicht genügend. Mit zunehmenden Erfahrungen beginnt er, dem Patienten auch da zu glauben, wo ihn früher sein Spürsinn auf falsche Fährten gelockt hatte.

Bei gewissen Begehrlichkeiten verzichten die Patienten gewöhnlich darauf zu simulieren und weihen den Arzt offen in ihren Wunsch ein, beispielsweise wenn sie einen nicht gerechtfertigten Krankenstand anstreben. Sie hoffen, daß der Arzt hier beide Augen zudrückt und ihnen „hilft". Damit bringen sie den Hausarzt natürlich in eine ungute Lage. An sich ist mir das aber immer noch lieber, als wenn mir der „Kranke" eine Komödie vorspielt.

Wie der Arzt diese Zumutungen bewältigt, hängt von der jeweiligen Situation ab. Im allgemeinen strebe ich einen Kompromiß an. Dadurch erhält der Kunde in gewissem Rahmen seinen Willen, ohne daß die Sozialversicherungsinstitutionen bzw. die anderen Versicherten nennenswerten Schaden erleiden. Volkswirtschaftlich gesehen sind gelungene Simulationen jedenfalls wesentlich teurer.

Die meisten der (seltenen) Vortäuschungen falscher Tatsachen beziehen sich übrigens nicht auf Krankenstände, sondern auf angestrebte Renten. Dabei wird vielfach in Zusammenhang mit vorhandenen Beeinträchtigungen übertrieben. In solchen Fällen entsteht dadurch noch kein Schaden, wenn wir einem Schauspieler auf den Leim gehen. In der höheren Instanz wirken ja gewiegte Kollegen in gewisser Distanziertheit. Daß gefinkelte Rentenjäger trotzdem nicht selten erfolgreich sind, weiß jeder erfahrene Allgemeinarzt.

FALL 169	Tiefroter Ausschlag, höchstes Fieber
	Dr. med. E. S. aus E.

"Vor einigen Wochen wurde ich nach einer Abendsprechstunde von einer aufgeregten berufstätigen Mutter telefonisch gebeten, ins Nachbardorf zu ihrer hochfiebernden Tochter zu kommen. Ich fand eine 14jährige, das Fieberthermometer (40 Grad) reichte mir die Mutter schon entgegen – mit hochrotem Gesicht und diffusen, unregelmäßigen, dunkelroten Flecken an Gesicht, Hals, Brust und Rumpf, außerdem leichter Schnupfen und Husten. Perkutorisch und auskultatorisch keine Besonderheiten. Leicht geröteter Rachenring. Nach Angaben der Mutter sei die Tochter noch am Morgen gesund gewesen, Masern, Röteln oder ähnliche Infektionskrankheiten seien zur Zeit nicht im Dorf. Ich empfahl Wadenwickel wegen

des Fiebers. Ein Hustensaft stand schon auf dem Nachttisch. Am nächsten Tag wollte ich wiederkommen, um mir bei Tageslicht noch einmal den Hautausschlag anzusehen. – Frühmorgens kam ein Anruf der Mutter, die Tochter habe ihr gestanden, sich aus Langeweile mit Roterübensaft bemalt und durch Reiben in der Achselhöhle das Fieberthermometer auf 40 Grad hinaufmanipuliert zu haben. Große Entschuldigung mit der Bitte, trotzdem weiter ihr Hausarzt zu bleiben."

Kommentar

Zunächst einmal Respekt vor der Kollegin, die es gewagt hat, mit der großen „Blamage" an die Öffentlichkeit zu treten! Frage ich mich, ob mir das auch hätte „passieren" können, so muß die ehrliche Antwort „Natürlich!" lauten: Da kam die Mutter mit dem Thermometer der Ärztin schon entgegen, da waren die unregelmäßigen, dunkelroten Flecken, der gerötete Hals, etwas Husten...

Meinen Jungärzten und Studenten sage ich immer wieder, daß seitens der Patienten im allgemeinen schlecht aggraviert und simuliert wird. Meistens durchschaut der Arzt den faulen Zauber schon bei der Erstberatung.

Was hätte hier, mit etwas Glück, auf die richtige Spur bringen können? 40 Grad Fieber sind doch eine erhebliche Temperatursteigerung. Vielleicht wäre mir aufgefallen, daß die Augen nicht fiebrig aussahen. In der Regel verzichte ich in Fällen von Uncharakteristischem Fieber (UF) auf die Lungenperkussion und lasse es, bei unauffälligem Auskultationsausfall, damit bewenden.

Hingegen palpiere ich routinemäßig den *Herzspitzenstoß*. Dabei hätte ich den Eindruck gewinnen können, daß sich die Haut so anfühlt, als gäbe es keine erhöhte Temperatur. Einige Male hatte ich im übrigen erlebt, daß man mich unter der Angabe hoher Temperaturen ins Haus geholt hat, während es keine oder nur unwesentliche Erhöhungen gegeben hatte. Zumeist war mir das nicht entgangen. Doch war das für mich kein Anlaß gewesen, die Patienten zu beschimpfen, sondern ich dachte mir mein Teil und handelte entsprechend.

Was den Ausschlag angeht, so war bei Kunstlicht die Entscheidung gewiß problematisch. Es war daher routiniert von der Kollegin, sich das „Exanthem" am folgenden Tag bei normalem Licht ansehen zu wollen. Morbilliform oder rubeoliform kann das Kunstprodukt kaum gewesen sein. Aber das läßt sich, wie gesagt, in der Nacht nicht entscheiden. Außerdem – wer denkt schon an rote Rüben? Und wie vielfältig sind die Ausschläge, mit denen ein Allgemeinarzt im Laufe eines langen Berufslebens zu tun hat?!

Summa summarum hat sich die Kollegin wacker geschlagen und besonders bei der Therapie (bloß Wadenwickel) Maß gezeigt.

Für mich persönlich ist die Lehre daraus, bei Angaben über Fieber nicht darauf zu verzichten, die Handfläche prüfend an den Rücken zu legen, besser wäre die Mitnahme eines rasch anzeigenden elektronischen Fiebermessers. Aber ich bin mit den bisher verfügbaren, handlichen Geräten noch nicht zufrieden.

Stichwörter
Rote Flecken und 40 Grad Fieber / Ein „Spaß"

4.10 Ihr Ermessen

Sehen wir vom Verlassen des Krankenhauses gegen Revers ab, so tut der stationär aufgenommene Patient weitgehend das, was seine Ärzte anordnen. Alles hält er freilich nicht ein. Trotz Rauchverbot raucht er im geheimen, trotz Alkoholverbot weiß er, sich „Stoff" zu beschaffen. Daheim dagegen wissen wir niemals genau, in wie weit er unsere Anweisungen – einschließlich der Termine für Wiedervorstellungen – einhalten wird. Hier kann er erstaunlich viel Verantwortung übernehmen, wobei er sich durchaus nicht darüber im klaren sein muß, daß er manchmal mit seinem Leben spielt. Zuweilen ist er stolz darauf, daß alles gut ging, wenn er eigenmächtig gehandelt hatte. Das gilt etwa dafür, wenn er eine unsererseits dringend empfohlene Operation verweigerte oder einen Krankenhausaufenthalt zur Durchuntersuchung ablehnte.

Das alles kommt in unzähligen Variationen vor. Es muß den Arzt vorsichtig machen, wenn er etwa den Erfolg seiner Behandlung beurteilen will, den er womöglich auf ein Medikament zurückführt, das ein Patient überhaupt nicht eingenommen hatte.

Auf diese Weise gibt es von Zeit zu Zeit Überraschungen in der Praxis. Die nachfolgenden Fälle illustrieren das.

FALL 170 Haselnußgroße Drüse
Dr. med. C. M. aus L.

„Vor 3 Monaten kam ein 30jähriger, völlig gesund aussehender Mann zu mir (während einer Mumpsepidemie) und wollte wegen einer Verhärtung im submandibulären Bereich behandelt werden. Ich tastete einen haselnußgroßen, derben Lymphknoten. Nach Mumps sah die Schwellung nicht aus. Nach örtlichen Infekten hatte ich solche Knoten allerdings schon mehrfach gesehen. Sie hatten sich nach längerer Dauer spontan zurückgebildet. So wollte ich mit Rücksicht auf die Situation und das Alter des Patienten zunächst abwarten. Meine Laborbefunde waren unauffällig. Er kam nicht zur vereinbarten Kontrolle nach 14 Tagen, sondern erst 1/4 Jahr später. Seiner Meinung nach war der Knoten etwas größer geworden. Ich überwies ihn zur Abklärung ins Krankenhaus, wo ein Morbus Hodgkin festgestellt wurde."

Kommentar

Ich selbst war in bald 40 Jahren noch nie in die Lage gekommen, einen Morbus Hodgkin aufzudecken. Er ist also ein seltenes Ereignis an der ersten ärztlichen Linie.

Bei Ihrer diagnostischen Führung konnte Ihnen die Aufklärung nicht entgehen, es sei denn, die Spezialisten hätten versagt. Jedenfalls ist Ihr Fall ein gutes Memento dafür, kleine „Drüsen" oder drüsenähnliche Gebilde diagnostisch immer ernst zu nehmen, wenn auch die meisten dieser Fälle entweder harmlos sind oder – als Metastasen – nicht mehr abwendbar, sondern unabwendbar gefährliche Verläufe betreffen.

Hoffen wir, daß die späte Wiedervorstellung des Patienten keine bösen Folgen nach sich gezogen hat.

Stichwörter
Submandibulärer Lymphknoten / Morbus Hodgkin

FALL 171 Völlige Noncompliance
Dr. med. E. K. aus B.-V.

„Man ruft mich dringend zu einem 14 Monate alten Säugling, der sichtlich schlecht Luft bekommt. Ich stelle eine beachtliche spastische Bronchitis fest, verschreibe krampflösende Mittel und ein Kortisonpräparat. Das geschieht, weil eine Krankenhauseinweisung von den Eltern strikt abgelehnt wird. Nach 2 Stunden spätestens erbitte ich Nachricht über das Befinden. Zwischenzeitlich jedoch kommen die Eltern mit dem Kind zu mir, weil es nicht besser geworden ist. Die Medikamente sind noch nicht aus der Apotheke geholt worden. Die sichtlich miserable Verfassung des Kindes sorgte dafür, daß die sofortige Einweisung auf die Intensivstation erfolgen kann. Dort maschinelle Beatmung etc. Guter Ausgang. Ich finde es erschreckend, wie manche Eltern mit ihren Kindern umgehen."

Kommentar

Das ist wieder etwas, womit wir uns leider abfinden müssen: „Noncompliance" ist leicht gesagt. In Wirklichkeit aber spielen sich hier sehr komplizierte Mechanismen innerhalb der Laienwelt ab.

Natürlich wollen die Eltern, daß das Kind gesund wird, deshalb wurden Sie ja geholt. Sie taten Ihr bestes. Vielleicht hatten die Eltern aber Angst, einem „so kleinen Kind" richtige Medikamente einzugeben. Im Abwägen des Risikos nach Laienart mögen sie sich dafür entschieden haben, lieber abzuwarten, als dem Kind zu schaden. Dieser Rat kann auch von außen in die Familie gekommen sein, oder es gab in irgendeinem „ähnlichen" Fall einen bösen Ausgang, welcher der Aktivität eines Arztes zugeschrieben wurde.

Man kann nicht viel mehr tun, als die Pflegebefohlenen von Anfang an darauf aufmerksam zu machen, daß sie *selbst die Verantwortung* für das Leben des Kindes tragen, wenn der ärztliche Rat nicht befolgt wird. Aber auch das darf nicht mit Blitz und Donner, sondern muß in der Art eines guten Freundes geschehen. Seien Sie gewiß, daß sich dieser Fall rumsprechen und günstige Folgen in Ihrer Klientel haben wird.

Stichwort
Spastische Bronchitis bei Säugling

Eine Leserzuschrift zu diesem Fall zeigt eine andere Facette des Problems auf: „Sofort Kortison?"

Dr. med. W. K. aus D.-H.

„Beim Lesen dieses Falles fuhr mir doch der Schreck durch die Glieder. Sollte man bei spastischer Bronchitis, die leicht zu einer Bronchiolitis werden kann, gleich zu einem Kortisonpräparat greifen und nicht zu einem Antibiotikum in flüssiger Darreichungsform? Sollte man bei diesem zarten Gewebe gleich die Parenchymbremse ziehen. Mich würde Ihre Meinung dazu sehr interessieren. Zum Glück hat, durch die Nachlässigkeit der Eltern, das Präparat erst gar nicht zu holen, die Klinik alles wieder in Ordnung gebracht. Andererseits müssen wir, so schrecklich es ist, stets damit rechnen, daß sich die Eltern über unsere Behandlungsmaßnahmen hinwegsetzen."

Kommentar

Im Grunde geht es darum, warum wir so oder so behandeln. Anfangs fahren wir wohl fort, in der Weise zu therapieren, wie wir es von der Krankenhaustätigkeit aus gewohnt waren.

Langsam erfolgt – wenn wir niedergelassen sind – der Übergang auf die örtlich üblichen Heilmittel etc. Dazu kommen dann noch die Einflüsse der Werbung. De facto resultieren sehr verschiedene Bevorzugungen.

Aber da es schließlich „beste" Wege zum Ziel geben muß, wäre es wichtig, hier ständig für Ordnung zu sorgen. Nichts dergleichen geschieht.

Lorenz Böhler, der seinerzeit die Knochenbruchbehandlung optimierte, d.h. die besten Methoden durch Vergleiche auswählte, war jahrzehntelang der bestgehaßte Mann unter seinen Fachkollegen. So beliebt sind eben „Ordner".

Die seitens der Fachzeitschriften eingeholten Ansichten über die besten Behandlungen zeigen da wieder: „Jeder" tritt für etwas anderes ein. Es ist keine Tendenz zur Einigung erkenntlich.

Mit anderen Worten: Jeder von uns kommt zu seinen Maßnahmen aus einer Fülle von Einflüssen, es gibt keinen allgemein anerkannten Maßstab, den man anlegen könnte, um ein Urteil zu sprechen. Was Sie erschreckt hat, ist in gewissem Sinne irgendwie beim Kollegen E. K. zur Routine geworden.

Da, wie gesagt, die Maßstäbe fehlen, kann ich dazu keine Stellung nehmen. Es läßt sich nur sagen, daß Sie dieses Vorgehen nicht billigen. Aus einer Nachschau in neueren Pädiatriebüchern und aus der Lektüre einiger Firmenangaben ergibt sich, in puncto Kortikoidverabreichung bei Säuglingen äußerste Vorsicht walten zu lassen. Andererseits steht der Autor eines verbreiteten Lehrbuches der Kinderheilkunde auf dem Standpunkt, daß bei spastischer Bronchitis im Säuglingsalter sehr wohl Kortikoide – allerdings unter Antibiotikaschutz – gegeben werden könnten.

Bleibt noch die Frage zu klären, ob wir überhaupt über dasselbe reden, da es ja in der Praxis noch keine anerkannte gemeinsame Sprache gibt. Ich glaube gleichwohl, daß mit dem Auskultationsbefund einer spastischen Bronchitis ein „kardinales" Symptom vorliegt, das praktisch nicht konkurrenziert ist. Wir meinen also hoffentlich dasselbe.

FALL 172 Im Unterzucker nach Hause gefahren
Dr. med. N. B. in B.

„Ich betreue einen schwer einstellbaren Diabetiker im mittleren Alter. Er ‚dekompensiert' sehr oft ohne ersichtlichen Grund. Diesmal stürzt er bei 28 I.E. Insulin plötzlich von 250 mg% Blutzucker und über 4 % Harnzucker (ohne Azeton) auf 45 mg% Blutzucker und zuckerfreien Urin ab. Das gab es bei ihm schon öfter, und er kommt dann rasch in ein hypoglykämisches Koma. Daraus ist er zwar prompt wieder erweckbar, doch gibt es nach reichlicher Dextrosezufuhr stets große Probleme mit der Wiedereinstellung. Trotz des niedrigen Nüchternblutzuckers war er diesmal gut beisammen, und ich hatte keine Bedenken, ihn die etwa 500 m bis zu seiner Wohnung selbst chauffieren zu lassen. Er sollte dann sofort frühstücken und nach etwa 1 Stunde eine etwas reduzierte Insulinmenge spritzen. Als er schon abgefahren war, rief ich bei ihm daheim an und schärfte noch einmal ein, was zu geschehen hätte. Obschon er längst wieder zu Hause sein mußte, war er aber nicht eingetroffen. Nun machten seine Frau und ich uns sofort auf den Weg in der Furcht, er könnte im Koma irgendwo im Straßengraben liegen. Aber er war unauffindbar. Erst nach bangen 15 Minuten tauchte er wohlbehalten daheim auf. Er hätte sich wohl gefühlt und daher noch rasch eine Besorgung erledigt. Wie hätte man es besser machen können?"

Kommentar

Meiner Meinung mußten Sie rasch handeln. Da gab es nicht viel Auswahl. Alles hing ja von Ihren Erfahrungen mit dem Patienten und von Ihrem aktuellen Eindruck ab. Wäre er schlechter beisammen gewesen, so hätten Sie ihn gewiß nicht selber fahren lassen, sondern eine andere Möglichkeit gefunden.

Daß Diabetiker – wie viele andere – unsere Anweisungen nicht allzu ernst nehmen, wissen Sie ebenso gut wie ich. Sie haben mehr als Ihre Pflicht getan, indem Sie daheim anriefen. Was daraus folgte, war unter den gegebenen Umständen unvermeidlich. Schließlich gab es dazu noch ein Happy-end. Was wollen wir mehr!?

Stichwort
Häufige Hypoglykämien bei insulinpflichtigem Diabetes mellitus

FALL 173 Glück gehabt
Dr. med. K. L. in M.

„*Es handelt sich um einen ungepflegten 21jährigen Patienten. Es gelang mir erst 10 Tage nach Beginn der akuten Unterbaucherkrankung vom Typ der Appendizitis, ihn dazu zu überreden, eine Krankenhausbehandlung zu akzeptieren. Glücklicherweise war der entzündete Wurmfortsatz noch nicht perforiert. Übrigens kam er, zur Verwunderung der Kollegen, zu Fuß, wenn auch gebückt, zur Aufnahme. Es wurde uns immer wieder gesagt, Appendizitisfälle müßten so früh als möglich eingewiesen werden. Was nützt das, wenn es eben manchmal nur mit größten Schwierigkeiten und sehr spät erreichbar ist?*"

Kommentar

Ein Kommentar scheint mir hier nur im Hinblick auf den Ausdruck Appendizitisfall nötig. Wir wissen ja seit 100 Jahren genau, daß mindestens jeder 3. Fall, der so aussieht wie eine typische Blinddarmentzündung, im operativen und pathohistologischen Befund an der Appendix gar nichts bietet.

Um daher korrekt zu sein, sollte es also (in Übereinstimmung mit den Ergebnissen der berufstheoretischen Forschung) nicht heißen, daß „Appendizitisfälle" möglichst früh eingewiesen gehörten, sondern, daß „bei allen *Erkrankungsbildern*, bei denen als Ursache eine Wurmfortsatzentzündung in Frage kommt, sofort ins Krankenhaus eingewiesen werden müßte".

Auf diese Weise ersparen wir uns allenfalls den Vorwurf einer „Fehldiagnose". In dieser Formulierung sind ja auch alle anderen Ursachen für solche Bilder enthalten, und wir brauchen unsere Formulierung weder nachträglich zu korrigieren, noch uns falsche Diagnosen nachsagen zu lassen.

Man kann natürlich auch für die Einweisung den Ausdruck „Bild einer Appendizitis" verwenden, was auf dasselbe herauskommt. Am besten freilich vermeidet man das Wort Appendizitis und weist unter den *Krankheitszeichen* („Fieber, Schmerzen im Unterbauch rechts, Erbrechen" etc.) ein.

> **Stichwort**
> Bild einer Appendizitis

> **FALL 174** Krankenhausflüchter
> Dr. med. T. Z. in A.

"Ein 48jähriger, bärenstarker Riese, Raucher, kam wegen eines seit 1/2 Jahr bestehenden Hustens zu mir. Meine vertiefte Diagnostik ergab den Befund eines Neoplasma malignum bronchi. Ich wies ihn stationär ein. Auf der Pulmologie wurde meine Diagnose bestätigt. Der Patient flüchtete aber bereits nach 2 Tagen aus dem Krankenhaus. Bei rapider Verschlechterung des Zustandes gelang es mir, ihn nach 3 Wochen wieder zu einer stationären Behandlung zu bewegen. Nun kam es zu einer genaueren Untersuchung der Neubildung, die einen Morbus Hodgkin ergab. Die Therapie lief an. Zu dieser Zeit hatte er im Blut nurmehr 1800 Leukozyten und 1,6 Mio. Erythrozyten. Mitten in einer günstigen therapeutischen Entwicklung verließ er nach wenigen Wochen eigenmächtig wieder das Krankenhaus, ging heim und verweigerte jede weitere Behandlung. 3 Wochen danach kam der Exitus letalis. Die Krankenhausärzte und ich selbst waren über die Unvernunft des Patienten verzweifelt. Aber er war keinerlei Zuspruch zugänglich. Ein, besonders für seine Familie, sehr tragisches Ereignis."

Kommentar

Ihre und der Kollegen Verzweiflung verstehe ich gut. Sie haben bestimmt auf alle nur mögliche Weise versucht, den Mann in Behandlung zu halten. Aber er entzog sich immer wieder der Medizin. Hinter einem solchen Verhalten stecken meistens komplizierte Ursachen.

Man hätte versuchen müssen herauszubekommen, warum der Mann nicht im Krankenhaus zu halten gewesen ist. Aber das haben Sie und die Kollegen gewiß getan. Häufig steht die Angst dahinter, es könnte bei ihm so ablaufen wie bei einem anderen Patienten, der im Krankenhaus gestorben war. Wie dem auch sei. Mit solchen Fällen müssen wir leben. *Noncompliance* ist nur ein sehr schwacher Ausdruck dafür.

Im übrigen dürfte Ihnen klar geworden sein, daß man ohne histologische Absicherung in diesem Fall primär keine „Diagnose" – im Sinne einer exakten Krankheitserkennung – hätte stellen dürfen. Berufstheoretisch angemessen wäre die Bezeichnung „Bild eines Bronchialneoplasmas" gewesen. Das ist dann keine Diagnose, sondern die Klassifizierung einer Symptomatik, die alles umfaßt, was so aussieht wie ein malignes Bronchusneoplasma. Durch die Diagnose eines „Morbus Hodgkin" wird die Klassifizierung dann nicht falsch, da diese Möglichkeit im „Bild" ja a priori eingeschlossen war.

Sie merken, daß beim realistischen Klassifizieren keine Fehldiagnoseproblematik existiert. Das ist eines der vielen Ergebnisse der Praxisforschung, von denen wir heute in unserem Berufsalltag bereits profitieren können.

Stichwörter
Hartnäckiger Husten, Bronchialkarzinom / Morbus Hodgkin

FALL 175 **Der Realität einen Namen geben oder Das kardiozerebrale Syndrom** Dr. med. R G. aus K.

„Vor relativ kurzer Zeit habe ich in meiner neuen Praxis bei einem Patienten von 22 1/2 Jahren eine Blutdruckerhöhung festgestellt. Die Werte lagen systolisch um 175, diastolisch zwischen 100 und 105. Bei einer internistischen stationären Untersuchung wurden meine Werte bestätigt und der Patient mit Betablockern gut eingestellt. Nachzutragen wäre hier, daß er auch zu anfallsweisen Tachykardien neigt. Nach dem Krankenhausaufenthalt war ich mehrere Wochen recht zufrieden, dann aber stieg der Wert, und derzeit liegen wir bei 175/105 Blutdruck. Auf Befragen gab der Mann zu, daß er sich wohl gefühlt, auch weniger Tachykardien gehabt und daher keine Medikamente mehr eingenommen hätte. Ich verstehe nicht, wie der Patient einfach von der Therapie abgehen kann, wo ich ihm doch eindringlich genug geschildert hatte, in welche Gefahr er sich dadurch begibt."

Kommentar

Was Sie in der Praxis bedrückt, ist im Alltag leider häufig: Ein Patient wird von uns aufgeklärt und befriedigend eingestellt, trotzdem entzieht er sich über kurz oder lang der Therapie.

Das geschieht besonders bei chronischen Gesundheitsstörungen, die ohne Schmerzen ablaufen. Die Kranken fühlen sich wohl und halten sich – da können wir reden, so viel wir wollen – nach und nach nicht mehr an unsere Anweisungen. Musterbeispiele dafür sind die Diabetiker, die Herzinsuffizienten, auch die Hypertoniker. Diese Liste ließe sich leicht verlängern.

In der neuen Fachsprache nennt man das Nichtfolgen unserer Patienten „Noncompliance", aber es geht hier nicht nur ums Folgen, sondern um sehr komplexe psychologische Zusammenhänge. Schließlich wollen die Patienten sich selbst ja nicht schaden, obschon sie es tun.

Wegen der Häufigkeit solchen Verhaltens „diagnostiziere" ich in diesen Fällen meinen Weiterbildungsassistenten gegenüber mit großem Ernst ein entsprechendes „Syndrom", also beispielsweise ein „*pankreatikozerebrales Syndrom*" (bei „unfolgsamen" Diabetikern) oder ein „*kardiozerebrales Syndrom*" (bei „unfolgsamen"

Herzkranken) oder ein „*urikozerebrales Syndrom*" (bei Gichtkranken, die selbständig die Therapie abgesetzt haben und dann prompt beim nächsten Anfall kommen, wonach freilich über kurz oder lang auch das urikozerebrale Syndrom wiederkehrt).

Diese spaßig anmutenden Bezeichnungen sollen die Jungärzte davor schützen, frustriert zu werden (denn diese Dinge ereignen sich, wie gesagt, häufig). Sie müssen wissen, daß das zum Normalverhalten vieler Patienten gehört und daß sie hier nicht als Ärzte versagt haben.

Eine Parallele dazu ist das Verhalten sehr vieler Menschen angesichts unseres Rates, Gewicht abzunehmen, weniger bzw. gar nicht zu rauchen und zu trinken. Auch da ist es einfacher, der Realität einen Namen zu geben und sie zur Kenntnis zu nehmen, als etwa Patienten gegenüber ausfällig zu werden oder äußerste Strenge zu üben. Mit alldem kommt man erfahrungsgemäß nicht weiter.

Wir müssen also die Grenzen unserer Möglichkeiten erkennen. Vielleicht bedenken wir auch, wie „*unvernünftig*" wir selbst sind, wenn es darum geht, sich im Erkrankungsfall laut Vorschrift zu verhalten...

Stichwort
Hypertonie bei jungem Mann

Dazu erreichte die Redaktion ein Leserbrief
von Dr. med. P. W. aus B.

„Ich habe lange hin und her überlegt, ob ich etwas zu der oben angeführten Fallbesprechung schreiben soll oder nicht. Zu oft habe ich schon in unseren Fachblättern ähnliche Kommentare gelesen, dennoch möchte ich nicht resignieren. Es geht wieder einmal um die Compliance, hier wohl so verstanden wie in Langenscheidts Wörterbuch als „Gehorsam, Willfährigkeit" etc., sicher wohl nicht als mehr oder weniger gut gelungene Arbeitsbeziehung zwischen Arzt und Patient. Aus der Schilderung des Kollegen wird recht deutlich, wie er sich selbst verantwortlich fühlt für den Blutdruck des Patienten, ja wie die Druckwerte zu seiner, des Arztes, Zufriedenheit beitragen oder nicht: ‚Nach dem Krankenhausaufenthalt war ich mehrere Wochen recht zufrieden.' – Dieses Zitat bezieht sich nicht auf den Patienten, sondern auf den Arzt. Wir machen es uns wohl immer sehr schwer, wenn wir uns selbst so verantwortlich fühlen für das Wohlergehen des Patienten und uns nicht darauf beschränken, ordentliche, saubere Arbeit zu leisten. Weiter fällt mir auf, daß die Problematik der Medikamenteneinnahme wohl vom Kollegen auf der rein rationalen Ebene abgehandelt wurde: Eindringlich habe er dem Patienten geschildert, in welche Gefahr er sich begebe, wenn er von der Therapie abgehe. Ganz offensichtlich aber hat der Kollege wohl den sehr richtigen Eindruck gehabt, daß diese eindringlichen Ermahnungen alleine nicht genügten, und so sucht er nun mit seiner Frage Rat, was er denn wohl anders machen könnte. Ganz deutlich fühlt er wie ein Großteil der Ärzteschaft, daß mit der wissenschaftlich

exakten Diagnose und dem Erstellen eines angemessenen Therapieplans dem Problem allein nicht beizukommen ist. Wie sieht nun der erbetene Ratschlag aus? Erst einmal wird diese ärgerliche Unfolgsamkeit der Patienten mit dem schönen Wort ‚Noncompliance' versehen, – dem möchte ich zustimmen – und dann wird darauf hingewiesen, daß es um sehr komplexe psychologische Zusammenhänge geht, und daß die Patienten sich selbst schließlich nicht schaden wollen, obschon sie es tun.

Dann aber wird es schlimm, was für eine Diagnostik erfolgt nun? Den Weiterbildungsassistenten gegenüber wird von einem entsprechenden Syndrom gesprochen, ein zerebrales Syndrom, z.B. ein ‚kardiozerebrales Syndrom', ein ‚urikozerebrales Syndrom' etc. Offensichtlich hat der Kommentator dabei weniger ein emotionales Problem im Auge als vielmehr ein intellektuelles. Und so wird es dann schließlich gemacht: Der Realität wird ein Name gegeben. Die Jungärzte werden davor geschützt, frustriert zu sein, wenn sie mit psychologischen Problemen nicht zurecht kommen. Der Patient wird davor geschützt, daß der Arzt ausfällig wird oder äußerste Strenge ausübt. Wie das geht? Ganz einfach! Der Patient ist eben unvernünftig bzw. leicht schwachsinnig. Dabei könnte man es eigentlich belassen, weiterblättern und sich damit abfinden. Nur, dem ist eben nicht so. Diese leider auch heute noch festzustellende, von Geringschätzung und Bevormundung geprägte Einstellung dem Patienten gegenüber wird ja weitergegeben an Weiterbildungsassistenten, wird in Ihrer Zeitschrift veröffentlicht und charakterisiert ja doch eine Problematik, die zur beiderseitigen Frustration führt. Der behandelnde Arzt muß sich davor schützen, der Patient behält seinen hohen Blutdruck und wird die Geringschätzung bald spüren, sich einen anderen Arzt suchen und, wenn er Pech hat, genauso ‚behandelt' werden.

So bleibt mir nur die Hoffnung, daß Sie unter Ihren Mitarbeitern jemand haben, der versteht, was in Patienten mit chronischen Erkrankungen vor sich geht, der seine Patienten ernst nimmt und in einem Kommentar die ernsthafte nachdenkliche Frage eines Kollegen nicht mit derartigen Patentrezepten beantwortet."

Kommentar

Vielen Dank für den Brief. Man merkt Ihr Engagement in der Sache. In meiner ersten Stellungnahme ging ich davon aus, daß alle Jungärztinnen und Jungärzte mit umfassendem Wissen, viel Enthusiasmus und Idealismus in den Beruf gehen. Niemandem bleibt es aber erspart zu erfahren, daß wir – bei aller Zuwendung und auf welchem Wege auch immer – nur eine beschränkte Anzahl von Patienten dazu bringen können, sich optimal zu verhalten.

Meine eigene Praxis stellte hiervon keine Ausnahme dar. So erlebten meine Weiterbildungsärztinnen und -ärzte immer wieder, wie Herzinsuffiziente, Hypertoniker, Diabetiker, Epileptiker, Übergewichtige, Trinker, Raucher etc. vielfach nach eigenem Gutdünken vorgehen, obschon ich nicht müde geworden war, das für sie beste Verhalten ihnen verständnisvoll näherzubringen.

Stellte sich mir nun ein solcher Patient in meiner Praxis vor und versicherte mir, daß er sich an meine Empfehlungen halte, obschon das Gegenteil evident war, so ließ ich meinen Jungärzten gegenüber (je nach der Lage) das Wort „kardiozerebrales Syndrom", „pankreatikozerebrales Syndrom" etc. fallen. Damit wußten sie, wie die kardiale, diabetische Entgleisung etc. aufzufassen war.

Selbstredend sind das keine Diagnosen von Krankheiten, sondern verschlüsselte Bezeichnungen für typische *Formen eines unbeeinflußbaren Patientenverhaltens*. Sie haben sich mir im Rahmen der Weiterbildungstätigkeit bewährt und die jungen Kollegen bezüglich der Bewältigung des Berufes vielleicht einen Schritt weiter gebracht.

4.11 Ihre Sachkenntnis

Die Patienten mit der größten Sachkenntnis sind die Ärztinnen und Ärzte selbst. Sie sind die von Berufs wegen am besten informierte Patientengruppe in der Bevölkerung. Kollegen nehmen sie so wenig als möglich in Anspruch. Geschieht es, so sind sie verständnisvolle, kooperative Klienten. Daß sie bevorzugt behandelt werden, versteht sich von selbst. Das macht sie aber nicht anspruchsvoll.

Im übrigen verhalten Sie sich so wie andere Menschen: das betrifft ihre Abhängigkeit und Schwäche. In der Behandlung bei sich selbst treten unerwartete Kenntnislücken zutage. So wissen viele Ärzte nicht, wie die Mittel aussehen und verpackt sind, die sie in der Sprechstunde tagtäglich verschreiben. Sie wissen auch nicht sehr viel von den am eigenen Leib verspürbaren Wirkungen und Nebenwirkungen.

Im folgenden Fall wird das Milieu auf einer Intensivstation geschildert. Indem die Kollegin die dort herrschende Unmenschlichkeit beschreibt, deckt sie eine Schwachstelle in der ärztlichen Versorgung auf.

Der schwerkrank gewesene Arzt kehrt bereichert in seinen Beruf zurück. In mancher Hinsicht versteht er jetzt seine Kranken besser als je zuvor. Er hat „auf der anderen Seite" Erfahrungen sammeln können. Immerhin muß er sein möglicherweise stark gesteigertes menschliches Mitgefühl im Zaum halten. Er soll gerade bei offensichtlich leidenden, von Schmerz gepeinigten Patienten einen kühlen Kopf bewahren, um die richtigen medizinischen Entscheidungen treffen zu können.

FALL 176 | **Der Arzt als Patient**
Frau Dr. med. E. S. aus E.

„Man darf, glaube ich, zu gewissen Dingen, auch wenn sie sich an berühmten Universitätskliniken ereignen, nicht schweigen. Diese Institutionen zehren doch eher von vergangenem Ruhm der Forscher und vergessen, daß sie es im Beruf mit Menschen zu tun haben. Der Laie schweigt zu Mißständen, ist froh, diese

Stätten lebend wieder verlassen zu haben. Ein Arzt sollte aber nicht schweigen, zumal wenn es um keine Aggressionen geht, sondern bloß um nackte Tatsachen. Auch noch eine alte Landärztin kann erkranken, sogar wenn sie bei ihren Söhnen, angehenden Ärzten in einer Universitätsstadt, zu Besuch ist: Brustenge mit sehr häßlichen Schmerzen über dem Herzen und entlang der großen Gefäße am linken Arm tritt plötzlich quälend auf. Nach wenigen Stunden schreibt ein benachbarter Arzt ein EKG und weist mich daraufhin auf die kardiologische Intensivstation einer Universitätsklinik ein: Herzinfarkt. Bei vollem Bewußtsein erlebe ich dort das hektische Treiben rund um die 8 Betten der Intensivstation als zusätzlichen Schock zu meiner ohnedies schweren Erkrankung. 2 Stunden später lagen in mir sämtliche Kanülen und tickten alle Überwachungsgeräte.

Die Turbulenz um mich herum war unbeschreiblich. Mein Bett stand in einem winzigen Zimmerchen voller Gerätschaften. Die Wände waren blutverschmiert. Schießschartenähnliche, nicht zu öffnende Fenster. Total verbrauchte, stickige Luft. All das schreckte mich und versetzte mich in Angst. Trotz Valium® weder Entspannung noch Schlaf. Die Kontrolle der apparativen Einrichtungen und meiner selbst durch das Personal war allerdings vorbildlich. Nach der schweren ersten Nacht trat eine deutliche Besserung ein. Um so mehr empfand ich das überlaute unpersönliche Betriebsklima auf der Schwerstkrankenstation als drückende Belastung. War ich überempfindlich? Warum regte mich der 3 Tage nicht geleerte Korb mit den blutigen Papierutensilien auf? Warum das wortlose Hinstellen meines Essens, wenn ich die Gefäße nicht selbst öffnen konnte und wenn daher 3 Tage lang das Essen unterbleiben mußte?

Das Stuhlproblem wurde nicht vom Personal, sondern von einem Besucher gelöst, der mich auf einen Nachtstuhl hievte. Wegen des dauernd wechselnden ärztlichen Personals gab es für mich keine Bezugsperson. Ein persönliches Gespräch blieb dem Zufall überlassen. Informiert über meinen Zustand wurde ich überhaupt nicht. Wegen des Personalwechsels wurde ich immer wieder mit Überdosen von Medikamenten versehen. Gegen die Überdigitalisierung wenigstens wehrte ich mich energisch. Am Tag vor meiner Übersiedlung auf die Privatstation (4. Tag) zählte ich zwischen 20 und 21.30 Uhr 74mal heftigst zugeknallte Metalltüren auf der Intensivstation. Ein aufklärendes Gespräch gab es übrigens auf der (ruhigeren) Privatstation auch nicht. Das sind so einige Eindrücke von einem 2wöchigen Klinikaufenthalt. Welche Gefühle mögen, angesichts solcher Kälte und Rücksichtslosigkeit, die schwerkranken Laien befallen?"

Kommentar

Ihr Bericht hat mich erschüttert. Ein Jungarzt, der gerade bei mir zur Weiterbildung „eingerückt" ist, sagte mir dazu spontan: „In meinem Weiterbildungskrankenhaus war es genauso. Auf der Intensivstation standen beispielsweise immer die Türen offen, und gleich gegenüber waren die stark frequentierten Stationstelefone. Alle paar Minuten schrillte ein Apparat, und die nicht bewußtlosen Patienten zuckten dementsprechend zusammen."

Ich könnte hier verschiedene eigene – wenn auch glücklicherweise keine am eigenen Leib gemachten – Erfahrungen hinzufügen. Sie gehen alle in Richtung einer Unmenschlichkeit der modernsten Medizin. Man muß wohl auf den Kliniken und in manchen Krankenhäusern erst darauf kommen, was wir den Patienten schuldig sind.

Liek sprach vor bald 60 Jahren vom „*eiskalten Mediziner*", dem er den „*warmherzigen, richtigen Arzt*" gegenüberstellte. In diesem Sinne ist es wohl an der Zeit, mit einer Erziehung der Ärzte zur Menschlichkeit zu beginnen. Davon möchte ich keine Berufsgruppe ausnehmen. Ihren Brief verstehe ich als Beitrag dazu.

Stichwort
Herzinfarkt

4.12 Ihre Sprache

Verständlicherweise sind die Inhalte der Wörter, mit denen sich die Laien bei den ärztlichen Beratungen ausdrücken, von denjenigen, welche uns geläufig sind, mitunter verschieden. Daher versteht der Patient manchmal gar nicht richtig, wonach wir fragen. In seiner Verlegenheit will er uns das aber nicht merken lassen. So gehen unter Umständen die Antworten an den Fragen vorbei.

Daher ist es wichtig, bei unseren Gesprächen das Mienenspiel unserer Partner zu beobachten. Daraus lassen sich mitunter Schlüsse ziehen, ob wir verstanden wurden oder nicht. Demselben Zweck dienen redundante Fragen, d.h. wir fragen das eine Mal „senkrecht", das andere Mal „waagrecht" nach demselben. Sind die Antworten nicht kongruent, dann müssen wir andere Formulierungen finden, um brauchbare Angaben zu erhalten.

Ein eigenes Problem sind die Dialekte. In meiner Praxis fragte ich die Weiterbildungsassistenten anfangs oft, ob ihnen an mir etwas aufgefallen sei. Sie rätselten, was ich meinen könnte. Schließlich nannte ich die Lösung: „Ich spreche mit meinen Patienten in einer Fremdsprache." In der Tat sprach ich mit den Jungärzten hochdeutsch und mit den Klienten im örtlichen Dialekt mit Ausdrücken und in einer „Grammatik", die ich selbst nicht gekannt hatte, ehe ich in diese Praxis gekommen war.

Etwas anderes sind die falschen Aussprachen, Wortverdrehungen und -verstümmelungen sowie unrichtige Betonungen, wenn es um „Diagnosen", Medikamentennamen und andere Fachausdrücke geht. Oft sind die Produkte des Unwissens ausgesprochen komisch und reizen zum Lachen. Wir sollten dem aber nicht nachgeben. Schließlich hat jeder Beruf seine Fremdsprache, in der wir, wenn wir mit den Leuten darüber reden, nicht gerade glänzen. Und wir wollen uns doch auch nicht lächerlich machen.

FALL 177	**Wandernder Daumen**
	Dr. med. N. B. aus B.

„Eine Patientin, 60 Jahre alt, kommt nach der Krankenhausentlassung zu mir. Sie wäre in die Poliklinik gegangen, man hätte dort einen wandernden Daumen festgestellt und sofort operiert. Ich stehe vor einem Rätsel. Dann kommt mir die Erleuchtung und ich frage, ob nicht der Daumen manchmal ‚blockiert' gewesen wäre. So ergibt sich rasch, daß es sich bei ihr um einen ‚trigger finger', d.h. um einen schnellenden Finger gehandelt hatte. Nelaton beschrieb das Bild schon 1850. Ich selbst hatte auch einmal einen schnellenden Finger, der ohne Eingriff nach monatelangem Bestehen wieder ganz in Ordnung kam."

Stichwort
Schnellender Finger, trigger finger

4.13 Ihre Risikofreudigkeit

FALL 178	**Angeblich Frage nicht verstanden**
	Dr. med. L. H. aus M.

„Eine 80jährige Patientin kam zu mir mit einer speziellen Bitte. Sie wollte eine Spritze gegen ihr Rheuma haben. Ich fragte, wie ich das immer tue, ob sie gegen diese (oder gegen andere) Injektionen überempfindlich sei. Das wurde verneint. Ich verabreichte das Mittel. Prompt wurde der Patientin übel. Sie mußte sich hinlegen. Das Gesicht wurde spitz und ganz blaß. Glücklicherweise klang die Reaktion unter der üblichen antiallergischen Therapie rasch ab. Ich fragte die Frau dann, warum sie mir nichts gesagt hätte, denn es hatte sich herausgestellt, daß dies nicht die erste Allergie auf das Mittel gewesen war. Zunächst behauptete sie, sie hätte meine Frage nicht verstanden. Schließlich gab sie aber mit einem Lachen zu, sie wäre gespannt darauf gewesen, wie es ihr diesmal nach der Injektion gehen würde. Etwas Ähnliches hatte ich noch nie erlebt. Die Frau war sich anscheinend nicht im klaren darüber, in welche Gefahr sie sich durch ihre Neugierde (?) manövriert hatte. Offenbar war die Wirkung der Spritze so vorteilhaft, daß sie glaubte, die Allergie in Kauf nehmen zu können."

Kommentar

Das Lehrreiche an Ihrem Fall, verehrter Herr Kollege, ist, daß – wie Sie schreiben – die Patientin bereit war, ein gewisses Risiko auf sich zu nehmen und Sie zu diesem Zweck an der Nase herumführen mußte. Die Verantwortung für alles, was der Spritze folgte, hatte damit die Frau zu tragen.

Im ganzen betrachtet, habe ich den Eindruck, daß weder unsere Patienten noch wir Ärzte selbst uns voll und ganz darauf eingestellt haben, daß wir zunehmend mit sehr potenten und auch oft in verschiedener Weise gefährlichen Arzneimitteln in unserem Praxisalltag umgehen.

Wie oft schlucken Patienten, wenn es ihnen nicht gut geht, unbekümmert Überdosen (etwa von Digitalispräparaten oder von Kreislaufmitteln), als ob es nur gute, aber keine üblen Wirkungen geben könnte! Wir selbst nehmen, wenn wir mit einem Präparat einmal gute Erfahrungen gemacht haben, die am *Beipackzettel* angegebenen Nebenwirkungen nicht immer so wichtig, wie es erforderlich wäre. Die überschießenden Reaktionen in der Öffentlichkeit auf unsere Medikationen sollten eine Mahnung sein, uns äußerst vorsichtig zu verhalten.

Stichwort
Reaktion auf Injektion eines nichtsteroidalen Antirheumatikums (NSAR)

4.14 Ihre Ablehnungen

FALL 179 Hätte ich die stationäre Einweisung erzwingen sollen?
Dr. med. R. F. aus K.

„Es geht um eine 40jährige Frau, die bei mehreren Kollegen gleichzeitig in Behandlung war. Zu mir kam sie zuletzt wegen einer Überweisung zur Physiotherapie. Ich schrieb damals routinemäßig ein EKG. Die Ableitungen lagen im Bereich der physiologischen Varianten. In der folgenden Nacht wurde ich um 0.30 Uhr dringend zu ihr bestellt. Sie litte unter Schmerzen der Wirbelsäule und der Schulter links. Das hätte es bei ihr schon öfter gegeben. Sie brauche nur eine Spritze. Ich untersuchte, dachte an einen Infarkt und wollte sie einweisen. Eine Behandlung außer Haus lehnte sie aber kategorisch ab und bat nochmals um eine Injektion. Ich tat ihr den Willen, schärfte ihr aber zugleich ein, mich sofort zu rufen, falls sich ihr Zustand nicht besserte. Nachdem ich weggegangen war, fühlte sie sich kurzfristig wohler, dann verschlechterte sich ihr Befinden rapid. Nach insgesamt 2 1/2 Stunden verlor sie das Bewußtsein. Bei meinem Eintreffen war sie bereits *tot. Es quält mich, einen möglicherweise Abwendbar gefährlichen Verlauf (AGV) nicht durch eine erzwungene Einweisung abgewendet zu haben."*

Kommentar

Zunächst einmal steht nicht fest, ob tatsächlich ein Infarkt vorgelegen hatte. Den Tod können ebenso gut eine Pulmonalembolie oder ein geplatztes Aneurysma hervorgerufen haben. Die Liste ließe sich fortsetzen. Ebenso wenig ist sicher, daß die Patientin bei einer raschen Einweisung einen allfälligen Infarkt überlebt hätte.

Davon abgesehen ist es für einen niedergelassenen Arzt de facto unmöglich, einem in Vollbesitz seiner geistigen Kräfte befindlichen Menschen die stationäre Behandlung aufzuzwingen. Andererseits bin ich überzeugt davon, daß dann, wenn es sich von vornherein um einen sehr dramatischen Verlauf gehandelt hätte, das Einverständnis der Patientin zu einer Überführung zu erlangen gewesen wäre.

Wenn es nämlich offenkundig um Leben oder Tod geht, dann bricht erfahrungsgemäß der Widerstand gegen eine Einweisung unter dem Impuls des Selbsterhaltungstriebes zusammen. Daher wird in diesem Fall die tödliche Bedrohung zunächst kaum sehr beunruhigend in Erscheinung getreten sein – und so beschreiben Sie Ihren Fall ja auch.

Alles in allem genommen handelte es sich damit um einen schicksalhaften Ablauf. Dergleichen bleibt auch dem gewissenhaftesten Arzt in der Praxis leider nicht erspart. Sicher gehören Sie zu dieser ärztlichen Elite, sonst hätten Sie nicht mit solcher Anteilnahme von Ihrer Patientin berichtet.

Stichwörter
Unklare Schmerzen in Wirbelsäule und linker Schulter / Exitus letalis

FALL 180 Das Medikament gar nicht genommen
Dr. med. P. W. aus T.

„Vor einiger Zeit kam eine Mutter mit ihrem 5 Jahre alten Sprößling zu mir. Er hätte seit 10 Tagen Husten, der sich nicht bessern wollte. Sie wünschte eine homöopathische Behandlung. Ich untersuchte und empfahl (aus psychologischen Gründen) nur ein Antibiotikum. Ich versicherte, ich hätte es in ähnlicher Lage selbst eingenommen und wäre gut damit gefahren. Die Frau ließ sich leicht überzeugen. Nach 1 Woche sah ich sie wieder. Der Sohn hustete kaum mehr. Ich lobte mein Mittel, erfreut über den Erfolg. Darauf sagte mir die Mutter, sie hätte das Antibiotikum gar nicht gegeben. Das Ganze war mir sehr peinlich."

Kommentar

Ich warne die jungen Kollegen davor, ihre Medikamente im Erfolgsfall zu loben, weil die Einnahme stets unsicher ist und man dann Dinge erlebt, wie sie von Ihnen so anschaulich beschrieben wurden.

Natürlich nehmen die Patienten in der Mehrzahl unsere Mittel auch ein. Wenn aber nicht gespritzt wurde, muß man mit einem erheblichen Prozentsatz von Patienten rechnen, die von einer Einnahme absehen. Manchmal spielen da auch die *Beipackzettel* eine Rolle bzw. besonders die darauf vorschriftsmäßig verzeichneten Nebenwirkungen.

Wenn der Arzt über einen offensichtlichen Erfolg glücklich ist und dies dem Patienten zeigen will, so empfehle ich, sozusagen von der anderen Seite zu kommen. Natürlich darf man dabei kein todernstes Gesicht machen und harte Worte verwenden. Hier hat sich in solchen Fällen bewährt – wenn mir ein Ablauf eine erfreuliche Arzneimittelwirkung zu bestätigen schien –, daß ich mit Unschuldsmiene lächelnd fragte, ob das Mittel überhaupt eingenommen worden wäre.

„Sünder" lächeln dann zurück und legen ein Geständnis ab. Bitte nachher aber keine Strafpredigt vom Stapel lassen! War man im Irrtum, und der Patient scheint beleidigt, so kann die Verstimmung durch einige ernste, passende Worte („... das kommt halt auch vor...") leicht zum Verschwinden gebracht werden.

Stichwort
Hustendes Kind

FALL 181	**Kerzengerade in den Tod**
	Dr. med. W. F. aus P.

„Ein 70jähriger Patient hatte trotz einer schweren, recht gut eingestellten Hyperthyreose beschlossen, das Mittel Favistan® nicht mehr einzunehmen. Er dekompensierte rasch. Als ich ihn sah, maß ich 180 Puls, der systolische Blutdruck lag bei 260. Er konnte nach einigen Schwierigkeiten eingewiesen werden. Im Krankenhaus wurden die nötigen Präparate zuerst gespritzt. Dann erfolgte die Umstellung auf orale Medikationen. Schließlich kehrte er gegen Revers auf eigenes Verlangen heim und stellte wieder jede Einnahme ein. Nach bloß 4 Tagen kam es bei ihm zu einem schweren Lungenödem. Knapp nach dem Eintreffen im Krankenhaus erlitt er eine Apoplexie, der er erlag. Ich habe mein Möglichstes getan. Aber mit dem Patienten war einfach nicht zu reden."

Kommentar

Alle Allgemeinärzte – und nicht nur diese – kennen Kranke, die ihren eigenen Willen haben. Erstaunlich ist nur, wie oft es auch auf dem eigenen Wege ganz gut geht. Die Patienten sind dann oft stolz darauf, wenn sie beispielsweise eine für dringend nötig erachtete Operation abgelehnt hatten und am Leben blieben. Aber sie kennen natürlich das Risiko nicht, wissen nicht um die Gefahr, der sie „mit mehr Glück als Verstand" entkamen.

In Ihrem Fall ging es nach dem Willen des Patienten kerzengerade in den Tod. Klarerweise lassen uns solche Erlebnisse alles eher denn kalt. Es ist, als könnte man einen Ertrinkenden retten, der die rettende Hand ausschlägt, aus eigener Kraft aber nicht imstande ist, ans Ufer zu gelangen, und der dann untergeht.

Stichwort
Dekompensierte Hyperthyreose mit Exitus letalis

4.15 Ihre Reaktionen

FALL 182 **Ein todbringender Satz**
Dr. med. M. T. aus K.

„Eine 81jährige Patientin betreue ich als Diabetikerin schon lange. Sie erlitt bereits 2 Herzinfarkte (zuletzt vor 1/2 Jahr) und hatte nachher daheim unter Herzschmerzanfällen zu leiden. Nun werde ich wieder wegen heftiger Brustschmerzen zu ihr bestellt. Sicherheitshalber hatte ich einen EKG-Schreiber mitgenommen. Nach einem ersten Blick auf sie und einen Griff auf den Puls legte ich die Elektroden an und begann zu registrieren. Beim Anblick eines Linksschenkelblocks rutschte mir wohl der Satz heraus: ‚Das EKG ist nicht in Ordnung'. Darauf regte sich die Patientin maßlos auf und kam in ein Lungenödem. Ich tat medikamentös mein Möglichstes, reanimierte auch und wies auf der Stelle ein. Im Krankenhaus hielt man zunächst eine weitere Reanimation für sinnlos, da die Patientin verloren schien. Später entschloß man sich aber doch, da das Ende nicht kam, zu den üblichen Maßnahmen. Nach einer kurzfristigen Wiederbelebung trat aber noch in derselben Nacht der Tod ein. Ich hätte es nicht für möglich gehalten, daß ein einziger Satz eines Arztes todbringend sein kann."

Kommentar

Es ist zu verstehen, daß Sie sich, lieber Herr Kollege, Vorwürfe machen. Aber wir können nicht jedes Wort auf die Goldwaage legen.

Natürlich soll man den Patienten nicht brutal Ergebnisse sagen, die sie unnötig erschüttern könnten. Aber das war ja hier nicht absehbar, wenn auch die Frau beim Hören des Wortes „Block" an einen dritten Infarkt gedacht haben muß.

Im übrigen ist gar nicht gesagt, daß Sie es waren, der den zum Tode führenden Prozeß startete. Es kann sich ebenso gut um ein zufälliges zeitliches Zusammentreffen von Ereignissen gehandelt haben.

Stichwort
Lungenödem mit Exitus letalis

4.16 Ihre Gleichgültigkeit

FALL 183 — **Die gleichgültige Mutter**
Dr. med. H. G. aus B. O.

„Es ging eigentlich um die Beratung einer 45jährigen Frau. Sie war aber nicht allein gekommen, sondern in Begleitung ihrer Tochter. Mir fiel sofort die Blässe des Teenagers auf. Die Mutter wollte aber für sie bloß ein Eisenpräparat verschrieben haben. Es ergab sich dann, daß sich bei dem Mädchen die Menarche vor nicht langer Zeit eingestellt hat. Die Blutungen seien meistens sehr stark gewesen und hätten zuletzt nahezu 2 Wochen angedauert. Meine Laboruntersuchungen bestätigten den Eindruck einer beträchtlichen Anämie. Ich überwies die Tochter auf eine frauenärztliche Station. Dort wurden ihr schließlich Infusionen verabreicht. Die Entlassung erfolgte bei weitgehend normalisierten Blutwerten. Das Beeindruckende an diesem Fall war die weitgehende Gleichgültigkeit der Mutter. Ich mußte sie förmlich dazu zwingen, das für die Gesundheit der Tochter Nötige auch durchzuführen."

Kommentar

Auch mir ist wiederholt die Gleichgültigkeit von Patienten und Patientinnen bzw. von deren Angehörigen aufgefallen. Glücklicherweise sind die Fälle, in denen dadurch Schaden entsteht, aber doch selten.

Dahinter steckt manchmal eine erstaunliche Selbstsicherheit. Die Leute sind einfach überzeugt davon zu wissen, was vorliegt und was zu geschehen hätte. Man erlebt da immer wieder seine Wunder.

Im gegebenen Fall versteht die Frau vielleicht nicht, warum ihr Kind nicht sofort Eisenpräparate verschrieben bekommt, wo doch (für sie!) alles klar ist. Da ihr das medizinische Grundwissen fehlte, handelte sie dann gleichsam in eigener Verantwortung und folgte nur widerwillig den ärztlichen Anordnungen.

Manche Menschen sind auch *den Ärzten gegenüber mißtrauisch* und wittern hinter den von den Ärzten für nötig erachteten diagnostischen Maßnahmen irgendwelche kommerziellen Interessen.

Es war jedenfalls sehr wichtig, daß Sie im Rahmen von „Mein Fall" auch einmal das Problem des gleichgültigen Erziehungsberechtigten aufs Tapet gebracht haben. Vielen Dank dafür.

Stichwort
Eisenmangelanämie bei Hypermenorrhö

4.17 Ihre Aggressionen

FALL 184 **Nehmen Sie ausschließlich einen Allgemeinarzt als Gutachter!** Kollege G. H. aus K.

„Kurz vor dem Ende der Sprechstunde kommt eine 76jährige zu mir. Sie will lediglich eine Salbe verschrieben erhalten. Sie wäre mit dem rechten Arm am Treppengeländer hängen geblieben und hätte sich den Ellenbogen gezerrt. Ich untersuche flüchtig. Da mir nichts auffällt, erhält sie das Gewünschte. Tags darauf ist sie wieder da: Die Salbe hat eine schwere Hautallergie produziert. Umschlagbehandlung. Die allergische Reaktion klingt binnen 2 Tagen ab, die Beschwerden (Schmerzen im ganzen Arm) bleiben. Nun untersuche ich eingehend und überweise anschließend zum Röntgenologen. Der stellt eine Subluxation im Schultergelenk fest. So gelangt sie zur Aufnahme auf eine chirurgische Station. Die Subluxation kann nur operativ beseitigt werden. In der Folge kommt sie wegen diabetischer Entgleisung in ein Koma. Dann entstehen Abszesse in der Operationsnarbe. Krankenhausentlassung schließlich nach 4 Monaten. Die Frau hat mir einen Prozeß angedroht und ist seither mir gegenüber sehr aggressiv, während sie die Krankenhausärzte über den ‚grünen Klee' lobt."

Kommentar

Es geht in diesem Fall darum, wie eine örtliche Routine bei Bagatellverletzungen im Gelenkbereich aussehen soll: Muß etwa bei Affektionen im Ellenbogen- und Kniebereich immer auch das Schulter- und Hüftgelenk untersucht werden?

Ich erinnere mich an einen Fall, bei dem die Chirurgen ziemlich lange ein verletztes Knie behandelt hatten, ehe sie herausbekamen, daß es sich um eine hohe Femurfraktur gehandelt hatte.

Wir wissen, daß es dazu noch keinerlei *bindende Vorschriften* gibt, nach denen sich der Allgemeinarzt richten könnte. Daß unter den gegebenen Umständen 3 Tage bis zur Überweisung verstrichen sind, ist in meinen Augen vertretbar, zumal die Salbenallergie zwischendurch in den Vordergrund getreten war. Der weitere Verlauf war schicksalhaft. Daß die Patientin seither aggressiv gegen Sie ist, beweist immerhin, daß sie Ihnen „treu" blieb.

Die Prozeßdrohung mag nicht ganz ernst gemeint sein. Sollte es zu einem Prozeß kommen, dann sehen Sie zu, daß als *Sachverständiger* kein Chirurg oder Diabetologe, sondern ein *berufstheoretisch versierter Allgemeinarzt* zugezogen wird (vgl. Fall Nr. 214 „Zwei Ärzte hatten Influenza vermutet"). Es müßte dann für Sie zu einem glatten Freispruch kommen.

Stichwörter
Zerrung am Ellenbogen / Subluxation der Schulter

Unsere redaktionell formulierte Überschrift „Nehmen Sie ausschließlich einen Allgemeinarzt als Gutachter!" war für den Bundesgeschäftsführer eines allgemeinärztlichen Verbandes Anlaß, mit einem ihm bekannt gewordenen Fall (Nr. 185) diesen Appell zu unterstreichen:

„Immer häufiger suchen Mitglieder unseres allgemeinärztlichen Berufsverbandes Rat bei unserer Rechtsabteilung in Fällen, in denen sie wegen ‚Malpractice' (häufig wegen fahrlässiger Körperverletzung) vor Gericht müssen. Meist liegen in diesem Stadium schon die Anklageschrift vor sowie eines oder mehrere Gutachten von Spezialisten und Superspezialisten aus dem klinischen Bereich, die auf Anforderung der Staatsanwaltschaft erstellt wurden. Aber auch die angeklagten Allgemeinärzte selbst haben nicht selten (teure) spezialistische Entlastungsgutachten beigebracht, die allerdings nicht immer der eigenen Sache hilfreich sind. Die betreffenden klinischen Gutachter kennen sehr wohl die spezialistischen Standards, nicht aber die Bedingungen der Allgemeinpraxis."

| FALL 185 | **Fahrlässige Tötung: Ich bin angeklagt, die Spezialisten nicht** Dr. med. E. Ö. aus S. |

„Angeklagt hat mich die Staatsanwaltschaft wegen ‚fahrlässiger Tötung'. Eine ‚Fehldiagnose' im Sinne einer ‚Nichterkennung des Vorliegens einer ersten Einblutung im Rahmen einer Subarachnoidalblutung' wirft sie mir vor: Ich wurde um 4 Uhr nachts zu einem 22jährigen Studenten wegen Herzrasens und unerträglicher Kopfschmerzen ins Haus gerufen. Den jungen Mann kannte ich seit einem Jahr schon verschiedentlich wegen Anginen, Pharyngitis und vegetativer Dystonie. Ich fuhr sofort los und fand trotz gewissenhafter Untersuchung nichts Auffälliges. Zur Schmerzbekämpfung gab ich i.m. eine analgetische und eine sedierende Spritze. Karteieintrag: ‚Kephalgie, Tachykardie, Infekt der Atemwege'. Tags darauf in Absprache mit der Familie ein weiterer Hausbesuch; der Rachen war vermehrt gerötet, Rasselgeräusche im rechten Lungenmittelfeld. Verordnung von Schmerzmittel und Schleimlöser. Wieder einen Tag später erneuter (abgesprochener) Hausbesuch wegen weiterhin bestehender Kopfschmerzen. Jetzt weiße Beläge am Rachenring (Kartei: ‚kein Meningismus'). Jetzt Breitspektrumantibiotikum. Am Wochenende war ich erreichbar und hielt telefonisch mit der Familie Kontakt. Am 5. Krankheitstag ging der Patient von sich aus zum HNO-Facharzt, dort Schädelröntgenaufnahme. Diagnose: ‚Kephalgie unklarer Genese nach Virusinfekt', Verordnung eines Migränemittels. Am 7. Tag erneuter Hausbesuch durch mich, auffällig weiterhin der rote Rachen und bronchitische Rasselgeräusche, zusätzlich Candida Plaques im Mund. Am nächsten Tag wieder Hausbesuch und Blutabnahme. Laborergebnis: ‚Abklingende Infektion mit Epstein-Barr-Virus'. Am zweiten Wochenende wieder telefonisch erreichbar. Familie informierte mich über ‚Sehstörungen, Augenflimmern und Doppelbilder'. Am Sonntagabend rief ich von mir aus (ich weiß nicht, wie ich darauf kam) den Patienten an und empfahl ein sofortiges neurologisches Konsilium in der hiesigen Fachklinik. Der junge Mann fuhr noch am Abend selbst mit dem Wagen dorthin. Stunden später Entlassung bei unauffälligem Befund. Tags darauf Vorstellung beim Chefarzt der neurologischen Abteilung und Klage über ‚Doppelbilder', dort ‚Ausschluß einer Subarachnoidalblutung'. Am 20. Tag nach Krankheitsbeginn wegen weiterhin starker Kopfschmerzen und Sehstörungen von sich aus beim Augenarzt. Dortige Diagnose: ‚Verdacht auf Neuritis des Nervus opticus'. Am 22. Tag Verkrampfung, Röcheln. Mit Notarzt unter dem Verdacht ‚Hirnblutung' ins Krankenhaus. Dort erstmals Schädelcomputertomogramm. 1 Tag später Exitus letalis. Der sezierende Neuropathologe fand ursächlich ein ‚rupturiertes, sackförmiges Aneurysma der Arteria cerebri media rechts'. Die Anklageschrift setzt rechtlich daran an, die subjektive Vorwerfbarkeit meines Verhaltens bestünde darin, die zu Beginn der Behandlung des Patienten sich aufdrängende und mir angeblich aufgrund meiner Fachkenntnis und ärztlichen Erfahrungen auch mögliche richtige Diagnose nicht gestellt bzw. zumindest erwogen zu haben."

Kommentar

Sie, sehr geehrter Herr Kollege, wegen *fahrlässiger Tötung* bzw. wegen verwerflichen Verhaltens anzuklagen, ist sachlich absurd. Im Gegensatz zur Anklage galt es für Sie, weder bedrohliche noch atypische Krankheiten – schon gar nicht Raritäten – in den diagnostischen Vordergrund zu stellen. Auch später wurde dieser unerhört kompliziert gelagerte Fall von Ihnen (abwartend offen) souverän geführt.

Die Fachärzte sind mit ihrem „Karussell" im allgemeinen nicht kleinlich. Warum hat es nicht schon nach 5 Tagen der HNO-Arzt durch Weiterleitung an andere Spezialisten in Gang gesetzt? Doch offenbar deswegen, weil der Fall überhaupt keinen Anlaß zur Besorgnis gab. Ebenso wenig später in den Augen der Neurologen, als sie ein subdurales Hämatom „ausgeschlossen" hatten.

Im übrigen gibt es *unabänderlicherweise* immer ein *minimales Restrisiko*, einen Menschen ausnahmsweise und ohne Schuld infolge einer Verkettung unglückseliger Umstände an einem Abwendbar gefährlichen Krankheitsverlauf zu verlieren. Damit müssen wir Allgemeinärzte, die Spezialisten, aber auch die Staatsanwälte leben. Für ein solches Ereignis gab es jedoch in Ihrem Fall die längste Zeit keinerlei Hinweise.

Ihre Diagnostik ging wie üblich und erlaubt in Richtung des Wahrscheinlichsten. Trotzdem haben Sie – lege artis – die abwendbar gefährlichen, möglicherweise konkurrierenden Verläufe niemals aus den Augen verloren. Mehr konnte und brauchte von Ihnen nicht erwartet zu werden.

Wir benötigen daher, damit unser Tun vor Gericht sachkundig beurteilt wird, dringendst *Gutachter aus den eigenen Reihen*. Spezialisten können ja nur zu ihrem, nicht aber zum Denken und Handeln von Allgemeinärzten Stellung nehmen.

Stichwörter
Nächtliches Herzrasen und unerträgliche Kopfschmerzen, Affektionen der Atemwege / Exitus letalis bei Subarachnoidalblutung nach rupturiertem Gefäßaneurysma

---

4.18 Ihr Lebenswille

FALL 186 — **Ein makabrer Fall**
Frau Dr. med. E. K. aus Z.

„Ein 75jähriger Patient, schon lange schwer herzgeschädigt, die Lunge will auch nicht mehr recht funktionieren, macht sich langsam davon. Er ist mir ans Herz gewachsen, und er seinerseits hängt sehr an mir. So lasse ich mir täglich über sein Befinden berichten und besuche ihn seit etwa 3 Wochen regelmäßig. Mehrmals

dachte ich schon, er würde die nächste Nacht nicht überleben, so erwarteten wir von einem Tag auf den anderen sein Ende. Gestern schien es soweit zu sein. Ich wurde dringend bestellt. Mit der typischen Farbe des Sterbenden lag er, den Oberkörper fast im rechten Winkel erhoben, seitlich eingeknickt im Bett und murmelte etwas, das ich zunächst nicht verstehen konnte. Dann aber stieß er gepreßt immer wieder leise hervor: Gift ... Gift ... Die Schwiegertochter meinte, er wolle Gift von mir haben, damit sein Leiden ein Ende nähme. Ich nickte ihm zu, versprach, etwas zu verschreiben und verabschiedete mich. Der Pflegerin gab ich den Rat, die Tranquilizer-Dosis zu verdoppeln, um ihn zu beruhigen. Morgens kam der nächste Anruf etwas verspätet, und ich dachte schon, ich würde zur Leichenschau bestellt. Stattdessen sagte mir die Schwiegertochter: Nach meinem Weggehen hätte sie ihm eine kräftige Dosis des beruhigenden Pharmakons gereicht. Kaum geschluckt, hätte er es wieder herausgebrochen und ihr wütend zugeflüstert: ‚Von Euch lasse ich mich nicht umbringen!' Seitdem gehe es ihm wieder merklich besser, ich müßte ihn heute nicht besuchen. Ob er eine weitere Woche durchhalten wird?"

Stichwort
Skeptisch gegen die ärztliche Medikation

5 Der spezialistische Bereich

Die *Zusammenarbeit zwischen den Spezialisten und den Allgemeinärzten* läßt im großen und ganzen wenig zu wünschen übrig. Bei gegenseitiger Wertschätzung sind die Patienten hier wie dort in guten Händen. Natürlich gibt es von dieser Regel Ausnahmen. Das kann zu belastenden Unstimmigkeiten führen. Davon wird später die Rede sein.

In diesem Kapitel werden u.a. diagnostische, therapeutische und psychologische Probleme aufgeworfen, wie sie sich in Zusammenhang mit der spezialistischen Funktion bei Überweisungs- und Einweisungsfällen ergeben. Dabei geht es weniger um das Versagen bei der Zusammenarbeit als darum, daß man auf Schritt und Tritt auf den Mangel an einer hochentwickelten, lehrbaren Theorie der Angewandten Medizin stößt.

Auch in den folgenden Fällen kommt, wie schon in den früheren Leserzuschriften zutage: *die Verlassenheit der praktizierenden Ärzte* sowie ihre Nöte, mit den üblichen, längst überholten „Dogmen" und mit den unscharfen bzw. sogar inhaltslos gewordenen Begriffen (Stichwort „Diagnose") vernünftig umzugehen.

5.1 Spezialistische Routinen

Unter „*Routinen*" ist hier gemeint, was mit jedem einzelnen Patienten geschieht, der an einen Facharzt oder an eine spezialistische Abteilung im Krankenhaus herankommt. In diesem Sinne gibt es keine analogen Routinen bei den Allgemeinärzten, die ja *intuitiv-individuell* vorgehen. Nicht eine einzige Untersuchung gibt es bei ihnen, die tatsächlich bei jedem Ratsuchenden in jedem Fall vorgenommen wird.

Immerhin spricht man auch in der Allgemeinmedizin von Routinen, meint aber damit, wie erfahrene Praktiker bei häufig wiederkehrenden Beratungsursachen verfahren: So gehen ältere Ärzte beim Uncharakteristischen Fieber (UF) sehr ähnlich vor. Beispielsweise lassen sie meistens den Oberkörper entblößen und horchen die Lunge ab. Bei dieser Gelegenheit wird ihnen ein Herpes zoster am Stamm nicht entgehen, ebenso wenig ein exulzerierendes Mammakarzinom. Analog kann von ihnen, bei gegebener Indikation für einen Harnstreifentest, ein ausgeprägter Diabetes nicht übersehen werden, wenn die Untersuchung im Hinblick auf eine Harnwegeinfektion erfolgt.

Aber nur bei einem Bruchteil aller Ratsuchenden werden der Oberkörper entblößt und/oder eine Harnuntersuchung vorgenommen. In diesem bescheidenen

Der spezialistische Bereich

Rahmen ist also die Aufdeckung anderer Krankheiten möglich. Eine solche, zufällige Erfassung bis dato unbekannter Gesundheitsstörungen gehört zu den Seltenheiten in der Allgemeinpraxis.

Da oft in Krankenhausabteilungen und ebenso bei niedergelassenen Spezialisten ein stets gleiches Grundprogramm absolviert wird, ist dort die Chance, zufällig auf andere abnorme Befunde bzw. Krankheiten zu stoßen, größer. Trotzdem ist die Zahl der ihrerseits unerwartet aufgedeckten, behandlungsbedürftigen Leiden[14] im ganzen gesehen gering. Da diese Aufdeckung unbeabsichtigt geschieht, sollte das auch kein Grund für eine kollegiale Überheblichkeit sein. Eine solche zwangsläufige Entdeckung hebt die Spezialisten in keiner Weise über die Allgemeinärzteschaft hinaus.

FALL 187 **Glück muß man haben**
Dr. med. R. H. aus M.

„Eine 50jährige, sonst symptomlos, wird zur Diabeteseinstellung stationär eingewiesen. Bei der dortigen Rektaluntersuchung ist etwas Blut am Handschuh. Die Rektoskopie deckt ein (operables) Adenokarzinom auf. Nachträglich kommt heraus, daß es seit einiger Zeit unregelmäßige Stühle gegeben hatte. Ich bin sehr froh über diese Früherkennung."

Kommentar

Vom Krankenhaus erwartet man die „Durchuntersuchung", worunter natürlich nicht nur das Labor, sondern auch gewisse physikalische und apparative Untersuchungen zu verstehen sind. In diesem Rahmen „mußte" das Rektumkarzinom aufgedeckt werden. Im ganzen gesehen bedeutet Ihr Fall eine Seltenheit.

Möglichst viele solcher Abwendbar gefährlichen Verläufe (AGV) rechtzeitig aufzudecken ist der Grund dafür, bei unserer *Alltagsdiagnostik bis an die Grenzen unserer Möglichkeiten* zu gehen. Daß dabei ein gewisses theoretisches Verständnis der Allgemeinmedizin hilft, wird späteren Kollegengenerationen, die das Fach von Grund auf lernen, zugute kommen.

---

14 Solche „aufgedeckten, realisierbar behandlungsbedürftigen Affektionen" nenne ich „ARBA"; die „Portioerosion" oder ein (den Frauen meist schon seit langem als „Senkungsbeschwerden" bekannter) „Descensus vaginae" im Rahmen einer vaginalen Untersuchung sind typische Beispiele dafür. Für die Verwendung des Begriffes ist ebenso die Behandlungsbedürftigkeit entscheidend wie die Aussicht auf eine erfolgreiche Therapie (Braun RN [1986] Lehrbuch der Allgemeinmedizin. Theorie, Praxis und Fachsprache. Kirchheim, Mainz).

Wir selbst können zwar schon heute von der Programmierten Diagnostik profitieren, sind aber auf weiten Strecken der Berufsausübung auf unsere Erfahrungen und die eigene Gewissenhaftigkeit angewiesen.

Stichwörter
Stationäre Diabeteseinstellung / Rektumkarzinom

FALL 188 **Auf Herz und Nieren untersucht**
Dr. med. Th. Z. in A.

„Von einem kürzlich pensionierten Kollegen kam am frühen Abend ein Patient zu mir. Er klagte vor allem über seit einigen Tagen aufgetretenen Durst, daneben über Mattigkeit und Polyurie. Er hatte einige Stunden vorher nichts gegessen, so untersuchte ich den Blutzucker, und der Wert war 136. Harnlassen konnte er nicht, wie das so oft bei unseren Sprechstundenpatienten der Fall ist. Auf weitere Fragen klagte er auch über ein Druckgefühl über der Brust. Ein sofort geschriebenes EKG ergab keine auffälligen Veränderungen. Bei der physikalischen Untersuchung fiel mir gleichfalls nichts auf. Ich überwies zum Thorax- und Schädelröntgen und bestellte ihn in 1 Woche wieder. Er erschien bereits nach 2 Tagen mit Klagen über heftige Unterbauchschmerzen. Da für mich, wegen der Intensität der Beschwerden, die sofortige stationäre Überweisung klar war, nahm ich bloß eine flüchtige abdominelle Untersuchung vor und schrieb auf den Einweisungsschein: ‚Verdacht auf Unterbauchtumor'. Die stationäre Untersuchung deckte beiderseitige Hydroureteren und Hydronephrosen bei beträchtlichen Restharnmengen (weit über 1 Liter) auf. Während des Krankenhausaufenthaltes stieg der Kreatininwert von 1,3 auf 3,5 und der Harnstoffwert von 60 auf 120. Nach einer Erholung der Nieren ist eine Prostatektomie (zur Ausschaltung der Ursache) vorgesehen."

Kommentar

Beschränkt man sich darauf, die einschlägigen Kapitel umfangreicher Lehrbücher unter „Prostatahypertrophie" nachzulesen, so steht alles dort: Durst, Mattigkeit, Polyurie – je nach Stadium. Also müsse man wohl hinter einer solchen Symptomatik gleich die beträchtliche Prostatahypertrophie erkennen.

Die Sache ist nur die, daß man eben dieselben Symptome auch bei der Beschreibung anderer Krankheiten findet, und da war zunächst (noch dazu bei einem fremden Patienten) der Gedanke an eine Zuckerkrankheit naheliegender. Die Blutzuckeruntersuchung zu Anfang war daher indiziert. Denn zunächst bot sich eine Untersuchung des Herz-Kreislaufsystems an, womit von Ihnen ja auch ohne Verzögerung begonnen wurde. Das Fehlen einer auf die Harnwege weisenden Er-

krankung veranlaßte Sie schließlich, zunächst die angegebenen Röntgenbefunde
– im Sinne einer „fraktionierten" Durchuntersuchung – einzuholen.

Die gewiß für später vorgesehene abdominelle Exploration war nach Auftreten der Unterleibsbeschwerden wenige Tage nach der Erstuntersuchung (und etwas früher als geplant) eine Selbstverständlichkeit bzw. die sofortige Einweisung bestens vertretbar. Der Preis, vorher nicht selbst gründlich regional untersucht und dadurch die eigene Aufdeckung verfehlt zu haben, war inbegriffen.

Jeder, der in der Praxis gewissenhaft tätig ist, wird die Prioritäten ebenso setzen wie Sie, und nur ein unerfahrener Krankenhausarzt mag die Nase darüber rümpfen, daß Sie nicht die Prostatahypertrophie richtig erkannt hatten. Entscheidend war, daß Sie zum frühestmöglichen Zeitpunkt das Beste veranlaßt hatten. Das Weitere war eine Sache der Krankenhausautomatik.

Immerhin kommt auch in den Krankenanstalten, bei völlig atypischer Symptomatik, die diagnostische Klärung manchmal erst auf verschlungenen Wegen zustande. Dafür wiederum müssen wir volles Verständnis haben.

Stichwörter
Polydipsie, Mattigkeit, Polyurie / Hydronephrose bei Prostatahyperplasie

---

5.2 Diagnostische Pannen oder die Probleme der Spezialisten

Die praktizierenden Spezialisten müssen sich mit vielen Problemen herumschlagen, mit denen auch wir zu tun haben. Immerhin macht die Tatsache, daß die Masse der Beratungsursachen mit dem Wissen und den Erfahrungen des Einzelarztes (oder des Teams) befriedigend bewältigt werden kann, das Dasein der Fachärzte (im Hinblick auf die eigenen Gewissensbisse) erträglich.

Gleichwohl setzen die herrschenden Ansichten in der Medizin jeden Facharzt, der eine Krankheit nicht richtig erkannt hat, automatisch ins Unrecht („Er muß etwas versäumt haben!"). Solcherart will die heute geglaubte „Medizinreligion" *nichts von einer Grenze wissen, an der die Heilkunde ihr natürliches Ende findet.* Der beanspruchte Machtumfang, wie er sich darin ausdrückt, nach jeder Untersuchung zwanghafterweise eine exakte Diagnose zu stellen, kann an der wirklichen Grenze nichts ändern.

So haben sich die Ärzte eine Scheinwelt geschaffen, in der sie mit ihrem Glauben leben, ohne daß sie versuchen würden, die Angewandte Heilkunde logisch zu durchdenken. Daher gibt es auch im spezialistischen Bereich nach wie vor laufend Ärger wegen (unqualifizierter) Diagnosen, durch diagnostische Versäumnisse (bzw. durch allzu sehr eingeschränkte Untersuchungsschemata), durch blinde Fixierungen auf das Psychogene oder das Gegenteil und vieles andere mehr.

Dazu kommt, daß die Ergebnisse aus der berufstheoretischen Praxisforschung ignoriert werden. Aus der letzteren könnten die Spezialisten schon heute reichen Nutzen ziehen. Daraus ließe sich eine eigene Theorie der diversen spezialistischen

Sparten aufbauen. Nichts deutet aber darauf hin, daß die Bedeutung dieser wissenschaftlichen Sparte für die spezialistische Medizin erkannt worden wäre.

FALL 189 | **Vorschnelle Diagnose**
Frau Dr. med. C. H. aus M.

„Zu mir kam ein 32jähriger Patient wegen beiderseitig vergrößerter und schmerzender Inguinaldrüsen. Ein winziges ‚Ulkus' am Penis ließ entfernt an eine Lues denken. Unauffällige Anamnese. Ich überwies ihn sofort mit einer entsprechenden Anfrage an eine dermatologische Abteilung. Dort wurden die Drüsenschwellungen auf eine gleichzeitig bestehende Analfissur bezogen und ein Operationstermin mit dem Proktologen vereinbart. Bis dahin sollte der Patient daheim bleiben. Am Tag vor der Fissuroperation kam Alarm von der Dermatologie: Die vorsichtshalber veranlaßten Luestests waren hoch positiv ausgefallen."

Kommentar

Sie hatten sich nicht auf den Wortlaut der Lehrbücher verlassen, wonach bei der Syphilis typischerweise eine derbe Papel und fast indolente Drüsenschwellungen gegeben sind, sondern Sie hatten das Krankheitsbild weiter gefaßt.

Die erfahrenen Dermatologen glaubten dagegen, daß die Symptomatik auf eine Analfissur zurückzuführen sei. Damit bestätigten sie jedenfalls, daß es sich nicht um eine typische Lues handelte. Dann kam der Eklat.

Im ganzen betrachtet zeigt Ihr Fall, wie wichtig es ist, von einer Diagnosestellung abzusehen, solange noch die geringste Unsicherheit besteht. Außerdem darf man die *„klassischen" Krankheitsbilder* nicht buchstabengetreu als das einzig Wahre ansehen.

Da die Dermatologen nun ohnedies Blutuntersuchungen angestellt hatten, hätten sie den Patienten vielleicht zunächst durch eine stationäre Aufnahme „aus dem Verkehr" ziehen sollen, bis eine Lues ausgeschlossen war. Die Fissuroperation wäre dann immer noch rechtzeitig erfolgt.

Wie die Sache dagegen lief, war der möglichen Ansteckung weiterer Personen durch den Lueskranken in der Zwischenzeit möglicherweise Vorschub geleistet worden. Sie selbst konnten nicht mehr tun, als aufgrund Ihres Verdachtes sofort in den spezialistischen Bereich zu überweisen.

Stichwörter
Winziges Penisulkus und beidseitige vergrößerte, schmerzende Leistenlymphknoten / Analfissur / Lues

Der spezialistische Bereich

FALL 190	**Nachlässig geworden**
	Frau Dr. med. M. P. aus B.

"Eine 60jährige Frau kam vor 2 Jahren wegen Blutungen im Klimakterium zu mir. Trotz unverdächtiger Vaginalexploration sandte ich sie sofort zur Curettage ins Krankenhaus. Dort wurde ein Korpuskarzinom festgestellt und eine Radikaloperation durchgeführt. In meiner Praxis wurde sie 2 Jahre danach wegen Appetitlosigkeit wieder vorstellig. Sie sah nicht schlecht aus und war auch vor 4 Wochen beim jungen Chefarzt, der sie operiert hatte, zur Kontrolluntersuchung gewesen. Bei der Erstberatung ließ ich es (aus Zeitmangel) mit einer Befragung bewenden. Tags darauf untersuchte ich physikalisch. Dabei war mit dem ersten Griff aufs Abdomen klar, daß es voll von Metastasen war und auch reichlich Aszites enthielt. Außerem palpierte ich am Ende des Scheidenblindsackes einen verdächtigen Knoten, den man bei der Spiegeleinstellung nicht ahnte. Die Frau wies ich sofort wieder ins Krankenhaus ein. Noch am selben Tag kam ihr Ehemann zu mir und sagte, der seinerzeitige Operateur hätte gemeint, nun liege ein Myom vor. Die Patientin kam kurz darauf durch einen zerebralen Insult ad exitum. Wie soll man sich den Verlauf mit der spezialistischen Kontrolluntersuchung zusammenreimen?"

Kommentar

Es kann vorausgesetzt werden, daß der Operateur die Patientin tatsächlich anläßlich der Kontrolle gesehen hatte. Wäre er vorgegangen wie Sie, so hätte er auch die Metastasierung entdecken müssen. Wollte er der Frau die traurige Wahrheit nur verschweigen? In diesem Falle hätte er sich aber spätestens bei der aktuellen Überweisung mit Ihnen in Verbindung gesetzt bzw. dem Ehemann reinen Wein eingeschenkt.

Wie immer dem sei, das Wort „Myom" wäre dann nicht gefallen. Diese „Diagnose" halte ich für den Ausdruck einer momentanen Verwirrung bzw. einen Ausdruck dessen, wie peinlich ihm die ganze Situation war.

Fragt sich noch, warum denn bei der letzten Kontrolle weder abdominell noch vaginal palpiert worden war. Ich meine, es liegt darin begründet, daß in der fachärztlichen Diagnostik noch keine brauchbare optimierte Methode existiert. Die Kollegen müssen also – wie meistens auch wir Allgemeinärzte – erst durch Fehler und andere Umstände zu vertretbaren intuitiv-individuellen Routinen des praktischen Handelns gelangen.

Wahrscheinlich hat der Kollege nach den ersten Praxisjahren Nachuntersuchungen nach solchen Radikaloperationen (ausnehmlich eines Abstrichpräparates) aufgrund der Erfahrungen nach und nach für entbehrlich gehalten.

Sie können sicher sein, daß er die Palpationen nach diesem schockierenden Vorfall nie wieder unterlassen wird. So jedenfalls reime ich mir zusammen, wie Ihr Fall zustande gekommen sein könnte.

Stichwörter
Vaginale Blutungen im Klimakterium / Korpuskarzinom /
Postoperative abdominelle Metastasierung und Aszites

FALL 191 So lange an ein Malignom denken, bis nicht das Gegenteil bewiesen ist   Dr. med. G. K. aus A

„Bei einer 72jährigen wurde vor 16 Jahren die Gebärmutter wegen eines Malignoms entfernt. Vor 10 Monaten entwickelte sich das Bild einer Herzinsuffizienz (Dyspnoe, Herzklopfen, Anorexie). Digitalis wurde nicht vertragen. Eine beträchtliche Anämie (Hb 6,0 g%) konnte weder von mir noch vom Internisten ambulant bzw. stationär abgeklärt werden. Ein Verdacht auf Lungenmetastasen bestätigte sich nicht. Es wurde an eine intestinale Blutungsquelle gedacht und schließlich eine Kolitis ‚diagnostiziert'. Eisengabe besserte die Anämie nicht. Nach 7 Monaten konnte die Frau wieder zur Krankenhausaufnahme überredet werden. Es fand sich diesmal ein Malignom an der rechten Kolonflexur. Hemikolektomie und Teilresektion des rechten Leberlappens wegen einer solitären Metastase. Ich verstehe im nachhinein nicht, warum bei der hochgradigen Anämie nicht schon bei der ersten Aufnahme, da doch an eine intestinale Blutungsquelle gedacht worden war, eine Probelaparotomie vorgenommen worden ist."

Kommentar

Das Problem ist hier: Alles läuft nach dem *längst überholten Schema „Komplette Anamnese – Durchuntersuchung – Diagnosestellung"* ab. Wenn dann eine Kolitis „diagnostiziert" wird, dann ist der Fall eben erledigt.

Gäbe es eine Theorie, wie sie berufstheoretisch für die Allgemeinmedizin bereits entwickelt wurde, dann würden sich die Kliniker in solchen Fällen u.a. vor einer endgültigen Festlegung hüten und ein Malignom so lange als vorhanden betrachten (oder sonst einen Abwendbar gefährlichen Verlauf), solange nicht das Gegenteil bewiesen ist.

Wie die Dinge liegen, kam es, wie es kommen mußte.

Stichwörter
Unerklärbare Anämie / Kolitis / Kolonkarzinom

FALL 192: Keine berufstheoretische Basis
Prof. Dr. med. W. K.

Prof. Dr. med. W. K. schildert in der „Pädiatrischen Praxis" (29 [1983/84] 173-175) folgenden Fall:

„*2 1/2jähriges Kind, das stationär aufgenommen wird, weil es nicht mehr richtig laufen konnte. Vorher war orthopädischerseits – weil alle Befunde negativ gewesen waren – eine psychogene Gangstörung vermutet worden. Eine 3tägige Klinikbeobachtung ergab lediglich eine relative Lymphozytose und eine erhöhte BSG. Das Kind wurde dann wieder aus der Klinik genommen, angeblich, weil keine Diagnose gestellt worden war. Nach einem häuslichen Intermezzo erfolgte die Aufnahme in eine andere Klinik. Dort blieben 4 Wochen alle diagnostischen Wege ohne Ergebnis, bis schließlich eine Knochenmarkpunktion die akute lymphatische Leukämie sicherte."*

Prof. K. bricht nun im Blatt der Pädiater eine Lanze für die Darstellung von Fehldiagnosen und ihrer didaktischen Bedeutung, und der Zeitungsherausgeber unterstreicht diesen Appell.

Kommentar

So gern der Kommentator diesen Fallbericht und die Diskussion gelesen hat, so war doch nicht zu übersehen, daß den Pädiatern noch eine theoretische Basis ihrer praktizierten Medizin fehlt. Sie kennen noch nicht ihre *Fälleverteilung*, sie kennen noch nicht ihre *Strategien*.

Natürlich weiß man im nachhinein, daß Gliederschmerzen eines der wichtigsten Frühsymptome einer akuten Leukämie im Kindesalter sind. Aber wo z.B. ist das anerkannte „Diagnostische klinische Programm", das in allen Kliniken bei solchen Fällen automatisch zur Anwendung kommt und mit dem Leukämie und alle anderen wichtigen Abwendbar gefährlichen seltenen Verläufe, welche dieses Symptom verursachen können, der Reihe nach berücksichtigt werden?

Übrigens blieb man, zum Mißfallen von Prof. K., bis zuletzt dabei, daß hier eine starke psychogene Komponente mit im Spiel gewesen sein müßte.

Alles in allem genommen werden auch die Pädiater ohne berufstheoretische Grundlagenforschungen mit ihren Falldarstellungen nicht weiter kommen, als zum üblichen spezialistischen Rezept, daß man nämlich „immer alles" untersuchen müsse, um ja nichts zu übersehen. Dieses Rezept nützt aber in der Praxis beim Durchschnittsfall nichts.

Stichwörter
Psychogene Gangstörung beim Kleinkind / Akute lymphatische Leukämie

FALL 193	**Unverständlich oder verständlich**
	Dr. med. W. Sch. in P.

„*Eine 75jährige Patientin wurde von mir zur ambulanten Diagnostik an eine Interne Poliklinik überwiesen. Ich hatte die Frau einige Wochen wegen unklarer Oberbauchschmerzen betreut, aber nichts Abnormes gefunden. An den Beschwerden besserte sich nichts. Die Internisten nahmen eine Kurzdiagnostik vor. Es kam zu einer Röntgenuntersuchung des Thorax und zu einer Sonografie usw. Alles blieb ohne besonderes Ergebnis. Schließlich wurde die Frau untersucht rücküberwiesen. Während dieser Zeit waren die Beschwerden deutlich geringer gewesen. 10 Monate später wies ich sie wegen progredienter Beschwerden stationär ein. Nun erst wurden die Röntgenuntersuchung des Magens und die Gastroskopie nachgetragen und ein bereits inoperables Magenkarzinom aufgedeckt. Ich meine, man hätte, wäre dieser Diagnostikumfang sofort angewendet worden, das Malignom möglicherweise noch in einem operablen Stadium aufdecken können.*"

Kommentar

Ich verstehe, daß dieses Erlebnis für Sie bitter war, und mir ist eigentlich auch unverständlich, warum die Internisten anfangs nicht den Magen genauer untersucht hatten.

Wissen wir aber, wie sich die Kranke stationär präsentiert hatte? Sie schreiben ja, daß in der Krankenanstalt eine Besserung eingetreten war. Möglicherweise schien den Internisten das „abheilende" Beschwerdebild keiner vertieften Diagnostik mehr bedürftig. Vielleicht hatten sie auch an eine psychogene Störung gedacht. 10 Monate später wurde alles nachgeholt – es war zu spät.

Nun wissen wir andererseits, daß die Malignome bei älteren Menschen langsam wachsen. Da könnte man annehmen, daß auch schon bei der Erstberatung keine Operabilität mehr gegeben war.

Diese Wahrscheinlichkeit (zusammen mit den bescheidenen Operationserfolgen selbst im frühen Stadium des Magenkarzinoms) läßt das Versäumnis der Internisten – wenn es überhaupt als solches bezeichnet werden kann – vielleicht in einem anderen Licht erscheinen.

Ich glaube, wir sollten uns lieber um „den Balken im eigenen Auge" kümmern. Natürlich schließt das ein kritisches Interesse für das Handeln unserer spezialisierten Kollegen nicht aus.

Stichwörter
Unklare Oberbauchschmerzen / Inoperables Magenkarzinom

FALL 194 Auf die Psychiatrie oder operieren?
Dr. med. K. A. in W.

„Eine meiner Patientinnen, 47 Jahre alt, war während meiner Abwesenheit vom Praxisvertreter wegen Erbrechens ins Krankenhaus eingewiesen worden. Ihre Vegetative Dystonie war bekannt; diese wurde, da alle Untersuchungen negativ abgelaufen waren, als Ursache des ‚nervösen' Erbrechens angenommen. Das Erbrochene war aber niemals angesehen worden. Ich sah nun das Erbrochene nach dem Urlaub und stellte ein Miserere (Koterbrechen) fest. Das gab es einmal täglich. Im Krankenhaus hatte man die Ileussymptomatik nicht sehr ernst genommen, weil der Zustand angeblich schon 5 Jahre bestanden hatte. Tragischerweise war zu dieser Zeit der sehr gewissenhafte Chefarzt abwesend. Psychopharmaka besserten den Zustand einige Tage lang. Eigentlich war dann eine Einweisung auf die Psychiatrie vorgesehen. Schließlich kam es aber doch über die Interne wieder zur Aufnahme auf die Chirurgie. Nunmehr wurde ein Morbus Crohn festgestellt und eine Verengung im Colon ascendens, etwa 10 cm nach dem Ende des Ileum, operativ beseitigt. Der Stuhl war übrigens stets normal gewesen. Die Operation kam allerdings bei röntgenologisch sicheren Ileuszeichen (Spiegelbildungen) zu spät. Die Frau verstarb kurz nach der Operation an Nierenversagen. Übrigens hatte ich schon früher eine Laparotomie vorgeschlagen. Sie war aber von den Krankenhausärzten abgelehnt worden."

Kommentar

Wie man bei Miserere nicht sofort chirurgisch aktiv werden kann, begreife ich nicht. Freilich war das Koterbrechen im Krankenhaus niemals gesehen worden, und die Frau wurde als Neurotikerin abgestempelt. Wahrscheinlich hatte es während der 5 Jahre dauernden Symptomatik zahlreiche Untersuchungen und Überweisungen gegeben.

Aber so ist es nun einmal in der gesamten Medizin: Bei einer Verkettung unglücklicher Umstände kann ein an sich Abwendbar gefährlicher Verlauf (AGV) unabwendbar werden. Wann wird die berufstheoretische Forschung in der spezialistischen Medizin beginnen, damit das Risiko, solche Fälle zu verlieren, minimiert werden kann?

Stichwörter
Miserere (Koterbrechen) / Nervöses Erbrechen / Morbus Crohn

| FALL 195 | **Notdienst: Arzt ist nicht gleich Arzt** |

Im vorliegenden Fall geht es um eine in der Illustrierten „Stern" unter dem Titel „Kein Grund zur Besorgnis" präsentierte Story.

Ein Säugling erkrankte an einem Samstag. Der 11monatige wollte nach einem Ausflug weder essen noch trinken. Er schrie, war nicht zu beruhigen und wurde immer heiserer. Der Notarzt, ein Internist, ließ das Kind zu sich kommen. Er konnte nichts finden und riet, bei Auftreten von Fieber den Säugling wieder zu bringen. 3 Stunden später bot der Junge ein bleiches Gesicht, blaue Lippen und röchelte. Sofort fuhren die Eltern wieder zum Notarzt. Der Internist konnte auch diesmal nichts feststellen. Die Besorgnis der Eltern suchte er damit zu zerstreuen, daß er darauf hinwies, seine eigenen Kinder hätten oft im Schlaf blaue Lippen. Dem Röcheln legte er keine Bedeutung bei. Daheim, um etwa 22 Uhr, machte der Säugling bereits einen moribunden Eindruck („Das Kind erstickt!") und wurde von den Eltern sofort in eine nahe gelegene Kinderklinik gebracht. Knapp nach der Einlieferung kam es zu einem Atem- und Herzstillstand. Die Epiglottitis konnte auf der Intensivstation beherrscht werden. Der durch Sauerstoffmangel entstandene Hirnschaden jedoch war irreversibel. Die Folgen sind spastische Lähmungen und schwere geistige Behinderungen. 2 Wochen nach dem Erkrankungstag wollte der Vater mit dem Notarzt in Ruhe über den Fall reden. Der Doktor lehnte aber ein Gespräch ab und schubste ihn bei der Tür hinaus. 4 1/2 Jahre später kommt es zur Gerichtsverhandlung mit dem Internisten als Angeklagten.

Kommentar

Bei dem Vorkommnis handelt es sich gewiß um eine Rarität. Aber an der ersten Linie muß der Arzt stets an Abwendbar gefährliche Verläufe denken – einschließlich seltener Atypien.

Natürlich kann dasselbe, wie dem Internisten, auch dem Allgemeinarzt passieren. Die Wahrscheinlichkeit ist bei einem breit weitergebildeten, erfahrenen Allgemeinarzt aber doch viel geringer, daß er sich entscheidend auf negative physikalische Untersuchungsergebnisse verläßt, ohne sich vom schwerkranken Aspekt des Patienten beeindrucken zu lassen. Natürlich muß er auch den Aspekt zu beurteilen wissen.

Aber hierin liegt letztlich gar nicht die Problematik. Der Kern liegt darin, daß wir es verabsäumt haben, die Allgemeinmedizin nachdrücklich als die einzige akzeptable Lösung für den *ärztlichen Notdienst* anzubieten und vor Folgen, wie den hier zitierten, zu warnen. Es war schließlich nur eine Frage der Zeit, bis ein Gebietsarzt an einem Abwendbar gefährlichen Verlauf (AGV) scheitern würde. Gewiß ist der präsentierte Fall nicht der erste, und er wird auch nicht der letzte sein.

Mit einer Bestrafung des Internisten ist hier also gar nichts getan. Werden ihm Aufgaben überantwortet, die er nicht befriedigend lösen kann, so ist das nicht seine Schuld. Am unausgelesenen Material im Notdienst läßt sich die zuständige allgemeinärztliche Funktion eben durch keine andere ersetzen. Arzt ist hier nicht gleich Arzt.

Die Lehre daraus kann nur sein, daß wir Allgemeinärzte versuchen, die uns verloren gegangene Monopolposition in der ärztlichen Notversorgung der Bevölkerung wieder zu gewinnen. Ist das erreicht, so wird es für alle Beteiligten die beste Lösung sein.

Stichwörter
Heiserer, röchelnder Säugling / Epiglottitis

FALL 196 **Ich komme nicht damit zurecht**
Dr. med. W. E. aus P.

„Es geht um eine 75jährige Wirtin. Die Frau muß den Betrieb für ihren Sohn führen, der anderweitig beschäftigt ist. Mir tat sie schon immer leid, da sie wegen schwerer Gonarthrosen stärkstens gehbehindert war. Nun wurde sie plötzlich bettlägerig. Ich fand sie in einem ungeheizten Raum liegend vor. Sie klagte über Parästhesien in beiden Händen. Sie könne kaum etwas angreifen bzw. in den Händen halten. Die Patellarreflexe waren – wie immer – abgeschwächt. Sie war nicht gehfähig. 14 Tage später mißlang ein Gehversuch neuerlich. Ich fragte nun eingehend nach Verletzungen oder sonstigen Unfällen. Dergleichen hatte es aber nicht gegeben. Nun wies ich ein. Im Krankenhaus wurde eine Quadriplegie und als Ursache (durch Myelografie) ein Halswirbelsäulentumor festgestellt. Die Operation ergab nichts dergleichen, sondern einen Gleitwirbel. Tragischerweise war sie nach dem Eingriff völlig querschnittsgelähmt und verstarb 3 Wochen später. Ich komme nicht damit zurecht, daß mir die Quadriplegie entgangen war."

Kommentar

Auch wenn Sie an eine Quadriplegie gedacht hätten, wäre nichts anderes herausgekommen als die frühere Einweisung, dieselbe Operation und dieselbe Querschnittslähmung mit demselben baldigen Exitus. Im übrigen nennt man Quadriplegie (= Tetraplegie) nur die *vollständige* Lähmung aller vier Extremitäten, während in Ihrem Fall bloß eine *teilweise* Lähmung vorgelegen hatte, die als Quadriparese bzw. Tetraparese zu bezeichnen wäre. An sich sind eine Quadriparese (oder eine Quadriplegie) extreme Raritäten in der Allgemeinmedizin.

Kein Wunder, wenn Sie bei der schweren Gonarthrose nicht an die Seltenheit einer gleichzeitigen Extremitätenlähmung dachten. Immerhin wiesen Sie ein.

Sei dem wie immer, wegen der nicht bedachten Quadriparese brauchen Sie sich keine grauen Haare wachsen zu lassen. Das liegt im Bereich unseres normalen Risikos, weit entfernt von einem Kunstfehler.

Stichwörter
Parästhesien der Hände, Gehstörung / Quadriplegie durch Tumor der Halswirbelsäule / Gleitwirbel

---

5.3 Schwierigkeiten

Bei früheren Fallschilderungen war wiederholt zutage getreten, daß die Diagnostik im spezialistischen Bereich im Prinzip vor ähnlichen Schwierigkeiten steht wie die allgemeinärztliche. Angesichts kompliziert gelagerter Einzelfälle stürzt das Dogma, der Arzt müsse vor jeder Therapie stets primär eine exakte Diagnose stellen, oft genug wie ein Kartenhaus in sich zusammen.

Wohl gibt es in solchen Fällen *spezialistische „Diagnosen"*. Aber sie erweisen sich dann eben als problematische Behauptungen. Die Irrtümer gehen auf das Konto verschiedener Faktoren, nicht zuletzt auf die Häufigkeit bzw. Seltenheit der Fälle zurück.

Wann werden die Kliniker bereit sein, ihre gegenwärtigen eigenen Grundlagen wissenschaftlich zu überprüfen und an deren Stelle eine *vernünftige Theorie ihres Handelns am Fall* zu setzen?

Offenbar war dies früher, d.h. ohne eine berufstheoretische Durchdringung der allgemeinärztlichen Funktion, noch nicht möglich gewesen. Das hat sich geändert. Infolgedessen könnten die Spezialisten bei ihren eigenen Forschungen auf festen Grundlagen aufbauen.

Viele Begriffe aus der Praxisforschung, wie der „Abwendbar gefährliche Verlauf (AGV)" oder das „Abwartende Offenlassen" haben sich bereits im allgemeinen ärztlichen Sprachgebrauch eingebürgert. Das zeigt an, wie dringend der Bedarf an einschlägigen Ergebnissen der Grundlagenforschung gewesen war.

Die in diesem Abschnitt angeführten Problemfälle sind nicht die einzigen im Buch, bei denen die Spezialisten in Schwierigkeiten geraten waren. Es handelte sich dabei um normale, wenn auch relativ seltene Folgen von *„Fallstricken"* in der Heilkunde. Eine künftige Theorie der spezialistischen Angewandten Heilkunde wird Vorkommnisse dieser Art zwar nicht verhindern können, aber doch seltener werden lassen.

FALL 197	**Läuse und Flöhe**
	Dr. med. C. F. aus B.

Dr. med. C. F. aus B. nimmt Bezug auf Fall 26 „Appendektomie" und schreibt:

„Ich erlebte etwas ähnliches. Bei einem 5 Monate alten Säugling fanden sich Zeichen einer Pneumonie rechts basal, aber auch eine deutliche Abwehrspannung im rechten Unterbauch. Ich überwies unter den Diagnosen ‚Pneumonie und akute Appendizitis'. In der Kinderklinik wurde zunächst 3 Tage die Pneumonie behandelt. Dann Akutverlagerung in die Universitätsklinik, wo laparotomiert und eine perforierte Appendizitis festgestellt wurde."

Kommentar

Sie haben da eine extreme Rarität erlebt. Schon die Appendizitis bei einem 5monatigen Säugling ist selten genug. Simultan dazu noch eine Pneumonie!

Sie haben beides nicht zusammengepreßt, obgleich bei einer solchen Symptomatik für gewöhnlich *entweder* eine Pneumonie *oder* eben eine Appendizitis vorliegt. Da waren Sie also zurecht vorsichtig.

Zu einer Diagnosestellung waren Sie gleichwohl nicht berechtigt. Die Einweisung hätte nur unter den Klassifizierungen „Bild einer Pneumonie" und „Défense im rechten Unterbauch" erfolgen dürfen. Im Unterbauch gibt es schließlich Dutzende Affektionen, die eine solche Symptomatik produzieren können.

Interessant ist, daß die Kinderkliniker sich – eben aus der oben genannten Erfahrung heraus – zunächst ganz auf die Pneumonie festgelegt hatten. Im letzten Moment ging man dann außerdem noch chirurgisch vor. Ihre „Diagnose" wurde eben nicht ernst genommen, weil eine Duplizität allzu unwahrscheinlich war. Auch durfte die abdominelle Symptomatik (anfangs) nicht alarmierend gewesen sein.

An sich kann man Ihnen zu Ihrer Leistung nur gratulieren, daß Sie nämlich trotz der pneumonische Zeichen die abdominelle Untersuchung nicht versäumt und die Symptome getrennt präsentiert hatten.

Stichwörter
Pneumonie rechts basal, Défense rechter Unterbauch bei Säugling /
Pneumonie und Appendizitis

FALL 198	Sieht so aus wie..., aber was ist es wirklich?
	Dr. med. C. M. aus L.

„Eine 45jährige Frau erkrankte mit Schwellungen und Taubheit im Bereich der befallenen Gelenke. Da unter antirheumatischer Therapie wohl Besserungen, aber auch immer wieder Rezidive eintraten, überwies ich die Frau an eine Spezialstation. Deren Diagnose lautete: Primär progressive Polyarthritis. Einige Wochen nach diesem Krankenhausaufenthalt wurde ich nachts zu ihr wegen Herzschmerz, Herzklopfen und Schwindel gerufen. Mit meinen Mitteln konnte ich nichts Entscheidendes finden und behandelte zunächst symptomatisch. Einige Wochen später erfolgte eine neuerliche nächtliche Bestellung wegen beunruhigender Tachykardien. Nunmehr überwies ich die Frau an eine andere spezialisierte Klinik. Die Entlassungsdiagnose lautete: Morbus Boeck."

Kommentar

In meiner Praxis sah ich unter 100.000 Fällen noch kein einziges Sarkoid. Nach Hantschmann (Klinik der Gegenwart Bd. 1, S.E. 323) wird der akute Morbus Boeck „nicht selten" als Gelenkrheumatismus mißdeutet.

Daß einer Rheumaklinik das passierte, beleuchtet die allgemeine Schwierigkeiten der medizinischen Diagnostik bzw., daß überall in der Medizin im Prinzip dieselben Probleme bestehen. Die Herzsymptome sind in der gleichen Schrifttumstelle zwar nicht einzeln aufgeführt, aber nach Art des Leidens aus Durchsetzungen des Herzmuskels mit Epitheloidzellgranulomen erklärbar.

Dieser Fall ist ein Argument mehr dafür, diagnostische Festlegungen nicht nur selbst mit größter Vorsicht zu tätigen, sondern auch den Festlegungen der Spezialisten nicht unbedingt zu trauen.

Stichwörter
Schwellungen und Parästhesien der Gelenke / Morbus Boeck

FALL 199	Der Hausarzt hat sich in den Fall hineingekniet

In der Juni-Ausgabe berichtet die Fachzeitschrift „Canadian Family Physican" über folgenden Fall, der referiert und kommentiert werden soll:

„Ein 10jähriger, sportlicher Junge kam zum Hausarzt, um seinen Fuß untersuchen zu lassen. Klagen über Schmerzen im linken Oberschenkel und (manchmal) im *linken Bein seit 2 Monaten. Wegen einer tiefen Empfindlichkeit im Oberschenkel wurde ein Hüft- und Oberschenkelröntgenbild geplant. Leere Anamnese. 1 Woche später rief der (Stief-) Vater an, weil sich diese Symptome wieder gezeigt hätten. Er verspüre auch Schmerzen im linken Arm und im Körper, manchmal mit einer örtlichen Muskelstarre. Solche Symptome gäbe es hauptsächlich beim Schlafengehen und Aufstehen am Morgen. Der Arzt dachte an eine Erkrankung des Nervensystems, evtl. des Stoffwechsels. Im übrigen war er ärgerlich, weil die Eltern sich nicht besser um das Kind gekümmert hatten. Gleichwohl ließ ihn der Fall nicht los, und so machte er sich kurzerhand zu einem Hausbesuch auf. Es bestätigten sich die Angaben über die kurzdauernden, schmerzhaften, linksseitigen, unwillkürlichen Muskelbewegungen. An diesem Tag gab es Symptome in beiden Beinen, dazu Stirnkopfschmerz und Übelkeit bzw. Brechreiz. Letzterer wurde auf einen Diätfehler zurückgeführt.*

Der Arzt dachte damals bereits an einen Tumor und wollte so rasch wie möglich die Ansicht eines Spezialisten für Kinderneurologie erfahren. Dort ging der Patient mit der Mutter hin, und es kam heraus, daß es wenige Minuten dauernde Verkrampfungen der linken Seite seit 3 Monaten gegeben hatte, zuletzt 1–2mal wöchentlich. Der kleine Patient konnte sie voraussagen, weil sich vorher eine Steifheit einstellte. Auch diese neurologische Untersuchung ergab keinerlei Abnormitäten. Die Diagnose lautete auf ‚familiäre, paroxysmale Choreoathetose'. Ein Anfallsleiden, ein parasagittales Meningeom rechts und Migräne waren differentialdiagnostisch ausgeschlossen worden. Symptomatische Therapie.

Wegen Verschlechterung kam es 2 Monate danach zu einer Scanneruntersuchung, die den Verdacht auf ein Meningeom in der Nähe des Sulcus centralis Rolandi lieferte. Die erfolgreiche Operation bestätigte die Annahme. Der Knabe wurde wiederhergestellt.

In seiner Schlußbemerkung zeigte sich der Hausarzt nach wie vor darüber verärgert, daß die Eltern die Symptome des Kindes so lange nicht ernst genommen hatten, in einer Zeit, in der das Gegenteil an der Tagesordnung ist. Es sei offenbar eine ‚harte' Familie."

Kommentar

Ich selbst sehe keine Veranlassung, den Eltern eine Schuld zuzuschieben. Schließlich schickten sie den Knaben – wenn auch unbegleitet – zum Doktor.

Es lag also am Hausarzt, sich tiefer in den Fall hineinzuknien und die wichtigsten Abwendbar gefährlichen Verläufe auszuschließen. Daß bei 10jährigen solche Verläufe extrem selten sind, kann kein Grund dafür sein, auf eine vertiefte Diagnostik zu verzichten.

Warum der Neuropädiater keine Scanneruntersuchung veranlaßte, obgleich er ein Meningeom in seiner Differentialdiagnostik bedacht hatte, erscheint rätselhaft. Hier dürfte die Seltenheit eines Meningeoms in dieser Altersgruppe ihre Rolle gespielt haben. So vergingen 5 Monate, ehe es zum Eingriff kam, der dem Knaben die Gesundheit brachte.

Alles in allem genommen ist die heutige Medizin dort in ihrem Element, wo sich die Fälle klassisch in Szene setzen. Je „maskierter", je atypischer die Bilder sind, um so mehr Zeit verstreicht, ehe die diversen „Diagnosen" umgestoßen werden, bis schließlich der richtige „Dämon" erkannt ist.

Die Mediziner müssen endlich daraus die Lehre ziehen, niemals dort eine Diagnose zu stellen, wo auch nur der Funken einer Möglichkeit besteht, daß eine andere, gefährliche Krankheit vorliegen kann.

Stichwörter
Einseitige Bein- und Armschmerzen, Muskelzuckungen, Übelkeit bei Kind / Familiäre paroxysmale Choreoathetose / Meningeom

FALL 200 **Die Diagnostischen Programme hätten bereits den Hinweis geben können** Dr. med. E. K. aus V.

„Ein 5jähriges Mädchen war im letzten Jahr bei mir Dauerpatientin. Sie litt nicht weniger als 5mal an beachtlichen Bronchitiden. Der Röntgenbefund war unauffällig, ebenso waren es meine Untersuchungen. Wegen Verdacht auf Appendizitis war sie währenddessen einmal zur Beobachtung auf einer chirurgischen Abteilung, wurde aber nach 2 Tagen als unauffällig wieder entlassen. Wegen anhaltender Umbilikalkoliken bei hellen, nicht übelriechenden Stühlen stellte ich sie vor einigen Monaten einem Kinderarzt vor, der keinen Rat wußte. Wenig später kam es zur Aufnahme auf einer pädiatrischen Station. Auch dort wurde dem Kind nicht geholfen, und die Lage blieb unklar. Schließlich erkannte man an einer pädiatrischen Universitätsklinik – wo erstmals ein Schweißtest durchgeführt wurde – das Vorliegen einer Mukoviszidose. Ich ärgere mich, weil ich nicht selbst auf diese Möglichkeit gekommen bin."

Kommentar

Sie ärgern sich zurecht, weil eine Kombination von anhaltendem Husten und schlechten Stühlen stets den Verdacht auf eine zystische Fibrose lenken sollte. So zumindest steht es im Lehrbuch.

Andererseits haben ja nicht nur Sie *nicht* an diese Möglichkeit gedacht, sondern auch ein niedergelassener Kinderarzt und eine pädiatrische Fachabteilung in einem Krankenhaus. Sie sind also in guter Gesellschaft. Daß auf einer Universitätsklinik die an sich naheliegende Krankheit richtig erkannt worden ist, darf man von einer solchen Instanz erwarten.

Worum geht es hier also? Es geht um das Problem der Häufigkeit. Die Mukoviszidose kommt weit seltener als 1:3000 Fälle in der Allgemeinpraxis zur

Beobachtung, schätzungsweise einmal in 10 Jahren in einer mittelgroßen Praxis. Das wäre also 1 Fall auf 50.000.

Verständlich, daß bei der Masse andersartiger flüchtiger Katarrhe der Luftwege diese Möglichkeit langsam aus unserem Gesichtsfeld entschwindet. Es geht uns bei sehr vielen seltenen, Abwendbar gefährlichen und weniger gefährlichen Verläufen ganz ähnlich.

Damit diese Vergessenheit, diese Ausrichtung nach dem Banalen, Alltäglichen nicht eintritt, ist es wichtig, ein Instrument gegen das Aus-den-Augen-Verlieren zu besitzen. Auf unser Gedächtnis können wir uns da leider nicht verlassen.

Wenn Sie nun unter den Programmen für die Allgemeinmedizin die Handlungsanweisung Nr. 2 „für den anscheinend leicht kranken, fieberfreien Patienten mit Husten als Leitsymptom" und die Handlungsanweisung Nr. 4 „für häufig sich wiederholende oder ungewöhnlich lange dauernde, multiple Symptome des Respirationstraktes ohne Allgemeinerscheinungen (z.B. Fieber)" aufmerksam durchsehen, so stoßen Sie in beiden Standards auf die Frage nach dem Stuhl. Eine solche Frage bei „Husten" erscheint zunächst völlig überflüssig, wenn da nicht eben ein Anstoß enthalten wäre, sich der Mukoviszidose zu erinnern und evtl. die Diagnostik in dieser Richtung zu ergänzen und zu vertiefen.

Wie sich also zeigt, wird der Allgemeinarzt von der Programmierten Diagnostik her schon früh auf die Erfassung einer zystischen Fibrose gelenkt.

Stichwörter
Rezidivierende Bronchitiden, Umbilikalkoliken, helle Stühle bei 5jähriger / Mukoviszidose

Diagnostische Programme
Nr. 2 „Husten-Standard"
Nr. 4 „Rezidivierende Luftwegekatarrhe"

FALL 201 **Langsam, aber normal**
Dr. med. E. M. aus Z.

„Es geht um einen 25jährigen Mann. Er stellte sich bei mir vor 3 Wochen in der Sprechstunde vor und gab an, seit 4–5 Tagen an einem Druckgefühl der Harnblase zu leiden. Er mußte viel öfter Urin lassen als normal. Ich fand Ery und Leuko im Harn, nahm einen entsprechenden Infekt an und verordnete ein Sulfonamidpräparat. Nach weiteren 4 Tagen waren die Beschwerden deutlich gebessert, der Urin normal. Physikalisch war die Enddarmregion unauffällig gewesen. Stuhltest auf okkultes Blut negativ. Die Röntgenuntersuchung des Darmes ergab ein ‚Reizsigma'. In den folgenden Tagen wurden eine Pyelographie, ein Magen- und ein

Gallenblasenröntgen vorgenommen, alles mit negativen Ergebnissen. Ein Internist hielt die Beschwerden für den Ausdruck einer abgelaufenen Prostatitis. Der Patient wurde nach kurzem Krankenstand wieder gesund geschrieben. Nach 1 Woche wies ich ihn wegen wieder aufgetretener, verstärkter Schmerzen auf eine chirurgische Abteilung ein. Zunächst wollte ich sicher sein, daß keine atypische Appendizitis gegeben war. Die Chirurgen fanden bei ihrer Durchuntersuchung einen Unterbauchtumor, möglicherweise vom Harntrakt ausgehend, und überwiesen deshalb auf eine urologische Spezialstation. Die dort – etwa 3 Wochen nach der Erstkonsultation bei mir – vorgenommene Laparotomie ergab als Befund ein Mesenterialdermoid."

Kommentar

Zu dem ganzen Fall läßt sich zunächst sagen, daß Sie den Fall optimal geführt haben. Ihr Gespür veranlaßte Sie, es nicht bei dem abgeheilten Harnwegsinfekt bewenden zu lassen, und so kam es zu Ihrer lokalen Durchuntersuchung und später zur Krankenhauseinweisung.

Die langsame Abklärung im spezialistischen Bereich ist normal und eines der unzähligen Argumente gegen das Dogma von der zielführenden kompletten Anamnestik und Durchuntersuchung mit dem Ergebnis der raschen exakten Diagnosestellung. So einfach war die Medizin nie, und sie ist es heute weniger denn je.

Stichwörter
Dysurie / Abgelaufene Prostatitis / Unterbauchtumor / Mesenterialdermoid

---

FALL 202 **Fallstrick: die modische Toilettenschüsselfarbe**
Dr. med. R. G. aus R.

"Es geht um eine 42jährige berufstätige Frau, die zu den ersten Patienten meiner neu gegründeten Allgemeinpraxis zählte. Mir stand viel Zeit für eine ausführliche Anamnese und Untersuchung zur Verfügung. Beklagt wurde eine seit 3 Wochen ständig zunehmende Leistungsinsuffizienz. Zuletzt habe sie kaum mehr kleine Wegstrecken körperlich bewältigen können. Bei der Untersuchung fiel mir neben einer Tachykardie eine deutliche Blässe der Schleimhäute auf. Meine Fragen nach Stuhlgangbesonderheiten, Inappetenz sowie nach Schmerzen und Veränderungen der Lebensumstände wurden verneint. EKG unauffällig. Hb 7,2 g%. Ich überwies noch am selben Tag in die benachbarte Klinik. Dort wurde schon tags darauf wegen weiterem Hb-Abfall laparotomiert. Als einziger Hinweis hatte sich nämlich gastroskopisch eine mäßig starke Blutung im Duodenum ergeben. Erst am nächsten Tag stand fest, daß die duodenale Blutung artefiziell war. Dagegen waren offenbar

massiv blutende Hämorrhoiden als Ursache des Blutverlustes anzusehen. Im nachhinein teilte mir meine Patientin mit, daß ihr Neubau-WC dunkelrot sei und als modernes ‚Plumpsklo' eine Stuhlinspektion nicht zulasse. Das leicht blutige Toilettenpapier habe sie für unwichtig gehalten."

Kommentar

Sie haben etwas beschrieben, das in keinem Lehrbuch steht, aber in jedem stehen sollte: wie nämlich die *Lebensumstände* wichtige zielführende Antworten unmöglich machen.

Nun zu Ihrer Diagnostik: Da Sie es nicht anders gelernt hatten, waren Sie als Anfänger froh, gemäß der Lehre handeln zu können. Sie hatten Zeit für eine ausführliche Anamnestik und Untersuchung, ich nehme an nach Art der Diagnostik im Krankenhaus. Dabei fielen Ihnen eine Leistungsminderung und eine Schleimhautblässe auf. Mit Rücksicht auf die von Ihnen aufgedeckte Anämie erfolgte die Krankenhauseinweisung noch am gleichen Tag.

Nun ist aber unser eigentliches Problem nicht, was man tun kann, wenn man zu Praxisbeginn viel Zeit hat, sondern, was man unter dem normalen Zeitdruck tatsächlich tut. Wären Sie durch meine Schule gegangen, so hätten Sie eingeimpft bekommen, sich von Praxisbeginn an so zu verhalten, als hätten Sie die übliche geringe Zeitspanne zur Verfügung.

Bei uncharakteristischer, seit 3 Wochen zunehmender Leistungsinsuffizienz wäre dann angezeigt gewesen, eine Tabula diagnostica (Handlungsanweisung Nr. 67) anzulegen. Dann wären Sie gezielt auf die Anämie gelenkt worden und hätten außerdem – durch die grafische Aufzeichnung der Symptomdauer und Intensität – eine bessere Übersicht über die Situation erhalten. Und das in kurzer Zeit.

Als Ergänzung hätte sich das Programm Nr. 81 „zur allgemeinmedizinischen redundanten Diagnostik bei uncharakteristischer Anämie" angeboten. Dadurch wiederum wären Sie ziemlich sicher auf die Blutung aus dem Anus gekommen oder wenigstens darauf, daß Blut am Papier festgestellt worden war.

Natürlich hätte sich damit die sofortige Überweisung nicht erledigt, aber sie wäre besser fundiert und begründet gewesen. Etwa: „Die Patientin klagt über zunehmende Leistungsschwäche seit 3 Wochen. Meine programmierten Untersuchungen (Kopien anbei) lassen es als wahrscheinlich erscheinen, daß es sich um analnahe, harmlose Blutabgänge handelt. Ich erbitte Ihre vertiefte und verbreiterte stationäre Diagnostik zur Exklusion anderer, evtl. abwendbar gefährlicher Erkrankungen..."

Da Sie wahrscheinlich von diesen Möglichkeiten noch nie etwas gehört haben, kann man auch nicht verlangen, daß Sie eine solche moderne Allgemeinmedizin betreiben. Im übrigen geht aus Ihrer Schilderung hervor, daß Sie sich ohnedies gut geschlagen und keine Zeit verloren hatten.

Auch haben Sie anscheinend vermieden, sich Ihre gut erfüllte Funktion durch Stellung einer „vorläufigen", „Einweisungs-" oder einer ähnlichen (unsinnigen) „Diagnose" zu verderben.

Zur Klinikbehandlung wäre zu sagen, daß sich die dortigen Kollegen fast selbst aufs Glatteis geführt hätten. Aber schließlich wurden die (artefizielle) Duodenalblutung als solche und Hämorrhoiden als die wahren Übeltäter erkannt.

Offenbar hat Sie die Symptomenvielfalt zur Einweisung veranlaßt. Der Kommentar sollte Ihnen zeigen, daß man sich mit einer Programmierten Diagnostik leichter tut, und das nicht nur am Anfang, sondern ebenso am Ende der Berufstätigkeit. Vielleicht versuchen Sie es einmal damit, so schwer das auch ohne Einschulung fallen dürfte. Sie werden es schaffen.

Stichwörter
Leistungsinsuffizienz und Anämie / Laparotomie wegen (artefizieller) Duodenalblutung / Blutende Hämorrhoiden

Diagnostische Programme
Nr. 67 „Tabula diagnostica"
Nr. 81 „Anämie-Standard"

FALL 203 Beinahe ertrunken
Dr. med. F. M. aus U.

„*Ein junges Ehepaar war auf der Rückfahrt von einem schönen Urlaub. An einem oberitalienischen See wurde gebadet. Der Mann wollte das Gewässer überqueren. Plötzlich versank er. Die Ehefrau brachte ihn an die Oberfläche und hielt ihn dort, bis ein Boot kam. Der Bewußtlose wurde ins 50 km entfernte Krankenhaus gebracht, erholte sich rasch und konnte tags darauf entlassen werden. 2 Tage danach fühlte er sich nicht wohl und kam in meine Praxis. Zum Ausschluß eines stummen Infarkts wurde ein EKG geschrieben. Es war unverdächtig. Urin: Nitrit, Eiweiß, Blut pos. Sed.: 15 Leukos. BSG 45/75. Bei der Allgemeinuntersuchung fiel eine druckdolente Struma auf. Einweisung zur Abklärung ('Strumitisverdacht'). Ich nahm an, daß die Bewußtlosigkeit durch die Reklinierung des Kopfes mit zunehmender Hypoxämie verursacht worden war. Die Pyelitis geht meines Erachtens auf die Unterkühlung beim Transport in der nassen Badehose zurück. Nachspiel: Im Krankenhaus wurde zunächst mit der Annahme einer abszedierenden Struma ('Isthmusknoten mit Trachealeinengung') operiert. Im Schnellschnitt zeigte sich beim kleinapfelgroßen Tumor kein Anhalt für eine Malignität. Doch bot sich später bei der histologischen Kontrolle ein follikuläres Schilddrüsenkarzinom. Im übrigen kam heraus, daß der Patient (er war hier bloß auf Urlaub) im Winter und auch im Urlaub 'Asthmaanfälle' gehabt hatte. Mit knapper Not ist er also dem Ertrinkungstod entgangen.*"

Kommentar

Der plötzliche Bewußtseinsverlust des Mannes ist durch die bloße Reklinierung kaum erklärbar. Wieso eine Pyelitis angenommen werden konnte, läßt sich aus den Angaben nicht ersehen. Das ist aber nebensächlich.

Hauptsache ist, daß Sie bei Ihrer Untersuchung des Patienten die Schilddrüse abgetastet hatten. Das war nicht selbstverständlich. Sie schien vergrößert. Daß die Druckdolenz bei Ihnen die Vermutung auf eine Strumitis aufkommen ließ, war naheliegend. Schließlich ist – bei aller Seltenheit – die akute Strumitis (etwa 1:25.000 Praxisfälle) immer noch das häufigste Ereignis bei einem solchen Tastbefund.

Durch die Klassifizierung des Verdachts (statt eine unzulässige „Diagnose" zu stellen) haben Sie gleichzeitig den Fall weit genug offen gelassen, um jede andere diagnostische Möglichkeit mit einzubeziehen. Im „Verdacht auf eine Strumitis" war also – berufstheoretisch gesehen – ein Thyreoideamalignom inkludiert.

Sollten Ihnen die Spezialisten eine „Fehldiagnose" haben anhängen wollen, so wäre dies unerlaubt gewesen. Im übrigen gab es im Krankenhaus durch den Schnell(Gefrier?-)Schnitt eine „*hart verfälschte Diagnose*", wodurch zuerst eine Malignität exkludiert worden war, während die genauere histologische Aufarbeitung ein folliküläres Karzinom entdecken ließ. Das spricht für die Gründlichkeit der dortigen pathologisch-anatomischen Abteilung, denn diese Nachschau hätte ja auch unterbleiben können.

Sie selbst haben Ihre Diagnostik intuitiv souverän ausgeführt und nichts versäumt, was in diesem komplizierten Fall die Aufdeckung und Operation des Karzinoms zu verzögern vermocht hätte. Hoffen wir, daß die Summe der Ereignisse dem Patienten in einer Heilung vom Krebs zugute gekommen ist.

Stichwörter
Bewußtlosigkeit beim Schwimmen, druckschmerzhafte Schilddrüse / Operation wegen Isthmusknoten mit Trachealeinengung / Schilddrüsenkarzinom

---

5.4 Peinlichkeiten

Bei den folgenden Fallbeispielen haben wir es mit dem bereits wiederholt angeschnittenen Problem zu tun, daß es als Peinlichkeit empfunden wird, wenn eine Beratungsursache nicht der richtigen Krankheit zugeordnet werden konnte.

Alle Ärzte, welche die Heilkunde ausüben, lernen nach und nach die große Rolle der *Regelmäßigkeit in der Fälleverteilung* kennen. Sie erfahren, was häufig und was selten vorkommt. Daher rechnet z.B. der erfahrene Allgemeinarzt beim Uncharakteristischen Fieber (UF) hauptsächlich damit, daß es sich um einen Fall von der Sorte handeln wird, deren günstigen Ablauf er so oft erlebt hatte. Er stellt also seine „Diagnose" (etwa „Grippe") und behandelt.

Ergibt sich im Ausnahmefall, daß eine Meningitis vorgelegen hatte, so empfindet er das wie sein Versagen. In Wirklichkeit hat er mit zunehmender Praxiserfahrung seine Diagnostik weitgehend auf die Berücksichtigung der regelmäßig vorkommenden Ereignisse eingestellt. Dadurch hat er – weil es eben häufig ist – fast immer „recht". Das Seltene wird weniger und weniger in Betracht gezogen. Schließlich kümmert er sich fast nur noch um die 400–500 häufigsten Vorkommnisse unter den rund 40.000 beschriebenen Krankheiten.

Prinzipiell ähnlich geht es in den anderen medizinischen Fächern zu. Auch der Spezialist steht unter dem Eindruck seiner (unbewußt erlebten) Fälleverteilung. Nach vielen Praxisjahren rechnet er hauptsächlich mit denjenigen Problemen, die er regelmäßig zu Gesicht bekommen hatte. Da nun die Seltenheiten eben auch vorkommen, die Praxisumstände aber überall diagnostische Beschränkungen erzwingen, gibt es nur ein einziges Mittel, Raritäten nicht aus den Augen zu verlieren: keine Diagnosen zu stellen, solange nicht alle anderen diagnostischen Möglichkeiten ausgeschlossen wurden.

Bei ungerechtfertigtem „Diagnosestellen" dagegen riskieren die Mediziner verhängnisvolle „Fehldiagnosen". Rätselhafterweise wird das in Kauf genommen. Es heißt sogar: „Besser eine falsche als gar keine Diagnose", obgleich auf diese Weise sogar „tödliche Diagnosen" zustande gekommen sind.

Daher müssen die Ärzte aufhören, unbegründet Diagnosen zu stellen bzw. fast alles zu ignorieren, was nicht häufig vorkommt. Gewiß ist es unmöglich, stets alle in Frage kommenden Krankheiten zu exkludieren. Das mindeste in solcher Zwangslage muß aber sein, in einem Beruf, der auf wissenschaftlicher Basis ausgeübt sein will, nicht so zu tun, als hätte man ein Problem gelöst, wo in Wahrheit noch alles offen ist.

Man muß ja nur daran denken, wie der Output aussehen würde, könnte man einem *mit sämtlichen Krankheitsdaten gefütterten Computer* diejenigen wenigen Daten eingeben, aufgrund derer so zahlreiche Diagnosen gestellt werden. Gewiß würde nahezu in jedem Fall eine ganze Reihe weiterer diagnostischer Möglichkeiten maschinell aufgezeigt werden, die überhaupt nicht berücksichtigt worden waren. Aber letztlich wissen die meisten Ärzte ohnedies, wie es um ihre „Diagnosen" aussieht. Man braucht nur an das schlechte Gewissen zu denken, mit dem oft die Kliniker zur Sektion gehen, wenn ihnen auf der Station ein Patient verstorben ist. Mit Bangen erwarten sie das Resultat und sind erleichtert, wenn sie „ungeschoren" davonkommen. Dieses schlechte Gewissen könnten sie sich ersparen.

Es ist unser Risiko: Jeder kann in eine falsche diagnostische Richtung geraten. Wir dürfen uns aber eine nachträgliche Korrektur – die gar nicht so selten zu erwarten steht – nicht durch so tun, als ob wir alles eindeutig gewußt hätten, selbst verbauen. Das bedeutet ein Verzichten auf ein ungerechtfertigtes Diagnosestellen und die Verwendung vernünftiger „Klassifizierungen" bei weiterem „Abwartenden Offenlassen" der Fälle. Behandeln können wir natürlich trotzdem. Aber dies alles geschieht höchst aufmerksam mit Vorbehalten und nicht aufgrund fragwürdiger Festlegungen bei geringer diagnostischer Wachsamkeit.

FALL 204: „Alles ist möglich" in der Allgemeinmedizin
Dr. M. H. aus G.

„*Ich wurde zu einer 83 Jahre alten Rentnerin gerufen. Sie hätte einen Schlaganfall erlitten. Beim rasch durchgeführten Hausbesuch fand ich die Patientin bewußtlos vor. Ihr linker Arm war offenbar gelähmt. Da eine häusliche Pflege unmöglich schien, überwies ich sie sofort ins Krankenhaus. Dort blieb sie 4 Wochen. Die Diagnose lautete u.a.: ‚Zerebrovaskuläre Insuffizienz mit flüchtiger Aphasie, Schulterluxation nach Sturz'. Ein EEG war vorgesehen, kam aber – wegen der Gebrechlichkeit der Frau – nicht zustande. 6 Monate später rief man mich neuerlich dringend ins Haus. Auch diesmal dachten die Angehörigen an einen Schlaganfall. Ich bemerkte bei der Bewußtlosen jedoch typische (generelle) Muskelkrämpfe. Spontan gab der Sohn an, beim ersten Mal wäre es ebenso gewesen: Bewußtlosigkeit mit Krämpfen. Daher wartete ich diesmal den Anfall daheim ab und verordnete eine antiepileptische Dauertherapie. In den 2 seither vergangenen Jahren hat es keine derartige Attacke mehr gegeben, auch keine Petit-mal-Anfälle. Bei der Durchsicht des früheren Arztbriefes fand ich im Text versteckt einen Vermerk des Neurologen: ‚Wenn tonische Krämpfe aufgetreten sind, ist ein altersepileptischer Anfall wahrscheinlich.' Dieser Hinweis war seitens des behandelnden Internisten anscheinend nicht für wichtig genommen worden. Ich selbst hatte ihn auch nicht beachtet. Wie ist so etwas überhaupt möglich?*"

Kommentar

In der Allgemeinmedizin ist „alles" möglich, wenn nur genügend unglückliche Umstände zusammentreffen.

Die Falle war für Sie, lieber Kollege, insofern aufgebaut, als die Functio laesa des linken Armes und Bewußtlosigkeit prächtig mit den Angaben der Angehörigen zusammenstimmten. So kam es eben nach Ihrer intuitiven Kurzdiagnostik zur Einweisung unter dem „Bild eines zerebralen Insults" (hoffentlich haben Sie keine „Diagnose" gestellt!).

Die Internisten gingen prompt in dieselbe Falle. Nur der Neurologe fühlte sich zu einer Einschränkung in Richtung der Epilepsie veranlaßt.

Der zweite Hausbesuch brachte dann auch Sie rasch weiter. Der spätere Verlauf spricht dafür, daß bei Ihrer Patientin tatsächlich eine Epilepsie aufgetreten ist. Natürlich bedeutet das zunächst nur die „Klassifizierung" eines Anfallstyps. Von da bis zu einer exakten Diagnose wäre noch ein langer Weg. So etwa wäre ein zerebraler Tumor eindeutig auszuschließen und vieles andere mehr.

Sie hätten sich bei Verwendung des Standards Nr. 72 „zur allgemeinmedizinischen Diagnostik bei uncharakteristischer, kurzdauernder Ohnmacht" die Sache leichter machen können. Dann wären Ihre Gedanken automatisch auch in die richtige Richtung geführt worden. Vielleicht hätten Sie sich daraufhin den Arm genauer angesehen und die Luxation bemerkt.

Alles in allem genommen brauchen Sie sich absolut keinen Kummer zu machen. Nur sollten Sie sich daran zu gewöhnen versuchen, auch bei verlockendsten Bildern stets die Frage aufzuwerfen, ob nicht noch etwas anderes hinter der Symptomatik steckt, als sich gerade aufdrängt. Dieses „Falsifizieren" („Es sieht so aus wie ..., aber was ist es wirklich?") ist bei unseren Überlegungen, die ja so rasch ablaufen müssen, nötig.

Und „verkriechen" Sie sich bei den Überweisungen ruhig hinter den Symptomen! Überlassen Sie die „Fehldiagnosen" den anderen. Statt „Gehirnblutung" also ruhig „Bild eines zerebralen Insultes" oder – noch zweckmäßiger „Bewußtlosigkeit, Functio laesa am linken Arm".

Daß trotz allen bemühten Denkens und trotz aller Vorsicht immer wieder Ärgerliches passiert, gehört aber zum ärztlichen Beruf dazu. Anderenfalls wäre „Mein Fall" uninteressant.

Stichwörter
Bewußtlosigkeit mit Krämpfen / Bild einer Apoplexie / Altersepileptischer Anfall

Diagnostisches Programm
Nr. 72 „Ohnmachts-Standard"

FALL 205 **Täuschendes Übergewicht**
Dr. med. K. A. aus W.

„Ein 45jähriger Schmiedemeister, übergewichtig, den ganzen Tag stehend, Fabrikarbeit verrichtend, kommt wegen Kniegelenkschmerzen links zu mir in die Sprechstunde. Ich finde einen entzündlichen Gelenkerguß und behandle erfolgreich antirheumatisch. Nach 1 Woche kommt es zu einem Rezidiv, zusätzlich bestehen Beschwerden im Wirbelsäulenbereich. Gering erhöhte Blutsenkung. Wieder hilft die Therapie. Beim baldigen, nächsten Rezidiv ziehe ich einen Internisten zu. Er schließt Gonorrhö etc. aus, macht diverse (negative) Laboruntersuchungen und behandelt wie ich. Außerdem verordnet er eine Reduktionskost. In 5 Wochen verliert der Patient 6 kg an Körpergewicht. Mittlerweile kommt es zu einer Polyarthropathie. Die Blutsenkung wird enorm erhöht. Wegen zunehmender Beschwerden weise ich schließlich ins Krankenhaus ein, obwohl der Patient sich in den letzten Tagen wieder besser gefühlt hatte. Dortige Feststellung: ‚Paraplastisches Syndrom bei Neo bronchi malignum'."

280   Der spezialistische Bereich

Kommentar

Besser als mit Ihrem Beispiel hätte man das Dilemma des Dogmas vom Diagnosestellen vor der Therapie gar nicht darlegen können. Wer nach der Lehre vorgeht, hätte hier also der Reihe nach verschiedene – sämtlich falsche – Diagnosen stellen müssen, um behandeln zu können.

Aufgrund der Ergebnisse der Praxisforschung sind wir realistisch geworden und bemühen uns lediglich, in kurzer Zeit möglichst vernünftig zu handeln.

Ohne Zwang wird der Fall abwartend offen gelassen und mit Bedacht versorgt. Die Diagnostik läuft parallel zur Therapie weiter.

Leider gab es hier nicht die übliche Heilung, sondern einen tragischen, *unabwendbar gefährlichen Verlauf*. Von der Theorie her betrachtet, scheint der Fall mustergültig geführt worden zu sein. Oder haben Sie etwa doch „Diagnosen" gestellt? Dann wird es Ihnen vielleicht eine Lehre für die Zukunft sein, und Sie werden auf der Basis der neuen Theorien mit besserem Gewissen beraten.

Stichwörter
Kniegelenkschmerzen mit Erguß und Wirbelsäulenbeschwerden /
Paraplastisches Syndrom bei Bronchialkarzinom

FALL 206   Außer einigen Flecken, weiter nichts gefunden
Dr. med. G. K. aus M.

„Ich wurde dringend zu einem 78jährigen bestellt, von dem mir bekannt war, daß er an einer kälteabhängigen Angina pectoris leidet. Die Besuchsanforderung kam, weil er nicht mehr schlucken konnte. Ich fand weiter nichts außer ‚einigen Flecken' über dem linken Schulterblatt und überwies sofort stationär wegen Verdachts auf ein zentrales Geschehen. Er verstarb im Krankenhaus nach 24 Stunden im Adams-Stokes-Anfall. Es wurde eine Enzephalomalazie im Brückenbereich diagnostiziert. Die Sektion konnte das nicht bestätigen, sondern beschrieb ein metastasierendes Karzinom mit starkem Leber- und Lymphdrüsenbefall."

Kommentar

Wir wissen aus der Sektionsstatistik großer Kliniken, wie häufig Karzinome *nicht* aufgedeckt werden. Insofern ist Ihr Fall keine große Überraschung. Der schnelle Ablauf der zum Tode führenden Affektion spielte dabei gewiß eine bedeutende Rolle.

Im großen und ganzen scheint mir hier die unrichtige Vermutung naheliegend gewesen zu sein. Legt man sich dann nicht auf eine Diagnose fest, sondern läßt das „Bild" abwartend offen, so gibt es an der Führung, falls die Beobachtung weiterläuft, nichts auszusetzen.

Stichwörter
Schluckstörungen / Enzephalomalazie / Metastasierendes Karzinom

FALL 207 Ein unabwendbar gefährlicher Verlauf
Dr. med. T. K. aus R.

„Ein liebenswerter 71jähriger Patient aus meiner Praxis wurde plötzlich ohnmächtig. Ich kam rasch, dachte an einen Herz- oder Lungeninfarkt und wies ein. Sein Sohn, Kliniker, fuhr sofort ins Krankenhaus. Als er nach 1 Stunde dort eintraf, lag sein Vater bei Bewußtsein in einem Notbett im Flur. Kein Arzt hatte ihn gesehen. Dann kam eine Kollegin, die an jenem Tag erstmals überhaupt in einem Krankenhaus tätig geworden und daher ziemlich hilflos war. Es gelang dem Sohn, den Vater auf die Intensivstation zu legen. Da der Patient dissimulierte, nahm man den Fall nicht sehr ernst und transferierte ihn nach 48 Stunden auf eine normale Bettenstation. Ungeachtet der strengen Bettruhe verließ der Patient kurz nach der Verlegung den Raum, brach im Flur zusammen und starb. Soweit mich der Sohn informierte, hätte der Mann länger auf der Intensivstation behalten werden müssen. Er selbst war davon überzeugt, es mit einer Pulmonalembolie zu tun zu haben, aber die Krankenhausärzte waren anderer Ansicht und ließen den Kliniker merken, daß sie auch etwas von der Medizin verstünden. Die Sektion ergab eine Pulmonalembolie.

Nicht recht verständlich ist, warum bei diesem Mann mit sehr starken Varizen zumindest keine Bandagierung beider Beine vorgenommen worden war (das erfuhr ich später). Auch ist nichts bekannt über die Gabe von (niedermolekularen) Heparinen. Vielleicht hätte mit diesen Maßnahmen trotz des Aufstehens eine zweite Embolie verhindert werden können.

Erwartungsgemäß treten in der Krankenhausmedizin, wenn man sie gleichsam durch die Lupe betrachtet, beachtliche Mängel zutage. Merkwürdig genug, daß diese alltäglichen Erfahrungen noch kein Anlaß dafür gewesen sind, die fachärztlichen Funktionen durch berufstheoretische Forschung zu verwissenschaftlichen. Stattdessen wird weiterhin nur über Diagnostik und Therapie der Krankheiten geforscht."

Kommentar

Es geht sehr wesentlich um die innere Organisation des Krankenhauses bei Neuaufnahmen. Solche einer völlig unerfahrenen Anfängerin anzuvertrauen, war gewiß unzulässig.

Daß Pulmonalembolien mit der üblichen Krankenhausdiagnostik schwer zu erfassen sind, darf als allgemein bekannt vorausgesetzt werden. Bekannt sollte ferner auch sein, daß gerade Schwerkranke zur Dissimulation neigen. Da muß der Arzt also Vorsicht walten lassen.

Sachlich gesehen hätte wohl auch in der Thoraxchirurgie nicht sofort eine Trendelenburgoperation stattgefunden. Ebenso wenig wäre in die Vena cava ein Filter eingeführt worden, um den zweiten Embolus abzufangen. Insofern muß – bei aller Tragik und den Unzulänglichkeiten im Einzelfall – doch gesehen werden, daß hier *kein* Abwendbar gefährlicher Verlauf, sondern ein *unabwendbar gefährlicher Verlauf* vorgelegen hatte.

Stichwörter
Plötzliche Ohnmacht / Lungenembolie

5.5 Patientenführung

Die Führung des Patienten dürfte wohl die niedergelassenen Ärzte mehr fordern als die Krankenhauskollegen. Die Kliniker verhalten sich bekanntlich traditionellerweise weitgehend so, als hätten sie es mit „Entmündigten" zu tun.

Auch wenn in der letzten Zeit Bemühungen erkennbar sind, diese Einstellung zu ändern, so hat sich doch an den Positionen in Wirklichkeit kaum etwas bewegt: Die Patienten werden nach wie vor in Passivität gehalten. Die Ärzte entnehmen daraus eine stille Zustimmung zu all ihren Anordnungen bzw. Vorschlägen.

Im allgemeinen fährt der Krankenhauspatient gut damit, daß er sein Schicksal stumm in die Hände der Behandler legt. Er erfährt menschliche Zuwendung und hat nach seiner Entlassung auch nur selten einen triftigen Grund, sich bei seinem Hausarzt darüber zu beklagen, wie mit ihm während seiner stationären Behandlung umgegangen wurde.

Die folgenden kollegialen Zuschriften mit den Kommentaren des Autors sollen dieses Thema illustrieren. In einem Fall bezahlte der Patient eine allzu optimistische Führung seitens der Kollegen in der Praxis möglicherweise mit seinem verfrühten Ableben. In einem anderen Fall könnte durch die Kälte der Patientenführung ein nicht wieder gutzumachender Schaden entstanden sein.

Übrigens läuft gerade in den Tagen, da ich diese Seiten schreibe, aufgrund vehementer Patientenklagen eine heftige Medienkampagne gegen einen offenbar allzu hochmütigen Chefarzt. Möglicherweise wird er, da das Maß voll zu sein scheint, seine Position einbüßen.

FALL 208 Höchstens 2 Gläser erlaubt
Dr. med. A. V. aus A.

„Ein seit 2 Jahren ‚trockener' Alkoholiker wird von anderer Seite wegen Spondylarthrosis ins Rheumaheilbad eingewiesen. Der Kurarzt klärt ihn routinemäßig darüber auf, daß er dort täglich höchstens 2 Gläser Wein trinken dürfe. Ob er etwa Alkoholiker sei, wird nicht gefragt. Der Kurgast macht von der Einladung Gebrauch und landet bald wieder mitten im Suff."

Kommentar

Gehen wir davon aus, daß es in unserer Bevölkerung nur wenige eiserne Abstinenzler gibt. Gehen wir ferner davon aus, daß die Zahl der Gewohnheitstrinker und Alkoholiker enorm groß ist. Und gehen wir schließlich davon aus, daß die Kuranstalten unter kommerziellen Gesichtspunkten geführt werden und daher den zahlreichen Freunden alkoholischer Getränke den Rebensaft etc. nicht vorenthalten möchten. Im übrigen genehmigen ja auch viele praktizierende Ärzte ihren Patienten (und sich selbst) das tägliche „Gläschen Wein" (wie es so zärtlich heißt).

Unter diesen Umständen kann man dem Kurarzt sein Verhalten nicht verargen. Er darf ja annehmen, daß die Kassen nicht gerade Alkoholiker ins Rheumabad senden. Trotzdem sollte am Kurort routinemäßig nach Abhängigkeiten gefragt werden, ehe man das Trinken ärztlich freigibt. Klarerweise müssen diese Fragen mit psychologischem Geschick gestellt sein.

An sich sollten Alkoholiker schon durch die Kuranträge ausgeschieden werden, um sie vor den Fällen, wie dem geschilderten, zu bewahren. Alkoholfreie Kuranstalten sind keine Lösung, solange die Patienten zum Frühschoppen außer Haus gehen können.

Stichwort
Rückfälliger Alkoholiker

FALL 209 Als die Patientin erwachte, hatte sie einen Anus praeter
Dr. med. G. R. aus K.

„Ich hatte eine Frau von 70 Jahren zwecks Hernienoperation auf eine chirurgische Abteilung eingewiesen. Dabei wurden Metastasen im Bauchraum entdeckt und die Operation erweitert. Als die Patientin erwachte, hatte sie eine Kolostomie. Sie war wütend, besonders auf mich, weil ich davon nicht gesprochen hatte. Nie-

mals hätte sie in einen solchen Eingriff eingewilligt. Auf der Chirurgie hätte man ihr gesagt, es sei wegen der Leber nötig gewesen. Aber sie hatte keine Leberkrankheit gehabt. Sie war einfach nicht zu beruhigen. Natürlich trat ich für die Unerläßlichkeit des chirurgischen Vorgehens ein. Sie wollte von Erklärungen nichts wissen. Das ganze war mir sehr peinlich, obwohl ich selbst ja nichts dafür konnte. Vielleicht ist dieser Fall dem einen oder anderen Leser Ihrer Zeitschrift eine Lehre."

Kommentar

Mir selbst ist schon etwas ähnliches untergekommen. In den USA hätte die Patientin wahrscheinlich den Arzt auf ein sehr hohes *Schmerzensgeld* verklagt und die Klage auch gewonnen. Aber die dortigen Ärzte sichern sich schon a priori gegen dergleichen Überraschungen ab.

Wir dürfen in Ihrem Fall voraussetzen, daß die Chirurgen im Interesse der Patientin handeln wollten. Das ändert aber nichts an der Tatsache, daß man die Frau als entscheidende Person einfach ignoriert hat.

Es wäre möglicherweise besser gewesen, nur die Hernienoperation durchzuführen, und dann mit der Frau zu reden und erst, nach deren Einwilligung, in einem zweiten Gang den palliativen Eingriff durchzuführen – oder auch nicht.

Stichwort
Fehlende Patientenaufklärung

FALL 210 **Eine tödliche Beruhigung**
Dr. med. F. R. in K.

„Einer meiner Patienten, ein 68jähriger Rentner, pendelte immer wieder zwischen mir und zwei anderen Ärzten, einem Allgemeinarzt und einem Internisten, hin und her. Er kam nun wieder einmal zu mir, offensichtlich in schwerkrankem Zustand. Ich hatte den Eindruck, daß sich besonders seine kardiale Situation wesentlich verschlechtert hatte, und ordnete, knapp vor dem eigenen Urlaub, eine entsprechende Palette von Laboruntersuchungen an. Meine Therapie war dem Zustand angemessen. Während meiner Abwesenheit ging er zu den beiden anderen Kollegen. Diese nahmen seine Beschwerden offensichtlich auf die leichte Schulter, sahen die Dekompensationszeichen nicht, oder wollten sie nicht sehen. Kurzum: Beide beruhigten den Patienten, der freilich auch dissimulierte. Kurz nach meiner Rückkehr stellte er sich wieder bei mir ein. Ich war entsetzt über seine Verfassung. Die sofortige Einweisung auf eine Innere Station können sein binnen 2 Wochen erfolgtes Ableben nicht verhindern. Die Obduktion ergab ein entsprechend dila-

tiertes Cor, Pleuraergüsse und eine schwere Leberzirrhose. Ich begreife nicht, warum die Kollegen den Schwerkranken in seiner optimistischen Einstellung noch bestärkten. Wollten sie mich als unnötig vorsichtig hinstellen?"

Kommentar

Dazu ist schwer etwas zu sagen, wenn ich auch Ihre Betroffenheit verstehe. Wenn man annimmt, daß das Handeln Ihrer „Gegner" aus einer *Konkurrenzsituation* heraus erfolgte, in der Hoffnung, Ihr Entgegenkommen würde Sie gewissermaßen als den schlechteren Arzt erkennen lassen, so wäre das sehr kurzsichtig gewesen. Schließlich mußten doch auch die Kollegen erkennen, wie die Situation in Wirklichkeit war.

Es ist also nötig – nach dem Satz „et altera pars audiatur" – auch die Gegenseite zu hören. Sie jedenfalls taten Ihr bestes. Im übrigen würde ich Ihnen raten, nicht mit gleicher Münze heimzuzahlen, sondern sich Ihren „Konkurrenten" gegenüber betont kollegial zu verhalten. Nicht etwa aus Feigheit oder aus Charakterlosigkeit, sondern zum Selbstschutz.

Stichwort
Kollegiale Zusammenarbeit

FALL 211 **Am Hausarzt vorbei durch die Uniklinik einbestellt**
Kollege K. R. aus B.-N.

„Bei einer Patientin, 76 Jahre, eigene Dauerbehandlung wegen Polyarthrosen, Koronarer Herzkrankheit, Hypertonie und allgemeiner Nervosität, wird in der Universitätsaugenklinik wegen Kataraktes eine Linsentransplantation durchgeführt. Nachfolgend Infektion. Hochdosierte Kortisontherapie. Sie bekommt eine gastrointestinale Blutung aus einem Streßulkus. Diese Komplikationen und eine Durchuntersuchung verlängern den Aufenthalt von (wie geplant) wenigen Tagen auf knapp 2 Monate. Unter anderem ergab sich auch der Verdacht auf ein Uteruskarzinom. Statt diesen Befund dem Hausarzt mitzuteilen, wurde die Patientin von der Universitätsfrauenklinik direkt angeschrieben: sie solle sich wegen eines verdächtigen Untersuchungsergebnisses dort vorstellen. Resultat: Die ohnedies bis an die Grenze des Erträglichen strapazierte Frau bricht fast zusammen. Sie verweigert jede weitere Diagnostik und Therapie im genitalen Bereich. Wäre es nicht besser gewesen, zuerst den Hausarzt zu verständigen, der als Vertrauensperson einen Weg gefunden hätte, um die Patientin zu ihrem Einverständnis zu den nötigen weiteren ärztlichen Maßnahmen zu bringen?"

Kommentar

Ihre Enttäuschung, lieber Herr Kollege, ist verständlich. Sie fragen mit Recht, ob es nötig war, eine ohnedies gestreßte, betagte Patientin unter Umgehung des Hausarztes einfach an die Klinik zu zitieren, noch dazu mit einer (wenn auch verschlüsselten) brutalen Begründung. Ich verstehe auch, daß die Greisin nun gewissermaßen die Nase voll hat und nicht mehr mitmacht.

Aber das ist doch nichts Besonderes! Oder haben Sie schon einmal erlebt, daß ein Kliniker Sie in die Diagnostik und/oder Therapie eines überwiesenen Patienten eingeschaltet hat, und zwar unter Abgabe von Kompetenzen?

Die meisten heutigen Spezialisten glauben, daß wir Hausärzte mehr oder weniger *Lückenbüßer* sind, die rundum eine *geringe Kompetenz* aufweisen, bzw. daß sie selbst alles besser machen können. Natürlich sind das Selbsttäuschungen, aber sie werden so lange die Angewandte Medizin beherrschen, wie wir nichts daran ändern.

Mir wurde bald nach Beginn meiner berufstheoretischen Forschungen (d.h. 1945/46) klar, daß man durch berufspolitische Organisationen, Fortbildungsverpflichtungen, Lehraufträge allein etc. gar nichts erreicht, sondern nur durch die Erforschung der allgemeinärztlichen Funktion. Nur diese kann im gegenwärtigen Denken einen Raum schaffen, der den Platz des tätigen Allgemeinarztes als vollwertiges Glied im ärztlichen Teamwork sichtbar macht.

Dazu gehört auch, daß der Allgemeinarzt der richtige ist, um Patienten bei schweren persönlichen Entscheidungen – wie das in Ihrem Falle zutraf – dazu zu bringen, ihre weitere Mitarbeit nicht zu verweigern.

Solange wir nicht soweit sind, solange ein brandneues Lehrbuch der Allgemeinmedizin zur Lehre des Faches de facto nichts besseres beizutragen weiß, als daß man in der Allgemeinmedizin die (unrealisierbaren und gar nicht funktionsgerechten) Vorschriften der spezialistischen Medizin einzuhalten hätte, so lange wird auf die Allgemeinmedizin als minderes „*Querschnittsfach*" bzw. überhaupt nicht als Fach herabgesehen werden. Der einzelne Kollege wird als zu vernachlässigende Größe weiterhin aus dem spezialistischen Teamwork ausgeschlossen bleiben.

Darüber also müssen wir uns im klaren sein: Ohne Verwissenschaftlichung unserer Funktion von innen heraus und ohne die kompetente, obligate Lehre der eigenständigen, relevanten Ergebnisse an den Hochschulen für sämtliche Medizinstudenten wird sich an unserem Ansehen gar nichts ändern.

Davon abgesehen hat in Ihrem Fall die spezialistische Medizin durch die Einberufung einer Patientin bzw. durch deren dadurch provozierte Verweigerung möglicherweise einen Abwendbar gefährlichen Verlauf nicht abzuwenden vermocht.

Damit erhebt sich die Frage, wie die Kliniker ein solches Versagen verarbeiten. Denn Ihr Fall ist gewiß nicht der einzige von dieser Sorte. Ich befürchte, die Verarbeitung besteht bloß in der gelegentlichen Angabe bei einer wissenschaftlichen Publikation, so und so viele Prozent der Einberufenen hätten sich nicht zur weiteren Untersuchung in der Klinik eingefunden. Damit Punktum.

> **Stichwort**
> Zusammenarbeit von Kliniker und Hausarzt

5.6 Diagnose kontra Diagnose

Es ist keine Seltenheit, wenn zwei Ärzte beim nämlichen Fall verschiedene Diagnosen stellen. Das rührt meistens daher, daß die Angewandte Heilkunde nicht auf wissenschaftlicher Grundlage ausgeübt wird. Jeder hält sich nur (so gut es geht) an die anerkannten, unglückseligen Dogmen, beispielsweise daran, daß vor jeder Therapie eine Diagnose gestellt werden müsse.

Dabei werden die Anfänger in der Allgemeinmedizin gewissermaßen auf einer niedrigen Stufe gehalten. Sie blicken zu den Spezialisten als zu denjenigen auf, die das können, was ihnen selbst oft versagt bleibt. Freilich ändern sich diese Positionen mit der zunehmenden Berufserfahrung.

Schließlich merkt jeder Allgemeinarzt, daß auch im spezialistischen Bereich nur mit Wasser gekocht, d.h. oft genug „Diagnosen" gestellt werden, die keineswegs (wie die Praxisforschung das fordert) „überzeugende Zuordnungen von Beratungsergebnissen zu wissenschaftlichen Krankheitsbegriffen" darstellen.

Schon oft hatte ich Dispute mit Röntgenfachärzten. So suchte ich etwa, wenn ich neu in einer Praxis war, die örtlichen Radiologen auf und bat sie, mir in ihren Befunden lediglich zu beschreiben, was sie gesehen hatten. Diagnosen sollten sie nur dann nennen, wenn – wie etwa bei einem Knochenbruch – keine Zweifel darüber herrschten. Die Kollegen sahen mich dann stets ungläubig an und meinten: „Aber die anderen Ärzte wollen, daß wir stets Diagnosen stellen."

Ähnlich unwissenschaftlich geht es in anderen Bereichen der apparativen Medizin zu. Der folgende Fall gibt das Beispiel einer problematischen „EKG-Diagnose" wieder. Der Befundende ließ dabei außer acht, daß der Abgriff der elektrischen Aktivität des Herzens nur indirekte Schlüsse auf den Zustand des Herzmuskels zuläßt und daß er allein nicht ausreicht, um zwischen einem *Zustand* und einem *Prozeß* zu unterscheiden. In diesem Fall nahmen die Krankenhausärzte klugerweise auf die Dogmen keine Rücksicht und ließen die Deutung der abnormen Kurvenbilder in der Schwebe.

FALL 212 Was war es wirklich?
Frau Dr. med. B. G. aus W.

„Ein 42jähriger Patient von mir, starker Raucher, aber sportlich, lebt in ständigem Streß, war aber bisher im großen und ganzen gesund gewesen. Nun fühlt er sich schlecht. Ich messe einen Blutdruck von 200/125 und sende ihn sofort ins Labor.

288 Der spezialistische Bereich

Er soll tags darauf wiederkommen. Das tut er auch. Im Labor war er aber nicht. Nun hat er einen Blutdruckwert von 140/85 und hohes Fieber. Er hält dann 3 Tage Bettruhe ein. Ich behandle den Infekt antibiotisch. Am 5. Krankheitstag (2 Tage fieberfrei) ist er endlich dazu zu bewegen, ins Labor zu gehen. Dort werden u.a. eine hohe Blutsenkung (71/110) und erhöhte Leukozytenwerte (40.000) festgestellt. Der EKG-Befund lautet auf einen ‚nichtpenetrierenden lateralen Herzinfarkt'. Nun überweise ich ihn schleunigst auf eine Interne Abteilung. Dort bietet er weiter Uncharakteristisches Fieber (mit Schweißausbrüchen, Schwindel, Gelenkschmerzen). Die antibiotische Therapie wird fortgesetzt. Er kann rasch wieder entlassen werden. Was den elektrokardiographischen Befund angeht, so wird er anders gedeutet als im Labor, und zwar als Hinterwandnarbe nach einem Infarkt oder als ein postmyokarditischer Zustand. Beides wird mit Fragezeichen versehen. Für ein frisches myokardiales Geschehen gab es dort jedenfalls keine Anzeichen. Der Patient ist überzeugt davon, einen ‚stummen' Infarkt durchgemacht zu haben. Seine Anamnese ist jedoch völlig leer. Er fragte mich, wann er den Infarkt erlitten haben könnte. Was soll ich sagen? Ich weiß ja nicht einmal, ob es überhaupt einer war."

Kommentar

Zunächst wäre festzuhalten, daß an einer spezialistischen Stelle ein Infarkt (ambulant) „diagnostiziert" worden war, während eine andere (stationäre) nicht einmal sicher war, ob eine Infarzierung vorgelegen hatte. Die Möglichkeit einer Myokarditisfolge wurde für gleich wahrscheinlich erachtet.

Sie haben nun offenbar Angst, dem Patienten gegenüber einzugestehen, daß Sie die Frage ebenso wenig beantworten können wie die behandelnden Spezialisten. Sie müssen sich zunächst darüber klar sein, daß die Frage an Sie einen Ausdruck großen Vertrauens darstellt.

Zugleich wissen wir aber sehr gut, daß unsere Patienten uns keineswegs als allwissend betrachten. Sie können dem Mann also ruhig die Wahrheit sagen. Teilen Sie ihm mit, daß der Befund nicht eindeutig zu interpretieren sei. Daß gar nicht ausgemacht ist, er hätte überhaupt einen Infarkt durchgemacht. Aber da nun einmal die Möglichkeit besteht, wäre es vernünftig, wenn er sich zunächst so verhalten würde, als hätte er vor 1 oder 2 Jahren einen gehabt.

Weitere Kontrollen im speziellen Bereich (evtl. auch invasive Methoden) würden möglicherweise erlauben, sich präziser zu äußern. Jedenfalls täte er gut daran, mit dem Rauchen sofort aufzuhören etc. In diesem Sinne ist es erfahrungsgemäß gut, sich an die Wahrheit zu halten. Die „Verpackung" freilich hängt vom Einzelfall ab. Man darf den Patienten ja nicht schädigen.

Der völlig Verängstigte mag also entängstigt werden, den Uneinsichtigen kann man nachdrücklich auf die gegebenen Gefahren lenken. Auch das Rauchverbot muß so ausgesprochen werden, daß keine Barriere zwischen Ihnen und dem Patienten entsteht. Aber das wissen Sie ja als praktizierende Ärztin ohnedies.

> **Stichwörter**
> Uncharakteristisches Fieber, Hypertonie / Fraglicher Herzinfarkt

5.7 Verfrühte Krankenhausentlassung

Für gewöhnlich ist der Entlassungstermin gut gewählt. Der Arztbrief trifft in der Regel ohne große Verzögerung ein. Außerdem werden dem Patienten meistens Kurzinformationen in die Hand gegeben, wie sich die Spezialisten die weitere Therapie vorstellen. So kann der Hausarzt nahtlos weiterbetreuen.
Natürlich gibt es auch Ausnahmen, z.B. bei vorschnellen Entlassungen (meist wegen Bettenknappheit). Peinlich dabei ist, wenn die Entlassungs-„Diagnose" falsch war. Es wird aber noch lange dauern, bis man in den Krankenhäusern das unberechtigte Diagnosestellen überwunden haben und – soweit angebracht – realistisch „klassifizieren" wird.
Nicht immer gehen *verfrühte Entlassungen* so glimpflich ab, wie im später dargelegten und kommentierten Fall. So wies die Nachbarkollegin eine meiner Patientinnen im Sonntagsdienst als „akute Psychose" ein. Schon 48 Stunden später wurde sie „gesund" wieder zurückgeschickt. Sie fuhr heim und ertränkte sich vom Bus weg im Dorfteich. Sofort rief die Kollegin den verantwortlichen Spezialisten an, um ihm von dieser Tragödie zu berichten. Er ließ sie aber zunächst gar nicht zu Wort kommen, sondern erzählte ihr des langen und breiten, wie er zu der Überzeugung gekommen war, daß in dem fraglichen Fall nichts besonderes vorgelegen hat. Endlich konnte die Allgemeinärztin den Redefluß unterbrechen und einflechten, was passiert war. Stille am anderen Ende der Leitung. Schließlich tönte es von dort mit belegter Stimme: „Da habe ich aber dumm dahergeredet!"
Solche Fälle sind unvermeidlich. Vermeiden freilich läßt sich ein ungerechtfertigtes Festlegen (einschließlich der attestierten Gesundheit). Zu berücksichtigen wäre ferner, daß die Krankenhausärzte seitens der Sozialversicherungsträger zunehmend unter Druck gesetzt werden, die Aufenthaltsdauer der Patienten kurz zu halten. Geschieht das, so muß man das erhöhte Risiko in Kauf nehmen, folgenschwere verfrühte Entlassungen zu verursachen.

FALL 213	**Der Spinner dreht durch**
	Dr. med. J. H. aus P.

„Ein 52jähriger Bauer, allgemein (aber erstaunlicherweise nicht mir) als ‚Spinner' bekannt, ‚dreht durch' und wird von mir in diesem psychischen Ausnahmezustand ins Krankenhaus eingewiesen. Ein Sohn debil, einer völlig normal, ein dritter hatte vor 2 Jahren einen schizophrenen Schub, aus dem er aber herauskam. Er

arbeitet derzeit wieder ‚normal' im Angestelltenverhältnis. Der Bauer kommt aus der Krankenanstalt zurück. Die Medikation entspricht der Therapie bei einer senilen Depression. Wenige Stunden nach seiner Rückkehr muß ich dringend zu ihm fahren. Er ist agitiert, klagt über unerträgliche Schlaflosigkeit, über diverse somatische Beschwerden. Ruhelos geht er zwischen dem Freien und seinem Zimmer hin und her. Auf 10 mg Valium® i.m. sinkt er nach einiger Zeit ins Bett und scheint entspannt. Ich lasse auf alle Fälle in der Wohnung eine Krankenhauseinweisung zurück und möchte baldmöglichst auf Diazepam oral übergehen. In der darauffolgenden Nacht ruft er mich an, er müsse in eine Nervenheilanstalt gebracht werden, sonst würde er noch durch die Schlaflosigkeit seine Familie umbringen. Ich bitte die Gattin, den Transport sofort zu bestellen. 15 Minuten später erfahre ich bei der Rettung, daß noch kein Anruf von der Patientenfamilie erfolgte. Und nun organisiere ich die sofortige Krankenhauseinweisung zum Ziel der möglichst umgehenden Verlegung in eine psychiatrische Anstalt. Wie können die Spezialisten nur einen Mann in diesem Zustand nach Hause entlassen!?"

Kommentar

Dazu kann angenommen werden, daß sich der Patient mit äußerster Anstrengung im Krankenhaus so unauffällig verhalten hatte, daß seiner Entlassung nichts entgegenstand. Daheim hatte er aber anscheinend nicht mehr die Kraft zur Dissimulation gehabt und wurde von seiner Geisteskrankheit gleichsam überwältigt.

Derzeit scheint es, als hätte überhaupt keine Depression vorgelegen. Aber zunächst muß wohl im Krankenhaus ein derartiger Eindruck entstanden sein. Sie jedenfalls haben richtig gehandelt. Wollen wir hoffen, daß der Mann, wie seinerzeit sein Sohn, wieder ins seelische Gleichgewicht kommt.

| **Stichwort** |
| Psychose |

5.8 Allgemeinärzte als Krankenhausärzte

In Nordamerika ist das sog. *Belegarztsystem* verbreitet. Die dortigen Allgemeinärzte trachten danach, „hospital affiliations" zu bekommen. Dadurch können sie in den örtlichen Krankenanstalten ihre Patienten selbst behandeln. Das geschieht mit dem Schwerpunkt auf der allgemeinen internen und allgemeinen chirurgischen Versorgung. Es hat jedoch den Anschein, als würde die traditionsreiche Tätigkeit mehr und mehr eingeschränkt werden. Jedenfalls geht sie in den Großstädten zurück. Dort nähern sich die Verhältnisse zunehmend den in Europa üblichen.

Für die als Belegärzte tätigen Allgemeinärzte ergeben sich große Belastungen. Sie üben ja zumindest 3 Fächer gleichzeitig aus: Innere Medizin, Chirurgie und Allgemeinmedizin. Das erklärt auch ihr besonderes Interesse für Fortschritte auf den beiden spezialistischen Gebieten, wozu dann noch Teile der Röntgenologie hinzukommen.

Auf den Spezialgebieten werden ihre Leistungen klarerweise am Maßstab der Fachärzte gemessen. In den letztvergangenen Jahrzehnten ist nun mit den „emergency-rooms" eine neue allgemeinpraktische Krankenhausmedizin hinzugekommen. Es werden dort Patienten für eine Art Notfallmedizin kurzfristig aufgenommen. Die Allgemeinärzte fühlen sich in dieser Funktion in den apparativ reich ausgestatteten Stationen wohler als bei Hausbesuchen. Die wurden jenseits des Antlantiks früher ohnedies möglichst vermieden. Natürlich müssen die Allgemeinärzte auch in den emergency-rooms Leistungen erbringen, die denjenigen der Spezialisten gleichwertig sind.

Immerhin wurde im folgenden Fall von Gerichts wegen u.a. ein erfahrener Allgemeinarzt als Gutachter beigezogen. Dessen Beurteilung war dann ausschlaggebend für einen relativ günstigen Ausgang des Prozesses[15]. Diejenigen Allgemeinärzte, die bei uns immer wieder die Einführung und Erweiterung des Belegarztsystems fordern, mögen daraus erkennen, was auf sie zukommt, sollten ihre Bestrebungen Erfolg haben.

FALL 214 **Zwei Ärzte hatten Influenza vermutet**

Unter dem Titel „Eine versäumte Diagnose: Fehlurteil oder Nachlässigkeit?" bringt der Canadian Family Physician in seiner Mainummer 1982 einen Fallbericht, der nachfolgend abgekürzt referiert und kommentiert werden soll.

In ein Emergency Department wurde um 21.00 Uhr ein 18jähriger Maschinist gebracht. Am Morgen hätte es mit Stirnkopfschmerz begonnen, nun tat der ganze Kopf weh. Tagsüber hatte er nach Nahrungsaufnahmen dreimal erbrechen müssen. Temperatur 38,3 Grad. Halsschmerzen. Ohren und Leib schmerzfrei. Kein Durchfall. Puls 104. RR 124/70. Thorax, Abdomen und Ohren unauffällig. Pharynx leicht gerötet. Kopf gut beweglich. Kernig-Reflex wurde nicht geprüft. 12.000 Leukos. Elektrolyte normal. Die Ergebnisse ließen den Turnusarzt (intern) die Diagnose Influenza vermuten. Der diensthabende Notfallarzt untersuchte ähnlich und fand keinen Anhalt für etwas Schlimmeres als Influenza. Um 22.30 Uhr erbrach der Patient, 30 Minuten später erhielt er Prochlorperazine i.m. und oral Acet-

---

[15] Wie – häufig sogar existenziell – wichtig die Zuziehung eines *allgemeinärztlichen* Fachgutachters im Schadensfall sein kann, wird eindringlich auch in den Fällen 184 „Nehmen Sie ausschließlich einen Allgemeinarzt als Gutachter!" und 185 „Malpractice-„Fahrlässige Tötung: Ich bin angeklagt, die Spezialisten nicht" dargestellt.

aminophen 600 mg. Um 23.35 Uhr wurde er mit der Diagnose Gastroenteritis entlassen. 4 1/2 Stunden später berichtete die Familie, der Patient sei nicht aufweckbar. Der Notfallarzt führte es auf die Spritze zurück. Er wies aber die Familie an, den Kranken bald wieder ins Department zu bringen, falls er nicht aufwachen sollte. Das geschah dann erst am Abend. Nun konnte der Notarzt außer den früheren Symptomen auch eine Nackensteifigkeit und einen positiven Kernig feststellen. Im eitrigen Zerebrospinalliquor wurden gramnegative Diplokokken gefunden und um 22.15 Uhr erstmals Penizillin (5 Mio. G) i.v. gespritzt. Um 23.00 Uhr erfolgte die stationäre Aufnahme. Die Erreger erwiesen sich als Neisseria meningitidis, serogroup C. Der Patient blieb 13 Monate im Krankenhaus und wurde dann schwerst dement entlassen. Keine Besserung in den folgenden 3 Jahren. Die Familie klagte dann auf Schadenersatz. Die Verteidigung der Angeklagten befragte alle Beteiligten. Nach all den Jahren kamen aber keine neuen Fakten zutage. Es wurden nun 3 Sachverständige um ihr Urteil gebeten. Ergebnisse:

1. *Ein Neurologe beanstandete, zu Anfang wäre weder den Zeichen einer Meningitis nachgegangen, noch eine bakterielle Meningenerkrankung ins Kalkül gezogen worden. Andereseits habe es die Familie versäumt, den Patienten rasch wieder ins Department zu bringen, wie das gefordert worden war. Im ganzen stehe fest, daß bei dieser Hirnhautentzündung die Besserungschancen um so größer sind, je früher sie diagnostiziert werden.*
2. *Ein zweiter Neurologe fand die Erstuntersuchung gleichfalls unzulänglich. Die Kombination ‚mäßiges Fieber + Kopfschmerz + Erbrechen' sei typisch für eine beginnende bakterielle Meningitis. Es sei unentschuldbar, bei dieser Symptomatik nicht nach weiteren Meningitissymptomen zu fahnden. Im ganzen sei die Versorgung unter dem Niveau der Kompetenz gewesen, die man von einem Allgemeinarzt zu fordern hätte.*
3. *Ein erfahrener Notfallarzt konnte keinerlei solche Fehler oder Nachlässigkeiten finden. Es habe sich um uncharakteristische Symptome gehandelt. Sie erlaubten keine Kategorisierung. Influenza bzw. Gastroenteritis seien übliche Benennungen für dergleichen Syndrome. Er fand den Untersuchungsgang und die Ratschläge an die Angehörigen in Ordnung. Der Notfallarzt hätte aber seiner Meinung nach erkennen müssen, daß der Patient zu krank gewesen war, um wieder heimgeschickt zu werden.*

Besonders der letztere Vorwurf führte (zusammen mit der Tatsache, daß in einem ähnlichen Fall aufgrund identischer Bemängelungen die Höchstgerichte eine Verurteilung ausgesprochen hatten) dazu, daß ein außerordentlicher Vergleich angestrebt und durchgeführt wurde.

Kommentar

Zunächst ist keine Frage, daß sich der Vorfall im Rahmen der kanadischen Allgemeinmedizin abgespielt hatte. Der „Turnusarzt" und der Notfallarzt gingen beim Patienten individuell-intuitiv vor. Die „Diagnosestellung" einer Influenza bzw. einer Gastroenteritis entspricht den Forderungen der spezialistischen, für uns als maßgeblich betrachteten Medizin: „Gott hat die Diagnose vor die Therapie gestellt." Das sind nun die Folgen dieser glorreichen Dogmen.

Vor vielen Jahren erzählten mir norddeutsche Kollegen von einem Fall, bei dem ein Allgemeinarzt infolge einer Verkettung unglücklicher Umstände ein drohendes diabetisches Koma nicht geahnt hatte. Er wurde aufgrund der Aussage eines Diabetologen verurteilt. Nach Kenntnis der Sachlage erschien mir die Verurteilung ungerecht und der Diabetologe als Sachverständiger inakzeptabel. Für den Diabetologen ist klar, daß immer an eine Zuckerkrankheit zu denken ist. In der Allgemeinpraxis sieht das anders aus.

Ich meinte damals, es wäre an der Zeit, theoretisch geschulte Allgemeinärzte als Gutachter anzufordern (vgl. Fall Nr. 184 und 185). Analog waren beim kanadischen Fall Neurologen unzuständige Gutachter.

In der Praxis kommt es ja darauf an, bei einem völlig atypisch gelagerten, evtl. ganz harmlos erscheinenden Fall u.a. überhaupt an das seltene diabetische Präkoma bzw. an die gleichfalls rare beginnende Meningitis zu denken. Hat der Allgemeinarzt diese Möglichkeit in sein Denken einmal einbezogen, dann sind ohnedies die Weichen gestellt.

Ein Neurologe, eingeengt auf einen sehr schmalen Sektor der Heilkunde, kann diese Ausgangslagen ebenso wenig beurteilen wie der noch mehr eingeengte Diabetologe.

Nun wurde aber in Kanada den Aussagen der Neurologen ohnedies nicht das gleiche Gewicht gegeben wie dem Urteil des Notfallexperten. Dieser meinte, es wäre alles soweit gut gemacht worden. Die „unzulängliche" Untersuchung sei in Wirklichkeit annehmbar, die Fehldiagnosen seien nicht sehr ernst zu nehmende Etiketten. Unzulässig allerdings sei gewesen, den Patienten bei der Schwere der Erkrankung heimzuschicken.

Wie wäre der Fall abgelaufen, hätte ihn einer der Jungärzte, die ich im Niederösterreichischen Institut für Allgemeinmedizin geschult habe, in seiner Praxis erlebt? Hätte er sich an meine Leitsätze gehalten, so hätte er bei der uncharakteristischen Symptomatik programmiert anhand des Fieberstandards untersucht. Dabei wäre er (Kopfbeugung!) eo ipso auf das Meningitisproblem gestoßen, auch wenn er vorher nicht daran gedacht hätte.

Nehmen wir an, zur Zeit des ersten Kontaktes wäre die Kopfbeugung noch unbehindert gewesen. Nun hatte der Patient aber heftige, progrediente Kopfschmerzen gehabt sowie mehrmals erbrochen. Infolgedessen hätte sich der Jungarzt an den anderen Lehrsatz halten müssen: „Jedes Erbrechen ist so lange als Ausdruck eines Abwendbar gefährlichen Verlaufes anzusehen, als nicht das Gegenteil bewiesen ist."

Nehmen wir an, insgesamt hätte der junge Kollege nicht den Eindruck einer sehr dramatischen Erkrankung gehabt. Dann hätte er keinesfalls eine „Influenza" bzw. eine „Gastroenteritis" diagnostizieren oder auch nur als „Bild" klassifizieren dürfen. Der Fall hätte „abwartend offen" bleiben müssen. Bei einem möglicherweise abdominellen Symptom, wie Erbrechen, fordere ich außerdem Kontaktnahmen in 2stündigen Abständen, wenn der Patient daheim verbleibt.

Ferner ist nach meinen Leitsätzen in solchen Fällen jede Medikotherapie strikt untersagt. Hier stoßen wir nun beim kanadischen Fall auf die Prochlorperazinetherapie, welche die eingetretene Somnolenz tragischerweise anfangs verkennen ließ. Ohne diese Injektion hätte die Therapie 18 Stunden früher einsetzen können. Und es hätte vermutlich keinen Prozeß gegeben.

Die berufstheoretisch begründete (evtl. programmierte) allgemeinmedizinische Vorgangsweise ist also, wie sich zeigt, ein gewisser Schutz gegen *Haftpflichtprozesse* und *Malpractice-Verfahren*. Daß sich das moderne allgemeinmedizinische Denken und Handeln in Kanada noch nicht herumgesprochen hat, ist kein Wunder. Es wird ja auch in unserem Sprachraum bisher erst von einem kleinen Kollegenkreis praktiziert.

Stichwörter
Fieber, Kopfschmerz, Erbrechen / Influenza / Bakterielle Meningitis

Diagnostische Programme
Nr. 1 „Fieber-Standard"
Nr. 35 „Brech-Standard"

5.9 Verzwickte Situationen

An kompliziert gelagerten Beratungsproblemen war in früheren Texten dieses Buches kein Mangel gewesen. Weitere Exempel werden im folgenden geboten. Die Schwierigkeiten ergaben sich – in verschiedener Verteilung – teils im stationären, teils im ambulanten Bereich.

Bei den verzwickten Situationen geht es u.a. darum: Zunächst spricht alles so sehr gegen die Krankheit, die an sich dominierend vorliegt, daß sie gar nicht ernstlich in Betracht gezogen wird. Naturgemäß läuft die Diagostik dann in eine falsche Richtung. Darüber kann es zum Exitus letalis kommen, ohne daß es vorher eine Aufklärung gegeben hätte.

Da die spezialistische angewandte Medizin über keine berufstheoretisch erforschte Basis verfügt, sondern im Rahmen der örtlichen Gepflogenheiten individuell-intuitiv ausgeübt wird, besitzen wir keine gültigen Maßstäbe, um am Handeln der Spezialisten Kritik üben zu können. Wir können nur zur Kenntnis nehmen, was geschieht.

Freilich wissen wir auch, daß die Diagnostik im Krankenhaus, wegen des durchschnittlichen großen Aufwandes und wegen der Möglichkeit, die Patienten tags und nachts zu beobachten, im Vergleich zur Funktion der niedergelassenen Ärzte ihre besonderen Chancen hat.

Sicherlich könnte die angewandte Krankenhausmedizin auf Basis einer blühenden Grundlagenforschung auf einem noch höheren Niveau praktiziert werden. Dafür existieren aber einstweilen noch nicht die nötigen Voraussetzungen.

FALL 215	**Hohe Senkung und kein Fieber**
	Dr. med. C. F. auf B.

„Eine 62jährige, adipöse Patientin (90 kg) mit schwerer Gehbehinderung durch beiderseitige Koxarthrosen kommt mit einer linksseitigen Ischialgie in meine Praxis. Ich untersuche eingehend, gebe ein Antirheumatikum und bestelle einige Tage später zu einer Routinelaboruntersuchung. Hier fällt ein Blutzucker von 198 mg% auf. Die Frau wird auf Reduktionskost gesetzt. 1 Woche später klagt sie über Müdigkeit, Appetitlosigkeit, starken Durst und rapide Gewichtsabnahme. Blutzucker jetzt 380 mg%. Gewichtsabnahme auf 84,7 kg. Da eine Einweisung abgelehnt wurde, erhält sie ein orales Antidiabetikum und wird engmaschig kontrolliert. Blutzuckerabfall auf 260 mg%. Ich stelle eine unerklärliche Tachykardie fest. Im Urin ist die Glukose positiv, ebenso Eiweiß und Nitrit. Leukozyten und Bakterien im Sediment. BSG 135/152! Afebril. Nun Einweisung gegen Widerstand. Nach 1wöchiger stationärer Diagnostik bei unveränderten Befunden Verdacht auf raumfordernden Prozeß im linken Nierenbereich. Verlegung auf die Urologische Klinik. Operation: Paranephritischer Abszeß links bei Zustand nach linksseitiger Nierenembolie. Rasche postoperative Erholung. Normalisierung der Blutzuckerwerte ohne Therapie."

Kommentar

Sie geben bei ischialgiformen Schmerzen ein Antirheumatikum und finden einen Blutzuckerwert nahe 200 mg%. Die Patientin magert etwas zu rasch ab für die Reduktionskost, der Blutzucker wird doppelt so hoch, läßt sich durch ein Antidiabetikum aber etwas herabdrücken. Eine unerklärliche Tachykardie, Befunde wie etwa bei einem Harnwegeinfekt veranlassen Sie, die Frau „mit Gewalt" einzuweisen. Schließlich denkt man im Krankenhaus an einen raumfordernden Prozeß im Nierenbereich, operiert und heilt durch die Abszeßeröffnung. Die Hyperglykämie verschwindet spurlos.

Ich habe in meiner Bibliothek nachgelesen, aber nicht den geringsten Hinweis gefunden, der in Ihrem Fall früher auf eine Paranephritis hätte lenken können. Auch im Krankenhaus verging ja einige Zeit, ehe man sich zum (diagnostischen) Eingriff entschloß.

In den von mir eingesehenen Büchern werden beim Thema paranephritischer Abszeß immer das Fieber betont, ebenso der normale Harnbefund. Andererseits fand ich in keinem einzigen Werk bei Diabetes (bzw. Hyperglykämie) einen Hinweis auf diese abszedierende Erkrankung. Gelegentlich heißt es wohl, daß der Blutzucker bei Infektionskrankheiten erhöht sein kann. Aber eine solche lag ja nicht vor.

Alles in allem genommen haben Sie durch das „abwartende Offenlassen" diesen höchst verzwickten Fall vorbildlich geführt und (bei steter Wachsamkeit) wohl kurzfristig naheliegende Therapien versucht, aber schließlich doch die rechtzeitige Überweisung durchgesetzt.

Man sieht einmal mehr, daß die Lehrbuchdarstellungen der Krankheiten nicht „die Krankheit" betreffen, sondern nur als Orientierungsstellen im ärztlichen Denken fungieren können. In diesem Sinne haben Sie gekonnt davon Gebrauch gemacht.

Stichwörter
Ischialgie, Hyperglykämie, Tachykardie, hohe Blutsenkung / Paranephritischer Abszeß

FALL 216 **Ein sehr bunter Fall**
Dr. med. W. F. in St.

„Eine 69jährige, seit Jahrzehnten als Folge einer Chorea major sprachgestört, präsentiert unklare Beschwerden, die an eine vegetative Dysregulation denken lassen. Im Rahmen meiner allgemeinärztlichen Untersuchungen entdecke ich bei ihr ein Vorhofflimmern, aber auch einen Altersdiabetes. Im selben Monat kommt es zu einem mysteriösen Raubüberfall auf sie; dabei wurde versucht, ihr Haus niederzubrennen. Etwa 4 Wochen später treten Gehbeschwerden auf. Sie scheinen durch eine Myalgie im Glutaealbereich bedingt zu sein. Ich gebe zunächst Vitamin B 12-Spritzen. Zu dieser Zeit war der Diabetes bereits gut eingestellt. 4 Tage später kann sie nicht mehr aufstehen. Weitere 3 Tage danach entwickelt sich das Bild einer Halbseitenlähmung mit Schwindelgefühl. Sprachlich bietet sie das Symptom der Echolalie. Im großen und ganzen ist sie aber intellektuell nur wenig verändert. Ich überweise unter ‚Bild eines akuten zerebralen Insults'. Es wurde eine Embolie angenommen. Sie verstarb nach etwa 1 Monat. Die Sektion deckte ein subdurales Hämatom auf. Niemand hatte damit gerechnet."

Kommentar

Ein sehr bunter Fall. Ich erinnere mich an eine Patientin, die mehrmals nacheinander – etwa mit 1–2jährigen Abständen – ganz ähnliche Bilder eines zerebralen Insults geboten hatte. Einer davon, nicht unterscheidbar, wurde als subdurales Hämatom diagnostiziert und operiert. Am nächstfolgenden „zerebralen Insult" verstarb sie.

Mit unseren Mitteln können wir in der Praxis ein Subduralhämatom nur vermuten. Daß ein solcher Abwendbar gefährlicher Verlauf (AGV) auch in der Krankenanstalt unentdeckt bleibt, wird infolge der modernen Untersuchungsmethoden immer seltener. Was Ihre Diagnostik und Therapie angeht, so ist daran nichts auszusetzen. Die möglicherweise versäumte Lebensrettung spielte sich außerhalb Ihrer Funktion ab.

Stichwörter
Vegetative Dysregulation, uncharakteristische Gehbeschwerden, Halbseitenlähmung / Hirnembolie / Subdurales Hämatom

FALL 217 Odyssee der „Diagnosen"
Dr. med. E. K. in B. V.

„Es geht um eine 57jährige Frau. Vor 5 Monaten war sie in diversen Kliniken (auch auf einer neurologischen Station) wegen Schwindel, Erbrechen und vegetativer Dystonie durchuntersucht worden. Die Diagnosen lauteten schließlich auf ‚Zervikalsyndrom, arterielle Hypertonie, intermittierende vertebrobasiläre Insuffizienz'. Vor 3 Monaten wurde sie in eine chirurgische Abteilung wegen eines akuten Abdomens eingewiesen. Dort ergaben sich keine Besonderheiten, und es erfolgte die Transferierung auf die Interne. Dort wurden diagnostiziert: ‚Colon irritabile, Neurose, Obstipation infolge Laxantienabusus, Blutdruckabfall'. In einem dritten Krankenhaus wurden auf der Internen Abteilung eine ‚Hypertonie und Oberbauchneurose' festgestellt. Das war vor 1 Monat. Wenige Wochen danach bot sie das Bild eines Ileus. Die Chirurgen nahmen einen Strangulationsverschluß durch Narbenstränge nach einer früheren Uterusexstirpation wegen eines Myoms an. Bei der Operation wurde zufällig auch Material für eine Stuhlkultur abgenommen, die zur Aufdeckung eines Bauchtyphus führte. Allerdings war bei der Operation auch schon der Verdacht ausgesprochen worden, es könnte eine Salmonellenerkrankung mit im Spiele gewesen sein. Ich finde es beeindruckend, wie lange die Abstempelungen durch die (falschen) spezialistischen Diagnosestellungen die richtige Beurteilung und Therapie hinausgezögert hatten."

Kommentar

Ihrer eigenen Kommentierung ist wenig hinzuzufügen. Wohl funktioniert in der spezialistischen Medizin das Programm „Komplette Anamnese – Durchuntersuchung – Diagnosestellung" sehr häufig und zieht wenigstens keine bösen Folgen nach sich. Aber diese (falschen) Dogmen verhindern nicht selten eine souveräne Führung der Fälle bzw. blockieren es, den richtigen Weg einzuschlagen.

Öfters bewußt Abwartendes Offenlassen in engster Zusammenarbeit mit dem Hausarzt könnte die Effektivität des fachärztlichen Wirkens erhöhen. Aber von einer solchen Einstellung sind wir einstweilen noch weit entfernt.

Stichwörter
Schwindel, Erbrechen / Akutes Abdomen / Colon irritabile, Neurose / Oberbauchneurose / Strangulationsileus / Typhus abdominalis

---

FALL 218 **Erst der Thoraxfilm brachte es an den Tag**
Dr. med. J. B. aus W.

„*Eine 71jährige Patientin gibt an, viel zu schwitzen. Außerdem klagt sie über ein Wachstum von multiplen Fibromen am Hals. Die Fibrome werden entfernt. Postprandial messe ich einen Blutzucker von 515 mg%. Nachkontrollen nach 2 und 5 Tagen ergeben Werte von 63 und 68 mg%. Ich nahm an, beim ersten Mal hätten meine Helferinnen einen Fehler gemacht. 1/4 Jahr später sind die Fibrome rezidiviert. Nun entfernt sie ein Dermatologe. Er vermutet eine beginnende Akromegalie. Dieser Verdacht wird an einer Universitätsklinik entkräftet. 4 Wochen danach werde ich dringend zur Patientin ins Haus gerufen. Sie liegt morgens im Bett, ist verlangsamt und kann nicht mehr sprechen. Es ist keine komplette Halbseitenparese, aber doch eine Schwäche rechts. Ich denke an Unterzucker. Ohne eigenen Laborwert (weil ich wohl unbewußt die Patientin durchuntersucht haben wollte) weise ich sie mit der Diagnose ‚Verdacht auf Apoplexie und motorische Aphasie' bzw. ‚Verdacht auf Diabetes (Hypoglykämie?)' ins Krankenhaus ein. Es handelte sich wirklich um eine Hypoglykämie. Sie war schnell behoben. Bei der Thoraxröntgenaufnahme (war wohl an der Klinik früher aus Kostengründen eingespart worden) wurde eine riesige Verschattung der rechten Lunge gefunden. Die Operation erbrachte einen kindskopfgroßen Mediastinaltumor (5 kg!). Nachdem sich die Pathologen 4 Monate lang gestritten hatten, um welche Art von Tumor es sich handelt, einigten sie sich schließlich auf die Diagnose ‚spindelzelliges Thymom'. Die Hyper- und Hypoglykämien sehen die Kliniker als hormonaktive Reaktion an, die das Gewächs bedingte. Ich mußte meinen Helferinnen nachträglich recht geben. Sie hatten keinen Fehler gemacht.*"

Kommentar

Nach dem Durchlesen dieser Schilderung fragt man sich wieder einmal: Wie ist es nur möglich, daß das Dogma vom primären Diagnosestellen vor jeder Therapie das medizinische Denken von heute so sehr beherrscht? Vorkommnisse, wie sie bei diesem Fall zutage treten, sind in der klinischen Gegenwartsmedizin ganz alltäglich.

Von seiten des Hausarztes wie der Fachärzte gab es hier diverse Vermutungen. Daß die Symptome nicht in die richtige Richtung führen konnten, wird verständlich, wenn man in einschlägigen Fachbüchern nachliest, was unter dem Stichwort „Thymom" geschrieben steht. Von den in unserem Fall gegebenen Krankheitszeichen führt kein Weg dahin. Die unvermutete Klärung ergab sich aufgrund einer reinen Routinemaßnahme (Thoraxröntgen). Im übrigen sind die Literaturangaben widersprüchlich. Dazu paßt dann die Information, die Pathologen hätten 4 Monate gebraucht, um sich auf eine Diagnose zu einigen.

So sieht die Realität aus – wie kümmerlich wirkt dagegen der Leitsatz, der Arzt in der Praxis müsse mit Hilfe einer kompletten Anamnese und einer Durchuntersuchung zu einer exakten, möglichst ätiologischen Diagnose kommen. Und das hat er bei den Hochschulprüfungen zu demonstrieren.

Verbal versuchen Sie, lieber Herr Kollege, der Lehre zu entsprechen, indem Sie Vermutungen („Verdacht auf...") als Diagnosen bezeichnen. Das jedoch müssen wir beim heutigen Stand der berufstheoretische Forschung vermeiden. Beim Agieren im nebulösen Bereich der Vermutungen *klassifizieren* wir der wirklichen Lage entsprechend Symptome („unabgeklärte Hypoglykämie"), Symptomgruppen („unabgeklärte motorische Aphasie") und evtl. Krankheitsbilder („Bild einer Apoplexie").

Ein Lump, der mehr gibt, als er hat.

Stichwörter
Hyperglykämie, Hypoglykämie / Akromegalie / Bild einer Apoplexie / Mediastinaltumor (vermutlich Thymom)

5.10 Behandlungsprobleme

Das fehlende berufstheoretisch gesicherte Fundament macht sich in der spezialistischen Medizin auch im therapeutischen Bereich nachteilig bemerkbar. Beispielsweise ist erstaunlich, welch differente Behandlungen verschiedene Spezialisten bei identischen Problemen bevorzugen. Das spiegelt sich in den Ergebnissen vieler Umfragen wider, die von Fachzeitschriften veröffentlicht werden.

Merkwürdigerweise ist die Ärzteschaft offensichtlich nicht bestrebt, sich in allem und jedem möglichst auf ein gleichartiges (optimales) Vorgehen zu einigen. Dieses ärztliche Verhalten hat mit dem seinerzeit von Bleuler angeprangerten „autistisch undisziplinierten Denken in der Medizin" zu tun.

Eine andere Facette des Problems betrifft den Zeitpunkt der Therapie. Vereinzelt hatte ich Spezialisten erlebt, die sofortige (z.B. chirurgische) Maßnahmen bei ihren Klienten auch dann als dringend nötig hinstellten, wenn ihre Begründung in keiner Weise zu überzeugen vermochte. Es ging dann anzunehmenderweise nicht ausschließlich um humanitäre Beweggründe. Zum Schluß sei auf eine andere Art ärztlicher Sofortmaßnahmen hingewiesen: In dieser Sammlung gab es schon Fälle, in denen die Behandler mit potenten Spritzen allzu rasch bei der Hand gewesen waren. Vor allem Anfänger handelten so. Sie brachten die Gepflogenheit offenbar von ihrer Weiterbildungszeit in den Krankenanstalten in die Praxis mit.

Sofortiges Helfenwollen ist gewiß löblich. Abgesehen davon jedoch, daß derartige Aktivitäten im Widerspruch zum allgemein geglaubten Dogma vom Diagnosestellen *vor* jeder Therapie stehen, müssen auch berufstheoretisch-wissenschaftliche Einwände gegen solche mehr oder weniger „blinde" Aktivität erhoben werden. Dadurch könnte ein nicht wieder gutzumachender Schaden für die Patienten entstehen. Daß ich damit nicht bloß den Teufel an die Wand male, geht aus früheren Fallbeispielen hervor.

FALL 219 Behandeln oder nicht behandeln – Das ist die Frage
Dr. med. K. R. aus D.

„Heute kam eine junge Frau mit ihrem Kind von der Mütterberatung direkt zu mir, um ein Mittel gegen Soor für ihren 6 Wochen alten Säugling zu erhalten. Ich sah das typische Bild in der Mundhöhle und ein im übrigen völlig munteres Mädchen. Keinerlei sonstige Symptome. Der Mütterberatungsarzt hatte gesagt, das Kind müßte behandelt werden, obgleich ihm die Frau erklärt hatte, daß die weißen Beläge sich schon weitgehend zurückgebildet hätten. Ich meinte, unter den gegebenen Umständen sei eine besondere Behandlung überflüssig. Damit war die Mutter einverstanden. Nun habe ich aber ein ungutes Gefühl, weil ich den anderen Kollegen, möglicherweise ungewollt, herabgesetzt habe. Ich sehe aber nicht ein, warum etwas behandelt werden soll, was oft rasch von selbst wieder verschwindet."

Kommentar

Sie waren in keiner angenehmen Situation. Daran sind aber nicht Sie schuld. Natürlich muß die Kollegialität einen sehr hohen Stellenwert haben, aber das Interesse der Patienten besitzt bei Konflikten zweifellos einen noch höheren.

Ich selbst empfahl vor vielen, vielen Jahren einen „Borschnuller". Schließlich kam man darauf, daß wir mit einem gefährlichen Mittel gearbeitet hatten. Dann lernte ich, daß Soor bei Säuglingen eine harmlose Sache sei, wenn das Kind sonst gesund erscheint, und daß man sehr wohl einige Tage abwarten könne. Bei einem solchen Verhalten sah ich in den letzten Jahrzehnten keinen einzigen Fall, in dem ich später eine besondere Therapie hätte einleiten müssen.

Im krassen Gegensatz dazu ist in den pädiatrischen Lehrbüchern eine Therapie sozusagen Pflicht. Das kommt nun einfach daher, weil die Lehrbuchautoren und Kliniker eben den Soor hauptsächlich als Komplikation bei schweren Erkrankun-

gen, aber offenbar kaum als eine Sache kennengelernt haben, mit welcher der gut gedeihende Säugling auch ohne ärztliche Hilfe bestens fertig wird.
‚Die Aussage, die Erkrankung finde sich fast ausschließlich bei Säuglingen mit Durchfall, die hochgradig geschädigt sind, ist jedenfalls für den Allgemeinarzt in der Praxis nicht gültig. Im übrigen läßt sich die Beratung bei einigem psychologischen Geschick so steuern, daß sich der andere Arzt nicht herabgesetzt fühlen muß. Ich möchte annehmen, daß Sie sich ohnehin so verhalten haben.

Stichwörter
Soor bei Säugling / Kollegialität und Patienteninteresse

FALL 220 **Phimose festgestellt: Allerhöchste Zeit**
Frau Dr. med. A. K. aus G.

„Unlängst kam eine ‚treue' Patientin zu mir und wollte eine Salbe für ihren 3jährigen Sohn verschrieben haben. Es ergab sich folgendes: Sie war angeblich in die nächstgelegene Kinderabteilung gefahren, um sich diese Einrichtung einmal anzusehen. Dabei war es zu einer Beratung des 3jährigen durch den pädiatrischen Chefarzt gekommen. Er hätte eine Phimose festgestellt, die zu behandeln allerhöchste Zeit gewesen wäre. Daraufhin hätte er die Verklebung gelöst und mir die Nachbehandlung überlassen. Ich habe meine Zweifel an der ‚allerhöchsten Zeit', wie überhaupt an dem Sinn von Eingriffen bei Präputialverklebungen bei Kleinkindern, die keinerlei Harnabflußbehinderungen verursachen. Im übrigen hatten wir seinerzeit scharf zwischen Präputialverklebungen und Phimosen unterschieden. Was die Therapie angeht, so hat die Mutter wohl bemerkt, daß ich damit nicht ganz einverstanden war."

Kommentar

Es ist ziemlich verwirrend, sich aus einschlägiger Literatur zu informieren. Sicher ist zunächst, daß man derzeit Conglutinationen unter dem Oberbegriff „Phimose" abhandelt. In einem Urologiehandbuch fand ich den Hinweis, Conglutinationen müssen bis Ende des 2. Lebensjahres gelöst werden. Auch die Chirurgen sind erwartungsgemäß eher für Aktivität. Man merkt dem Text dieser Spezialisten wie der Dermatologen aber an, daß sie nicht viel mit diesen Problemen unter Praxisbedingungen zu tun haben.
Die Lehrbücher der Kinderheilkunde sind da bestimmter. Beispiel: „Läßt sich das Präputium nicht ohne Gewalt zurückstreifen, so spricht man von einer Phimose. Beim Neugeborenen und Säugling ist wegen der epithelialen Verklebung des inneren Präputialblattes mit der Glans dieser Zustand physiologisch. Die Adhäsionen

verschwinden spätestens um das 10. Lebensjahr. Eine pathologische Phimose besteht, wenn der Präputialring zu eng ist, oder die physiologischen Verklebungen persistieren. In den ersten 3 Lebensjahren haben Manipulationen an der Vorhaut zu unterbleiben, wenn der Harnstrahl unbehindert ist. Bei persistierenden Verklebungen *kann* jenseits des 3. Lebensjahres die *vorsichtige* Lösung mit einer Phimosensonde vorgenommen werden. Cave Verletzungen wegen sekundärer Strikturen!"

In einem anderen Lehrbuch steht noch deutlicher unter dem Titel „Phimose": „Beim Neugeborenen ist die epitheliale Verklebung von Vorhaut und Eichel ein physiologischer Zustand, der nicht beeinflußt werden sollte. Auf diese Weise ist die empfindliche Haut der Glans im Säuglingsalter vor der ätzenden Wirkung des Urins geschützt, der sich in der Windel ammoniakalisch zersetzen kann. Die Adhäsion löst sich spontan in der Kleinkindzeit, spätestens bis zum 10. Lebensjahr. Trotz der Enge der Vorhautöffnung ist eine Harnentleerung im Strahl möglich. Ist die Harnentleerung behindert, bläht sich bei der Miktion die Vorhaut sackförmig auf, liegt also eine behandlungsbedürftige Phimose vor. Das Präputium ist zu lang und zu eng, oder es wandelt sich durch unvorsichtige Lösungsversuche narbig um. In diesem Falle ist eine Operation angezeigt."

Man kann also ruhig bis zum 10. Lebensjahr warten, weil sich innerhalb dieser Spanne das Verklebungsproblem von selbst löst, wenn man auch nach dem 3. Lebensjahr aktiv werden *darf*. Zwischen den Zeilen kann man aber lesen, daß die Aktivität mehr Schaden stiftet als die Inaktivität.

In Ihrem Falle bestand, weil keine Abflußbehinderung gegeben war, gewiß kein Anlaß, Verletzungen zu setzen, die unangenehme Folgen nach sich ziehen können. Aus meinem eigenen Bereich ist mir die Tätigkeit eines Arztes bekannt, der routinemäßig bei Klein- und Kleinstkind Präputiallösungen vornahm. Die „Erfolge" waren nicht selten erhebliche Entzündungen und verschreckte Mütter. Schließlich gab der Kollege diese Manipulationen wieder auf, nachdem ihn wohl seine (schlechten) Erfahrungen dazu veranlaßt hatten.

Die Ihnen entschlüpfte Abwertung des Chefarztes ist menschlich verständlich, und Analoges ist wohl jedem Allgemeinarzt mehrfach „passiert". Besser ist es erfahrungsgemäß, die Urteile bei sich zu behalten bzw. den Ärger nicht zu zeigen. Auch wir sind schließlich mitunter auf die verständnisvolle *Nachsicht der Kollegen* angewiesen.

Stichwörter
Präputialverklebung (Conglutinatio) / Kollegialität

FALL 221	**Mit Schenkelhalsfraktur in den 2. Stock gegangen**
	Frau Kollegin H. Ch. aus M.

„Eine 86jährige Patientin erlitt vor mehreren Jahren eine Radiusfraktur. Vor 4 Monaten war sie gestürzt. Mit einer Exkoriation an der Nase war es aber scheinbar abgegangen. Vor 3 Wochen konnte sie plötzlich nicht aufstehen; ich gab ihr wegen ‚Hexenschuß' 3 Injektionen an aufeinander folgenden Tagen im Hause. Am 5. Tag war ein kurzes Aufstehen möglich, tags darauf aber wieder nicht. Die Krankenhausaufnahme wurde verweigert. Ein ambulant geschossenes Röntgenbild ergab eine Schenkelhalsfraktur. Damit war sie seit 4 Monaten schon einige Male in der Sprechstunde erschienen, d.h. zu Fuß in den 2. Stock gegangen! Jetzt sind die Spezialisten nicht einig: Der Chirurg will konservativ vorgehen, ein Orthopäde befürwortet eine Hüftgelenkplastik. Die Patientin ist aber nicht zu bewegen, sich in spezialistische Behandlung zu begeben. Ich frage mich, wie das möglich ist, daß zwei Spezialisten beim nämlichen Fall so konträre Vorgehensweisen empfehlen."

Kommentar

Was das letztgenannte Problem angeht, so ersehen wir doch aus zahllosen Umfragen in Fachzeitschriften, wie konträr die verschiedenen therapeutischen Standpunkte oft sind und mit welcher Vehemenz das Konträre vertreten wird.

Ich meine, das ist ein Zeichen für die gegenwärtige Rückständigkeit der Medizin. Es muß doch möglich sein, herauszubekommen, was nun in einem konkreten Falle wirklich das beste ist, und das müßten dann alle Fachärzte empfehlen. Da davon keine Rede ist, bekommen wir einen Einblick, wie weit entfernt die spezialistische Medizin von einer berufstheoretischen Erforschung ihrer selbst ist.

Soviel auch über die Krankheiten und Behandlungsmethoden erarbeitet wurde, wenn es um konkrete Fälle geht, zeigt sich, daß noch nicht einmal begonnen wurde, die Probleme der spezialistischen Angewandten Heilkunde wissenschaftlich zu analysieren, um zu einer Optimierung zu gelangen.

Was Ihre Funktion angeht, liebe Kollegin, so ist ja bekannt, daß Patienten mit eingestauchten Schenkelhalsbrüchen (und um etwas anderes kann es sich nicht handeln) oft Erstaunliches leisten können, ohne durch die Fraktur behindert zu sein. Auf die Dauer natürlich geht das nicht gut.

Es ist auch sicher, daß die Patientin in Sie ein enormes Vertrauen setzt, andererseits Ihnen aber auch mit Ihrer Entscheidung sehr viel Verantwortung aufbürdet. Hoffen wir, daß der alten Dame noch ein paar Lebensjahre in relativ guter Verfassung beschieden sind. Was Sie dazu tun können, wird Ihrerseits gewiß geschehen.

Stichwörter
Gehstörung bei Greisin, „Hexenschuß" / Schenkelhalsfraktur

5.11 Fragwürdiges

Der Allgemeinarzt ist manchmal mit der Versorgung im spezialistischen Bereich nicht ganz zufrieden. Die Ereignisse können ebenso gut die Diagnostik wie die Therapie betreffen. Wir erfahren davon weniger durch die Patienten als durch die Arztbriefe. Betont sei, daß es sich auch dabei um Seltenheiten handelt.

Fragwürdiges kann im Krankenhaus und/oder seitens der niedergelassenen Fachärzte geschehen. Es passiert eher, wenn urlaubshalber Personalknappheit bestanden hatte bzw. wenn es zu Vertretungen oder zu einem Personalwechsel gekommen war.

Die Versorgung aber kann auch nur scheinbar fragwürdig gewesen sein, während in Wirklichkeit z.B. ein blutjunger Arzt mit der Aufgabe, bei einem komplizierten Fall einen *Arztbrief* abzufassen, überfordert war: Er kannte den Patienten kaum oder gar nicht. Er mag in das Abfassen von Befundberichten zulänglich eingeführt worden sein. An solche Dinge sollte der Hausarzt denken, ehe er sich beschwert. Am besten versucht er zunächst, sich aus den gegebenen Informationen ein Bild davon zu verschaffen, was mit dem Kranken wirklich geschah. Aus der Diagnostik und den angewandten Mitteln wie aus den Vorschlägen für die spätere Behandlung läßt sich in der Regel ein informatives Mosaik zusammensetzen. Von dieser Basis aus kann der Arzt auch Lücken im Arztbrief selbst schließen bzw. Fehler korrigieren.

Gelingt das nicht, so klärt ein freundlicher telefonischer Anruf offene Fragen rasch, ohne daß eine Verstimmung resultieren würde. Sind folgenschwere Schnitzer passiert, so darf man zunächst setzen, daß besonders unglückliche Umstände gewaltet hatten. Es ist unnötig, das von seiten des Hausarztes an die große Glocke zu hängen. Das gilt auch für Extremfälle.

So kam einer meiner Patienten im Krankenhaus infolge einer Sauerstoffzufuhr ins Gewebe um; diese hatte eine tödliche Embolie ausgelöst. Ein anderes Mal nämlich verursachen wir selbst Fragwürdiges und sind dankbar dafür, wenn man im spezialistischen Bereich Verständnis für unsere Lage zeigt. Und das hat damit, daß „eine Krähe der anderen kein Auge aushackt", nicht das geringste zu tun.

FALL 222 **Danebenpunktiert**
Dr. med. R. B. in W.

„Unlängst kam ein 73jähriger Mann mit heftigem Nasenbluten zu mir. Da es sich um flächige, parenchymatöse Blutungen aus den Nasengängen handelte, überwies ich ihn ins Kreiskrankenhaus. Dort gibt es keine HNO-Station. Trotzdem wurde er versorgt und 2 Wochen später entlassen: ‚Von seiten der Nase bei der Entlassung keine Beschwerden.' In Wirklichkeit aber hatte der Mann nicht nur wiederholt Epistaxisattacken im Krankenhaus gehabt, sondern auch bei der Entlassung neu-

erlich geblutet. Er wollte aber trotzdem nach Hause. Im Rahmen der Durchuntersuchung fand der Urologe eine suspekte Prostata, die dieser als Neoplasma prostatae ansprach. Die am Entlassungstag durchgeführte Stanzbiopsie ergab ‚in den untersuchten Schnitten Fett- und Bindegewebe, keine Prostatastrukturen'. Dazu heißt es weiter im Arztbrief: ‚Die Histologie ist zwar negativ, dennoch wird in 3 Monaten um urologische Kontrolle gebeten.' Mir kommt die ganze Sache nicht in Ordnung vor. Was meinen Sie dazu? Übrigens stand im vorläufigen Arztbrief unmittelbar nach der Entlassung nur ‚Prostatahypertrophie'."

Kommentar

Sehen wir von der „Versorgung" des Nasenblutens ab, so geht es hier im wesentlichen darum, ob die Prostatastanzbiopsie lege artis ausgeführt wurde oder nicht. Der Urologe hat seinen Eindruck (eines Prostatakarzinoms) daraufhin wohl korrigiert. In die gleiche Richtung deutet auch die Vierteljahresfrist bis zur neuerlichen Vorstellung. Ebenso gut könnte aber auch der erste Eindruck des Urologen gestimmt haben und die Stanzbiopsie mißglückt sein. Dann würden 3 wertvolle Monate ungenützt verstreichen.

Vielleicht versuchen Sie, den Patienten in die Sprechstunde zu bekommen und den Rektalbefund zu erheben. Evtl. setzen Sie sich mit dem Urologen in Verbindung. Da kommt dann wahrscheinlich mehr heraus, als der Befund wiedergibt. Solche (seltenen) Initiativen sind wir unseren Patienten als Allgemeinärzte wohl schuldig.

Stichwörter
Epistaxis / Vermutetes Prostatakarzinom

FALL 223 **Zunächst sah es aus wie eine Hochdruckkrise**
Kollegin S. P. aus B.

„Am Sonntagnachmittag wurde ich zu einem meiner Patienten bestellt, den ich wegen Hypertonie mit einem Diuretikum behandle. Seit 1 Tag bestanden heftigste Kopfschmerzen. RR 230/130, sonst unauffällig. Kein Fieber. Kein Hinweis auf eine Affektion im Bereich des ZNS. In Gedanken an eine Hochdruckkrise ließ ich ihn eine Adalat®-Kapsel zerbeißen. 15 Minuten danach maß ich 180/110 Blutdruck. Beim zweiten Besuch am selben Abend gab ich (wegen Verschlechterung) neuerlich Nifedipin, außerdem 2 ml Novalgin®i.v. Am nächsten Tag wirkte der Patient unverändert schwerkrank. Seine Frau war klarerweise sehr besorgt. Bei einer Konsiliaruntersuchung durch einen Neurologen tags darauf ergab die Liquorpunktion 575 Drittelzellen. Der Neurologe wies unter der Diagnose ‚Meningoenzephalitis' *in die Klinik ein. Dort wurde nach 2wöchiger Behandlung anläßlich einer Konsiliaruntersuchung durch einen Dermatologen eine diskrete Zostereffloreszenz im Bereich der linken Augenbraue festgestellt. Daraufhin wurde der Verdacht auf eine Zostermeningoenzephalitis ausgesprochen. Sämtliche virologischen Untersuchungen verliefen jedoch negativ. Zovirax®-Therapie. Entlassung nach 6 Wochen ohne erkennbare Defekte. Die Hypertonie war hier offenbar durch die Meningitis krisenhaft entgleist. Die vermutete Hochdruckkrise hatte ich durch den therapeutischen Teilerfolg bestätigt gesehen, zumal die Meningitis hier nicht so in Erscheinung trat wie das in den Büchern beschrieben wird. Meine Lehre daraus: Wir müssen unsere Diagnose immer wieder kritisch überprüfen. Ganz besonders vorsichtig sollten wir sein, wenn bereits eine Therapie eingeleitet wurde."*

Kommentar

Wenn Sie sich an die berufstheoretischen Forschungsergebnisse aus der Praxis halten, so können Sie ruhig noch einen Schritt weiter gehen: Dann brauchen Sie nämlich in solchen Fällen überhaupt keine Diagnose zu stellen, die dann unter Umständen als falsch zurückgenommen bzw. immer wieder überprüft werden muß.

Verwenden Sie den Begriff „Diagnose" nur bei völliger Sicherheit über eine vorliegende Krankheit! In den anderen Fällen gilt anstelle der (ungerechtfertigten) Diagnosestellung die *„Klassifizierung"*.

So etwa hatten Sie bei Ihrem Fall anfangs den *Verdacht*, es könnte sich um eine hypertone Krise handeln. Gemäß dieser *Vermutung* wandten Sie eine entsprechende Therapie an. In unbewußtem Wissen um Ihren im Grunde „abwartend offen gelassenen Fall" machten Sie am gleichen Tag einen zweiten Besuch und hielten offenbar zunächst an Ihrer diagnostischen *Annahme* fest. Dafür sprachen die Blutdruckwerte trotz Bettruhe, wodurch ja eine mittlere Blutdruckerhöhung ansonsten spontan herunterzugehen pflegt.

Unter dem Eindruck der schweren Erkrankung wandten Sie sich später an einen Neurologen. Dessen Lumbalpunktionsergebnis gestattete noch keine Diagnose (ich weiß natürlich, daß auch der Spezialist trotzdem immer eine „Diagnose" stellt), sondern eine *Zuordnung (Klassifizierung)* zu einer Gruppe von Krankheiten.

Im Krankenhaus scheint rein symptomatisch therapiert worden zu sein. Aufgrund einer diskreten Zostereffloreszenz eine Zostermeningoenzephalitis zu vermuten, mag angehen. Dazu kann ich nichts sagen, da mir einschlägige Erfahrungen fehlen. Ich weiß nur, daß beispielsweise bei Mumps gerade die klinisch schwersten Fälle eine Meningoenzephalitis aufweisen können, nicht aber die allerleichtesten. Jedenfalls blieb der Fall auch im klinischen Bereich im Rahmen diagnostischer Vermutungen – weit weg von einer klaren Diagnosestellung – liegen.

Ich stimme mit Ihnen völlig darin überein, daß wir unsere Beratungsergebnisse, wenn sie keine klare Diagnosestellung betreffen, stets kritisch überprüfen müssen. Nur dürfen wir in diesen Fällen auch nicht von „Diagnosen" sprechen. Gehen wir vom erlernten, praktisch nur sehr begrenzt brauchbaren steten „Diagnosestellen" als Prinzip endlich ab, so macht uns die resultierende „Klassifizierung" unserer offenen Fälle ohnedies deutlich, daß wir in einer unklaren Lage sind und daß es heißt, diagnostisch weiter auf der Hut zu sein.

Sie sehen, daß man allein aus Ihrem Fall ableiten müßte, das Dogma vom jedesmaligen Nennen einer Diagnose, ehe man behandelt, aufzugeben und sich in der Nomenklatur vorsichtig auszudrücken. Gehandelt haben Sie ja ohnedies aus dieser Erfahrung heraus. Was fehlt, ist die entsprechende, mit den Tatsachen übereinstimmende Benennung: also Klassifizierung statt Diagnosestellung, wo dies nötig ist.

Ich selbst hätte den Erkrankungsfall (auch zu Hause) anfangs mit dem Diagnostischen Programm Nr. 70 „für die allgemeinmedizinische Diagnostik bei uncharakteristischen Kopfschmerzen als alleinige Beratungsursache" geführt. Vielleicht hätte auch ich, trotz des Eindruckes einer schweren Erkrankung, 2 Tage abgewartet. Wahrscheinlich hätte ich dann „zur Vertiefung und Ergänzung der Diagnostik" (unter Angabe der von mir beobachteten Beschwerden und Symptome) eingewiesen. Alles andere wäre dann analog abgelaufen.

Die Zostermeningoenzephalitis hätte ich den Krankenhausärzten höchstens im Sinne einer fernliegenden Möglichkeit abgenommen. Hier waren die Spezialisten aber ohnedies vorsichtig genug und sprachen nur von einer Vermutung. Auch das steht jedoch im Gegensatz zur üblichen Lehre, denn dann müßte doch vor jeglicher Behandlung eine exakte, ätiologisch gesicherte Krankheitserkennung stehen.

Sie sehen, wie die Dinge liegen, wenn man einen so lehrreichen Fall wie den Ihren vom gesicherten berufstheoretischen Standpunkt aus etwas zerpflückt.

Stichwörter
Heftige Kopfschmerzen, Bild einer Hochdruckkrise / Meningoenzephalitis / Zostermeningoenzephalitis

Diagnostisches Programm
Nr. 70 „Kopfschmerz-Standard"

FALL 224 Merkwürdig
Dr. med. E. W. aus P.

„Eine Großmutter ruft mich an. Sie hätte ihrem 1jährigen Enkel ‚wegen der Zähne' ein Zäpfchen verabreicht. Nachher hätte sie Blut im Stuhl bemerkt. Ich lasse den Säugling in die Sprechstunde kommen. Er wirkt gesund, aber blaß. Die Windel ist blutdurchtränkt. Sofortige Einweisung. Nach fast 3wöchigem Krankenhausaufenthalt wird das Kleinkind mit der Diagnose ‚Verdacht auf Kolitis' entlassen. Mir

ist weder die lange Aufenthaltsdauer im Krankenhaus noch die ‚Verdachtsdiagnose' verständlich. Wie würden Sie diesen Fall kommentieren?"

Kommentar

Da ist zunächst einmal der Widerspruch zwischen der *Diagnose* (d.h., daß man etwas sicher weiß) und dem *Verdacht* (der ja viele andere Krankheiten, die ebenso in Erscheinung treten können, in keiner Weise ausschließt).

Ich verstehe nicht, wie man eine Dickdarmerkrankung vermuten kann, wenn es weder Tenesmen noch Durchfälle gegeben hatte. Wahrscheinlich wurde der Entlassungsbrief von einem unerfahrenen jungen Krankenhausarzt verfaßt und von seinem Vorgesetzten nicht kontrolliert. Aber wir wissen ja, daß sich die Spezialisten mit den Diagnosen und dem Diagnosebegriff auch dann schwer tun, wenn sie nicht mehr unerfahren sind.

Beim Versuch, die ganze Angelegenheit zu rekonstruieren, gibt es da also den schreienden Säugling, bei dem die Großmutter oder der Familienrat Zahnschmerzen vermutet hatten. Wir kennen alle diese bevorzugte Laienannahme.

Dann schritt man zur Tat. Auch da weiß der alte Arzt, wie oft erwachsene Menschen behaupten, es wäre ihnen unmöglich gewesen, einem Säugling Zäpfchen zu applizieren. In Wirklichkeit stellen sich die Erwachsenen unglaublich ungeschickt an und werden durch den sich wehrenden kleinen Säugling und sein lautes Geschrei so völlig konfus gemacht, daß sie von ihrem Vorhaben ablassen.

Von dem Schlag allerdings war „Ihre" Großmutter nicht. Die hat sich durchgesetzt. Wahrscheinlich hat ihr aber doch das Herz dabei geblutet, und sie sah zu, daß das Zäpfchen irgendwie möglichst rasch in die gedachte Position gelangte. Möglicherweise lag es im Kühlschrank oder war sonst steinhart. Statt das Suppositorium in der Hand weich werden zu lassen und mit einem Gleitstoff zu versehen, durfte sie es also „mit Gewalt" eingebracht haben. Dabei mag dann die zarte Darmschleimhaut verletzt worden sein.

Natürlich mußten Sie, lieber Herr Kollege, das Kleinkind einweisen. Es gab ja noch andere Möglichkeiten für die Blutdurchtränkung der Windel. Möglicherweise hat die Verletzung auch eine gewisse örtliche Entzündung nach sich gezogen. Aber von da bis zum Krankheitsbild einer Kolitis ist ein weiter Spielraum. Hauptsache ist, daß der Säugling bald wieder gesund war. Und das traf ja offensichtlich zu.

Stichwörter
Blut in der Säuglingswindel nach Applikation eines Suppositoriums / Kolitis

FALL 225	**Fast wie ein Wunder**
	Dr. med. M. C. aus L.

„Ein 85jähriger Patient, Bauer, steht wegen einer Prostatahypertrophie bei mir laufend in Behandlung. Als Beschwerden im Oberbauch eingetreten waren, konnte ich ihn mit Mühe dazu bringen, zum Röntgenologen zu gehen. Ebenso schwierig war es, ihn zu einer Gastroskopie zu bewegen. Beide Untersuchungen ergaben den dringenden Verdacht auf ein Magenkarzinom. Von einer Operation wollte er aber nichts wissen. Jetzt ist es über 2 Jahre her. Ich sehe den nun 87jährigen regelmäßig wegen der Prostata, und sein Befinden ist ausgezeichnet. Mir kommt es fast wie ein Wunder vor."

Kommentar

Es ist bekannt, daß Malignome bei sehr alten Menschen oft erstaunlich langsam fortschreiten. Ich habe sogar den Eindruck, daß manchmal Nichtoperierte länger leben als Operierte, besonders bei Magenmalignomen.

Davon abgesehen ist ein Verdacht noch keine Diagnose. Von daher kommt also eine gewisse Unsicherheit, ob es sich überhaupt um einen Magenkrebs gehandelt hatte.

Einer meiner Patienten klagte vor 30 Jahren über zunehmende Schluckbeschwerden. Er wurde im Krankenhaus gründlich durchuntersucht. Alles – einschließlich der Probeexzision – sprach für ein Ösophaguskarzinom. So begnügte man sich damit, eine Magenfistel anzulegen, um den alten Herrn nicht verhungern zu lassen. Nach dem Krankenhaus ging es mit ihm aber nicht bergab, sondern bergauf, und schließlich konnte die Ernährungsfistel wieder geschlossen werden. Der Mann lebt heute noch und nähert sich bei bester Gesundheit seinem 100. Geburtstag.

Man muß eben immer damit rechnen, daß auch im spezialistischen Bereich Irrtümer vorkommen. Und wenn sich solche ereignen – ist das ein Wunder?

Stichwörter
Oberbauchbeschwerden / Fragliches Magenkarzinom

5.12 Wissenschaftliche Gebote

Wir müssen uns darüber im klaren sein, daß zahlreiche wissenschaftlich untermauerte Gebote in ihrer Gültigkeitsdauer beschränkt sind. Im übrigen müssen neue Gebote bei ihrer Präsentation nicht gleich enthusiastisch begrüßt werden.

Die Geschichte des „Retters der Mütter", Ignaz Semmelweis, gibt dafür ein gutes Beispiel. Erst 40 Jahre nach dem Tode war seine Lehre allgemein anerkannt und damit zu einem wissenschaftlichen Gebot geworden. Sein Prinzip der Asepsis in der Geburtshilfe gilt auch heute noch.

Das durchschnittliche Gebot tritt nicht dramatisch in Erscheinung. Es erweist sich auch nicht immer als optimal fundiert. Infolgedessen lösen laufend Vorschriften bzw. Empfehlungen einander ab. Was *gestern* eine große Hoffnung war und *heute* von zahllosen Ärzten angewendet wird, kann *morgen* verpönt, ja verboten sein. Ich kenne diesen Ablauf, der sich vor unseren Augen abspielt, vom Schicksal mehrerer Medikamente her.

Viele wissenschaftlich wohlbegründete Gebote bringen wir an unsere Patienten heran, ohne viel Hoffnung, daß diese sie ernst nehmen werden. Ich denke an die Eßgewohnheiten der Menschen und an ihre Abhängigkeit – etwa vom Rauchen und/oder vom Alkoholkonsum.

Im folgenden Fall geht es um etwas ganz Ungewöhnliches. Bestechend ist die Mentalität aller Betroffenen. Aus dieser ergreifend menschlichen Bewältigung eines Gesundheitsproblems können wir alle lernen.

FALL 226 **Charakterstärke**
Frau Dr. M. B. aus I.

„In einer bäuerlichen Familie war unter 8 Kindern ein Sohn mit einer progressiven Muskeldystrophie vom Duchennetyp. Von seinen 4 gesunden Brüdern hätten die 3 nach ihm geborenen nach den Empfehlungen der heutigen genetischen Beratungsstellen nicht leben sollen. Der kranke Sohn starb 21jährig qualvoll an respiratorischer Insuffizienz. Die älteste Tochter heiratete. Als sie schwanger wurde, lehnte sie eine Amniozentese zur Geschlechtsbestimmung des Kindes rundheraus ab: es sei zwecklos, einer Abtreibung würde sie keinesfalls zustimmen! Es würde ihr so sein, als ließe sie den Bruder – dessen Leben inmitten der großen Familie sie sich wohl nicht ungelebt vorstellen konnte – in ihrem eigenen Leibe töten. Sie gebar dann ein Mädchen. 2 Jahre später folgten eineiige Zwillinge, ebenfalls Mädchen. Inzwischen ist aber durch den CK-Test (Creatinin-Kinase) erwiesen worden, daß die Mutter des Kranken gar keine Konduktorin ist. Es hatte sich um eine Neumutation gehandelt! Einem Sohn steht nichts mehr im Wege, auch nicht seitens der genetischen Beratungsstelle."

Kommentar

Man merkt Ihnen, liebe Kollegin, die große Freude an, mit der Sie „Ihren Fall" beschreiben. Es macht das enge Verhältnis deutlich, das wir zu vielen unserer Patienten haben.

Man könnte nun das Verhalten der ältesten Tochter als Noncompliance (sie hat den Ärzten nicht gefolgt und letztlich Glück gehabt) abtun. Aber so einfach liegen die Dinge hier nicht. Die Tochter hat die ärztlichen Warnungen vielmehr geglaubt. Sie hatte nur ihre ganz persönlichen Gründe, eine Abtreibung abzulehnen. Es gibt gewiß keinen ärztlichen Leser, der ihr das Happy-End nicht von Herzen gönnt.

Wie aber, wenn die Befürchtungen der Genetiker zurecht bestanden und es einen kranken Sohn gegeben hätte? Gewiß hätten Sie dann, liebe Kollegin, alles getan, um der Patientenfamilie die schwere Bürde zu erleichtern.

Stichwörter
Progressive Muskeldystrophie Typ Duchenne / Genetische Beratung

5.13 Abwertung der Allgemeinärzte

FALL 227 Kliniker: „Warum kommen Sie erst jetzt?"
Dr. med. R. R. aus J.

„Eine stete Quelle der Ärgernis sind für mich die Krankenhausärzte, die uns abqualifizieren. Manche scheinen sich ein besonderes Vergnügen daraus zu machen, den Patienten mitzuteilen, daß meine Diagnose falsch war. Dabei bin ich ein alter Hase, und die ‚Richter' besitzen oftmals nur einen Bruchteil meiner Erfahrung. Als zweite Unkollegialität verbuche ich immer wieder das forsche ‚Jetzt kommen Sie erst?' an die Eingewiesenen. Der Pfeil zielt dann allzu oft auf mich. Manchmal schützt mich die Schweigsamkeit der Patienten. Die Kollegen haben eben keine Ahnung davon, was Allgemeinmedizin bedeutet. Mit größtem Vergnügen habe ich daher von der ersten Tagung der Österreichischen Gesellschaft für Senologie (Anm.: Lehre von den weiblichen Brustdrüsen) gehört, daß dort ein Referent den Krankenhausärzten die Leviten gelesen hat: ‚Warum kommen Sie erst jetzt?' mit diesem vorwurfsvollen Satz werde der Patient in die Ecke gedrängt, und der Arzt beraube sich selbst seiner Vertrauensbasis. Diese Frage dürfte überhaupt nicht gestellt werden. Damit scheint klar, daß diese überhebliche Abkanzelung nicht nur unkollegial mir gegenüber ist, sondern der beabsichtigten oder unbeabsichtigten eigenen Qualifizierung – im Bumerangeffekt – das Gegenteil bewirkt. Es schien mir wert, Ihnen das zu schreiben."

Kommentar

Das war ein Geschenk des Himmels! Ich hatte mich da auf einen sehr langen Umweg über die Erziehung zum allgemeinen Verständnis für die Funktion der Allgemeinmedizin gefaßt gemacht. Und nun stellt sich heraus, daß der bewußte, uns in den Ohren klingende Satz nicht nur unkollegial ist, sondern sogar dem

Arzt-Patienten-Verhältnis im Krankenhaus schadet. Reiflich überlegt, hätten wir uns das eigentlich auch selbst denken können. Aber so weit sahen wir nicht.

Was die Ursachen für die „Verdammungen" angeht, so stößt man hier u.a. auch wieder darauf, daß sich die Allgemeinärzte aufgrund der Lehre verpflichtet fühlen, stets Diagnosen zu stellen. Womit wir wieder bei einem wunden Punkt der Gegenwartsmedizin sind.

Solange freilich die Ergebnisse der berufstheoretischen Forschung nicht verstanden werden und selbst in den Lehrbüchern der Allgemeinmedizin in aller Welt gedruckt steht, wir müßten Diagnosen stellen und die spezialistischen Methoden anwenden, so lange wird sich an den Abqualifizierungen nichts ändern. So lange wird man im Krankenhausbereich Leistungen von uns verlangen, die wir nicht erbringen – und auch gar nicht zu erbringen brauchen.

Wird daher die Frage „Jetzt kommen Sie erst?" unterlassen, so macht das das Kraut leider auch noch nicht fett.

Stichwort
Kollegialität von Kliniker und Allgemeinarzt

FALL 228 — Kein gutes Haar an mir gelassen
Dr. med. T. Z. aus A.

„Ein 29jähriger Patient von mir, berufstätig, leidet nach einer schweren glomerulären Nephritis an einer Niereninsuffizienz. Zu mir kommt er diesmal wegen Schwindel und Schwäche. Sein Blutdruck beträgt 170/100. Kreatinin 3,0. Wegen der Anämie (2,8 Mio. Erys) verabreiche ich Eisen i.v. Nach 5 Tagen werde ich zu ihm ins Haus gerufen. Er sieht nicht gut aus, klagt über Thoraxschmerzen. Mein erster Eindruck ist, daß es sich um einen präurämischen Zustand handelt. Trotz meines Bestehens auf einer sofortigen Einweisung will die Familie abwarten. Ich sollte erst die Schmerzen behandeln. Widerwillig komme ich dem nach. Nach 3 Tagen gelingt es mir endlich, den Transport ins Krankenhaus durchzusetzen. Mit einem Kreatininwert von über 18 landet er sofort auf der Dialysestation, wo er lange bleiben mußte. Die Familie bekam dort zu hören, ich hätte einen Kunstfehler gemacht, und auch sonst wurde kein gutes Haar an mir gelassen. Das hat mich natürlich getroffen, denn ich glaube, ihn zum frühest durchsetzbaren Termin eingewiesen zu haben. Und schließlich hatte ich – als er den entsprechenden Aspekt bot – sehr wohl selbst an ein bedrohliches Nierenversagen gedacht bzw. der Familie klarzumachen versucht, daß er sofort ins Krankenhaus gehört."

Kommentar

Nach Ihrer Schilderung, haben Sie nicht nur ihr möglichstes getan. Obendrein haben Sie die gesamte Situation richtig eingeschätzt. Daß die Patientengruppe Ihrem Rat nicht folgte, ist bedauerlich, aber nicht Ihre Schuld.

Abfällige Äußerungen über unser Tun hören wir aus dem Krankenhausbereich leider immer wieder. Es sind fast ausnahmslos junge Kollegen, die sich über Dinge äußern, von denen sie noch nicht genug verstehen, um sie begreifen zu können. Erfahrene Spezialisten sind da zurückhaltender.

Die Lage wird sich erst dann ändern, wenn jeder Arzt während des Unterrichts das Wesentliche über die allgemeinärztliche Funktion gelernt hat. Dann werden die jungen Kollegen respektvoller und zurückhaltender bei ihren Beurteilungen werden, da sie schon viel von der Problematik in der Allgemeinmedizin erfahren haben.

Stichwörter
Glomerulonephritis, Niereninsuffizienz / Kollegialer Umgang von Kliniker und Praktiker

5.14 Verluste

FALL 229 — Tragische Verkettung
Dr. med. W. F. aus S.

„Es geht um einen 47jährigen Mann. Ich sehe ihn im Sonntagsdienst, da er seit dem Vortag Schmerzen im Oberbauch hat. RR 170/70, Puls unauffällig. Billroth II vor 20 Jahren. Appendektomiert. Abdomen gebläht, kein Stuhl. Unter der Vorstellung einer Magenentzündung gebe ich zunächst ein Spasmolytikum, gleichfalls krampflösende Zäpfchen. Ich bereite alles vor, um den Patienten ins Krankenhaus zu bringen, falls keine Besserung der Beschwerden eintritt. Tags darauf werde ich mittags dringend bestellt. Es gab noch keinen Stuhl. RR 160/80. Einmal Erbrechen, Meteorismus, Bauchschmerzen. Auskultatorisch höre ich Geräusche, die an Ileus denken lassen. Sofortige Einweisung. Auf der Chirurgie versucht man zunächst, mit einem Einlauf Stuhl in Gang zu setzen. Tags darauf läßt ein ‚Kollaps' an eine Epilepsie denken, und der Mann wird zu den Internisten transferiert. Die dortige Diagnose lautet ‚Pulmonalembolie'. Es erfolgt die Verlegung auf die Intensivstation. Am 4. Tag nach meiner Erstberatung ergibt sich bei der Laparotomie das Bild eines Volvulus. Der Mann überlebt zwar die Resektion, muß aber dann nochmals operiert werden. Später versagen die Nieren, es kommt zu einer Halbseitenlähmung, eine Tracheotomie muß gemacht werden. Schließlich tritt der Tod

ein. Ich mache mir Vorwürfe, daß ich den Fall nicht a priori in andere Bahnen gelenkt habe."

Kommentar

Während Sie nur rund 24 Stunden „verloren" hatten, gingen 3 weitere – wohl die entscheidendsten Tage – im Krankenhaus vorbei, ehe laparotomiert wurde. Aus dem ist zu schließen, daß so ziemlich alles gegen einen Darmverschluß gesprochen hatte. Anders sind die Transferierungen innerhalb des Krankenhauses nicht erklärlich.

Ich selbst habe in solchen Fällen prinzipiell weder Spasmolytika noch Analgetika noch Laxantien verordnet, um nichts zu verschleiern. Auch ließ ich mich *zweistündlich* informieren, um keine verhängnisvolle Entwicklung zu übersehen und auch um die Familie aufmerksam zu halten.

Schließlich wies ich bei unklaren Abdomenopathien – weil ich so vieles gefährliche Atypische erlebt hatte – recht großzügig ein. Natürlich ohne „Diagnose".

In diesem Falle mag eine entscheidende Rolle gespielt haben, daß der Mann schon appendektomiert gewesen war. Er zeigt zugleich, wie wenig das ein Anlaß sein kann, den akuten Bauchschmerz nicht mehr ebenso wichtig zu nehmen wie bei einem Kranken, der den Wurmfortsatz noch besitzt.

Stichwörter
Magenentzündung / Ileus / Lungenembolie / Volvulus

Zu diesem Fall Nr. 230 erreichte uns folgender Leserbrief
von Dr. med. L. W. aus W.

„Der Kollege W. F. sieht sich im Sonntagsdienst einem Notfall gegenüber. Der Patient hatte schon eine Magenresektion hinter sich. Da es sich um ein ernst zu nehmendes Bild zu handeln scheint, erhält er eine Spritze. Es wird eine Einweisung vorbereitet. Was macht der Arzt dann? Er schreibt in seiner Diagnose schlicht: Magenentzündung. 1 Tag später wieder Alarmruf. Die Vorgeschichte und die jetzigen Symptome (Stuhlverhaltung, Erbrechen, Schmerzen und die veränderte Peristaltik) lassen wohl keinen Zweifel mehr übrig. Die sofortige Einweisung wird durchgeführt. Alles ist vorhanden: Anamnese, klassische Symptome wie es nicht besser geht. Und er schreibt: ,... die an Ileus denken lassen.' Szenenwechsel: Der Patient befindet sich im Krankenhaus in besten Händen. Die Vorgeschichte, die Symptome sind klar, die Diagnose jetzt wohl auch. Es braucht eigentlich noch das Nötige veranlaßt zu werden. Nichts kann mehr schiefgehen. Mitnichten! Ob diese klaren Tatsachen dann in der Flut der veranlaßten Parameter untergegangen sind und der Wald vor lauter Bäumen nicht gesehen wurde? Wäre eine Laparotomie eingreifender gewesen als eine unnötige Appendektomie – oft vom jüngsten Assistenten ausgeführt? Stattdessen macht man erst einmal einen Einlauf,

der bei allen Formen des Dünndarmileus nicht nur sinnlos, sondern auch gefährliche Zeitvergeudung ist. Das Schicksal nimmt seinen Lauf. Der Patient erleidet, vielleicht durch den zunehmenden Volvulus, einen Kollaps, der dann noch als epileptischer Anfall gedeutet wird. Schließlich wird er auf der Inneren Abteilung in eine Pulmonalembolie umfunktioniert. Als dann endlich die Diagnose eines Ileus nicht mehr zu übersehen ist, war doppelt so viel Zeit vergangen wie beim Hausarzt –, und es war zu spät. Friedrich der Große hat einmal gesagt: ‚Ein guter Offizier braucht zum Erfolg Fortune.' Glück hatte hier keiner, auch nicht der Patient."

Der neue Kommentar

Wir können in diesem Fall davon ausgehen, daß alle beteiligten Ärzte genau wissen, daß es einen Ileus gibt und daß dies kein klassischer Ileusfall gewesen war.

Ferner können wir davon ausgehen, daß bei der Erstkonsultation tatsächlich der Eindruck entstanden war, es könnte am ehesten eine Magenerkrankung vorliegen. Von einer (exakten) „Diagnose" konnte hier keine Rede sein (es war auch keine davon). Das „abwartende Offenlassen" war goldrichtig.

Aus der Schilderung des Falles bei der Einweisung dürfte der Eindruck entstanden sein, es hätte eine *eindeutige* Ileussymptomatik vorgelegen. Wäre das tatsächlich so gewesen, so hätten das selbstverständlich auch die Krankenhausärzte bemerkt, und die Laparotomie wäre ohne Verzug vorgenommen worden.

Das kann aber nicht so gewesen sein. Wie auch immer: Selbst bei einem klassischen Ileusbild können wir uns in der Praxis nicht auf die Diagnose einer Krankheit festlegen. Das hat die berufstheoretische Forschung in Übereinstimmung mit der jahrzehntelangen Berufserfahrung eindringlichst bewiesen.

Das „Denken an einen Ileus" als diagnostischer Hinweis war also unter dem Aspekt der Praxisforschung korrekt. Schließlich geht es in der Praxis nicht darum, *sich auf etwas festzulegen, was erst gefunden werden muß* (und oft genug nicht gefunden wird), sondern um das *nil nocere*. Etwas, das aussieht wie ein Ileus, muß noch lange nicht wirklich durch einen Darmverschluß bedingt sein.

Und vergessen wir nicht: Wir diskutieren eine Fallschilderung, wir stehen nicht am Krankenbett vor einem Patienten, der einen Ileus haben kann oder auch nicht. Im gegebenen Falle dürfte zunächst im Krankenhaus vieles dagegen gesprochen haben, und so nahm das Schicksal in der Tat seinen Lauf. Es steht uns, glaube ich, nicht zu, a posteriori den Kopf darüber zu schütteln und zu denken: Wie konnten die nur?!

Stets müssen wir davon ausgehen, daß das ebenso gut uns hätte passieren können. Insofern spricht der Leser ja am Schluß seines Briefes auch versöhnlich davon, daß hier das Glück nicht mitgespielt hatte. Wir müssen uns einmal die Qualen des Kollegen vorstellen, dem das untergekommen war, bis er sich schließlich an die Maschine setzte, um sich zu befreien. Wir fühlen mit ihm. Wir sind nicht besser.

FALL 230 — Schmerzlich
Kollege J. W.

"Längere Zeit betreute ich eine 40jährige Frau. Es gab bei ihr immer wieder Blutdruckerhöhungen, dazwischen aber normale Werte. Ich wollte sie wiederholt fachärztlich ansehen lassen, da ich an ein Phäochromozytom gedacht hatte, aber damit war sie nicht einverstanden. Bei einer plötzlich nötig gewordenen Operation kam es zu einem Blutdruckabfall, den die Krankenhausärzte nicht beherrschen konnten. Exitus letalis. Ich frage mich, ob das unvermeidlich war, ob nicht vielleicht eine Betablockerabdeckung die Patientin gut über den chirurgischen Eingriff hinweggebracht hätte."

Kommentar

Es ist für den Hausarzt immer schmerzlich, einen relativ jungen Patienten plötzlich zu verlieren, notabene, wenn man glaubt, daß der Tod nicht unbedingt hätte eintreten müssen.

Im allgemeinen läßt sich zum vorliegenden Fall sagen, daß die Schockbekämpfung in der heutigen Krankenhausmedizin derart hoch entwickelt ist, daß bei der Frau gewiß alles nötige getan worden war. Leider gibt es trotzdem vereinzelt Verluste durch die Operationen an sich. Das sagen wir uns ja auch, wenn wir vor größeren Eingriffen stehen und unsere Entscheidungen treffen.

Ich selbst beispielsweise erlebte nach einer Operation stundenlange schwere Arrhythmien, die nicht angenehm zu ertragen waren, wobei die Sache sehr wohl auch hätte schiefgehen können. In meinem Fall lag es offensichtlich an den Infusionen. Nach deren Absetzen und profusen Ausschwemmungen per vias naturales war der Spuk wieder vorbei.

Stichwörter
Rezidivierende Blutdruckerhöhungen / Vermutung eine Phäochromozytoms / Intraoperativer Blutdruckabfall mit Exitus letalis

5.15 Irrwege

FALL 231	Anfälle oder Stürze? Dr. med. S. S. aus W.

„Die 59jährige war eine meiner ersten Patienten überhaupt. Sie war wegen Polyarthrosen schon seit 10 Jahren in Rente. Mir erzählte sie von Anfällen. Sie ereigneten sich etwa einmal pro Woche. Dabei stürzt die Frau wie vom Blitz getroffen um. Ich bekam anamnestisch nichts heraus, mit dem ich hätte etwas anfangen können und überwies sie daher an den Neurologen. Der untersuchte gründlich, einschließlich EEG. Zwar konnte er nichts besonderes finden, meinte aber, man könnte eine antiepileptische Behandlung versuchen. Daraufhin gab es 3 Wochen keine Anfälle, aber danach stellten sie sich so wie früher ein. Als ich kurz nach einem Anfall zu ihr kam, hatte ich die Idee, die Anfälle könnten mit der Hüfte zusammenhängen und schickte sie zum Röntgenologen. Der fand dann ein osteoarthrotisch schwer verändertes Hüftgelenk und eine Gelenkmaus, die wohl zeitweilig das Gelenk gesperrt und dadurch die Stürze ausgelöst hatten. Die Chirurgen, die sie derzeit untersuchen, haben vor, eine totale Endoprothese (TEP) einzusetzen."

Kommentar

Das Herangehen an den Einzelfall kann, wie Ihre Schilderung lehrt, in eine verkehrte Richtung führen, ohne daß sich daran etwas ändern ließe. Vielleicht trug das Wort „Anfall" dazu bei. Möglicherweise hätte der Ausdruck „Sturz" für einen besseren Start gesorgt.

Eine Gelenkmaus im Hüftgelenk ist in der Allgemeinpraxis eine große Rarität – und schon gar mit einer solchen Symptomatik. Ich würde sagen, daß es ganz normal ist unter diesen Umständen, eine Zeit lang in die Irre zu gehen, bis sich diese Stürze als Folge eines arthrogenen „Giving-way-Syndroms" (wie die Amerikaner sagen) erklären lassen.

Wie immer, so nützt es auch hier, wenn man den unklaren Fall nicht mit einer Diagnose abschließt und sich damit eine schnellere Aufklärung selbst verbaut. So gesehen können Sie mit Ihrer Diagnostik und dem ganzen Ablauf zufrieden sein.

Stichwörter
Plötzliche Stürze bei Polyarthrotikerin / Epilepsie / Gelenkmaus in Hüftgelenk

5.16 Harte Verfälschungen

FALL 232	**Wenn zwei dasselbe tun** Dr. med. T. A. aus L.

"Es geht um einen 24jährigen Sportler. Der stürzte beim Fußballspielen, spielte aber weiter. Tags darauf ist er wegen Schmerzen im rechten Gesäß in der Sprechstunde. Ich finde keinerlei Einschränkungen der Bewegung. In der Folge sehe ich ihn täglich. Wegen der unveränderten Lage überweise ich am 4. Tag zum Röntgen. Becken- und Lendenwirbelsäulenaufnahmen weisen keine Besonderheiten auf. Kälte ebenso wie Wärme verschlechtern die Schmerzzustände in den nächsten 3 Tagen. So schicke ich schließlich den Fußballer nach insgesamt 1 Woche zum Orthopäden, der einen Abriß des 3. Querfortsatzes im Bereich der Lendenwirbelsäule feststellt. Ich frage mich, warum der nicht bereits bei der ersten Röntgenuntersuchung aufgedeckt worden war."

Kommentar

Wir müssen wohl zur Kenntnis nehmen, daß es tüchtige und weniger tüchtige Ärzte in allen Fächern gibt. Röntgenologen machen davon keine Ausnahme.
    Sie selbst stützten sich zunächst auf einen Befund, der eine ossäre Verletzung ausschloß. Das war richtig. Ebenso klug war es aber, nachdem sich die Beschwerden nicht besserten, noch einen anderen Arzt zuzuziehen. In der Aufdeckung des Querfortsatzabrisses durch den Orthopäden erkennen wir eine der Wurzeln, warum Fachärzte (und auch wir) apparative und Laboruntersuchungen bei länger dauernden Beschwerden (vielfach auch routinemäßig) wiederholen. Ab und zu kommt ja doch etwas dabei heraus.
    Insgesamt haben Sie, lieber Kollege, Ihren Fall bestens geführt. Der bescheidene Zeitverlust war unvermeidlich und ging nicht auf Ihr Konto. Ich spreche hier von einer „harten Verfälschung".

Stichwörter
Schmerzen im rechten Gesäß / Abriß des Querfortsatzes des 3. Lendenwirbelkörpers

6 Varia

6.1 Rangordnung

Die praktischen Ärzte blieben so lange außer Streit, als es keinerlei niedergelassene Spezialisten gab. Die zunehmende Zahl der praktizierenden Fachärzte mußte jedoch eines Tages die Frage aufwerfen, ob die Allgemeinmedizin nicht eine minderwertige, überholte Institution wäre. Heute läßt sich diese Frage getrost verneinen. Berufstheoretisch betrachtet ist sie in ihrer Unersetzlichkeit sogar besser fundiert als irgendein anderes Fach.

Trotzdem werden gegenwärtig die verschiedenen ärztlichen Funktionen keineswegs als ein Nebeneinander in Gleichwertigkeit gesehen. Vielmehr wird die Ausübung der Heilkunde mit einer Art Werteskala beurteilt, in welcher die Tätigkeit der höchstspezialisierten akademischen Erzieher an der Spitze steht. Es folgen die weniger prominenten bis hinunter zu den „gewöhnlichen" Spezialisten. Das Schlußlicht bilden die Praktischen Ärzte bzw. Allgemeinärzte als Hausärzte.

Analysiert man die Situation berufstheoretisch unter Aussparung der traditionellen Forschung, so wird bald die Rolle offenkundig, welche die diversen Ärztegruppen im Hinblick auf das Diagnosestellen bei Problemfällen spielen:

Es gibt einen gewissen, niedrigen Prozentsatz von Fällen, in denen sich der Allgemeinarzt fachärztlichen Rat einholt. Manchmal kann auch der nächsterreichbare Spezialist das Problem nicht lösen und ebenso wenig der Chefarzt des örtlichen Krankenhauses. Wird der Patient nun dem Vorstand einer Universitätsklinik präsentiert, so wird diese Aufeinanderfolge der Konsultationen im Rahmen des modernen ärztlichen Teamwork zu Unrecht so gesehen, als würde der diagnostisch entscheidenden Instanz der höchste ärztliche Rang zukommen. Wie selten aber sind diese Fälle! Wie vergleichsweise oft ist der Allgemeinarzt selbst die letzte Instanz.

In den folgenden Fällen geht es um Positionskämpfe innerhalb der heutigen ärztlichen Rangordnung. Sie sind müßig, wenn man die ärztlichen Positionen in der richtigen Perspektive sieht.

FALL 233 — Ich setzte mich gegen den Chefarzt durch
Dr. med. B. E. aus W.

„Ich wurde vor geraumer Zeit zu einem 7jährigen Jungen gerufen, bei dem ich zu der Überzeugung kam, es müsse eine akute Appendizitis vorliegen. Der Chefarzt des Kreiskrankenhauses war anderer Ansicht. Er wollte abwarten. Schließlich setzte ich eine Laparotomie durch. Im Ergebnis hatte ich völlig recht, was auch vom Chirurgen anerkannt wurde. Das scheint mir ein gutes Beispiel dafür zu sein, daß die allgemeinärztliche Diagnose der fachärztlichen überlegen sein kann."

Kommentar

Das sehe ich etwas anders. Sicher ist, daß Sie überzeugt davon gewesen waren, es mit einer Appendizitis zu tun gehabt zu haben. Sicher ist auch, daß der Chirurg Ihrer diagnostischen Festlegung anfangs nicht beistimmen konnte. Sicher ist ferner: Er ließ sich von Ihnen zu einer Laparotomie umstimmen. Endlich ist sicher, daß eine Wurmfortsatzentzündung vorgelegen hatte.

Andererseits können wir setzen, daß der Chirurg laufend mit akuten abdominellen Störungen – darunter häufig mit appendizitischer Symptomatik – zu tun gehabt hatte. Er wußte also sehr gut, daß bei solchen Symptomen am Wurmfortsatz relativ oft nichts Krankhaftes gefunden werden kann. Die Chancen, unter solchen Umständen eine Appendizitis zu verifizieren oder nicht, stehen etwa 3:1.

Und da jede Operation ihr eigenes Risiko hat, muß man dem Chirurgen zugestehen, nach seinem persönlichen Ermessen und auf eigene Verantwortung zuzuwarten. Wenn er nun, von Ihnen gedrängt, gleich operierte, hätte das Ergebnis natürlich mit gar nicht so geringer Wahrscheinlichkeit *gegen* Sie ausfallen können. Und da man im voraus nie weiß, wie die Lage wirklich ist, so sollte ein Allgemeinarzt, wenn überhaupt, nur sehr zurückhaltend Druck ausüben.

Eine Einweisung unter der Diagnose „Appendizitis" (ich persönlich schreibe lieber: „Zur Exklusion einer Appendizitis etc.") ist schließlich Druck genug.

Einen Ansatz dafür, die allgemeinärztliche über die chirurgische diagnostische Leistung zu stellen, kann ich in Ihrem Fall nicht erkennen.

Stichwörter
Bild einer Appendizitis / Appendizitis

FALL 234	**Der Spezialist kam, sah und diagnostizierte**
	Dr. med. D. J. S. aus England

„*Der Kollege, der mich als Neurologen zum Konsilium gerufen hatte, kommt mit mir gemeinsam zu einem 50jährigen Patienten. Er ist in Embryonalhaltung somnolent bettlägerig. Seit 2 Wochen ist er zunehmend deprimiert und nicht aus dem Bett zu bekommen. Der Patient murmelt und brummt, beantwortet aber keine Fragen. Manchmal setzt er sich auf und ißt. Sonst verweigert er die Nahrungsaufnahme. Einige Male hatte er schon unter sich gelassen. Früher war er helle, sauber, aktiv und arbeitsam gewesen. Der Hausarzt hatte vor 1 Woche ergebnislos untersucht. Aus der Anamnese waren nur rechtsseitige Kopfschmerzen erwähnenswert. Ich öffnete die zusammengekniffenen Lider und fand die rechte Pupille erweitert (gegenüber der linken). Mit dem Augenspiegel glaubte ich eine leichte Stauungspapille zu erkennen. Reflexe, ebenso Herz, Lungen und Abdomen unauffällig. Die Frau des Kranken erinnerte sich schließlich, daß sich dieser vor 6 Wochen heftig den Kopf angestoßen habe. Ich veranlaßte die sofortige Überführung auf eine neurochirurgische Station, wo am gleichen Tage das von mir diagnostizierte subdurale Hämatom entfernt wurde. 4 Wochen später war der Patient beschwerdefrei und munter. Der Kollege sagte, er habe nun wieder einmal gelernt, daß bei chronischen Leiden die Untersuchung häufig und regelmäßig wiederholt werden muß, besonders wenn keine feste Diagnose gestellt werden konnte.*"

Kommentar

Der „Fall" unseres Lesers, eines Neurologen in Großbritannien, geht an der Idee dieser Rubrik vorbei. Wir wollten ja Fälle diskutieren, bei denen etwas *schiefgegangen* war, nicht aber *gelungene* Diagnosestellungen bei mehr oder weniger seltenen Krankheiten.

Als Neurologe hatten Sie sich des Patienten fachspezialistisch angenommen. Ja, Sie waren sogar – mit der Herz- und Lungenuntersuchung – darüber hinausgegangen. Dann hatten Sie eine Vermutung in der richtigen Richtung geäußert (von einer Diagnosestellung im Sinn der Berufstheoretik kann man hier nicht reden). Die Vermutung wurde verifiziert und der Patient operativ wiederhergestellt. Da gibt es also nur Licht und keinen Schatten.

Weniger gut steht der Hausarzt, wohl ein Kollege aus der Allgemeinmedizin, da. Wäre einer meiner Patienten in kurzer Zeit so auffällig verfallen, dann wäre ich aktiver gewesen. Schon wegen der rapiden Verschlechterung hätte ich ihn einerseits gründlichst untersucht (und zwar täglich) und spätestens nach wenigen Tagen ins Krankenhaus eingewiesen.

Den Schlußsatz des allgemeinärztlichen Kollegen verstehe ich nicht ganz und meine, daß er so nicht gelautet haben kann: Zunächst handelt es sich hier um kein „chronisches", sondern um ein akutes Leiden. Daß man häufig und regelmäßig untersuchen muß, das wird jedem alten Hasen aus der Allgemeinmedizin bereits gut bekannt sein. Und daß dies besonders wichtig wäre, wenn keine feste Diagnose gestellt werden kann, ist ebenso wenig eine Offenbarung für uns, weil wir als Allgemeinärzte ja gerade auf „offenbleibende Fälle" spezialisiert sind und mit ihnen sehr wohl umzugehen wissen, während die Spezialisten darin funktionsgemäß weniger geübt sind.

Stichwörter
Somnolenz, Apathie / Subdurales Hämatom

6.2 Interkollegiale Probleme

FALL 235 **Der andere Kollege macht keinen Stich**
Dr. med. T. Z. aus A.

„Mein Problem ist, daß ich eine sehr große Praxis betreiben muß. Von früh bis spät bin ich angestrengt tätig. Dazu kommen die häufigen nächtlichen Inanspruchnahmen. Schon seit Jahren bemühe ich mich darum, daß sich in meiner Region ein zweiter Arzt niederläßt. Einmal hätte es fast geklappt. Nun ist es endlich soweit. Ich merke aber kaum eine Entlastung durch den Kollegen. Er andererseits beklagt sich darüber, daß er wenig zu tun hat. Was kann ich tun, um ihm etwas mehr Patienten aus meiner Klientel zuzuschanzen? Er ist nun bald 1 Jahr an Bord."

Kommentar

Was Sie vorbringen, ist gewiß eine nicht alltägliche Klage. Sie dürften ein besonders beliebter und tüchtiger Kollege sein. Sicher können Sie gut mit Menschen, besonders mit kranken, umgehen und haben die sonstigen nötigen Eigenschaften, die für einen großen Zulauf an Patienten sorgen. Auch scheinen die Menschen mit Ihnen als Arzt zufrieden zu sein, sonst wären viele ja sofort zu dem neu etablierten Arzt abgewandert.

Wegen der Entlastung brauchen Sie aber keine Angst zu haben. Die kommt mit großer Sicherheit. Wo die Wahl ist, da erfolgen automatisch Teilungen der Klientel. Zum Teil hat das mit Ihnen gar nichts zu tun, sondern die Frau A will beispielsweise womöglich mit Frau B, mit der sie verfeindet ist, nicht beim selben Arzt im selben Warteraum zusammenkommen. Und so gibt es sehr viele Gründe, das vorhandene Angebot zu nützen. Halten Sie jedenfalls Ihre *freien Tage* ein, ebenso die freien Wochenenden, und nützen Sie den *Urlaub* voll aus!

In spätestens 3 Jahren werden Sie die Entlastung deutlich spüren. Sie müssen also noch etwas Geduld haben, und der neu niedergelassene Kollege darf die Flinte nicht voreilig ins Korn werfen. Trotzdem werden Sie wahrscheinlich stets eine größere Praxis haben als er. Aber wenn er Ihnen nur ein Drittel abnimmt, das ist das mindeste, wozu es kommen wird, so ist das für Sie bereits eine große Entlastung, und er hat auch, was er zum Leben braucht.

Stichwort
Übergroße Praxis

| FALL 236 | **Gekaperte Patientin** Dr. med. J. M. aus E. |

„Ein 17jähriger kam mit seiner Mutter zu mir zur Hyposensibilisierung. Dabei fiel mir auf, daß die vom Urlaub zurückgekehrte 38jährige Frau nervös an ihrem Hals nestelte. Durch eine Frage kam ich mit ihr ins Gespräch. Sie gab an, ihr würde die Bluse zu klein. Im übrigen hätte ihr Arzt ihr ein Thyreoideapräparat verordnet. Ich untersuchte, fand die Thyreoidea knotig verdickt und empfahl ihr, ein Szintigramm der Schilddrüse anfertigen zu lassen. Das geschah. Es stellte sich heraus, daß die Knoten extrathyreoidal gelagert waren. Man konnte vergrößerte Lymphknoten auch paraaortal feststellen. Die stationäre Diagnostik ergab schließlich das Vorliegen eines Morbus Hodgkin. Diese Erfahrung hat mich gelehrt, daß wir auch für die Angehörigen der Kranken einen Blick übrig haben sollten."

Kommentar

Wenn ich das Ereignis in größerem Rahmen betrachte, so stellt sich die Frage, in wie weit wir über die unmittelbare Beratungsursache hinausgehen sollten. Früher machte man den Scherz: „In einer Gesellschaft diskutieren neun von zehn Leuten über ihre Krankheit. Welchen Beruf hat der Zehnte?" Die richtige Antwort lautet: „Er ist der einzige Arzt in der Runde."

Jeder von uns kennt solche Situationen, in denen der einzig Sachkundige überhaupt nicht gefragt wird, obschon es um gesundheitliche Dinge geht. Mir fiel in meinem Leben eher das Gegenteil auf, nämlich wie leicht Allgemeinärzte und Spezialisten *in privaten Gesprächen Ratschläge geben*, evtl. die Therapie umstellen wollen, obschon sie kaum genügend von den Fällen wissen. Die ruhige Zurückhaltung bzw. das Verweisen auf den behandelnden Arzt hat mir da oft gefehlt.

Damit sind wir beim Kernpunkt in diesem Fall: Wie weit können wir – ungefragt – einfach raten? Die Frau wünscht doch anfangs gar keine Aktivität seitens Ihrer Person. Wenn ich Sie recht verstehe, war sie auch (zunächst) noch gar nicht

Ihre Patientin. Man muß sich ferner in die Lage des Arztes versetzen, der das Thyreoideapräparat – zu Recht oder Unrecht – verordnet hatte. Er wird nicht darüber erbaut gewesen sein, daß ihm eine Patientin abspenstig gemacht wurde.

Ideal wäre es gewesen, hätten Sie der Mutter Ihres Patienten einen Brief an deren Hausarzt mitgegeben, in welchem Sie von Ihrer Beobachtung Mitteilung machten und beispielsweise eine Szintigrafie vorschlagen. Das hätte natürlich besonders diplomatisch formuliert sein müssen.

Wie weit dürfen wir aber nun tatsächlich über die eigentliche Beratungsursache hinausgehen? Gewiß hängt das von der verfügbaren Zeit ab. Je mehr Patienten zu beraten sind, um so weniger wird sich der Allgemeinarzt um Dinge kümmern, welche die Gesundheit von Angehörigen betreffen.

Hat man Zeit, so fragt man sich, ob ein Eingehen auf Krankheitszeichen von Drittpersonen, die nicht vorgebracht wurden, überhaupt erwünscht ist. Ich habe gewiß manchmal ebenso gehandelt wie Sie, wenn mir beispielsweise am Gang, an der Hautfarbe oder am Allgemeinzustand von Angehörigen etwas Besonderes auffiel. Meine Lage war jedoch wenigstens später in meiner Monopol-Landpraxis insofern einfach, als ich bei fast allen Einwohnern ohnehin als Hausarzt fungierte. Eine Patentlösung kann ich derzeit für unser Vorgehen nicht anbieten, aber es geht um ein Problem, mit dem man sich noch wird beschäftigen müssen.

Stichwörter
Dicker Hals bei Schilddrüsenpräparat / Morbus Hodgkin / Interkollegiale Zusammenarbeit

---

FALL 237 **Meine Therapie abgesetzt**
Dr. med. A. M. aus D.

„Eine langjährige, jetzt 47jährige Patientin hat u.a. erhöhten Blutdruck (bis 185/100) und nimmt laufend mit Erfolg Antihypertonika. Wegen schwerer vegetativer Störungen sucht sie gelegentlich auch den Nervenarzt auf. Der kontrollierte neulich den Blutdruck, erhob einen Wert von 135/75 und setzte daraufhin die antihypertensive Therapie ab. 1 Woche später in meiner Praxis war der Wert bereits wieder auf 160/100 mmHg angestiegen. Was sagen Sie dazu?"

Kommentar

Dazu sage ich, daß mir genau dasselbe auch schon einige Male untergekommen ist und mich mit ziemlichem Grimm erfüllt hatte.

Was geht den Neurologen die Blutdrucktherapie an, wenn er weiß, daß die Frau von Ihnen antihypertensiv behandelt wird? Statt sich über den Normwert unter diesen Umständen zu freuen und die Patientin in der nötigen Therapie zu bestärken, wischt er die Verordnung gewissermaßen von der Tafel weg, ohne wirklich zu wissen, was er damit anstellt. Trotzdem: Da kann man leider nichts machen.

Stichwörter
Hypertonie / Interkollegiale Zusammenarbeit

6.3 Unzulängliche Erziehung

FALL 238   **Erst der 5. Notarzt wies stationär ein**

In der bayerischen Presse wurde Anfang Dezember 1986 über den Beginn eines Strafprozesses berichtet. Angeklagt sind 4 Münchener Notärzte.

Unabhängig voneinander hatten sie bei einem 42jährigen Patienten „Bronchitis" bzw. „Gastritis" und „Grippalen Infekt" diagnostiziert. Angeblich hatte der Patient stets auf seine vor kurzem unternommene Reise nach Kamerun wie auch darauf hingewiesen, daß er keine Malariaprophylaxe getätigt hatte. Erst der 5. Arzt brachte ihn ins Krankenhaus. Da war es aber schon zu spät: Exitus an einer Malaria mit schwerem Hirnödem. Die Staatsanwaltschaft geht davon aus, daß die Angeklagten „in gravierender Weise pflichtwidrig gegen die Regeln der ärztlichen Kunst verstoßen haben". Bei früherer Einweisung hätte das Leben des Mannes mit „an Sicherheit grenzender Wahrscheinlichkeit gerettet werden können".

Kommentar

Vor Gericht steht hier nicht eine Gruppe von Notärzten, sondern die medizinische Erziehung. Sie entläßt die Ärzte theoretisch unzulänglich ausgebildet in den Beruf.

Was nützen die Dogmen von der kompletten Anamnese, der Durchuntersuchung und der ätiologisch gesicherten Diagnosestellung, wenn sie in der Praxis nichts taugen?

So muß sich jeder Arzt nach seinen mehr oder minder bescheidenen, schöpferischen Fähigkeiten im Beruf einrichten. Diese Einrichtung wird vor allem von der Regelmäßigkeit in der Fälleverteilung gesteuert. Passende Begriffe fehlen. Da hinein platzen dann verschiedenste bedrückende Erlebnisse, welche die intuitiv-individuelle Diagnostik laufend umformen. So sagten die Angeklagten vor Gericht auch aus, nach diesem Erlebnis fragen sie alle fiebernden Patienten nunmehr, wo sie vorher gewesen seien und denken heute insbesondere auch an Malaria.

Grundsätzlich müssen wir uns darüber im klaren sein, daß eben die allermeisten der rund 40.000 Krankheiten und Symptome, die in der Weltliteratur beschrieben sind, eine Realität sind. Natürlich gibt es da zusätzlich das Moment der Wahrscheinlichkeit. Ich erinnere in diesem Zusammenhang an den bekannten Ausspruch des Heidelberger Internisten, der zur Illustration dessen meinte: „Wenn im Klinikhof ein Vogel Laut gäbe, so wäre es mit viel größerer Wahrscheinlichkeit ein Sperling als eine tropische Spezies."

Andererseits haben die dichten, stark frequentierten interkontinentalen Flugverbindungen dazu geführt, daß beispielsweise in Österreich jährlich 2 neue Fälle von Lepra zur Beobachtung kommen. In der Bundesrepublik Deutschland dürften es dementsprechend mehr als 10 sein. Die Malaria muß ein Vielfaches davon ausmachen. Eigentlich sollte man schon längst routinemäßig daran denken.

Ich selbst stellte nach dem Krieg in der Wiener Neustadt ohne besondere Schwierigkeiten, d.h. aus dem Fiebertyp und dem Blutbild autochthone Malariafälle fest. Vorher hatte es in Niederösterreich nichts dergleichen mehr gegeben. Nachdem die in Bombentrichtern entstandenen Tümpel systematisch zugeschüttet worden waren, gab es auch keine neuen Malariafälle mehr.

Obwohl der Hausarzt seinen Patienten kennt und im allgemeinen weiß, wenn dieser in den Tropen war, habe ich dennoch in den Neuauflagen meiner „Programmierten Diagnostik" in den „Fieberstandard" Nr. 1 die Frage nach „Tropenreise" und auch „AIDS-Möglichkeit" aufgenommen.

Zusätzlich ist unter meinen 82 Programmen ein eigener Standard zur Erkennung von Tropenkrankheiten (Handlungsanweisung Nr. 82) enthalten, der im gegebenen Fall natürlich auch nützlich gewesen wäre[*].

Eine Angeklagte in München gab zu ihrer Verteidigung an: Weil der Patient nach der Afrikareise vom Betriebsarzt ergebnislos durchuntersucht worden sei, habe sie eine Tropenkrankheit ausgeschlossen. Das wird das Gericht kaum überzeugen, denn es gibt ja auch die Inkubationszeit.

Wenn jedenfalls beim selben Fieberfall heute einfach „Bronchitis", „Gastritis" oder „Grippaler Infekt" diagnostiziert und der Fall nur bei einem Exitus letalis mit staatsanwaltlichen Initiativen interessant wird, so steht es schlecht um die Angewandte Medizin.

An sich müßte jedem Arzt, der in die Praxis kommt, seine unzulängliche Erziehung dauernd unter den Nägeln brennen. Er müßte sich auf die für ihn bestimmten berufstheoretischen Publikationen stürzen, um festen Boden unter den Füßen zu bekommen.

Stattdessen eifert er den falschen Lehren nach. Nur die Seltenheit von Komplikationen wie jene, welche die 4 Kollegen vor Gericht brachten, konnte bis zur Gegenwart verhindern, daß wir schon heute in einer neuen Zeit der Angewandten Allgemeinmedizin leben.

---

[*] Ein ähnlich tragisch verlaufenes Ereignis einer fehlgedeuteten Malaria als „grippaler Infekt" wird uns im Fall 25 von einer Kollegin auf Seite 35f berichtet.

Stichwörter
Hohes Fieber, Übelkeit / Bronchitis / Gastritis / Grippaler Infekt / Malaria

Diagnostische Programme
Nr. 1 „Fieber-Standard"
Nr. 82 „Tropenrückkehrer-Standard"

6.4 Angeklagt: Die Angewandte Medizin

FALL 239 Fahrlässige Tötung?

Unter Titeln wie „Fehldiagnose führte zum Tod" las man jüngst in den Blättern, daß ein Prozeß gegen Kölner Mediziner eingestellt wurde.

Einem 39 und einem 36 Jahre alten Assistenten der Kölner Universitätskinderklinik hatte die Staatsanwaltschaft die fahrlässige Tötung eines 9jährigen Jungen zur Last gelegt. Er war wegen starker Leibschmerzen in die Klinik gebracht worden. Die Angeklagten stellten die Diagnose „Infektiöse Darmerkrankung", versorgten den Patienten mit Medikamenten und schickten ihn heim. Nach 2 Tagen Wiedereinweisung. Notoperation. Exitus letalis. Es hatte sich um einen Ileus gehandelt. Der Freispruch erfolgte, da nach Ansicht der Gutachter die Vorgänge nach 7 Jahren nicht mehr im einzelnen zu klären seien.

Kommentar

Die Verantwortlichen in der Heilkunde müßten sich die Frage stellen, wie es denn möglich sei, bei einem Patienten einen Darmverschluß zu übersehen und den Kranken mit der Diagnose „Infektiöse Darmerkrankung" zu entlassen.

Gewiß war bei ähnlicher Symptomatik bisher in Köln alles gut gegangen. Vielleicht gab es damals sogar gehäuft infektiöse Darmerkrankungen. Aber kann das alles ein Grund dafür sein, bei einem Einzelfall so zu tun, als hätte man eine harmlose Krankheit klar erkannt und den kleinen Patienten sofort wieder heimzuschicken? Man bringt ein Kind doch nicht so einfach in eine Klinik.

Also hätten die Ärzte zunächst einen Abwendbar gefährlichen Verlauf (AGV) nicht ausschließen und wenigstens 24 Stunden intensiv – ohne Therapie – beobachten sollen.

Eine andere Möglichkeit wäre gewesen, die weitere Verantwortung dem Hausarzt zu übertragen (nach entsprechender fernmündlicher Information). So oder so hätte es aber weder eine Diagnose noch eine Therapie geben dürfen, ehe ein AGV überzeugend exkludiert worden war.

Stichwörter
Infektiöse Darmerkrankung / Ileus mit Exitus letalis

6.5 Abtreibung

FALL 240 — Mata certa – Pater incertus
Dr. med. R. S. aus W.

„Eine Patientenfamilie ist verzweifelt, weil die 17jährige Tochter in andere Umstände gekommen ist. Ich möge der werdenden Mutter doch gut zureden, sich das Kind abtreiben zu lassen. Kurz darauf kommt sie zu mir. Es besteht tatsächlich eine Gravidität im 2. Monat. Der Kindesvater ist unauffindbar, so fällt es mir leicht, ihr ihre unhaltbare Situation klarzumachen: Wie soll sie sich in ihrem Alter mitsamt dem Kind durchs Leben schlagen? Alles prallt an ihr ab. Sie verweigert eine Interruptio. Die Monate vergehen. Es kommt zur Geburt eines gesunden Kindes. Vorübergehend taucht der Kindesvater wieder auf, um sich wieder (und zwar endgültig) zurückzuziehen. Mutter und Kind bleiben allein."

Kommentar

Aus der Schilderung geht nicht klar hervor, aus welchen Motiven heraus die junge Frau ihr Kind zur Welt bringen wollte. Folgte sie einfach einem religiösen Gebot? War der Kinderwunsch an sich so stark, daß sie ihn sich erfüllen wollte? In solchen Lagen sind dem Allgemeinarzt die Hände gebunden. Viel läßt sich nicht erreichen.

Im allgemeinen kann ich aber doch aus meiner Erfahrung sagen, daß die Familien mit den nicht abgetriebenen Kindern auf lange Sicht gesehen gut zurechtkommen, selbst wenn sie sonst nicht gerade mit Glücksgütern gesegnet sind.

Auch das Herz anfänglich empörter Großeltern wird nicht selten erstaunlich weich, wenn die unerwünschten Sprößlinge heranwachsen. Ich habe jedenfalls seitens der Familien keine Vorwürfe erlebt, daß ich den Müttern nicht zu einer Schwangerschaftsunterbrechung verholfen hatte.

Stichwort
Interruptiowunsch der Familie

6.6 Lebensende

Relativ selten waren Probleme rund um das Lebensende der Patienten Gegenstand von Zuschriften für diese Serie „Mein Fall" in der Zeitschrift „Der Allgemeinarzt". Das dürfte damit zusammenhängen, daß die meisten unserer Patienten heute in Krankenanstalten und Pflegeheimen versterben. Dadurch haben die Hausärzte mit dem Tod weit seltener zu tun als etwa vor 30 bis 40 Jahren, heute nurmehr etwa bei jedem fünften Ablebensfall. Früher war es umgekehrt: 4 von 5 Patienten starben daheim.

Es wird aber nicht nur das *Erlöschen in der eigenen Wohnung* die Ausnahme von der Regel, sondern auch nach wie vor eine Rarität, wenn bei Todesfällen im privaten Bereich dann noch Leicheneröffnungen vorgenommen werden. Dadurch kommen postmortale Aufklärungen – wie sie in einem der folgenden Fälle mitgeteilt werden – für gewöhnlich gar nicht zustande. Die Patienten versterben dann eben an der von uns auf dem Totenschein vermerkten Krankheit. Wir wissen zur Genüge, daß dabei gewisse, von uns bevorzugte Begriffe eine erhebliche Rolle spielen. Klarerweise sind diese von Arzt zu Arzt verschieden.

„Diagnosen" solcher Art lassen keine überzeugenden Schlüsse auf das Krankheitsgeschehen zu, das dann tatsächlich das Ableben verursacht hatte. Der Vollständigkeit halber sei hinzugefügt, daß allerdings die Ablebensursachen, die uns die Prosektoren der Institute für pathologische Anatomie übermitteln, durchaus nicht immer voll befriedigend sind. Und es kann uns auch niemand verwehren, hinter unglaubwürdige Todesursachen ein dickes Fragezeichen zu setzen.

FALL 241 | **Immer die volle Wahrheit sagen?**
Dr. med. K. A. in W.

„Bei einer 65jährigen Patientin von mir war ein Sigmakarzinom entdeckt worden. Das geschah anläßlich einer Notoperation wegen eines akuten Ileus vor einem Jahr. Es wurde ein Kolostoma angelegt, und 3 Monate danach konnte die Rückverlegung erfolgen. Knapp 1/2 Jahr später traten abdominelle Schmerzen und peinigende Blähungen auf. Es war naheliegend, an Narbenbeschwerden im Sinne von Verwachsungen zu denken. Eine Irrigoskopie und wiederholte Untersuchungen beim Gynäkologen blieben ohne besondere Ergebnisse. In der Folge verstärkten sich die Symptome. Zu den spontanen Druckschmerzen traten Müdigkeit, Schwindel und eine zunehmende Nervosität der Frau. In verschiedenster Weise wurde versucht, symptomatisch zu helfen. Schließlich traten Vaginalblutungen auf. Nun erhob sich erstmals der Verdacht auf eine Geschwulst. Es wurde laparotomiert, und dabei fanden die Operateure einen kindskopfgroßen Tumor, der als Karzinomrezidiv angesprochen wurde. Besonders schwer stelle ich mir künftig die psychische Führung meiner Patientin vor."

Kommentar

Ganz ungewöhnlich bei Ihrem Fall ist das rasche Rezidiv innerhalb wenigen Monate. Glücklicherweise sind so schnelle Rezidive die Ausnahmen von der Regel. Da es sich dabei um besonders bösartige Verläufe handelt, ist das Hauptproblem tatsächlich die *psychische Führung*. Es wird neuerdings immer wieder betont, man müsse den Menschen die volle Wahrheit sagen und sie auf ihren Tod entsprechend vorbereiten. Davon halte ich nach meiner Lebenserfahrung nicht viel. Ich sehe immer wieder, daß solche Todkranken ein klein wenig *Hoffnung* auf eine Wiederherstellung behalten wollen. Wir sollten sie ihnen nicht nehmen. Im übrigen lesen sie uns ohnedies vom Gesicht ab, wie es mit ihnen steht.

Stichwörter
Ileus / Sigmakarzinom / Karzinomrezidiv

FALL 242 Das Sektionsergebnis hat mich überrascht
Dr. med. H. C. in V.

„Es geht um eine 60jährige Patientin von mir. Sie war eine sehr starke Raucherin, litt an venöser Insuffizienz und hatte früher schon einmal einen Myokardinfarkt durchgemacht. Ich wurde dringend zu ihr gerufen. Sie wand sich vor Leibschmerzen, lag am Boden. Kurzzeitig fiel ihr Atem aus. Ich beatmete künstlich, aber bald darauf erfolgte – offenbar durch Herzstillstand – der Exitus letalis. Ich konnte mir keinen rechten Reim auf die Krankheitserscheinungen machen, hätte aber möglicherweise einen Reinfarkt diagnostiziert. Irgendeine fremde (kriminelle) Einwirkung auf die Frau war ja praktisch auszuschließen gewesen. Infolge örtlicher Umstände mußte ich die, aus Kostengründen wenig geschätzte, sanitätspolizeiliche Leichenöffnung (zur Feststellung der Todesursache) beantragen. Diese ergab unerwarteterweise den Befund eines rupturierten Aortenaneurysmas."

Kommentar

Ihr Fall weist Ähnlichkeit mit dem seinerzeitigen plötzlichen Ableben des weltbekannten Physikers Albert Einstein auf. Er wäre, ohne Sektion, an etwas ganz anderem gestorben. Tatsächlich erlag auch er einem rupturierten Aortenaneurysma.

Die Problematik der richtigen Benennung von akuten Ablebensfällen, die durch einen Herzinfarkt hätten verursacht sein können, hat schon viele Ärzte interessiert. Es gibt zahlreiche Publikationen darüber, die sich auf reiche Sektionsmaterialien stützen. Im großen und ganzen ist dabei herausgekommen, daß etwa nur jeder 2. Ablebensfall, der so aussieht, als steckte ein Myokardinfarkt dahinter, auch tatsächlich durch einen solchen verursacht worden ist.

Unter den anderen Todesursachen spielt die Pulmonalembolie eine große Rolle. Aneurysmen sind gar nicht so selten in diesen Materialien. Daraus ergibt sich jedenfalls, daß die Verhältnisse bei der Beurteilung von Ablebensfällen um kein Haar anders gelagert sind als bei der Beurteilung von Gesundheitsstörungen bei Lebenden.

Stichwörter
Heftigste Leibschmerzen und Exitus letalis / Rupturiertes Aortenaneurysma

---

FALL 243 **Seine Uhr war abgelaufen**
Dr. med. K. L. aus G.

„Ruf zu einem 55jährigen Alkoholiker. Es herrschen triste Familienverhältnisse. Er war längere Zeit ohne Arbeit und dachte wohl, eine genagelte Unterschenkelfraktur und ein essentieller Tremor müßten für eine Pensionierung ausreichen. Schließlich bekam er die Rente. Jetzt geht es ihm nicht gut, meinte die Frau. Er muß das Bett hüten, hat keinen Appetit, ist durchfällig, schwitzt und zittert. Ich kann bei meiner orientierenden Befragung und Untersuchung nichts von Belang finden, aber irgendwie ist mir die ganze Lage nicht geheuer. So weise ich ein. Als er nach 10 Minuten vom Rettungswagen abgeholt wird und sich ankleidet, bricht er tot zusammen. Sektion: Lungenödem. Ich bin nachträglich froh darüber, sofort den Transport mit der Einweisungsformulierung: ‚Fragliches alkoholisches Prädelir' angeordnet zu haben."

Kommentar

Da können Sie auch froh sein. Es hätte Ihnen aber kaum geschadet, wäre der Tod ohne Einweisung daheim erfolgt. Freilich kommt es dann darauf an, wie sich die Angehörigen verhalten. Zumeist geht es ohne Beschuldigungen des Hausarztes ab.

Da ein Sektionsergebnis vorliegt, kommen die üblichen Ursachen für ein perakutes Hinscheiden (Infarkt, Lungenembolie, rupturiertes Aneurysma etc.) nicht in Frage. Das Herz dürfte plötzlich versagt haben, sonst wäre der Mann nicht so rasch verstorben.

Da Sie ein Lungenödem nicht wahrgenommen hatten, muß dieses zu allerletzt eingetreten sein und ist daher als ein terminales Symptom, nicht aber als Todesursache zu werten. Summa summarum: Die Uhr seines Lebens war abgelaufen.

Stichwörter
Exitus letalis bei Alkoholiker im Prädelir / Lungenödem

6.7 Suizid

FALL 244 — **Auf verlorenem Posten**
Dr. med. W. R. aus M.

„Einen meiner treuen Patienten, einen 75jährigen pensionierten Krankenpfleger, behandelte ich lange Zeit wegen Bluthochdruck und Koronarer Herzkrankheit. Es gab keine besonderen Probleme mit ihm. Nun traten vor 4 Wochen auffällige psychische Veränderungen auf, zusätzlich starker Kopfschmerz. Zur Abklärung überwies ich zum Neurologen. Der schloß aufgrund einer Computertomographie (CT) einen Gehirntumor aus, stellte aber eine Stirnhirnatrophie fest. 3 Wochen danach wurde der alte Mann bewußtlos im Keller seines Hauses aufgefunden. Er hatte einen Suizidversuch unternommen, dem er auch erlag."

Kommentar

Die Suizidforscher mögen uns leicht verschiedene Vorschriften und Ratschläge geben, wie wir in unserer Klientel Selbstmorde verhüten könnten. Die Praxis sieht freilich anders aus. Es gibt kaum viele Lorbeeren zu ernten.

Das gilt übrigens auch für diejenigen Patienten, die sich in fachärztlicher Behandlung befunden hatten. Viele Depressive entziehen sich eben unserer Diagnostik und Therapie, und bei den Selbstmorden, die in seelischer Verzweiflung begangen werden, stehen wir vorher erst recht auf verlorenem Posten.

Man sollte also in gewissen Fachkreisen nicht so tun, als könnten wir hier viel erreichen, sondern sollten eher auf das Wenige verweisen, das sich machen läßt. Ganz falsch wäre natürlich, die *Suizidgefährdung* auf die leichte Schulter zu nehmen, aber das macht ohnedies kein Allgemeinarzt. Warum in Ihrem Fall der Verzweiflungsschritt erfolgte, geht aus Ihrer Schilderung nicht hervor. Möglicherweise hatte der Patient befürchtet, seinen Verstand völlig zu verlieren.

Stichwörter
Psychische Veränderungen, Kopfschmerz / Stirnhirnatrophie / Suizid

7 Anhang

7.1 Diagnostische Programme in der Allgemeinmedizin Überblick und Beispiele

Gesamtliste der bisher erschienenen 82 Diagnostischen Programme*. Die im vorliegenden Buch zitierten Programme sind mit einem ➤ (Pfeil) markiert und die im Anhang abgedruckten Programme sind **fett** hervorgehoben.

Programm-Nr.	Kurzbezeichnung des Programms	Anwendung	erwähnt auf Seite(n)
➤ 1	**Fieber-Standard**	für uncharakteristische Fieberfälle (UF) und deren fieberfreie Varianten Afebrile Allgemeinreaktion/AFAR	19, 32, 36, 111, 129, 170 184, 294, 327
➤ 2	**Husten-Standard**	für den anscheinend leicht kranken, fieberhaften Patienten mit Husten als Leitsymptom	272
3	Halsschmerz-Standard	für den Patienten, der über scheinbar banale Halsschmerzen klagt und keine Allgemeinerscheinungen bietet	–
➤ 4	Rezidivierende Luftwegkatarrhe	für häufig sich wiederholende oder ungewöhnlich langedauernde, multiple Symptome des Respirationstraktes ohne Allgemeinerscheinungen (z.B. Fieber)	272
5	Pseudo-Krupp-Standard	bei Stridor im Rahmen eines akuten, fieberhaften Geschehens (= Bild eines Pseudo-[Kehlkopf-]Krupps)	–

* Sämtliche Programme sind dargestellt und ausführlich beschrieben in: Braun RN, Mader FH, Danninger H (1995) *Programmierte Diagnostik in der Allgemeinmedizin. 82 Handlungsanweisungen für den Hausarzt.* 3. Auflage. Springer-Verlag, Berlin Heidelberg New York Tokyo. Speziell zur Anwendung in der Praxis wurde eine Mappe für sämtliche 82 Programme einschließlich Benutzeranwendung im Format DIN A4 entwickelt. Dadurch können in einfacher Weise mit bestimmten Symbolen Eintragungen über die subjektiven und objektiven Erhebungen gemacht und bei Kontrolluntersuchungen verglichen werden. Die einzelnen Programme der Mappe dienen neben der Qualitätskontrolle zugleich auch der optimalen Dokumentation. Programm-Mappe DM 60,- inkl. MwSt. und Versand über practica-Fortbildungsgesellschaft, 93150 Nittendorf.

Programm-Nr.	Kurzbezeichnung des Programms	Anwendung	erwähnt auf Seite(n)
➤ 6	Interkostago-Standard	für länger als 1 Woche bestehende oder therapieresistente, uncharakteristische Interkostalschmerzen (Interkostago)	57
7	Thoraxschmerz-Standard (Thorago)	für Patienten mit (über 1 Woche bestehenden) sonstigen uncharakteristischen myalgischen oder neuralgischen Thoraxschmerzen	–
➤ 8	**Lumbago-Standard**	für Patienten mit lateralen Myalgien oder Neuralgien im Bereich zwischen Thorax und Becken, die anscheinend banal sind, aber nach 1wöchiger Dauer vorgestellt oder 1 Woche lang erfolglos behandelt wurden (Lumbago)	29
9	Kreuzschmerz-Standard (Sakrago)	für akute und länger andauernde, uncharakteristische Schmerzzustände im Kreuzbeinbereich bei offenbar leicht kranken Patienten (Sakrago)	–
10	Glutäalschmerz-Standard (Glutaeago)	für Patienten mit scheinbar banalen, jedoch über 1 Woche bestehenden und/oder therapieresistenten Myalgien oder Neuralgien im glutäalen Bereich (Glutaeago)	–
11	Gelenk-Standard	für uncharakteristische Arthropathien von 1- bis 2wöchiger Dauer oder bei Therapieresistenz	–
12	cP-Standard	zur Diagnostik bei einem Krankheitsbild, das wie eine chronische (progressive) Polyarthritis aussieht	–
13	Schulterschmerz-Standard	bei uncharakteristischen Schmerzen im Schultergelenkbereich	–
14	Gicht-Standard	zur Falsifizierung beim typischen Bild einer Harnsäure-Gicht	–
15	Arthrose-Standard	bei länger dauernden, offensichtlich durch eine Arthrosis deformans bedingten Beschwerden	–
16	HWS-Syndrom-Standard	zur Bestätigung oder zum Ausschluß eines Zervikal-Syndroms oder eines zervikalen Bandscheibenschadens bei therapieresistenten, uncharakteristischen (kombinierten) Nacken-, Schulter- oder Armschmerzen	–

Diagnostische Programme 335

Programm-Nr.	Kurzbezeichnung des Programms	Anwendung	erwähnt auf Seite(n)
17	Bandscheiben-Standard	zur Bestätigung oder zum Ausschluß eines lumbalen Bandscheibenschadens oder einer Spondylarthrose als Ursache der Beschwerden	–
18	Fazialis-Standard	zur gezielten allgemeinmedizinischen Diagnostik bei Anzeichen einer Fazialislähmung	–
19	Ischias-Standard	für Schmerzen im Bereich des N. ischiadicus, die seit mindestens 1 Woche unbeeinflußbar bestehen	–
20	Perlèche-Standard	zur problemorientierten Diagnostik bei über 1 Woche unbeeinflußbar bestehenden Faulecken (Angulus infectiosus, Perlèche)	–
➤ 21	Lymphadenitis-Standard	für über 1 Woche bestehende, schmerzende Lymphdrüsenschwellungen, bei denen sonstige Krankheitszeichen fehlen	21
22	Knieverletzung-Standard	vorwiegend zur Differenzierung anscheinend leichter Verletzungen im Kniegelenkbereich	–
23	Herzinsuffizienz-Standard	für die allgemeinmedizinische Diagnostik bei dringendem Verdacht auf eine Herzmuskelschwäche	–
24	Schwindel-Standard	für die allgemeinmedizinische Diagnostik bei uncharakteristischem Schwindel	–
25	Hypertonie-Standard	für die allgemeinmedizinische Diagnostik, wenn der Blutdruck bei zweimaliger Vorausmessung deutlich erhöht war	–
➤ **26**	**Herzschmerz-Standard**	für die allgemeinmedizinische Erstuntersuchung bei uncharakteristischen, (innen) in der Herzgegend lokalisierten Schmerzen	11, 178
27	Polymorphe Herzbeschwerden	für die allgemeinmedizinische Erstberatung bei uncharakteristischen, kombinierten (z.B. Präkordialschmerz, Sternaloppression, Herzklopfen, Dysrhythmien), auf das Herz weisenden Symptomen	–

Programm-Nr.	Kurzbezeichnung des Programms	Anwendung	erwähnt auf Seite(n)
28	Tachykardie-Standard	für die allgemeinmedizinische Diagnostik bei Angaben über anfallsweises Herzjagen oder Herzklopfen	–
29	Beinödeme-Standard	für die allgemeinmedizinische Diagnostik bei uncharakteristischen Beinödemen	–
➤ 30	Dyspnoe-Standard	für das allgemeinmedizinische Vorgehen bei uncharakteristisch erscheinender Kurzatmigkeit	50, 184
31	Emphysem-Standard	für die allgemeinmedizinische Diagnostik beim Anschein, daß ein Lungenemphysem die Beratungsursache darstellt	–
32	Blutspuck-Standard	für die allgemeinmedizinische Diagnostik am offensichtlich nicht schwerkranken Patienten, der wegen Blut (?) im Auswurf zum Arzt gekommen ist	–
➤ 33	Hypotonie-Standard	zur allgemeinmedizinischen Diagnostik beim Anschein einer Hypotonie, auch nach einer akuten Kreislaufinsuffizienz unklarer Genese	80
34	Brechdurchfall-Standard	zur allgemeinmedizinischen Diagnostik bei offensichtlich leicht kranken Patienten mit bis zu 1 Woche bestehendem Erbrechen und/oder Durchfall	–
➤ 35	Brech-Standard	für die allgemeinmedizinische Diagnostik bei bereits seit einiger Zeit bestehendem, zeitweiligen Erbrechen	294
36	Durchfall-Standard	für die allgemeinmedizinische Diagnostik bei etwa 1 Woche und länger andauernden, heftigen Stuhlgängen	–
➤ 37	**Kolik-Standard**	für die allgemeinmedizinische Diagnostik bei uncharakteristisch erscheinenden Krämpfen im abdominellen Bereich	7, 27, 105, 192
➤ 38	Oberbauch-Standard	für die allgemeinmedizinische Diagnostik bei uncharakteristischen Ober- und Mittelbauchbeschwerden	7, 46, 48, 65, 192
➤ 39	**Unterbauch-Standard**	für die allgemeinmedizinische Diagnostik bei uncharakteristischen Krankheitszeichen mit Zentrum im Unter- und/oder Mittelbauch	7, 92, 105, 192

Diagnostische Programme 337

Programm-Nr.	Kurzbezeichnung des Programms	Anwendung	erwähnt auf Seite(n)
▶ 40	Bauchschmerz-Standard	für die allgemeinmedizinische Diagnostik bei diffusen oder völlig undifferenzierten Bauchbeschwerden	7, 37, 41, 48 105, 192
41	Stuhlverstopfung-Standard	für die allgemeinmedizinische Diagnostik bei Personen, die – ohne sonstige Beschwerden – über trägen Stuhlgang klagen	–
▶ 42	Blähung-Standard	für die allgemeinmedizinische Diagnostik bei uncharakteristischen Leibblähungen und/oder Flatulenzen	48
43	Gelbsucht-Standard	für die allgemeinmedizinische Diagnostik bei uncharakteristischer Gelbsucht	–
44	Mastdarm-Standard	für die allgemeinmedizinische Diagnostik bei uncharakteristischen Schmerzen des unteren Mastdarmbereiches	–
▶ 45	Juckreiz-Standard	für die allgemeinmedizinische Diagnostik bei allgemeinem Pruritus ohne sonstige nennenswerte Krankheitszeichen	74, 122
46	Haarausfall-Standard	für die allgemeinmedizinische Diagnostik bei uncharakteristischem, diffusen Haarausfall	–
47	Schwitz-Standard	für die allgemeinmedizinische Diagnostik bei uncharakteristischem Schwitzen am „ganzen" Körper	–
48	Ausschlag-Standard	für die allgemeinmedizinische Diagnostik bei ausgedehnter uncharakteristischer Dermatose	–
49	Ohrschmerz-Standard	für allgemeinmedizinische Diagnostik bei Schmerzen in der Ohrregion ohne andere lokale oder sonstige Krankheitszeichen	–
50	Ohrgeräusche-Standard	für die allgemeinmedizinische Diagnostik bei uncharakteristischen Ohrgeräuschen	–
51	Stomatitis-Standard	für die allgemeinmedizinische Diagnostik bei uncharakteristischen Entzündungen der Mundschleimhaut	–

Programm-Nr.	Kurzbezeichnung des Programms	Anwendung	erwähnt auf Seite(n)
52	Zungenbrennen-Standard	für die allgemeinmedizinische Diagnostik bei uncharakteristischem Zungenbrennen mit und ohne sichtbare(n) Entzündungszeichen	–
53	Pollakisurie-Standard	für die allgemeinmedizinische Diagnostik bei zunächst uncharakteristisch erscheinendem, häufigen Harndrang (Pollakisurie)	–
54	Dysurie-Standard	für die allgemeinmedizinische Diagnostik beim uncharakteristischen, schmerzhaften und/oder erschwerten Harnlassen (Algurie/Dysurie)	–
55	Pillenverbot-Standard	für die Erfassung der Kontraindikationen zur Verordnung von Ovulationshemmern	–
56	Pillenkontrolle-Standard	zur Erfassung von Nebenwirkungen bei Frauen, die ständig Ovulationshemmer einnehmen	–
57	Fluor-Standard	für die allgemeinmedizinische Diagnostik bei uncharakteristisch erscheinendem Scheidenausfluß	–
58	Klimax-Standard	für die allgemeinmedizinische Dianostik beim Anschein klimakterisch bedingter Beschwerden	–
59	Skrotum-Standard	für die allgemeinmedizinische Diagnostik beim Anschein einer Hydrocele testis	–
60	Depression-Standard	zur allgemeinmedizinischen Diagnostik beim Anschein einer depressiven Verstimmung	–
➤ 61	Nervosität-Standard	für die allgemeinmedizinische Diagnostik bei Nervosität	8
62	Epilepsie-Standard	für die allgemeinmedizinische Diagnostik beim Anschein eines epileptischen Anfalls	–
63	Meniére-Standard	für die allgemeinmedizinische Diagnostik beim Anschein, daß eine Menièrsche Krankheit vorliegt	–
64	MS-Standard	für die allgemeinmedizinische Diagnostik beim Anschein, daß eine Multiple Sklerose vorliegt	–

Diagnostische Programme

Programm-Nr.	Kurzbezeichnung des Programms	Anwendung	erwähnt auf Seite(n)
65	Tremor-Standard	für die allgemeinmedizinische Diagnostik bei uncharakteristischem Zittern	–
66	Psychosozialer Standard	für die allgemeinmedizinische Orientierung bei höchstwahrscheinlich psychosozial bedingten (funktionellen) Beschwerden	–
➤ 67	Tabula diagnostica	für die allgemeinmedizinische Diagnostik bei einer Vielzahl uncharakteristischer allgemeiner und lokaler Beschwerden und/oder Krankheitszeichen	39, 95, 97, 129, 217, 275
68	Adipositas-Standard	zur allgemeinmedizinischen Diagnostik bei uncharakteristischer Gewichtszunahme oder bei dauerndem, starken Übergewicht	–
69	Appetitlose Kinder	für die allgemeinmedizinische Diagnostik bei seelisch und körperlich gesund erscheinenden, angeblich „appetitlosen" Kindern	–
➤ 70	**Kopfschmerz-Standard**	für die allgemeinmedizinische Diagnostik bei uncharakteristischen Kopfschmerzen als Beratungsursache	307
71	Schlaf-Standard	für die allgemeinmedizinische Diagnostik bei uncharakteristischer Schlaflosigkeit	–
➤ 72	Ohnmacht-Standard	zur allgemeinmedizinischen Diagnostik bei uncharakteristischer, kurzdauernder Ohnmacht	12, 125, 279
73	Anfall-Standard	für die allgemeinmedizinische Diagnostik bei uncharakteristischen Anfallsleiden aller Art	–
74	Zerebral-Standard	für die allgemeinmedizinische Diagnostik beim allgemeinen und/oder zerebralen Abbauprozeß (Abwendbar gefährliche Verläufe müssen soweit als möglich ausgeschlossen worden sein!)	–
75	Gefäßverschluß-Standard	für die allgemeinmedizinische Diagnostik beim Anschein einer arteriellen Verschlußkrankheit	–

Programm-Nr.	Kurzbezeichnung des Programms	Anwendung	erwähnt auf Seite(n)
76	Thrombose-Standard	für die allgemeinmedizinische Diagnostik beim Anschein einer Thrombose der tiefen Unterschenkelvenen	–
➤ 77	Lymphknoten-Standard	für die allgemeinmedizinische Diagnostik beim Anschein von uncharakteristischen, isolierten, einzelnen oder multiplen, kaum dolenten oder indolenten, vergrößerten Lymphknoten	21
78	Schilddrüsen-Standard	zur allgemeinmedizinischen Diagnostik beim Anschein einer Hyperthyreose	–
79	Senkfuß-Standard	zur allgemeinmedizinischen Diagnostik bei Beschwerden, die dem Anschein nach durch Senkfüße verursacht werden	–
80	Muskelkrampf-Standard	für die allgemeinmedizinische Diagnostik bei uncharakteristischen Muskelkrämpfen	–
➤ 81	Anämie-Standard	zur allgemeinmedizinischen redundanten Diagnostik bei uncharakeristischer Anämie	275
➤ 82	Tropenrückkehrer-Standard	für die allgemeinmedizinische Diagnostik bei Patienten, die nach Tropenaufenthalt heimkommen und eine völlig uncharakteristische Symptomatik bieten	327

Programm
– für Uncharakteristische Fieberfälle (UF) und deren fieberfreie Varianten (Afebrile Allgemeinreaktion/AFAR). Braun R N (1964) Med. Welt 15: 1320 – 1328 Modifikation von Braun R N, Danninger H (1989)
(„Fieber-Standard")

Subjektiv

Beratungsursache
erster Eindruck (schwerkrank)
schon gehabt
gleich/besser/schlechter
frühere Diagnostik
frühere Bezeichnung
frühere Therapie
Bettruhe (krank) seit
Fieberhöhe (ax./rekt.), -dauer
Mattigkeit
Appetitlosigkeit
Schlafstörungen
Frösteln/Schweiße
Ausschlag
andere Allgemeinerscheinungen
Schnupfen, anfangs Niesen
Husten, Auswurf (klar/gelb)
Halsschmerzen
Kopf-, Ohrenschmerzen
Stamm-, Gliederschmerzen
sonstige Schmerzen
Erbrechen/Brechreiz
Durchfall/Obstipation
Pollakisurie/Algurie
menstruelle Anomalien
Tropenreise/AIDS-Möglichkeit
Ängste (Furcht vor)
Vermutung über Ursache/Art
Selbstbehandlung
sonst noch

Objektiv

Inspektion Körper/Beine (Erysipel etc.)
Nasensekretion
Kopfbeugung frei
Nasennebenhöhlen druckschmerzhaft
Halsdrüsen
Mund/Rachen
Otoskopie (Kleinkind)
Lungenperkussion
Lungenauskultation
Herzauskultation
Abdomen palpatorisch
Nieren klopfempfindlich
Labortests
sonst auffällig

Beratungsergebnis

Maßnahmen

Programm
– für den anscheinend leicht kranken, fieberfreien Patienten mit Husten als Leitsymptom. Braun R N (1973) Med. Welt 45: 1762–1764
Modifikation von Braun R N, Danninger H (1989)
(„Husten-Standard")

Subjektiv

Beratungsursache
erster Eindruck
seit wann
Beginn mit Erkältung/Halsschmerz
plötzlich/schleichend
fieberhaft
früher oft gehabt
gleich/besser/schlechter
frühere Diagnostik (Rö)
frühere Bezeichnung
frühere Therapie
zeitweilig Fieber
Husten in der Umgebung
schlechter tags/nachts
Auswurf klar/gelb/blutig
Sputummenge
pfeifender Atem/Tachypnoe
inspiratorische Einziehung
Hustenanfälle (Dauer)
ähnlich Keuchhusten
Keuchhusten geimpft
Brust-, Bauchschmerzen
Dyspnoe/Ödeme
Nachtschweiße
Appetitverlust/andere Symptome
Husten jahreszeitlich
schlechter durch
  Hitze/Kälte/Rauch/Staub/
  stickige Zimmerluft/
  Umwelteinflüsse, Arbeitsplatz
  (Allergien)/
  Anstrengung/Aufregung
Miktion/Stuhl/Menses
unter 10, 10-20, über 20 Zigaretten
Ängste (Furcht vor)
Vermutung über Ursache/Art
Selbstbehandlung
sonst noch

Objektiv

Konjunktiven
Nase
Ohr (Kleinkinder)
Hals
örtliche Drüsen
Lungenperkussion
Lungenauskultation
Herzauskultation
BSG (BKS)
sonstiges Labor
Thorax-Röntgen
Körpergewicht

Beratungsergebnis

Maßnahmen

Programm
– für Patienten mit lateralen Myalgien und Neuralgien im Bereich zwischen Thorax und Becken, die anscheinend banal sind, aber nach 1wöchiger Dauer vorgestellt oder 1 Woche lang erfolglos behandelt wurden (Lumbago). Braun R N (1976) Modifikation von Braun R N (1989)
(„**Lumbago-Standard**")

Subjektiv

Beratungsursache
erster Eindruck
Inspektion
Schmerzlokalisation
Schmerzcharakter (stechend usw.)
Schmerz heftig
Dauer/Intervalle
Anfälle
schon gehabt (wann zuletzt)
gleich/besser/schlechter
frühere Diagnostik
frühere Therapie
frühere Bezeichnung
schlechter tags/nachts
   durch Niesen/Husten/
   Bücken/
   Umdrehen im Bett/
   Erschütterungen
ausgelöst durch Erkältung/
   Trauma/
   Aufregung/
   Gewichtszunahme/Anderes
anfangs Fieber
derzeit arbeitsfähig
schlaflos
Miktion/Stuhl/Menses
Ängste
Vermutung über Ursache/Art
Selbstbehandlung
sonst noch

Objektiv

psychisch auffällig
Schmerzlokalisation
Bauchdeckenschmerz
Nierenlager schmerzhaft
Parästhesien
Dornfortsätze druckempfindlich
paravertebrale Empfindlichkeit
Stauchungsschmerz der Wirbelsäule
Rektalbefund, Vaginalbefund
Blutdruck
BSG (BKS)
Urin
sonstiges Labor
Röntgen regional

Beratungsergebnis

Maßnahmen

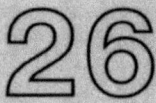

Programm
– für die allgemeinmedizinische Erstuntersuchung bei uncharakteristischen, (innen) in der Herzgegend lokalisierten Schmerzen. Braun R N, West S R (1976) Modifikation von Braun R N (1989) („Herzschmerz-Standard")

Subjektiv

Beratungsursache
erster Eindruck
Vorschaltdiagnostik
  Inspektion (Zoster etc.)
  Palpation lokal (Myalgien/BWS etc.)
  RR (abnorm bekannt?)
  EKG (abnorm bekannt?)
Schmerzen
  stechend/drückend/ziehend/
  brennend/
  heiß/dumpf/beklemmend/krampfartig/
  quer durch die Brust
seit wann insgesamt gehabt
wie oft schon dasselbe (Infarkt) gehabt
wann zuletzt
gleich/besser/schlechter
frühere Diagnostik
frühere Bezeichnung
frühere Therapie
Beschwerden kurz (anfallsweise)/
  dauernd
seit wann aktuelle Symptome
  (Prodrome)
Beginn jetzt heftig (Vernichtungsgefühl)
Übelkeit
arbeitsunfähig
Zeichen von Herzschwäche
andere Symptome
  (Kopfschmerz,-druck/
  Beine kalt/Polyurie)
andere Krankheiten
dasselbe in Familie/Umgebung
ausgelöst durch Aufregung (auch
  aktuell)/Anstrengung/
  Bewegung/Bücken/Verletzung/
  Tabak/Bohnenkaffee/Alkohol/
  voller Magen/Linkslage
  Witterung/Rauch/Staub/
  Medikamente/frische Luft
wodurch sonst schlechter/besser
  tags/nachts/Schlaf
Schmerzlokalisation subjektiv
Ausstrahlungen
Herzklopfen (laut)
Herzjagen, -aussetzen, -stolpern
Appetit, Gewicht
Ängste (Infarkt)

Vermutung über Ursache/Art
Selbstbehandlung
  (Bettruhe/Medikamente/Abusus)
sonst noch

Objektiv

Palpation Thorax, Wirbelsäule
Herzspitzenstoß, -auskultation
A. radialis, A. dorsalis pedis
Übergewicht
Harn
Blutenzyme
bildgebende Verfahren
sonstiges Labor

Beratungsergebnis
Maßnahmen

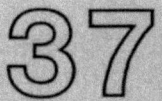

Programm
– für die allgemeinmedizinische Diagnostik bei uncharakteristisch erscheinenden Krämpfen im abdominellen Bereich. Braun R N (1976) Modifikation von Braun R N (1989)
(„Kolik-Standard")

Subjektiv

Beratungsursache
erster Eindruck
Krämpfe seit
dasselbe schon gehabt (wann zuletzt)
gleich/schlechter/besser
frühere Diagnostik
frühere Bezeichnung
frühere Therapie
außerhalb der Krämpfe
  (dumpfe) Schmerzen
Schmerzen wandernd/
  seit abdomineller Operation
vorher Bauchorgane nie gespürt
Gewichtsabnahme/Anorexie
Dauer der Einzelkrämpfe
wie oft täglich/wöchentlich/monatlich
Ausstrahlung rechts in
  Schulter/Rücken/
  im Mittelbauch nach links/
  in Genitalregion
bei Krämpfen Blässe/Schock/
  Brechreiz/
  Stuhl-, Windverhaltung/
  Stechen beim Tiefatmen
Schmerzzentrum epigastrisch/umbilikal/
  inguinal
zeitlicher Zusammenhang mit
  Mahlzeiten
nachher Stuhl-, Harndrang
ausgelöst durch fette
  Speisen/Eier/kalter Trunk/
  sonstiges Essen/Trinken/
  Bewegung/Husten/Anstrengung/
  Verkühlung/Witterungswechsel/
  Aufregungen/Sonstiges
Stuhl/Urin/Menses
Flatulenz/wann letzter Stuhlgang
Besserung durch Wärme/Sonstiges
schlechter durch
Ängste
Vermutung über Ursache/Art
Selbstbehandlung
sonst noch

Objektiv

psychisch auffällig
Schmerzlokalisation objektiv
Palpation Bauchdecken (Linea alba)/
  sonstiges Abdomen
Bruchpforten inguinal
Hoden/Nebenhoden
Exploration rektal/vaginal
Diastase
BSG (BKS)
Urin
Stuhl auf Blut
sonstiges Labor
Röntgen Magen/Darm
Endoskopie
EKG

Beratungsergebnis

Maßnahmen

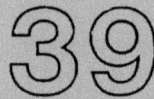

Programm
– für die allgemeinmedizinische Diagnostik bei uncharakteristischen Krankheitszeichen mit Zentrum im Unter- und/oder Mittelbauch.
Braun R N (1976) Modifikation von Braun R N (1989)
(„Unterbauch-Standard")

Subjektiv

Beratungsursache
erster Eindruck
Beschwerden (wie oft)
seit wann
Dauer
Charakter der Beschwerden
gleich/besser/schlechter
frühere Diagnostik
frühere Bezeichnung
frühere Therapie (Operationen)
Beginn jetzt
Lokalisation
ausgelöst durch
   Diätfehler/Reisen/Unfall/
   Sonstiges
andere Leiden in Behandlung
Gewichtsabnahme/appetitlos
Fieber
andere Allgemeinsymptome
Brechreiz/Erbrechen
Durchfall/Obstipation/Flatulenz
Dys-, Oligo-, Pollakis-, Hämaturie
Dysmenorrhoe
Beschwerden schlechter tags/nachts/
   innen/Bauchdecken/
   ausstrahlend/
durch Stehen/Gehen/Bücken/
   Autofahren/Anstrengungen/
   Liegen/Drehen im Bett/Sex/
   Husten/Niesen/
   Speisen/Getränke (Alkohol)
   Menses/
   Aufregung/Sonstiges
besser durch Ruhe/Wärme/Sonstiges
Ängste
Vermutung über Ursache/Art
Selbstbehandlung
sonst noch

Objektiv

abdominelle Palpation
Bauchdecken, Bruchpforten
Hoden/Nebenhoden
Rücken/Kreuzbein
vaginal/rektal
Urin
Stuhl
BSG (BKS)
Blutbild
sonstiges Labor
bildgebende Verfahren
Endoskopie

Beratungsergebnis

Maßnahmen

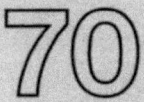

Programm
– für die allgemeinmedizinische Diagnostik bei Uncharakteristischen Kopfschmerzen als alleinige Beratungsursache. Braun R N, West S R (1976) Modifikation von Braun R N (1989)
(„**Kopfschmerz-Standard**")

Subjektiv

Beratungsursache
erster Eindruck
Kopfschmerz seit
gleich/besser/schlechter
frühere Diagnostik
frühere Bezeichnung
frühere Therapie
jetzt seit
Intervalle
Kopfschmerzen einseitig (Lokalisation)
Start durch Aufregung/Unfall/Erkältung
täglich auftretend/Aura
arbeitsunfähig
Dauer-, Anfallsschmerz/
    Begleitsymptome
Tageszeit des Auftretens/nachts
Erbrechen/Polyurie
drückend/hämmernd/sonstiges
Intensität
innen/außen lokalisiert
Glaukomzeichen/migräneartig
Schlaf
Appetit
familiäre Belastung/Allergien
schlechter/ausgelöst durch
    Witterungsänderung/
    Wärme/Kälte/
    Fernsehen/Lesen/Beruf/
    Körperhaltung/
    Anstrengung/Aufregung/Streß/
    Medikamente/Pille/Gifte/
    Menses/
    Rauchen/Alkoholika/Kaffee/
    Sonstiges
besser durch Kaffee/Tee/Medikamente/
    Ruhe/Frischluft/Sonstiges
chronische Krankheiten
Ängste
Vermutung über Ursache/Art
Selbstbehandlung
sonst noch

Objektiv

Verdacht auf Organerkrankung
psychisch auffällig
Halswirbelsäule (Druck, Beweglichkeit)
Betastung Schädel (Trigeminus)
Blindgang/Intentionstremor
Druck auf die Augenbulbi
Augendruck (Vorderkammern)
Sehvermögen
Nasen-, Rachenraum
Otoskopie
RR
Urin
sonstiges Labor
Augenfundus
bildgebende Verfahren
    (Schädel/HWS/Zähne)

Beratungsergebnis

Maßnahmen

Sachwortverzeichnis

Seitenzahlen, die *kursiv* sind, geben Hinweis auf die (im spezialistischen Bereich oder durch Operation oder Sektion) gefundenen endgültigen Beratungsergebnisse bei den einzelnen Fällen Nr. 1–254

A

Abdomen, akutes 192, *197 ff*
abdominelle Krämpfe *90*
Abendsprechstunde, Druck der vollen 126
Abgeschlagenheit 56, 60
Abmagerung 25
Abortus 29, *30*
Abortus imminens 193 f
Abszeß auf der Fußsohle 21
– der Nasenscheidewand *111*
– intraabdomineller postoperativer *181 f*
– okzipitaler *182*
– paranephritischer *295 f*
Abtreibung 310
abwartendes Offenlassen *13*, 66, 74, 77, 101 f, 109, 267, 277, 298, 315, 322
Abwehrspannung 32
Abwendbar gefährlicher Verlauf (AGV) 9, 15 f, 25, 36, 40, 42 f, 46, 48, 52 f, 56, 64, 69, 73, 75, 79 f, 89, 96, 99, 108, 112, 120, 128, 131 f, 135, 138, 149, 153, 157, 164, 175, 199, 225, 245, 264 f, 267, 274, 293, 327
Adams-Stokes-Anfall *81*
adipöses Kind *224 f*
Adnexitis *28 f*
Afebrile Allgemeinreaktion (AFAR) 60, 128, 183
Aggravation 14, 229
Akromegalie *298 f*
Akupunktur 162
akutes Abdomen 192, 297
Alkoholabusus *214 f*
Alkoholiker, rückfälliger *283*
– trockener *283*
alkoholische Facies 26
Alkoholisierung 99
Alkoholismus *156 f*
Alkoholkarenz 156
Alkoholkonsum 310

Alkoholkranker 58, 61 f, 67, 74, 156, 211, 223, 331
Alkoholverbot 231
Allergie 147 f
„alles tut weh" 58
Allgemeinarzt als Gutachter 249 ff, 291
Allgemeine Routine 72
Allgemeinmedizin, Querschnittsfach 286
Alter Fall 68, *69*, 84
Altersdiabetes 296
Analfissur 259
Anämie 67, 261, 273
– Standard 274 f
Anamnese, erlebte 67, 170
– komplette 125, 261, 297
– umfassende 12
anaphylaktischer Schock *147 ff*
Aneurysma, rupturiertes 61, 245
Angina pectoris 280
Angina tonsillaris *32*
Angst um Praxisruf 54
Annahme 306
Anruf bei Nacht 171 f, 179
Anus praeter 283 f
Aortenaneurysma, rupturiertes *330 f*
Aortenvitium, kombiniertes *168*
Apathie 321 f
Apoplex 226, 298 f
Apoplexie 11 f
Appendektomie 37
Appendicitis acuta 4, 27, 37, 43, *132*
– ante perforationem 48, 68, 92
– perforata *5 ff, 41, 45, 55, 197 ff*
Appendizitis 3, 5 ff, 28, 42, 82, 127, 154, 211 f, *235 f, 320*
– bei Rinderbandwurm *135*
– und Pneumonie *268*
– Bild einer 30 ff, 133 ff, 271
Appetitlosigkeit 4, 94, 96, 137, 215, 273
Arthritis psoriatica *189*
Arzneimittelwechsel 150

Arzt als Patient 240 ff
– Droge 143
– Konkurrenzsituation 285
Arztbrief 70, 304
Ärztehopping 202 f
Ärzteschwemme 190
Ärztestammtisch 189
Asthma bronchiale 149
Aszites und Metastasierung *260 f*
Atemnot 126 f
atypischer Fall 108
– Verlauf 196
aufgedeckte, realisierbar behandlungsbedürftige Affektionen (ARBA) 256
Aufstoßen 69
Ausschlag 70, 74
AV-Block III. Grad 81

B
Badeunfall 63
Banalität, Dominanz 40
Bandscheibenschaden 28
Bandwurm und Appendizitis *135*
Bauchbeschwerden 89 f
– psychogene 43
Bauchmuskelhämatom *93 f*
Bauchschmerz-Standard 7, 48, 105, 191 f
Bauchschmerzen 4, 103, 313
– heftigste 92
Bedrohung, akute 126
Beinödeme 188
Beipackzettel 147, 150 f, 244, 246
Beipackzettelproblematik *151*
Belastungsdyspnoe 24, 49, 182 ff
Belegarztsystem 290
Belehrung des Patienten 17
Beratung, genetische *310 f*
– telefonische *16*
Bereitschaftsdienst 82
Berufskrankheit 176
berufstheoretische Forschung 4, 13
Beschuldigungen, unhaltbare 220
Bewußtlosigkeit 12, 109 f
Bewußtseinsverlust, plötzlicher 244, 275 f
bindende Vorschriften 250
Bioverfügbarkeit 146
Bißfraktur *130 f*
Blähungen 87 f
Blähungs-Standard 48
Blähungsgefühl 48

Blinddarmreizung 31 f
Blut im Stuhl bei Säugling 307 f
Blutdruckabfall 80
Blutdruckerhöhung, rezidivierende 316
blutender Finger 181 f
blutige Stühle 16
Blutsenkung, erhöhte 25, 59, 115, 139, 163, 288, 295
Blutung im Klimakterium 260 f
Blutvergiftung 212
Brech-Standard 294
Brechdurchfall-Epidemie 43
Brechreiz 35, 115, 132
Brenneman-Syndrom 32 f
Bronchialkarzinom 110, 236 f
– mit paraplastischem Syndrom *279 f*
Bronchitis 325 f
Bronchitis, rezidivierende 271 f
Brustkrebs *70*

C
Check up *85*
Chirotherapie 77
Cholelithiasis 123, 197 ff
Cholera 212
Cholezystitis, akute *82*
Cholezystopathie 92
Chorea major 296
Choreoathethose, familiäre 270 f
Claudicatio intermittens 72, 136
Colon irritabile 97, 297
Coma diabeticum *55 f, 128 f*
Compliance 142, 238 ff, 245 f
Conglutinatio 301 f
Continua 20
Cor bovinum *109 f*
Crescendoangina 50

D
Darmerkrankung, infektiöse 327 f
Darmruptur 99
Dauerblutung, juvenile *30*
Dauerkatheterismus 82
Défense 47
– im linken Unterbauch 93
– im Unterbauch 268
– rechter Unterbauch 132
– diffuse 100
Depression 96, *157 f*
Descensus vaginae 256

Diabetes mellitus 67, 79, *86*, 103, 180, 219, 295 f
- insulinpflichtiger *234 f*
Diabeteseinstellung, stationäre 256 f
Diabetiker und Herzrhythmusstörungen 175
- hyperthyreoter 125
- schwer einstellbarer 234 f
Diagnose 12
- Anhiebs~ 113
- Einweisungs~ 34, 274
- exakte 308, 315
- Fehl~ 152, 166, 186, 197 f, 235, 251, 277, 279, 327
- hart verfälschte 152 f, 276
- Krankenkassen~ 129
- spezialistische 267
- Verdachts~ 34, 38, 133 f
- Verlegenheits~ 129, 137
- Vermutungs~ 35
- wissenschaftliche 287
Diagnosestellung 261, 297
Diagnostik, direkte 105
- gezielte 110
- intuitive 276
- vertiefte 37
Diagnostikverweigerung *216 f*
Diagnostische Programme 112, 333--340
Diätfehler 19, 270
Diphtherie 103
Dissimulation 281, 284
Dokumentation 223
Doppelbilder 86
Droge Arzt 143
Dünndarmnekrose *43 f*
Duodenalblutung 275
Duodenalulkus, blutendes *194 f*
Durchfall 89
Durchuntersuchung 125, 169, 261, 297
Durst 56
Dysmenorrhö 41, 144
Dysmenorrhö und Harndrang *144*
Dyspnoe 23, 188
Dyspnoe-Standard 50, 183 f
Dysurie 18, 272

E
Echinokokkose *95*
Ehrlichkeit 214
Eileiterschwangerschaft 91
Einschätzungen 22 f

Einweisung, sofortige 50
„Einweisungsdiagnose" 34
Eisenmangelanämie *248 f*
Ekzem der Mamille 48
Embolia cutis medicamentosa *160*
Embolie durch falsche Sauerstoffzufuhr 304
emergency-room 291
Emphysembronchitis 82
Encephalomalacia rubra *110*
Entängstigung 212
Enzephalomalazie 109, 280 f
Epidemiologie, veränderte 104
Epigastralgie 64, 101
Epiglottitis *265 f*
Epikondylitis 162
Epilepsie *11 f*, 278, 317
epileptischer Anfall *279*
Epistaxis 304 f
Epstein-Barr-Virus 251
Erbrechen 4, 6, 89, 92, 137, 293, 297 f
- nervöses 264
- unklares 43, 166
Erfahrungsmedizin, vorwissenschaftliche 121
Erfrierungstod 114
erhöhte Blutsenkung 96 ff
Erkältung 14
erlebte Anamnese 67, 170
Ernährung 224
Ernstnehmen des Patienten 86
erster Eindruck 129
Erythrozyturie 115 f
Existenzberechtigung der Allgemeinmedizin 177
Exitus beim Schneeschaufeln 63
- , siehe Tod
Exitus letalis 41, 45, *57*, 236, *245 ff*, *251 f*, 313 f, 325 ff, 330 f
- bei Ileus *327 f*
- bei Operation *316*
- durch Sturz 223
- unklarer *61*
Exklusion 74
Extrasystolie 193

F
fahrlässige Tötung 327 f
Fall, alter 68
Fälle, dramatische 53
- typische der Lehrbücher *4*

Fälleverteilung 262, 276
Fallstricke 267
Falsifizierung 27, 30 ff, 39, 83 f, 128, 279
Fehldiagnose 6, 10 f, 28 f, 32, 152, 166, 186, 197 f, 235, 251, 277, 279, 327
Felsenbeinbruch 78
Fernbehandlung 17 f
Fettleibigkeit 214
Fibulafraktur *89*
Fieber 36
Fieber und Erbrechen 19, 178
Fieber, Continua 20
– hohes 112, 212, 229 f, 325 f
– Kopfschmerz und Erbrechen 294
– , siehe auch Uncharakteristisches
– Uncharakteristisches 4, 19, 32 f
Fieber-Standard 19, 32, 36, 111, 129, 170, 183 f, 294
Fieberkrampf *117 ff*
Fieberkrämpfe, Häufigkeit 120
Flankenschmerz 133
Foetor ex ore 106
Forschung, berufstheoretische 4
Fraktur des Unterschenkels *83*
Fremdkörper in der Nase *106*
Früherkennungsuntersuchungen *85*
Frühzeichen 108
Funktion, allgemeinärztliche 86

G
Gallenblasenbeschwerden 61, 82
Gallenblasenperforation *164 f*
Gallensteinkolik 123 f
Gastritis 92, 325 f
– akute *3*
Gastroenteritis 41, 197 ff, 292 f
Gaumenmalignom *175*
Gefäßaneurysma, rupturiertes *251 f*
Gehstörungen 266 f
Gelenkerguß 279
Gelenkmaus im Hüftgelenk *317*
Genauigkeit 136
genetische Beratung *310 f*
Gesäßschmerzen, ausstrahlende 23
Gesichtsausdruck des Kranken 88 f
Gesundenuntersuchung 78, *85*
geteilte Verantwortung 138, 164, 166
Gewichtabnahme 115, 128, 226 f, 295
Gewichtverlust 24 ff, 56, 86, 96, 115, 279
gezielte Untersuchung 169

Gicht 103
Gichtanfall 71
Giving-way-Syndrom 317
Glaubwürdigkeit von Patientenangaben 19
Glaukom 108 f
Gleitwirbel *266 f*
Glioblastom *87*
Glomerulonephritis 312 f
Gonorrhoe 279, *208*
Gravidität 18, 34 f, *211*
Gravidität, verleugnete *190 ff*
Grenze des Zumutbaren 203
grippaler Infekt 32, 128, 137 f, 185, 276, 325 f
„Grippe" 14
– fieberhafte 36
Gutachter 55
gutachterliche Tätigkeit 136
gynäkologische Untersuchung 18

H
Haftpflichtprozeß 290 ff
Halbseitenlähmung 296 f
Halsschmerzen 112
Hämatom 130
– subdurales *296 f*
Hämaturie 227 f
Hämorrhoiden, blutende *274 f*
Handling 81
Harnleiterkolik 71
Harnverhaltung, akute 71, *100*
Harnweginfekt 119
– bei Schwangerschaft 35
hart verfälschte Diagnose 152 f, 276
harte Verfälschungen 20, 318
Hausbesuch bei Nacht 56, 99, 244
– in Zeitdruck 110 f
– abgelehnter 179
– Anforderung 116
– aus der Sprechstunde 53
– Diskussion der Notwendigkeit *177 f*
– dringender 49, 70, 91, 93, 100, 111 f, 178, 223
– eiliger 124
– Rückgang 116
– vergessener *171 f*
Hausbesuchsanforderung 11 f
Heilkraft der Natur 146
heiserer Säugling 266
Hemiparese 110

Hemiplegie, rezidivierende 111 f
Hemiplegiker 58
Hepatitis 28
Hernia femoralis incarcerata *166*
Hernie, epigastrische 26
- inkarzerierte 138
Herpes zoster 24, 76 *f*
Herzinfarkt 9, 28, 123, *155*, *240 ff*, 247, 287 *ff*, 330
- der Hinterwand 42
- abgelaufener 219
- akuter *125*
- atypischer *90*
- Bild 38
- fraglicher *62*
- Hinterwand *42, 50, 80, 125*
- stummer *124*
- Vorderwand *47, 53 f*
Herzinsuffizienz 261
Herzklopfen 269
Herzneurotiker 53, 85
Herzrasen, nächtliches 251 f
Herzrhythmusstörung 174
Herzschmerz-Standard 11, 178
Herzschmerzen 45, 153
- leichte 44
- tägliche 53 f
Herzschwäche 58
Herzspitzenstoß 230
Herzstillstand 159
- nach i.m.-Injektion 160 f
Herztod, plötzlicher 53 f
Herzversagen, akutes 44
Hexenschuß 303
Hinterwandinfarkt *42, 50, 80*
- akuter *125*
- transmuraler *50*
Hirntumor *87, 226 f*
Hirntumore, gutartige 75
Hochdruckkrise 305 ff
Hochschulunterricht 39
hohe Blutsenkung 25
Hoigné-Syndrom 160
Hüftendoprothese 317
Hüftgelenkschmerzen 189
Hüftschmerzen 137
Hundebiß 130 f
Husten 6, 137
- bei Kind 245 f
- hartnäckiger 236 f

- -Standard 272
Hydatidenzyste 95
Hydronephrose bei Prostatahyperplasie 257 *f*
Hyperglykämie 55, 295, 298 f
Hypermenorrhö und Eisenmangelanämie 248 *f*
Hypernephrom 205 *f*
Hyperthyreose 8, 165
- dekompensierte 246 *f*
Hypertonie 237 *f*, 285, 287, 297, 324, 332
Hypertoniker 188
Hypochonder 13
Hypoglykämie 55, 298 f
Hypoglykämien, häufige 234 f
Hyposensibilisierung 323
- und Schock *148 f*
Hypothese 84
Hypotonie-Standard 80
Hysterie *162*
hysterisch 87

I
iatrogene Komplikationen 163 f
ICD-Schlüssel *13*
Ikterus 94 f, 121 f
Ileus 313 ff, 329
- mit Exitus letalis *327 f*
- beginnender 102
- -Bild 297
Impetigo 212
Influenza 14, 292 f
Inguinalhernie 79
Injektionszwischenfall *158 f*
Inkarzeration 20
Interkostago 57
- -Standard 57
Interkostalneuralgie 57
Interkostalschmerzen 57
Interruptiowunsch der Familie *328*
Intoxikation, fragliche *222 f*
intraartikuläre Spritzensepsis *163*
intrakranielle Blutung durch Sturz *223*
intramuskuläre Injektion mit Herzstillstand 160
- - non lege artis *161*
Intrauterinpessar 28 f, *104 f*
- und Pyosalpinx *133 f*
Ischialgie 295
ischialgiforme Schmerzen 195 f, 227 f

J

Juckreiz 73, 94
- -Standard 73 f, 122

K

Kachexie 116
kardiale Dekompensation 284
„kardiozerebrales" Syndrom 237 ff
Karzinom des Zökums 34
- metastasierendes *281 f*
- okkultes 216 f
Karzinome 98
Karzinomrezidiv *330*
Kasugraphie *13*
Kennerschaft 139
Kcphalgie 75
Ketoazidose 55
Kind, dickes 224 f
Kinderkrankheiten, epidemische 105
Kinderwunsch 210
Kindsmißhandlung *130 f*
Klassifizierung 50, 76, 153, 277 f, 299, 306
Klinischer Blick 98
Kniegelenkschmerzen 189
Kniegelenkempyem *23*
Knieverletzung 23
Knochenbruchverdacht 52
Knollenblätterpilz-Vergiftungsmöglichkeit 52
Koitusfrequenz *210*
Kolik-Standard 7, 27, 105, 191 f
Kolitis 261
- bei Säugling *307 f*
Kollaps 81, 124, 158
kollegiale Zusammenarbeit *189 f, 323 f*
Kollegialität 184 ff, *300 ff, 323 ff*
Kolonkarzinom *45 f, 261*
Koma, diabetisches 55
Kompetenzüberschreitung 186
Komplikation 108
Konkurrenzsituation der Ärzte 285
Konstante 180
Kontaktallergie 249
Kopfjucken bei Läusebefall 215
Kopfschmerz-Standard 307
Kopfschmerzen 75, 87, 321 f
- einseitige 109
- heftige 305
- starke 332
- unerträgliche 251 f

Koronarangiographie 84
koronare Herzkrankheit 285, 332
Koronarspasmen *84 f*
Körperverletzung, fahrlässige 250
Korpuskarzinom 260 f
Koterbrechen 264
Krämpfe, abdominelle *90*
Krankenhausentlassung, verfrühte 289
Krankheitsbilder 299
- klassische 259
Krankheitszeichen 235
Krebshäufigkeit 96
Krebsvorsorgeuntersuchung 60
Kreislaufinsuffizienz, akute nach Lokalanästhesie *158 f*
Kreislaufschwäche 99
Kreuzschmerzen 88
Kugelberg-Welander-Muskelatrophie *218*
Kunstfehler, ärztlicher *153*
Kurzdiagnostik, problemorientierte 121

L

Landarzt 179
Landpraxis 228, 324
Larynxfremdkörper *3*
Läusebefall 214
- Aufklärung *215 f*
Laxanzienabusus 297
Lebensbedrohung 38
Lebensumstände 274
Leberzirrhose 285
Leibschmerzen 35
- akute 181 f
Leistenbruch 20, 79
- eingeklemmter *166*
Leistenbruchoperation 78 f
Leistungsschwäche 273
Lendenwirbelkörperfraktur *318*
Leukämie 26, 67, 152 f
- akute *59*
- akute lymphatische *262*
- chronische lymphatische *180 f*
- chronische myeloische *115 f*
- myeloische *181 f*
Leukozytose 133
Libidoverlust 141 f
Linksschenkelblock 247
Liquorpunktion 305
Lues 76, 98, *259*
Lues II *75*

Lumbago 28 f
– -Standard 29
Lungenembolie, siehe Pulmonalembolie
Lungenmetastasen bei Mammakarzinom 126 f
Lungenödem 246, 247 f, 331
– bei Herzinfarkt 219
Lymphadenitis 21
– -Standard 21
Lymphangitis 212
Lymphknoten, submandibulärer 231 f
– -Standard 21
Lymphknotenschwellungen, generalisierte 112 f
Lymphknotenvergrößerung 259

M
M. Besnier-Boeck-Schaumann 13 f
M. Boeck 14, 269
M. Brenneman 32 f
M. Crohn 264
M. Hodgkin 96 ff, 231 f, 236 f, 323 f
M. Kugelberg-Welander 218
M. Paget 48 f
M. Pfeiffer 112
Machtwort der Ärzte 156
Magen-Darmkatarrh 42
Magen-Darmstörung 101
Magenbeschwerden 82, 115, 142
Magendrücken 45
Magenkarzinom 109 f, 226 f, 309
– Bild 114
– inoperables 263
Magenkrämpfe 27
Magenschmerzen 25, 64
Magenstenose, benigne 25
Magenulkus 143
Magenulzera, rezidivierende 143
Malaria 104, 325 ff
– tertiana 36
Malariaprophylaxe 325
Malignom 28
– des Gaumens 175
Malignomverdacht 25
Malpractice 153, 197 ff, 249 ff, 291 f
Mamillenekzem 48
Mammakarzinom 225 f, 255
– mit Lungenmetastasen 126 f
Mammatumor 70
Management des Falles 81

Masturbation 74
Mattigkeit 115, 257 f
Mediastinaltumor 65 f, 298 f
Medikamenteneinnahme, korrekte 146 f
– Probleme bei 146
Melanom, metastasierendes 60
Meningeom 75 f, 111 f, 270 f
Meningitis 54 f, 178, 277, 292
– bakterielle 294
Meningoenzephalitis 3
Menstruation, starke 16
Mesenterialdermoid 272 f
Mesotitis acuta 138
Metastasen, abdominelle 283 f
Metastasierung und Aszites 260 f
Meteorismus 96, 101, 165, 313
Metrorrhagie nach Amenorrhö 193 f
Milchallergie 113
Milzruptur 39
Milzvergrößerung 26
Miserere 264
Mißverständnisse 220
Mittelbauchschmerzen 197 ff
Mittelohrentzündung 138
Mononukleose 112
Moralpredigt 214
Morsicatio buccarum 107
Müdigkeit 56, 94
Mukoviszidose 271 f
Multiple Sklerose 15
Mumpsepidemie 107, 231
Mundgeruch 106
Muskelatrophie 216
Muskelatrophie bei M. Kugelberg-Welander 218
Muskeldystrophie, progressive 310
– Typ Duchenne 310 f
Muskelhämatom 93 f
Muskelzuckungen 270 f
Myalgien 194
Mykoplasmenpneumonie 207
Myokarditis 23, 66
Myositis ossificans 161

N
Nabelkoliken 271
Nachlässigkeit 126
Nachtruhe, Störung der 176
Nahrungskarenz 101
Nasenbluten 304 f

Nasenfremdkörper *106*
Natur, Selbstheilkraft 224
Naturheilkraft 146
Nervenzusammenbruch 197
nervöse Erschöpfung 205
nervöses Erbrechen 264
Nervosität 8, 285
Nervositäts-Standard 8
Nesselsucht 70
neuer Fall *69*, 84
Neuralgie 38, 56
Neuraltherapie 75
Neurose 297
Neurotiker 84, *202 f*, 264
Neurotikerfamilie 42
Nicolau-Syndrom *160*
Nierenarterienabgangsstenose *136 f*
Niereninsuffizienz 312 f
Nierensteinkolik 68, 70 f
Nikotinabusus *173 f*, *214 f*
Nikotinkarenz 156
Nikotinkonsum 310
Nil nocere 315
Noncompliance 236, *237 ff*, 310
Notarzt 325
Notdienst, ärztlicher 57, 179, 265
Notfall 118

O
Oberbauch-Standard 7, 46, 48, 64 f, 191 f
Oberbauchbeschwerden 26, 309
Oberbauchschmerzen 82, 94, 263
Oberbauchsymptomatik 47
Oberschenkelamputation bei Nikotinabusus *173 f*
Oberschenkelhalsbruch 23
Obstipation 96, 297
Ohnmacht, plötzliche 281 f
– -Standard 12, 125, 278 f
Omarthropathie 163
Operationsverweigerung *225 f*
Orangenileus *101 f*
Orchitis 108
örtliche Routine 72, 249
Ösophaguskarzinom 309
Osteomyelitis und Periostitis *139*
Ovarialkarzinom *64 f*

P
Pankreaskopfkarzinom *122*

„pankreatikozerebrales" Syndrom 237 ff
Pankreatitis *197 ff*
– akute *69*
Panzerherz 65
paraplastisches Syndrom bei Bronchialkarzinom *279 f*
Parasitosewahn 73
Parästhesie, uncharakteristische 77
Parästhesien der Gelenke 269
– der Hände 266 f
Parotitis 108
– epidemica *107 f*
Patient, aggressiver 249
– Aktivitäten 221
– anspruchsvoller 202
– Aufklärung 288
– Entscheidung 227 f
– Führung 282 ff
– Hoffnung 330
– Lebenswille 252 f
– Mentalität 310
– mißtrauischer 249
– neuer 211
– Privat~ 228
– psychische Führung 329 f
– seine Sprache 242
– skeptischer *252 f*
– unvernünftiger 238
– Verdächtigungen 220
– vertrauensvoller 206
– Wahrheit 329 f
Patientenangaben, Glaubwürdigkeit 19
– Verläßlichkeit 15
Patientenaufklärung 197
– fehlende *283 f*
Patientenführung 282 ff
Patientenfurcht 212
Patientenmessungen 15
Patientenname, vergessener *170 f*
Patiententransport in die Sprechstunde 117
Patientenverhalten, unbeeinflußbares 240
Patientenwille 205
pektanginöse Beschwerden 62
Penisulkus 259
Perikarditis 84, 177
Periostitis und Osteomyelitis *139*
Peritonealkarzinomatose 72
Peritonitis *41*
– bei perforierter Appendix *197 ff*
Pertussis 103

Petit-mal-Anfälle 278
Phäochromozytom 316
Phimose 301
Pilzvergiftung 9
– vermeintliche *51 f*
Plazebobehandlung *141 f*, 143
Plazeboeffekt 95
Pneumonie 22, 24, 28, *31 ff*, 37, *103*, 109, 119
– bei Säugling 268
– durch Mykoplasmen *207*
– und Appendizitis *268*
– atypische *90*
– toxische *58*
Polyarthritis 148
– primäre 269
– rheumatische und Karditis *145*
Polyarthrose 317
Polydypsie 86, 257 f, 295
Polyurie 257 f
Portioerosion 256
Portiokarzinom 127, 217
potentiell gefährlicher Verlauf 101
Prädelir 128, 331
Präkordialschmerz 62, 66, 154
Präputialverklebung 301 f
Prävalenz 5, 96
Praxis, übergroße *322 f*
Praxisforschung 41, 98, 210, 280, 315
Praxisruf, Angst um 54
Praxisvertreter 26
Privatpatient 228
problemorientierte Untersuchung 169
Prognostik 62
Programmierte Diagnostik *72 f*, 80, 257, 325, 333
Prostatahyperplasie und Hydronephrose *257 f*
Prostatahypertrophie 219, 309
Prostatakarzinom 159, *227 f*, *304 f*
Prostatitis 272
Proteinurie, massive 136
Prozeß 80, 287
Pruritus 73, 122
– genitalis 60
Pseudokrupp *3*
psychogen bedingt 87
psychogene Gangstörung bei Kleinkind 262
psychogene Reaktion 7 f
Psychose *289 f*

Pulmonalembolie 62, *71*, 245, *281 f*, 313 f, 331
Pupillendifferenz 75
Pyelographie 71
Pyosalpinx *28 f*
– bei Intrauterinpessar *133 f*

Q
Quadriplegie *266 f*
Qualitätskontrolle 333
Querschnittsfach Allgemeinmedizin 286

R
Radiusfraktur 195
Raucher 38, 287, 330
Rauchverbot 231, 288
Reaktion auf NSAR-Spritze *243 f*
Regelblutung, schmerzhafte 40
Reizblase, neurotische 144
Reizkolon 97
Reizsigma 272
rektale Untersuchung 29, 88, 93, 194, 256, 272
Rektoskopie 256
Rektumkarzinom *256 f*
retrosternaler Druck 65 f
Rezepterneuerung 150
Rezeptwunsch, bloßer 40
rezidivierende Luftwegekatarrhe-Standard 272
rheumatische Polyarthritis und Karditis *145*
rheumatisches Fieber 145
Routinen 255
– intuitiv-individuelle 255
Rückenschmerzen 57 f

S
Sactosalpinx 92
Schädelbasisfraktur *68*
Schädelbasistrauma 78
Schenkelhalsfraktur *303*
Schienbeinverletzung 139
Schilddrüsenkarzinom *276*
Schizophrenie 45, 68 f, *289 f*
Schlaganfall 11 f, 111, 278
Schlangenbiß 51
Schluckbeschwerden 309
Schluckstörungen 280 f
Schmerzen, beim Husten 195 f
– im Brustbereich 66

– im linken Arm 62
– im rechten Arm 47
– in der Wirbelsäule 245
– Oberschenkel 269 ff
– Unterschenkel~ 88
Schmerzensgeld 151 ff, 284
Schnellender Finger *243*
Schnupfen 111, 182 ff
Schock bei Hyposensibilisierung *148 f*
Schulangst 42 f
Schulterluxation 87
– nach Sturz 278
Schulterschmerzen 9, 39, 163, 180 f
Schuluntersuchungen 215
Schwäche 86
Schwächeanfall 124 f
Schwangerschaft *18*, 34 f, *211*
– bestrittene 17 f
– vertuschte *207 f*
Schweißausbrüche 38
Schweiße 60
Schweißtest 271
Schwerhörigkeit nach Sturz 78
– uncharakteristische 77
Schwindel 86, 194 f, 269
Sehstörungen 251
Sekundenherztod 56
Selbstheilkraft der Natur 224
Selbstsicherheit 184
Senkungsbeschwerden 256
Septumabszeß *111*
Septumhämatom 111
Sigmakarzinom *88, 330*
Simulation 14 f, 229
Sinusitis 146
– maxillaris 32, 220 f
Somnolenz 294, 321 f
Sonntagsdienst 38, 58, 61, 78, 83, 93, 130, 137, 181, 202, 305, 313
Soor bei Säugling 300 f
Sorgfaltspflicht 198
soziale Sicherheit 204 ff
spastische Bronchitis bei Säugling *222 ff, 232 f*
Spontanpneumothorax *195 f*
Sprunggelenkbeschwerden 83
Stammtisch für Ärzte 189
Star Edwards-Prothese 168
Status epilepticus 11 f
Stirnhirnatrophie 332

Stirnhöhlenempyem, perforiertes *109*
Stirnhöhlenentzündung 146, 220 f
Stirnhöhlenentzündungsfälle 108
Strangulationsileus 91
Strategien 112, 262
Streßulkus 285
Struma 126
Stuhlbeschwerden 71
Stuhldrang mit blutigen Stühlen 16
Stühle, blutige 16
– helle 271 f
Stuhlverhaltung 138
Sturz 99
– in der Trunkenheit 223
– mit Gehstörungen 303
Subarachnoidalblutung *251 f*
subdurales Hämatom *296 f, 321 f*
Subikterus 35 f, 164
Subluxation der Schulter 249 f
Suchtkrankheiten 155 ff, 172
Suizid *332*
Symptomatik 6, 11, 22, 90 f
– verführerische 3
– völlig uncharakteristische 15
Syphillisbehandlung 160
Systolikum 168

T
Tabula diagnostica 39, 95 ff, 128 f, 217, 274 f
Tachykardie 56, 194 f, 295 f
Taubheitsgefühl, Gesicht 76
Teamwork, ärztliches 169, 285, 319
Teerstuhl 194
telefonische Beratung *16*
Tetanie, rachitogene 119
Therapieresistenz 144 ff
Thoraxschmerzen 24
Tod, plötzlicher *57*
– siehe Exitus
– unklarer *59*
– unklarer bei Koronarsklerose *182 ff*
Todesfälle, voraussehbare 54
Tonsillenkarzinom 220 f
Tonsillitis 28, 33
totale Hüftendoprothese (TEP) *189*
Trachealeinengung 276
trigger finger 243
Trommelfellperforation *78*
Tropenreise 36

Tubargravidität 91
Tuberkulose 98
Tularämie 104
Tumor der Halswirbelsäule 266 f
– im Oberbauch 18
– in abdomene 115
Typhus abdominalis 297 f
typische Lehrbuchfälle 4

U
Übelkeit 92, 94, 165, 325 f
Überdigitalisierung 241
Überfütterung 224 f
Übergewicht 215
Überheblichkeit 184
Umbilikalkoliken 271
Unabwendbar gefährlicher Verlauf 164, 280, 282
Unabwendbarer Verlauf 54 f
unausgelesenes Krankengut 177, 266
uncharakteristische Bauchschmerzen 197 ff
Uncharakteristisches Fieber 14, 19 f, 22, 32 f, 36, 57 ff, 66, 102, 111, 120, 146, 164, 207, 255, 287 ff
uneheliches Kind 328
Unkollegialität 184, 185 f, 192 f, 311 ff
Unterbauch-Standard 7, 91, 105, 191 f
Unterbauchbeschwerden 96, 100
Unterbauchschmerzen 82, 92
Unterbauchtumor 272
Unterschenkelschmerzen 88
Untertemperatur 212
– Angst vor 213
„urikozerebrales" Syndrom 238
Urin, dunkler 121 f
Urolithiasis 90
Urtikaria 70
Uterus myomatosus 189

V
vaginale Untersuchung 29, 217, 260
Vaginalexploration 18
Vaginaluntersuchung, Indikation für 41
Variable 180
Varizen 281
vegetative Dysregulation 296 f
– Dystonie 264, 297
Venenentzündung 89
venöse Insuffizienz 330
Verantwortung, geteilte 138, 164, 166

Verbrennung bei Kind 209
Verdacht 306, 308
„Verdachtsdiagnose" 34
Vergiftung, fragliche 222 f
Verläßlichkeit von Patientenangaben 15
– von Patientenmessungen 15
Verlauf, atypischer 196
Verletzungen bei Kindern 130 f
Vermutung 306
Vermutungsdiagnose 35
Verordnungswunsch des Patienten 211
Verschlußkrankheit, arterielle 79
Verweigerung der Operation 225 f
Verwirrtheitszustand 165
Vitium, dekompensiertes 62
Vollbilder von Krankheiten 3
Völlegefühl 47
Volvulus 313 f, 315
Vorderwandinfarkt 53 f, 63
– frischer 47
Vorhofflimmern 124, 296
Vorschaltdiagnostik 105
Vorschriften, bindende 250
Vorsorgemedizin 50
Vorsorgeuntersuchungen 85
Vorwissenschaftlichkeit in der Medizin 137

W
Wechselpatienten 166
Wille des Patienten 205
Wirbelsäulenschmerzen 245
Wismuttherapie 160
Wochenenddienst 137
Wunde in der Mundhöhle 107

Z
Zahnextraktion 228
Zeitnot 20
zerebraler Insult 219
zerebraler Prozeß 15
zerebrovaskuläre Insuffizienz 197 ff
Zerklage n. Shirodkar 35
Zerrung am Ellenbogen 250
Zerumen 138
Zervikalsyndrom 157 f, 297
Zervixinsuffizienz 35
Zinkleimverband 88
Zökumkarzinom 34
Zoster 10 f, 24, 76 f
Zoster-Bild 306

Zuordnung 306
Zusammenarbeit Allgemeinarzt und Spezialist 255
– Allgemeinarzt und Kliniker *219, 285 ff, 311 ff*
– kollegiale *284 f*
Zustand 80, 287

Medikamenten- und Stoffgruppen verzeichnis

A
Acetaminophen 292
Aciclovir (Zovirax®) 306
Adalat® (Nifedipin) 305
Adstringens 107
Akineton® (Biperiden) 222
Analgetikum 17, 27, 91, 164, 191, 198, 251, 314
Antiallergikum 74
Antiarrhythmikum 179
Antibiotikum 31, 66, 133, 149, 164, 233 f, 245, 251, 288
Antidepressivum 157
Antihistaminikum 73
Antihypertonikum 324
Antihypotonikum 194
Antimykotikum 48
Antineuralgikum 75
Antipyretikum 13, 59, 66, 120
Antirheumatikum 10, 148, 161, 163, 243 f, 295
Antitussivum 230
Appetitzügler 211
Aspirin® (Azetylsalizylsäure) 19

B
Betablocker 8, 237
Brandsalbe 209

C
Chemotherapeutikum 182
Chloralhydrat-Rektiole® 119
Clonazepam (Rivotril®) 118
Crataegus 192

D
Diazepam (Valium®) 40, 118, 222, 241, 290
Diazepam Desitin rectal tube® 118
Digitalis 76
Diuretikum 57, 305

Effortil® (Etilefrin) 79
Eisenpräparat 94, 248, 261, 312
Enzympräparat 87, 94

F
Favistan® (Thiamazol) 246

G
Gestagen 126
Glykosid 57, 151, 241

H
Heparin, niedermolekulares 281
Hydroxyäthylsträke (HÄS) 148

I
Impletol® (Procain) 56, 148
Insulin 234

K
Kardiakum 148
Kortison 145, 148 f, 158, 232 f

L
L-Thyroxin 124
Laxans 51, 314
Lokalanästhetikum 159

M
Metamizol (Novalgin®) 119, 305
Migränemittel 251
Mukolytikum 251

N
Neuroleptikum 68
Nifedipin (Adalat®) 305
Novalgin® (Metamizol) 119, 305

O
Ovulationshemmer 9, 104, 211
Oxazepam 211

P
Paracetamol 118
Penizillin 110, 145, 292
Phenylbutazon 70 f
Procain (Impletol®) 148
Prochlorperazine 291
Prontosillösung 143
Psychopharmakon 61, 264

R
Rivotril® (Clonazepam) 118

S
Schilddrüsenpräparat 323 f
Sedativum 251
Spasmoanalgetikum 46, 91
Spasmolytikum 70, 101, 164, 177, 198, 313 f
Strophanthin 58
Sulfonamid 13, 207, 272
Sympathometikum 57

Synacthen® Depot (ACTH) 148 f

T
Torecan® (Thiethylperazindimaleat) 222
Tranquilizer 8, 211, 253

V
Valium® (Diazepam) 118, 222, 241, 290
Vitamin B12 296
Vitamin E 142
Vitamine 126, 204
Voltaren® (Diclofenac) 194
Vomex® (Dimenhydrinat) 165

W
Wurmmittel 135

Z
Zovirax® (Aciclovir) 306
Zytostatikum 115

Fortbildung und Praxis für den Hausarzt

Der Allgemeinarzt

Ihre Fachzeitschrift der ersten Wahl
berichtet aus der Praxis für die Praxis.
In jeder Ausgabe finden Sie die Serie „Mein Fall".
„Mein Fall" gehört seit über 13 Jahren mit über
500 veröffentlichten Fällen zur ältesten
medizinischen Dialog-Serie in einer
allgemeinärztlichen Fachzeitschrift.

Der Allgemeinarzt

bietet Ihnen praxisnahe Fortbildung, Abrechnungstips, Praxis-
marketing und -rationalisierung sowie kompromißlosen
Qualitätsanspruch.

Der Allgemeinarzt

ist plakativ, didaktisch, praxisrelevant –
18 Ausgaben im Jahr.
Fordern Sie unverbindlich ein Probeheft an.

Verlag Kirchheim, Postfach 25 24, 55015 Mainz

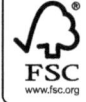

MIX
Papier aus verantwortungsvollen Quellen
Paper from responsible sources
FSC® C105338

If you have any concerns about our products,
you can contact us on
ProductSafety@springernature.com

In case Publisher is established outside the EU,
the EU authorized representative is:
**Springer Nature Customer Service Center GmbH
Europaplatz 3, 69115 Heidelberg, Germany**

Printed by Libri Plureos GmbH
in Hamburg, Germany